Medizinische Fachangestellte

Lernfelder
Behandlungsassistenz
Patientenbetreuung

Das Autorenteam:
Dr. med. Christa-M. Feuchte
Clarissa Krobath
StR Dr. med. Angelika Mayer
OStR Dr. med. Winfried Stollmaier

2., durchgesehene und aktualisierte Auflage

Handwerk und Technik
Holland + Josenhans

Dieses Werk basiert auf den Texten und Zeichnungen von:
Stollmaier u. a., Die Medizinische Fachangestellte – Fachwissen,
Verlage Handwerk und Technik / Holland + Josenhans, Bestellnummer 5800

Im Autorenteam sind ausgebildete Ärzte mit Praxiserfahrung, die evtl. angegebene Anwendungen, Medikationen oder Dosierungen sehr sorgfältig überprüft haben. Trotzdem können Druckfehler (die eigentlich Setzfehler sind) auftreten; auch ist die medizinische Wissenschaft ständigen Entwicklungen ausgesetzt. Verlag und Autoren können deshalb keinerlei Gewähr übernehmen für die Richtigkeit der Angaben über Dosierungsanweisungen, Applikationsformen oder Kontraindikationen. Es gelten bei Medikamenten immer die Aussagen in der Gebrauchsinformation.

Geschützte Warennamen (Warenzeichen) sind möglichst nicht genannt, ansonsten aber kenntlich gemacht worden. Aus dem Fehlen eines entsprechenden Hinweises kann jedoch nicht geschlossen werden, dass es sich nicht um einen geschützten Namen handelt.

2., durchgesehene und aktualisierte Auflage 2013

Alle Rechte vorbehalten, das Werk und seine Teile sind urheberrechtlich geschützt.
Jede Verwertung in anderen als den gesetzlich zugelassenen Fällen bedarf deshalb der vorherigen schriftlichen Einwilligung des Verlages.

Hinweis zu § 52a UrhG: Weder das Werk noch seine Teile dürfen ohne eine solche Einwilligung eingescannt und in ein Netzwerk eingestellt werden. Dies gilt auch für Intranets von Schulen und sonstigen Bildungseinrichtungen.

Die Verweise auf Internetseiten und -dateien beziehen sich auf deren Zustand und Inhalt zum Zeitpunkt der Drucklegung des Werks. Der Verlag übernimmt keinerlei Gewähr und Haftung für deren Aktualität oder Inhalt noch für den Inhalt von mit ihnen verlinkten weiteren Internetseiten.

Dieses Buch ist auf Papier gedruckt, das aus 100 % chlorfrei gebleichten Faserstoffen hergestellt wurde.

© Handwerk und Technik GmbH, Postfach 63 05 00, 22331 Hamburg, Tel.: 040 / 5 38 08-134,
Fax: 040 / 5 38 08-101, E-Mail: info@handwerk-technik.de, Internet: www.handwerk-technik.de

© Holland + Josenhans GmbH & Co. KG, Postfach 10 23 52, 70019 Stuttgart, Tel.: 0711 / 6 14 39 15,
Fax: 0711 / 6 14 39 22, E-Mail: verlag@holland-josenhans.de, Internet: www.holland-josenhans.de

Projektleitung und Redaktion: Medienwerk Hanne Lier, Stuttgart
Zeichnungen: Grafische Produktionen Neumann, Rimpar
Layout und Satz: Bettina Herrmann, Stuttgart
Umschlagabbildung: © Jaimie Duplass – fotolia.com
Druck und Bindung: Stürtz GmbH, Würzburg
ISBN: 978-3-7782-5820-0 (Holland + Josenhans); 978-3-582-05820-1 (Handwerk und Technik)

Vorwort zur 2. Auflage

Dieses Buch dient der Aus- und Weiterbildung der / des Medizinischen Fachangestellten – und gleich zu Beginn möchten wir darauf hinweisen, dass fast ausschließlich die Abkürzung MFA verwendet wurde.

Der Mensch als ganzheitliche Persönlichkeit diente uns als Leitbild bei der Erarbeitung; er steht in all seinen Ausformungen im Mittelpunkt unserer Betrachtung: als kranker oder gesunder, als alter oder sehr junger, als behinderter oder hilfsbedürftiger Mensch. Der Gesamtorganismus wird als System aufgezeigt.

Besondere Merkmale des vorliegenden Werkes:
- Es enthält alle Lernfelder mit medizinischen Fachinhalten. Die Inhalte von Lernfeld 1 (Im Beruf und Gesundheitswesen orientieren) werden teilweise in Lernfeld 2 auf den Seiten 14 ff. abgehandelt.
- Die sehr wirtschaftlich orientierten Lernfelder 6 (Waren beschaffen und verwalten) und 7 (Praxisabläufe im Team organisieren) sowie Lernfeld 12 (Berufliche Perspektiven entwickeln) finden Sie ausführlich in folgendem Buch: „Praxisorganisation, Praxisverwaltung und Wirtschaftskunde für Medizinische und Zahnmedizinische Fachangestellte" (H+J 5896).
- Die umfangreichen Aufgabenteile wurden untergliedert in die Bereiche „Zur Wiederholung" und „Zur Vertiefung". Hier steht neben weiterreichenden Fragestellungen ein „Fallbeispiel", das bei Bedarf auch als Lernsituation für den Einstieg in den Unterricht dienen kann.
- Die Randspalte enthält gelb markierte Querverweise, die den Nutzer direkt auf die Seite leiten, auf der ein Sachverhalt näher erläutert wird. Im blauen Rahmen stehen Definitionen, Übersetzungen oder kurze weiterreichende Infos. Der laufende Text enthält viele „Praxistipps", die durch einen farbigen Rahmen gekennzeichnet sind.
- Im hinteren Umschlag finden Sie den Prüfungstrainer für Medizinische Fachangestellte (CD, H+J 5835). Damit bietet dieses Paket die ideale Vorbereitung auf die Zwischen- und Abschlussprüfung.

Diese fehlerbereinigte und aktualisierte 2. Auflage kann neben der bisherigen 1. Auflage im Unterricht verwendet werden.
Aktualisiert wurden insbesondere die Abschnitte „Abfallbeseitigung in der ärztlichen Praxis" (Seiten 102 f.), „Morbus Bechterew" (Seite 156), „Blutentnahme" (Seiten 246 f.) und „Früherkennung im Kindesalter" (Seite 424).

Konstruktive Verbesserungsvorschläge und Hinweise sind jederzeit willkommen.

Liebe Nutzerin, lieber Nutzer,

in diesem Buch ist von Patienten, Kranken, Ärzten, ... die Rede und immer sind selbstverständlich weibliche und männliche Menschen gemeint. Wir sprechen von der Medizinischen Fachangestellten – weil es in der Praxis fast ausschließlich Frauen sind, die diesen Beruf ausüben.

Wir haben zugunsten der Lesbarkeit die parallele Nennung der weiblichen und der männlichen Form unterlassen; wir schreiben also beispielsweise nicht Patient / Patientin oder Arzt / Ärztin. Wir bitten dafür um Ihr Verständnis und meinen auch in Ihrem Sinne zu handeln: Es gibt Untersuchungen, nach denen die Mehrzahl der Leser und Leserinnen die an sich korrekte Nennung beider Formen eher als hinderlich empfindet.

In diesem Sinne viel Freude und Erfolg beim Arbeiten mit diesem Buch wünschen
das Autorenteam und der Verlag

Inhalt

Lernfeld 2: Patienten empfangen und begleiten

1 Die Arztpraxis S. 14

- 1.1 Die Medizinische Fachangestellte als Mitarbeiterin S. 14
- 1.1.1 Das Berufsbild der Medizinischen Fachangestellten S. 14
- 1.1.2 Berufsverbände S. 16
- 1.2 **Praxisinhaber** S. 16
- 1.2.1 Ausbildung zum Arzt und Facharzt S. 16
- 1.2.2 Ärztliche Körperschaften S. 17
- 1.3 **Stellung der Praxis im Gesundheitssystem** S. 18
- 1.3.1 Gesundheitswesen S. 18
- 1.3.2 Berufe im Gesundheitswesen S. 19
- 1.3.3 Finanzierung des Gesundheitswesens S. 19
- 1.4 **Gang durch die Praxis** S. 20
- 1.4.1 Praxisorganisation S. 20
- 1.4.2 Praxisformen S. 21
- 1.4.3 Medizinische Fachsprache S. 21
- 1.4.4 Grundlagenfächer der Medizin S. 23
- 1.4.5 Allgemeine Begriffe aus dem Sprechstundenalltag S. 24
- 1.4.6 Untersuchungsverfahren S. 25

2 Kommunikation S. 27

- 2.1 **Kommunikationsmodell** S. 27
- 2.2 **Kommunikationsformen** S. 28
- 2.3 **Kommunikationsstörungen** S. 29
- 2.4 **Gesprächsführung** S. 29
- 2.5 **Verhalten am Telefon** S. 31

3 Stress und Konfliktmanagement S. 32

- 3.1 **Stress** S. 32
- 3.1.1 Stressreaktionen S. 32
- 3.1.2 Stresserscheinungen mit Krankheitsfolgen S. 33
- 3.1.3 Stressbewältigungsstrategien S. 34
- 3.2 **Konfliktmanagement** S. 34
- 3.2.1 Konflikttypen S. 34
- 3.2.2 Konfliktentwicklung S. 35
- 3.2.3 Umgang mit Konflikten S. 36

4 Patientenbetreuung S. 38

- 4.1 **Persönlichkeitsmodelle** S. 38
- 4.1.1 Persönlichkeitstypologien S. 38
- 4.1.2 Psychodynamische Konzepte S. 39
- 4.2 **Entwicklung** S. 41
- 4.2.1 Entwicklungsphasen S. 41
- 4.2.2 Sozialisation und Rollenverständnis S. 46
- 4.3 **Krankheitserleben und Verhalten des kranken Menschen** S. 47
- 4.3.1 Krankheitserleben S. 47
- 4.3.2 Krankheitsverarbeitung S. 47
- 4.4 **Der psychisch gestörte Patient** S. 49
- 4.4.1 Psychopathologie S. 49
- 4.4.2 Organische, einschließlich symptomatischer psychischer Störungen S. 51
- 4.4.3 Psychische und Verhaltensstörungen durch psychotrope Substanzen S. 51
- 4.4.4 Schizophrenie S. 52
- 4.4.5 Affektive Störungen S. 52
- 4.4.6 Neurotische, Belastungs- und somatoforme Störungen S. 52
- 4.4.7 Verhaltensauffälligkeiten mit körperlichen Störungen und Faktoren S. 53
- 4.4.8 Psychotherapie S. 54
- 4.5 **Umgang mit bestimmten Patientengruppen** S. 55
- 4.5.1 Allgemeine Verhaltensregeln S. 55
- 4.5.2 Bestimmte Personengruppen S. 55
- 4.5.3 Der demente Patient S. 59
- 4.5.4 Der bewegungseingeschränkte Patient S. 60
- 4.5.5 Der schwerhörige Patient S. 62
- 4.5.6 Der sehbehinderte Patient S. 63

Lernfeld 3: Praxishygiene und Schutz vor Infektionskrankheiten organisieren

1 Krankheitserreger S. 69

- 1.1 Pilze S. 69
- 1.1.1 Pilzzellen und Pilzvermehrung S. 69
- 1.1.2 Pilzerkrankungen S. 70
- 1.1.3 Therapie und Prophylaxe S. 71
- 1.1.4 Mykologische Untersuchungsmaterialien S. 72
- 1.2 Bakterien S. 72
- 1.2.1 Bakterienzellen und Bakterienvermehrung S. 72
- 1.2.2 Verläufe bakterieller Erkrankungen S. 73
- 1.2.3 Therapie bakterieller Erkrankungen S. 73
- 1.2.4 Bakteriologische Untersuchungsmaterialien S. 74
- 1.3 Viren S. 75
- 1.3.1 Virusaufbau und Virusvermehrung S. 75
- 1.3.2 Verläufe von Viruserkrankungen S. 75
- 1.3.3 Virusdiagnostik S. 76
- 1.3.4 Virustherapie und Prophylaxe S. 76
- 1.4 Parasiten S. 76
- 1.4.1 Toxoplasmose S. 76
- 1.4.2 Trichomoniasis S. 77
- 1.4.3 Malaria (Wechselfieber, Sumpffieber) S. 77

2 Infektionskrankheiten S. 79

- 2.1 Übertragungswege und typischer Verlauf S. 79
- 2.2 Meldepflichtige Erkrankungen S. 81
- 2.3 Häufige Infektionskrankheiten in der Bevölkerung S. 82
- 2.3.1 Durchfallerkrankungen S. 82
- 2.3.2 Virusgrippe und grippeähnliche Erkrankungen S. 82
- 2.4 Häufige berufsrelevante Infektionskrankheiten S. 83
- 2.4.1 Virushepatitiden S. 83
- 2.4.2 AIDS S. 83
- 2.4.3 Tuberkulose S. 85
- 2.5 Kinderkrankheiten S. 85

3 Impfungen S. 88

- 3.1 Aktive Immunisierung S. 88
- 3.2 Passive Immunisierung S. 88
- 3.3 Besonderheiten S. 89
- 3.4 Impfkalender S. 89
- 3.5 Impfungen in der Diskussion S. 92

4 Hygiene S. 93

- 4.1 Gesetzliche Grundlagen der Praxishygiene S. 93
- 4.2 Sanitationsverfahren und Sanitationsmittel S. 94
- 4.2.1 Hände waschen S. 94
- 4.2.2 Flächen reinigen S. 95
- 4.3 Desinfektionsverfahren und Desinfektionsmittel S. 95
- 4.3.1 Was heißt Desinfektion? S. 95
- 4.3.2 Hygienische Händedesinfektion S. 96
- 4.3.3 Chirurgische Händedesinfektion S. 97
- 4.3.4 Hautdesinfektion vor einer Punktion S. 97
- 4.3.5 Flächendesinfektion S. 98
- 4.3.6 Instrumentendesinfektion S. 99
- 4.4 Sterilisationsverfahren und Sterilkontrolle S. 100
- 4.4.1 Was heißt Sterilisation? S. 100
- 4.4.2 Heißluftsterilisation S. 100
- 4.4.3 Dampfsterilisation S. 100
- 4.4.4 Kaltsterilisation S. 101
- 4.4.5 Qualitätskontrolle für Sterilisatoren und Sterilisationsverfahren S. 101
- 4.5 Abfallbeseitigung in der ärztlichen Praxis S. 102
- 4.5.1 Grundsätze S. 102
- 4.5.2 Unproblematische Abfälle (ehem. Gruppe A) S. 102
- 4.5.3 Typische medizinische Abfälle (ehem. Gruppe B) S. 102
- 4.5.4 Infektiöse Abfälle (ehem. Gruppe C) S. 103
- 4.5.5 Abfälle der ehem. Gruppe D S. 103
- 4.5.6 Abfälle der ehem. Gruppe E S. 103

Lernfeld 4: Bei Diagnostik und Therapie von Erkrankungen des Bewegungsapparates assistieren

1 Zell- und Gewebelehre S. 106

1.1 Charakteristische Merkmale der Zelle S. 106
1.2 Unterschiede zwischen den Zellen S. 106
1.3 Grundaufbau einer Zelle S. 107
1.3.1 Zellmembran S. 107
1.3.2 Zellorganellen S. 108
1.3.3 Zellkern S. 108
1.4 Leistungen der Zelle S. 110
1.4.1 Zellteilung S. 110
1.4.2 Stoffwechsel S. 110
1.4.3 Reizaufnahme S. 110
1.5 Stoffaustausch und Stofftransport S. 111
1.6 Stammzellen S. 112

2 Die Gewebe des Körpers S. 112

2.1 Grundgewebearten S. 112
2.2 Epithelgewebe (Epithelien) S. 113
2.2.1 Oberflächenepithel S. 113
2.2.2 Drüsenepithel S. 115
2.2.3 Sinnesepithel S. 116
2.3 Binde- und Stützgewebe S. 116
2.3.1 Bindegewebe S. 116
2.3.2 Fettgewebe S. 118
2.3.3 Knorpelgewebe S. 118
2.3.4 Knochengewebe S. 118
2.4 Muskelgewebe S. 119
2.4.1 Skelettmuskulatur S. 119
2.4.2 Herzmuskulatur S. 120
2.4.3 Eingeweidemuskulatur S. 120
2.5 Nervengewebe S. 120

3 Störungen und Veränderungen von Zellen und Geweben S. 121

3.1 Allgemeine Krankheitslehre S. 121
3.2 Ursachen und Verlauf von Krankheiten S. 123
3.3 Spezifische Krankheitsursachen S. 126
3.3.1 Angeborene Störungen S. 126
3.3.2 Entzündungen S. 126
3.3.3 Reaktionen der Zelle auf verschiedene Einflüsse S. 128
3.3.4 Tumoren S. 130
3.3.5 Zirkulationsstörungen S. 132

4 Der Halte- und Bewegungsapparat S. 133

4.1 Orientierung am Körper S. 133
4.2 Aufbau und Aufgaben von Knochen, Gelenken und Muskeln S. 134
4.2.1 Skelett S. 134
4.2.2 Gelenke S. 136
4.2.3 Skelettmuskulatur S. 137
4.3 Einzelne Körperabschnitte S. 139
4.3.1 Schädel S. 139
4.3.2 Rumpfskelett S. 140
4.3.3 Rumpfmuskulatur S. 142
4.3.4 Skelett der oberen Extremität S. 143
4.3.5 Muskeln der oberen Extremität S. 144
4.3.6 Skelett der unteren Extremität S. 144
4.3.7 Muskulatur der unteren Extremität S. 146

5 Erkrankungen des Halte- und Bewegungsapparates S. 147

5.1 Gelenk- und Knochenverletzungen S. 147
5.2 Erkrankungen der Wirbelsäule S. 149
5.2.1 Skoliose S. 149
5.2.2 Degenerative Wirbelsäulenerkrankungen S. 149
5.2.3 Bandscheibenvorwölbung und Bandscheibenvorfall S. 150
5.2.4 HWS- Schleudertrauma S. 150
5.2.5 Morbus Scheuermann S. 150
5.2.6 Wirbelfraktur S. 151
5.3 Knochenerkrankungen S. 151
5.3.1 Osteoporose S. 151
5.3.2 Osteomalazie S. 152
5.3.3 Glasknochenkrankheit S. 152
5.3.4 Knochentumor S. 152
5.4 Arthrose (Rheumatisch degenerative Erkrankung) S. 153
5.5 Rheumatisch entzündliche Erkrankungen S. 154
5.5.1 Allgemeines S. 154
5.5.2 Rheumatoide Arthritis (R.A.) S. 154
5.5.3 Akutes rheumatisches Fieber S. 155
5.5.4 Morbus Bechterew S. 156
5.5.5 Kollagenosen S. 156
5.6 Weichteilrheumatismus S. 156
5.6.1 Allgemeines S. 156
5.6.2 Tennisellenbogen S. 157
5.6.3 Fibromyalgie S. 157

5.7	Infektiöse Gelenkentzündung S. 158		7.2	Kältetherapie S. 179
5.8	Carpaltunnelsyndrom S. 158		7.2.1	Kältewirkung S. 179
5.9	Das Impingementsyndrom S. 158		7.2.2	Indikationen und Anwendungsmethoden S. 179
5.10	Fußfehlbildungen und Fußfehlstellungen S. 159		7.3	Elektrotherapie S. 179
5.11	Eingeweidebrüche (Hernien) S. 160		7.3.1	Grundlagen der Elektrizitätslehre S. 179

6 Apparative diagnostische Verfahren S. 161

- 6.1 **Ultraschalldiagnostik** S. 161
- 6.1.1 Schallentstehung S. 161
- 6.1.2 Verhalten des Ultraschalls im Körper S. 161
- 6.1.3 Ultraschall-Verfahren S. 162
- 6.1.4 Vorteile einer Ultraschalluntersuchung S. 163
- 6.1.5 Anwendungen S. 163
- 6.1.6 Endosonographie S. 163
- 6.2 **Endoskopische Diagnostik** S. 163
- 6.2.1 Endoskope S. 163
- 6.2.2 Anwendungen S. 165
- 6.2.3 Vorteile einer endoskopischen Untersuchung S. 165
- 6.3 **Röntgendiagnostik** S. 165
- 6.3.1 Grundlagen S. 165
- 6.3.2 Röntgenuntersuchungen ohne Kontrastmittel S. 167
- 6.3.3 Röntgenuntersuchungen mit Kontrastmittel S. 168
- 6.3.4 Spezielle Anwendungen der Röntgenstrahlen S. 169
- 6.4 **Nuklearmedizinische Diagnostik** S. 170
- 6.4.1 Szintigraphie S. 170
- 6.4.2 Positronen-Emissions-Tomographie (PET) und Single-Photon-Emissions-Computertomographie (SPECT) S. 171
- 6.5 **Kernspintomographie (MRT)** S. 171
- 6.6 **Strahlenwirkung und Strahlenbelastung** S. 171
- 6.7 **Strahlenschutz** S. 172

7 Physikalische therapeutische Verfahren S. 176

- 7.1 **Herkömmliche Wärmetherapie** S. 176
- 7.1.1 Wärmewirkung S. 177
- 7.1.2 Indikationen zur Wärmetherapie S. 177
- 7.1.3 Methoden der herkömmlichen Wärmetherapie S. 178
- 7.2 **Kältetherapie** S. 179
- 7.2.1 Kältewirkung S. 179
- 7.2.2 Indikationen und Anwendungsmethoden S. 179
- 7.3 **Elektrotherapie** S. 179
- 7.3.1 Grundlagen der Elektrizitätslehre S. 179
- 7.3.2 Wirkungen des elektrischen Stromes S. 182
- 7.3.3 Galvanisation S. 182
- 7.3.4 Niederfrequenter Reizstrom S. 184
- 7.3.5 Mittelfrequenter Reizstrom S. 184
- 7.3.6 Kontraindikationen der Elektrotherapie S. 184
- 7.3.7 Allgemeine Vorsichtsmaßnahmen bei der Therapie mit elektrischen Geräten S. 184
- 7.4 **Hochfrequenz-Wärmetherapie (HF-Therapie)** S. 185
- 7.4.1 Kurzwellentherapie S. 186
- 7.4.2 Dezimeterwellentherapie (UHF-Therapie) S. 187
- 7.4.3 Mikrowellentherapie S. 187
- 7.4.4 Indikationen der HF-Therapie S. 187
- 7.4.5 Vorsichtsmaßnahmen und Besonderheiten bei der HF-Therapie S. 187
- 7.5 **Lichttherapie** S. 187
- 7.5.1 Infrarottherapie (IR-Therapie) S. 188
- 7.5.2 Ultraviolettherapie (UV-Therapie) S. 188
- 7.5.3 Lasertherapie S. 189
- 7.6 **Hydrotherapie und Balneotherapie** S. 189
- 7.7 **Inhalationstherapie** S. 189
- 7.8 **Chirotherapie** S. 190
- 7.9 **Massage** S. 190
- 7.10 **Krankengymnastik** S. 191
- 7.11 **Ultraschalltherapie** S. 191
- 7.12 **Strahlentherapie** S. 192

8 Injektionen S. 193

- 8.1 **Injektionsverfahren** S. 193
- 8.1.1 Vorteile der Injektion S. 193
- 8.1.2 Risiken der Injektion S. 193
- 8.1.3 Durchführung der Injektion S. 193
- 8.2 **Spritzenaufbau** S. 194
- 8.3 **Injektionsarten** S. 195
- 8.4 **Rechtliche Grundlagen** S. 197

9	**Verbände** S. 197		10.2	Vertrieb von Arzneimitteln S. 203	
9.1	Aufgaben von Verbänden S. 197		10.2.1	Arzneimittelabgabe S. 203	
9.2	Verbandsmaterialien S. 197		10.2.2	Arzneimittelkennzeichnung S. 203	
9.3	Anlegen von Verbänden S. 198		10.2.3	Generika S. 204	
9.4	Einzelne Verbände S. 198		10.3	Aufbewahrung von Arzneimitteln S. 204	
9.5	Verbandsarten S. 201		10.4	Arzneimittelformen S. 205	
			10.5	Applikationsarten S. 206	
10	**Arzneimittellehre** S. 202		10.6	Dosierung von Medikamenten S. 207	
10.1	Aufgaben und Wirkungen von Arzneimitteln S. 202		10.7	Arzneimittelgruppen S. 208	
			10.8	Alternative Arzneimittel S. 208	
10.1.1	Aufgaben S. 202		10.8.1	Homöopathie S. 208	
10.1.2	Wirkungen von Arzneimitteln S. 202		10.8.2	Phytotherapie S. 211	
			10.9	Heil- und Hilfsmittel S. 211	

Lernfeld 5: Zwischenfällen vorbeugen und in Notfallsituationen Hilfe leisten

1	**Notfälle** S. 216		**2**	**Das Blut** S. 236	
1.1	Überprüfung von Notfallpatienten S. 216		2.1	Aufbau und Aufgaben des Blutes S. 236	
			2.1.1	Blutzellen S. 237	
1.2	Herz-Kreislaufstillstand S. 218		2.1.2	Blutplasma S. 238	
1.2.1	Herz-Lungen-Wiederbelebung S. 218		2.1.3	Gerinnungssystem S. 240	
1.2.2	Ablauf der Herz-Lungen-Wiederbelebung S. 218		2.1.4	Blutgruppen und das HLA-System S. 240	
1.3	Blutungen S. 221		2.2	Erkrankungen des Blutes und ihre Behandlung S. 242	
1.3.1	Äußere Verletzungen S. 221		2.2.1	Erkrankungen der Erythrozyten S. 242	
1.3.2	Nasenbluten S. 222		2.2.2	Erkrankungen der Leukozyten S. 243	
1.3.3	Ösophagusvarizenblutung S. 222		2.2.3	Störungen des Gerinnungssystems S. 244	
1.4	Schock S. 223				
1.4.1	Volumenmangelschock S. 223		2.3	Untersuchungsverfahren S. 244	
1.4.2	Kardiogener Schock S. 224		2.3.1	Blutbild S. 244	
1.4.3	Anaphylaktischer Schock S. 224		2.3.2	Gerinnungsdiagnostik S. 245	
1.5	Schmerzen S. 225		2.4	Blutentnahme S. 246	
1.5.1	Angina pectoris S. 225		2.4.1	Blutentnahmesysteme S. 246	
1.5.2	Herzinfarkt S. 226		2.4.2	Venöse Blutentnahme S. 246	
1.5.3	Akutes Abdomen S. 227		2.4.3	Durchführungshinweise für die venöse Blutentnahme S. 248	
1.6	Bewusstseinsstörungen S. 228		2.4.4	Kapilläre Blutentnahme S. 249	
1.6.1	Synkope (Ohnmacht) S. 228		2.4.5	Arterielle Blutentnahme S. 250	
1.6.2	Großer epileptischer Anfall S. 229				
1.6.3	Fieberkrampf bei Säuglingen und Kleinkindern S. 230				
1.6.4	Hypoglykämie S. 331				
1.7	Atemnot S. 232				
1.7.1	Fremdkörper in den Atemwegen S. 232				
1.7.2	Asthma bronchiale S. 233				
1.7.3	Akutes Lungenödem S. 234				
1.7.4	Lungenembolie S. 235				

3 Immunsystem und lymphatisches System S. 251

- 3.1 Teilsysteme der Abwehr S. 251
- 3.2 Ablauf des Abwehrvorganges S. 251
- 3.3 Lymphatisches System S. 254
- 3.4 Erkrankungen des Immunsystems S. 255
- 3.4.1 Immunmangelkrankheiten S. 255
- 3.4.2 Allergische Reaktionen S. 256
- 3.4.3 Autoimmunerkrankungen S. 257
- 3.5 Diagnostik bei Allergien S. 258

4 Das Herz S. 259

- 4.1 Aufbau und Aufgaben des Herzens S. 259
- 4.1.1 Aufgabe und Lage des Herzens S. 259
- 4.1.2 Aufbau des Herzens S. 259
- 4.1.3 Funktion des Herzens S. 260
- 4.2 Erkrankungen des Herzens und ihre Behandlung S. 261
- 4.2.1 Herzinsuffizienz S. 261
- 4.2.2 Koronare Herzkrankheit S. 262
- 4.2.3 Entzündungen S. 263
- 4.2.4 Herzfehler S. 263
- 4.2.5 Herzrhythmusstörungen S. 263
- 4.3 Untersuchungsverfahren S. 264
- 4.3.1 Elektrokardiogramm (EKG) S. 264
- 4.3.2 Koronarangiographie S. 267
- 4.3.3 Echokardiographie S. 267

5 Kreislauf S. 268

- 5.1 Aufbau und Aufgaben des Kreislaufs S. 268
- 5.1.1 Gefäße S. 268
- 5.1.2 Aufbau des Blutkreislaufs S. 269
- 5.2 Kreislauferkrankungen und ihre Behandlung S. 270
- 5.2.1 Arteriosklerose S. 270
- 5.2.2 Arterielle Verschlüsse S. 271
- 5.2.3 Hypertonie S. 272
- 5.2.4 Hypotonie S. 272
- 5.2.5 Venenerkrankungen S. 272
- 5.3 Untersuchungsverfahren S. 274
- 5.3.1 Messung des Pulses S. 274
- 5.3.2 Messung des Blutdrucks S. 275
- 5.3.3 Dopplersonographie S. 279

6 Atmungssystem S. 280

- 6.1 Aufbau und Aufgaben des Atmungssystems S. 280
- 6.1.1 Äußere und innere Atmung S. 280
- 6.1.2 Obere Luftwege S. 280
- 6.1.3 Untere Luftwege S. 282
- 6.1.4 Atemmechanik S. 284
- 6.2 Erkrankungen des Atmungssystems und ihre Behandlung S. 284
- 6.2.1 Erkrankungen der oberen Luftwege (Atemwegsinfekte) S. 284
- 6.2.2 Erkrankungen der unteren Luftwege S. 285
- 6.2.3 Erkrankungen von Lunge und Pleura S. 287
- 6.3 Untersuchungsverfahren S. 289
- 6.3.1 Allgemeine Untersuchungsmethoden der Atemwege S. 289
- 6.3.2 Funktionsprüfungen S. 289
- 6.3.3 Inhalationstherapie S. 291

7 Nervensystem S. 292

- 7.1 Aufbau und Aufgaben des Nervensystems S. 292
- 7.1.1 Das zentrale Nervensystem S. 293
- 7.1.2 Das periphere Nervensystem S. 295
- 7.1.3 Das vegetative Nervensystem S. 296
- 7.2 Erkrankungen des Nervensystems und ihre Behandlung S. 297
- 7.2.1 Schlaganfall (Apoplexie) S. 297
- 7.2.2 Entzündungen S. 297
- 7.2.3 ZNS-Verletzungen S. 298
- 7.2.4 Epilepsie S. 299
- 7.2.5 Morbus Parkinson S. 299
- 7.2.6 Multiple Sklerose (MS) S. 300
- 7.2.7 Das Symptom „Kopfschmerz" S. 300
- 7.3 Untersuchungsverfahren S. 301
- 7.3.1 Elektroenzephalogramm (EEG) S. 301
- 7.3.2 Lumbalpunktion S. 301

Lernfeld 8: Patienten bei diagnostischen und therapeutischen Maßnahmen der Erkrankungen des Urogenitalsystems begleiten

1 Harnsystem S. 308

1.1 Aufbau und Aufgaben des Harnsystems S. 308
1.1.1 Lage und Aufgaben der Nieren S. 308
1.1.2 Aufbau der Nieren S. 308
1.1.3 Feinbau und Funktion der Nieren S. 309
1.1.4 Ableitende Harnwege S. 310

1.2 Erkrankungen des Harnsystems und ihre Behandlung S. 310
1.2.1 Entzündungen S. 310
1.2.2 Harnsteinerkrankungen (Urolithiasis) S. 311
1.2.3 Tumorerkrankungen S. 311
1.2.4 Harninkontinenz S. 312
1.2.5 Niereninsuffizienz S. 312

1.3 Spezifische apparative Untersuchungsverfahren S. 314
1.3.1 Zystoskopie S. 314
1.3.2 Legen eines Blasenkatheters S. 314
1.3.3 Urodynamik S. 316

1.4 Harnuntersuchungen S. 316
1.4.1 Uringewinnung S. 316
1.4.2 Labordiagnostik S. 317

2 Hormonsystem (Endokrinologie) S. 320

2.1 Kennzeichen von Hormonen S. 320
2.2 Epiphyse und Hypophyse S. 321
2.3 Schilddrüse (Glandula thyreoidea) S. 322
2.3.1 Aufbau und Aufgaben S. 322
2.3.2 Erkrankungen der Schilddrüse und ihre Behandlung S. 322

2.4 Nebenschilddrüsen (Epithelkörperchen) S. 323
2.4.1 Aufbau und Aufgabe S. 323
2.4.2 Erkrankungen der Nebenschilddrüsen und ihre Behandlung S. 324

2.5 Nebennieren S. 324
2.5.1 Aufbau und Aufgaben S. 324
2.5.2 Erkrankungen der Nebennieren S. 325

3 Geschlechtsorgane S. 326

3.1 Bau und Funktion der männlichen Geschlechtsorgane S. 326

3.2 Erkrankungen der männlichen Geschlechtsorgane und ihre Behandlung S. 327
3.2.1 Erkrankungen der Hoden S. 327
3.2.2 Erkrankungen des Penis S. 327
3.2.3 Erkrankungen der Prostata S. 328
3.2.4 Störungen der Potenz S. 328

3.3 Bau und Funktion der weiblichen Geschlechtsorgane S. 328
3.3.1 Äußeres Genitale (Vulva) S. 328
3.3.2 Innere Geschlechtsorgane S. 329
3.3.3 Weiblicher Zyklus S. 330
3.3.4 Weibliche Brust S. 331

3.4 Erkrankungen der weiblichen Geschlechtsorgane und ihre Behandlung S. 331
3.4.1 Erkrankungen des äußeren Genitale S. 331
3.4.2 Erkrankungen von Gebärmutter und Adnexe S. 332
3.4.3 Erkrankungen der weiblichen Brust S. 333

3.5 Empfängnisregelung S. 333
3.5.1 Pearl-Index S. 333
3.5.2 Empfängnisverhütung S. 333
3.5.3 Ursachen, Diagnostik und Therapie weiblicher und männlicher Unfruchtbarkeit S. 335

4 Schwangerschaft, Geburt und Wochenbett S. 336

4.1 Schwangerschaft S. 336
4.1.1 Embryonal- und Fetalperiode S. 336
4.1.2 Mutterschaftsvorsorgeuntersuchungen S. 338
4.1.3 Verhalten während der Schwangerschaft S. 341
4.1.4 Erkrankungen in der Schwangerschaft S. 341
4.1.5 Regelwidrige Schwangerschaftsdauer S. 342

4.2 Geburt S. 342
4.2.1 Geburtsphasen S. 342
4.2.2 Operative Entbindung S. 343

4.3 Das Neugeborene S. 343
4.4 Wochenbett S. 344

5 Sexuell übertragbare Krankheiten (STD) S. 345

Lernfeld 9: Patienten bei diagnostischen und therapeutischen Maßnahmen der Erkrankungen des Verdauungssystems begleiten

1 Grundlagen der Ernährung S. 351

1.1 Nährstoffe S. 351
1.2 Ballaststoffe S. 354
1.3 Vitamine S. 354
1.4 Mineralstoffe und Spurenelemente S. 354
1.5 Wasser S. 356
1.6 Würzstoffe S. 356

2 Aufbau und Aufgaben des Verdauungssystems S. 356

2.1 Mundhöhle, Rachen und Speiseröhre S. 357
2.2 Magen S. 359
2.3 Dünndarm S. 360
2.4 Dickdarm (Kolon) S. 361
2.5 Bauchspeicheldrüse (das Pankreas) S. 362
2.6 Leber (Hepar) S. 363

3 Erkrankungen des Verdauungssystems und ihre Behandlung S. 364

3.1 Erkrankungen im Bereich der Mundhöhle S. 364
3.2 Erkrankungen der Speiseröhre S. 365
3.3 Erkrankungen des Magens S. 365
3.4 Erkrankungen des Darmes S. 367
3.5 Erkrankungen der Leber S. 369
3.6 Erkrankungen der Gallenblase und Gallenwege S. 370
3.7 Erkrankungen der Bauchspeicheldrüse S. 371

4 Untersuchungsverfahren S. 371

4.1 Blutuntersuchungen S. 371
4.2 Stuhluntersuchungen S. 371
4.2.1 Bakteriologie S. 372
4.2.2 Test auf okkultes Blut S. 373
4.3 Sonographie S. 373
4.4 Endoskopie S. 373
4.4.1 Gastroskopie S. 374
4.4.2 Koloskopie (Dickdarmspiegelung) S. 375

5 Stoffwechselerkrankungen S. 375

5.1 Adipositas S. 375
5.1.1 Diagnostik der Adipositas S. 375
5.1.2 Therapie der Adipositas S. 376
5.2 Hyperlipoproteinämie S. 377
5.3 Phenylketonurie S. 378
5.4 Gicht und Hyperurikämie S. 378
5.5 Diabetes mellitus S. 379
5.5.1 Blutzuckerregelkreis S. 379
5.5.2 Der Diabetes mellitus (Zuckerkrankheit) S. 379

Lernfeld 10: Patienten bei kleinen chirurgischen Behandlungen begleiten und Wunden versorgen

1 Die Haut S. 388

1.1 Aufbau und Aufgaben der Haut S. 388
1.1.1 Aufbau der Haut S. 388
1.1.2 Aufgaben der Haut S. 389
1.1.3 Anhangsgebilde der Haut S. 389
1.2 Erkrankungen der Haut und ihre Behandlung S. 390
1.2.1 Untersuchung der Haut S. 390
1.2.2 Infektionen der Haut S. 392
1.2.3 Schuppenflechte (Psoriasis) S. 396
1.2.4 Akne vulgaris S. 396
1.2.5 Neubildungen der Haut S. 397
1.2.6 Allergisch bedingte Hauterkrankungen S. 398
1.2.7 Verbrennungen S. 399
1.2.8 Erfrierungen S. 400
1.2.9 Grundzüge der Behandlung von Hauterkrankungen S. 400
1.3 Schmerz S. 401

2 Instrumentenkunde S. 404

3 Anästhesie S. 410

3.1 Vollnarkose S. 410
3.2 Regionalanästhesie S. 411
3.3 Vor- und Nachteile der verschiedenen Anästhesieverfahren S. 412

4 Wundversorgung und chirurgische Assistenz S. 412

4.1 **Wunden** S. 412
4.1.1 Wundheilung S. 413
4.1.2 Wundversorgung S. 414
4.1.3 Verbandswechsel S. 415
4.2 **Chirurgische Assistenz** S. 417
4.2.1 Kleine chirurgische Eingriffe S. 417
4.2.2 Vorbereitung und Betreuung des Patienten S. 417

Lernfeld 11: Patienten bei der Prävention begleiten

1 **Prävention** S. 422

1.1 Definitionen S. 422
1.2 Die Rolle des (Haus-)Arztes bei der Prävention S. 423

2 **Früherkennungsuntersuchungen** S. 424

2.1 Früherkennung im Kindesalter: U1–U9 S. 424
2.2 Früherkennung bei Erwachsenen S. 425

3 **Allgemeine Gesundheitsvorsorge** S. 425

3.1 Arbeitsschutzmaßnahmen S. 427
3.2 Rehabilitation S. 427

Anhang

Englische Fachbegriffe S. 429
Sachwortverzeichnis S. 431
Bildquellenverzeichnis S. 448

Lernfeld 2
Patienten empfangen und begleiten

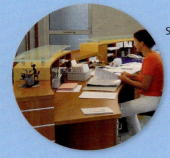

Sie gewinnen eine Übersicht, wer welche Aufgaben in einer Arztpraxis hat. Wie ist eine Arztpraxis aufgebaut? Wie wird sie verwaltet? Wie ist sie in das Gesundheitswesen eingebunden? – Auch diese Fragen werden Sie beantworten können.

Wortstamm	
trauma	
Verletzung	*rfach*
ämie	
Blut	*rneinung*
Gastr-	itis
Magen	*Entzün*
Nephro-	pat
Nieren	

Damit Sie Ihre Chefin / Ihren Chef verstehen und wissen worum es geht, wenn Patienten behandelt werden, wird Ihnen die medizinische Fachsprache vorgestellt.

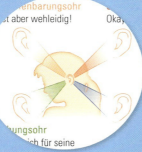

Sie lernen Kommunikationsmodelle kennen, um Missverständnisse mit Patienten, Kolleginnen und Chefin / Chef vermeiden zu können, und Sie lernen, wie man gute Telefongespräche führt.

Immer wieder kann es zu Konflikten kommen. Sie bekommen Wege aufgezeigt damit umzugehen, indem Sie Konflikte rechtzeitig erkennen und geeignete Gegenmaßnahmen ergreifen.

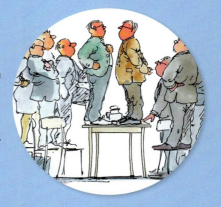

Patienten haben unterschiedliche Bedürfnisse und Wünsche. Sie erkennen, wie Sie individuell darauf eingehen können.

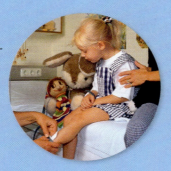

1 Die Arztpraxis

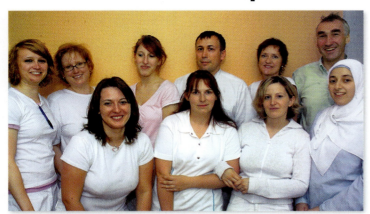

Bild 1 Praxisteam.

Eine medizinische Leistung kann vom Patienten nicht unbedingt beurteilt werden. So werden oft unbewusst andere Gesichtspunkte gewählt, um die medizinische Leistungsfähigkeit abzuschätzen. Dabei spielt der Eindruck, den die Praxis und das Praxisteam machen, eine große Rolle (Bild 1). Patienten erleben eine gut gestaltete Praxis und ein angenehmes Arbeitsklima positiv und fühlen sich gut aufgehoben.

1.1 Die Medizinische Fachangestellte als Mitarbeiterin

Das „Aushängeschild" oder die „Visitenkarte" einer Arztpraxis ist die Medizinische Fachangestellte (MFA). Sie steht im Stress zwischen organisieren und verwalten, assistieren und beraten (Bild 2). Sie empfängt, begrüßt und begleitet den Patienten auf seinen Wegen durch die Praxis.

1.1.1 Das Berufsbild der Medizinischen Fachangestellten

Berufliche Zugangsvoraussetzung. Für den Beruf der Medizinischen Fachangestellten (MFA) wird keine bestimmte schulische oder berufliche Vorbildung vorgeschrieben. Die meisten MFA haben einen Hauptschul- oder Realschulabschluss. Die dreijährige Ausbildung wird durch die Ausbildungsordnung geregelt. Die Ausbildung erfolgt im dualen System, also in einem Ausbildungsbetrieb (normalerweise einer Arztpraxis) und in der Berufsschule. Durch berufsbegleitende Kurse kann man sich z. B. zur Arztfachhelferin, Gesundheitspädagogin, Diätberaterin, Notfallfachkraft oder Präventionsfachkraft fortbilden.

Berufsqualifikation. Die Medizinische Fachangestellte sollte Organisationsvermögen besitzen, außerdem EDV-Kenntnisse, absolute Vertrauenswürdigkeit bezüglich Datenschutz, diplomatisches Geschick und Behutsamkeit im Umgang mit Menschen.

Wünschenswert sind weitere persönliche Eigenschaften:
- Gepflegte Erscheinung und freundliche, offene, herzliche Umgangsformen,
- allgemeines Interesse an Menschen und der Wunsch, leidenden Menschen zu helfen,
- gute Auffassungsgabe, um eine Aufgabe schnell und zuverlässig zu erledigen und um kritische Situationen zu entkrampfen,
- die Fähigkeit, auch unter Zeitdruck einen kühlen Kopf zu bewahren,
- Eigeninitiative beim Zupacken und Handeln, wenn's drauf ankommt,
- die Bereitschaft, Verantwortung zu tragen, selbstständig anfallende Arbeit zu erkennen und zu übernehmen, um den Chef damit zu entlasten,
- flexibel, kooperativ, hilfsbereit und anpassungsfähig in der Gemeinschaft sein,
- das Praxisklima durch Ideen positiv beeinflussen,
- Humor, um Situationen zu entschärfen, besänftigend zu wirken und Stress zu ertragen.

Die Tätigkeit der MFA umfasst vielfältige Arbeiten, die genau festgelegt und nach Absprache erweitert oder ergänzt werden können (Bild 2). Sie unterliegt der Schweigepflicht nach § 203 Strafgesetzbuch.

Die Arztpraxis

2

Patientenorientierte Begrüßung, Betreuung, Beratung
- Kontakt schaffen, Aufmerksamkeit zeigen
- Auf Diskretion, Vertraulichkeit achten
- Datenschutz bei Bildschirmtätigkeit beachten
- Auskunft geben, z. B. über Wartezeiten informieren
- Positive Sprache verwenden

Arztassistenz

Praxisambiente
- Anmeldebereich und Praxisräume auf Ordnung und Sauberkeit überprüfen
- Optimale Beschilderung und Beleuchtung
- Information für Patienten bereit legen, Leseangebote
- Praxisdekoration

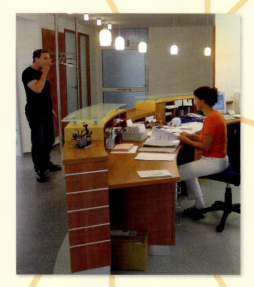

Übernahme bestimmter Funktionsbereiche
- Labor, EKG
- Gerätekontrolle
- Überwachung und Betreuung von Auszubildenden
- Einweisung und Betreuung bestimmter Patientengruppen

Zeitmanagement
- Telefonservice
- Terminplanung
- Bestellpraxis, Sondersprechstunde
- Endkontrolle
- Karteikarten vorbereiten

Verwaltung und Abrechnung
- Postbearbeitung: Vorsortierung, Ein- / Ausgang
- rationelle Korrespondenzmöglichkeiten überlegen
- Arbeitsmaterialien überprüfen
- Bestandsverzeichnis aktualisieren
- Hygieneplan kontrollieren
- Umwelt- und arbeitsmedizinische Bestimmungen beachten

Weitere Aufgaben
- Überwachung von Fristen und Erledigungsterminen, z. B. Gutachten
- Regelung von Wochen- und Urlaubszeiten
- Organisation von internen und externen Fortbildungsmaßnahmen
- Praxisanalyse

Bild 2 Die MFA an ihrem Arbeitsplatz.

2 • Patienten empfangen und begleiten

Verband medizinischer Fachberufe e. V. (früher: BdA)	44135 Dortmund www.vmf-online.de E-Mail: info@vmf-online.de
Vereinigte Dienstleistungsgewerkschaft ver.di	www.verdi.de
Verband der weiblichen Arbeitnehmer VwA	Bundesgeschäftsstelle 53179 Bonn

Tabelle 1 Berufsverbände.

1.1.2 Berufsverbände

Die Berufsverbände vertreten ihre Mitglieder und deren Interessen bei der Berufsausbildung, der beruflichen Fortbildung und bei Tarifrunden (Tabelle 1).

1.2 Praxisinhaber

1.2.1 Ausbildung zum Arzt und Facharzt

Ausbildung. Die Ausbildungsordnung für den Arztberuf schreibt das Studium an einer Hochschule vor. Die Gesamtdauer des Hochschulstudiums beträgt 6 Jahre.

Die ärztliche Ausbildung fällt in die Zuständigkeit des Staates, wird mit dem Staatsexamen überprüft und mit der Approbation abgeschlossen. Diese erlaubt dann die eigenverantwortliche Tätigkeit. Die Approbation wird von der zuständigen Landesbehörde ausgestellt.

Die Promotion ist der Erwerb des Doktortitels. Sie kann nach einem abgeschlossenen Hochschulstudium mit einer eigenständigen wissenschaftlichen Arbeit erworben werden.

> **Approbation:**
> staatliche Erlaubnis zur Ausübung des Heilberufes als Arzt

Weiterbildung. Der erfolgreiche Abschluss einer Weiterbildung befähigt und berechtigt den Arzt zum Führen von Gebiets-, Schwerpunkt- und Zusatzbezeichnungen (Tabelle 2).

Beispiele für Gebietsbezeichnungen sind klinische Pharmakologie, Laboratoriumsmedizin, öffentliches Gesundheitswesen, Psychiatrie und Psychotherapie, Nervenheilkunde, Hals-, Nasen-, Ohrenheilkunde (HNO), Augenheilkunde, Rechtsmedizin, Nuklearmedizin, Strahlentherapie.

Unabhängig von der Fachrichtung können Zusatzbezeichnungen wie Allergologie, Betriebsmedizin, Flugmedizin, Homöopathie, Schmerzmedizin, Rettungsmedizin, Sportmedizin, Tropenmedizin, Geriatrie (Altersheilkunde) erworben werden.

Gebietsbezeichnung	Schwerpunktbezeichnung
Facharzt für Chirurgie	Unfallchirurgie Gefäßchirurgie Thoraxchirurgie (Brustchirurgie) Viszeralchirurgie (Bauchchirurgie)
Facharzt für innere Medizin oder internistische Medizin	Angiologie (Gefäßheilkunde) Endokrinologie (Hormonheilkunde) Gastroenterologie (Magen- Darm-Heilkunde) Hämatologie (Blutheilkunde) Kardiologie (Herz- Kreislauf- Heilkunde) Onkologie (Geschwulsterkrankungen) Pneumonologie (Bronchial- und Lungenheilkunde) Rheumatologie (rheumatische Erkrankungen)
Facharzt für Kinder- und Jugendmedizin (Pädiatrie)	Kinderkardiologie Neonatologie (Neugeborenenheilkunde)

Tabelle 2 Gebiets- und Schwerpunktbezeichnungen (Auswahl).

Ärztliche Tätigkeitsbereiche. In Deutschland sind zirka 365 000 approbierte Ärzte in verschiedenen Bereichen tätig (Bild 3).

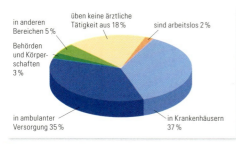

Bild 3 Ärztliche Tätigkeitsbereiche.

Der Psychologe ist kein Mediziner. Das Psychologiestudium beschäftigt sich im weitesten Sinn mit dem Erleben und Verhalten des Menschen und wird mit dem Bachelor oder Master (früher: Diplom) abgeschlossen. Ein geprüfter Psychologe kann nach entsprechender Ausbildung im klinischen Bereich, d. h. mit kranken Menschen, arbeiten. Er darf aber keine Medikamente verschreiben.

Die Berufsordnung legt die beruflichen Pflichten der Ärzte fest. Dazu gehören Schweigepflicht und die Belehrung der Mitarbeiter darüber. Sie regelt die Zusammenarbeit der Ärzte untereinander, die Pflicht zur Fortbildung und die Ausbildung von Mitarbeitern. Außerdem verbietet sie die Werbung für die Praxis.

1.2.2 Ärztliche Körperschaften

Die Ärztekammer ist eine berufsständische Einrichtung. Jeder Arzt ist zur Mitgliedschaft verpflichtet.

Die jeweilige Landesbehörde übt die Staatsaufsicht aus. Die Ärztekammer fördert u. a. die ärztliche Ausbildung und Fortbildung, sorgt für einen sittlich und wissenschaftlich hoch stehenden Ärztestand, ordnet die ärztlichen Berufspflichten und wirkt an der Gesetzgebung auf dem Gebiet des öffentlichen Gesundheitswesens mit.

Die kassenärztliche Vereinigung (KV) ist ebenso wie die Ärztekammer eine Körperschaft des öffentlichen Rechtes. Sie erfüllt Aufgaben, die im öffentlichen Interesse liegen (Tabelle 3). Jeder Kassenarzt ist ihrem Regelwerk verpflichtet. Kassenärztliche Vereinigungen gibt es seit 1931.

Andere ärztliche Verbände sind der Marburger Bund, der Hartmannbund und weitere ärztliche Berufsverbände, die nach Teilgebieten gegliedert sind und u. a. auch wirtschaftliche Interessen der freiwilligen Mitglieder vertreten.

> **Bachelor** (engl.) = unterster akademischer Grad und **Master** (engl.) = nächsthöherer akademischer Abschluss; ersetzen im Zuge europäischer Vereinheitlichung die Diplomstudiengänge

Hoheitsrechtliche Aufgaben	Ordnungspolitische Aufgaben
Sicherstellungsauftrag: Vertragsärztliche Versorgung wird gesichert.	Interessenvertretung: Die KV vertritt die Interessen der Mitglieder gegenüber den Kassen.
Gewährleistungsauftrag: Vertragsärztliche Tätigkeit sowie ambulante Notdienste werden gewährleistet.	Vertragshoheit: Im Auftrag der Vertragsärzte schließt die KV Verträge mit den Kassen.
Wirtschaftlichkeitsprüfung: Wirtschaftlichkeit der Ärzte wird durch den Prüfungsausschuss überwacht.	Honorarabrechnung: Die Honorarverteilung der Ärzte findet über die KV statt.
Disziplinarwesen: Abweichendes Verhalten wird mit Geldbußen oder Entzug von Ämtern bestraft. (Die Approbation kann nur durch den Staat/das Innenministerium des Landes entzogen werden.)	
Qualitätssicherung: Qualitätsnormen werden vorgegeben und kontrolliert.	

Tabelle 3 Aufgaben der kassenärztlichen Vereinigung.

1.3 Stellung der Praxis im Gesundheitssystem

Die Arztpraxis gehört zu der ambulanten Versorgung. Sie wird durch niedergelassene Ärzte sichergestellt. 90 % der niedergelassenen Ärzte arbeiten als Kassenärzte. Der restliche Anteil ist privat niedergelassen und behandelt ausschließlich Privatpatienten. Die ambulante Versorgung ist eine der drei „Säulen" des Gesundheitswesens.

Prävention ▶ S. 422

1.3.1 Gesundheitswesen

Die Gesundheit zu erhalten, zu schützen und im Bedarfsfall wieder herzustellen ist das zentrale Anliegen vieler Menschen und Institutionen, die man unter dem Begriff „Gesundheitswesen" zusammenfasst (Bild 4).

Kurative Medizin: Gesundheit nach Möglichkeit und Notwendigkeit wiederherzustellen

Epidemiologie: Lehre von der Häufigkeitsverteilung der Krankheiten

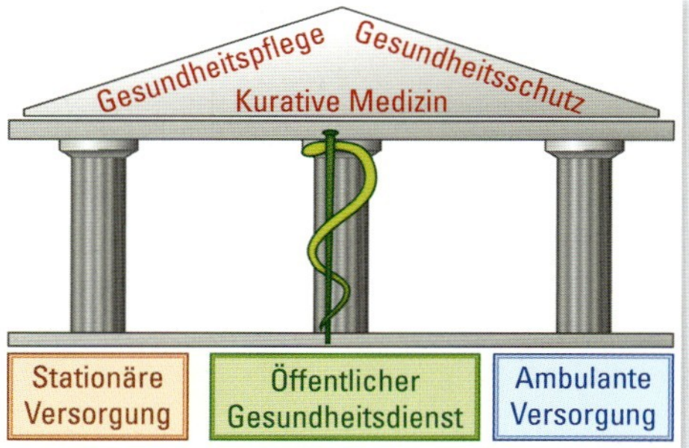

Bild 4 Die drei Säulen des Gesundheitswesens.

Der öffentliche Gesundheitsdienst wird repräsentiert durch die Gesundheitsbehörden des Bundes und der Länder. Das Bundesministerium für Gesundheit (BMG) ist die oberste Bundesbehörde. Unter seiner Dienst- und Fachaufsicht arbeiten fünf Institute (Bild 5).

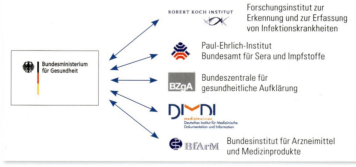

Bild 5 Institute des Bundesministeriums für Gesundheit.

Die Gesundheitsämter sind dem jeweiligen Landesinnen- oder Landessozialministerium unterstellt. Sie werden von einem Amtsarzt geleitet.

Aufgaben des Gesundheitsamtes sind u. a.:
- Seuchen- und Umwelthygiene, z. B. Hygieneaufsicht in Praxen, Altenheimen, Kosmetikstudios, Überwachung von Bädern,
- Prävention und Gesundheitsförderung, z. B. reisemedizinische Beratung, AIDS- und Tuberkulose-Beratung, psychosozialer Dienst,
- kinder- und jugendärztlicher Dienst, z. B. Einschulungsuntersuchung, Mütterberatung,
- gerichtsärztlicher Dienst, z. B. Gutachten zum Betreuungsgesetz oder Unterbringungsgesuche,
- amtsärztlicher Dienst, z. B. Ausstellung von amtsärztlichen Zeugnissen, Eignungsuntersuchungen von Taxi- oder Busfahrern,
- Öffentlichkeitsarbeit, z. B. Berichterstattung über epidemiologische Untersuchungen oder Auswertungen von Reihenuntersuchung zur Früherkennung.

Stationäre Versorgung. Dafür ist das Krankenhauswesen zuständig. Finanziert werden die Häuser durch öffentliche, freie, gemeinnützige, kirchliche oder private Krankenhausträger. Die Krankenhäuser werden nach Ausstattung und Behandlungsmöglichkeiten eingeteilt:
- Das Krankenhaus der Grund- und Regelversorgung betreut zumeist Patienten mit häufig vorkommenden Erkrankungen ohne Komplikationen aus den Bereichen der inneren Medizin, Chirurgie und Frauenheilkunde. Häufig haben niedergelassene Fachärzte in diesen Häusern Belegbetten. Das heißt, der jeweilige Praxisinhaber, z. B. ein HNO- oder Augenarzt, versorgt seine stationären Patienten selbst.
- Das Schwerpunktkrankenhaus hat ein erweitertes Spektrum an Krankenhausabteilungen und an Diagnose- und Therapiemöglichkeiten. Beispiel: Gefäßchirurgie, in der sämtliche Eingriffe am Gefäßsystem bis auf den Einsatz der Herz-Lungenmaschine durchgeführt werden.

- Das Zentralkrankenhaus und die Universitätskliniken versorgen besonders „Problempatienten" mit seltenen und / oder komplizierten Erkrankungen, die oft Spezialkenntnisse in Krankheitslehre, Untersuchungen und Vorgehensweise erfordern. Außerdem sind sie Ausbildungs- und Forschungsstätten.
- Sonderkrankenhäuser behandeln nur bestimmte Patientengruppen, z. B. als Zentrum für Psychiatrie.

1.3.2 Berufe im Gesundheitswesen

Bereich	Berufe	Ausbildungsgrundlagen
Heilberufe	Arzt, Zahnarzt Tierarzt Apotheker	Hochschule
Assistenzberufe (Helferinnenberufe)	Medizinische Fachangestellte (MFA oder MF), Tierarzthelferin, zahnmedizinische Fachangestellte (ZFA), pharmazeutisch kaufmännische Angestellte	Berufsbildungsordnung
diagnostisch-technische Berufe	medizinisch technischer Laborassistent (MTA) pharmazeutisch technischer Assistent (PTA)	Realschulabschluss und Ausbildung in anerkannten Berufsfachschulen
Krankenpflegeberufe	Krankenschwester, Krankenpfleger Altenpfleger	Berufsbildungsordnung bundeseinheitliche Ausbildung
therapeutisch rehabilitative Berufe	Physiotherapeut, Logopäde, Diätassistent Hebammen, Entbindungspfleger Rettungsassistenten (unterstützen Notarzt)	bundeseinheitliche Ausbildung Berufsbildungsordnung bundeseinheitliche Ausbildung
eingeschränkte Ausübung des Heilberufes	Heilpraktiker	schriftliche und mündliche Überprüfung durch Amtsarzt Besonderheit: Behandlungsverbote für bestimmte Infektionskrankheiten und Geburtshilfe sowie Verbot der Rezeptierung verschreibungspflichtiger Medikamente

Tabelle 4 Berufe im Gesundheitswesen.

1.3.3 Finanzierung des Gesundheitswesens

Das soziale Netz funktioniert durch das Solidaritätsprinzip, d. h., alle zu versichernden Risiken werden gemeinsam getragen.

In den Sozialgesetzbüchern (SGB) ist der Gesamtrahmen der Gesundheitsversorgung geregelt. Dazu gehören u. a. gesetzliche Kranken-, Renten-, Unfall- und Pflegeversicherung.

Finanziert wird das Gesundheitswesen durch öffentliche und private Träger (Bild 6).

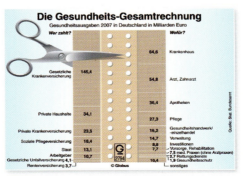

Bild 6 Zahler im Gesundheitswesen.

1.4 Gang durch die Praxis

1.4.1 Praxisorganisation

Jede Praxis wird individuell ausgestaltet, abhängig von den persönlichen Ideen und Möglichkeiten des Praxisteams und abhängig von den funktionalen Anforderungen der fachärztlichen Tätigkeit. Bestimmte typische Praxisbereiche lassen sich aber immer voneinander abgrenzen (Bild 7).

- Der Anmelde- und Empfangsbereich vermittelt den ersten Eindruck. Er ist als Verwaltungsbereich ein wichtiges Arbeitsfeld der MFA.
- Die Wartezonen werden in einen Vorwartebereich und das eigentliche Wartezimmer unterteilt. Patienten, die nur kurz warten müssen, weil sie eine Spritze bekommen, ein Rezept erhalten oder dergleichen, werden in den Vorwartebereich gebeten, wo auch Praxisinformationen und sachliche Informationen mit medizinischen Inhalten ausliegen.
- Das Sprechzimmer mit Schreibtisch, Stühlen, Untersuchungsliege und Umkleideecke ist der Ort, an dem ausführlichere Beratungsgespräche, Fragen der Diagnostik und Therapie, aber auch Befürchtungen und Ängste des Patienten besprochen werden können.
- Funktionsräume sind Behandlungsräume, in denen je nach Bedarf Verbandswechsel, Wundversorgung, einfache Untersuchungen oder Laborarbeiten durchgeführt werden. Sie können auch als Therapiekabinen dienen.
- ein Sozialraum für die Mitarbeiter und sanitäre Einrichtungen gehören ebenfalls zu einer Praxis.

Eine gute Organisation des Praxisablaufes trägt wesentlich dazu bei, dass Zeit und Kosten gespart, die Qualitätsstandards gehalten und Arbeitsabläufe verbessert werden können. Bei Bedarf, z. B. bei Rechtsstreitigkeiten oder Regressansprüchen, stehen die notwendigen Unterlagen zur Verfügung. All dies trägt dazu bei, dass sich die Beteiligten wohl fühlen.

Mithilfe von Checklisten können Arbeitsabläufe und komplexe Aufgaben in übersichtliche und sinnvoll aufeinander folgende Teilaufgaben gegliedert werden, deren Durchführung so auch überprüft werden kann (Bild 8).

> **Notfall in der Praxis**
>
> **Was kann die Medizinische Fachangestellte vorbereiten?**
>
> ✔ Ist die Notfallnummer am Telefon eindeutig lesbar?
> ✔ Ist der Notfallkoffer überprüft und vollständig?
> ✔ Sind Praxisschild und Eingang gut erkennbar?
> ✔ Sind Zugangswege für den Rettungsdienst problemlos benutzbar?
> ✔ Bestehen für den Notfall Absprachen mit anderen Fachärzten?
> ✔ Ist sicher gestellt, dass immer ein Arzt erreichbar ist?
> ✔ Kann ein Notfall zuverlässig in Gedanken durchgespielt werden?

Bild 8 Checkliste (Beispiel).

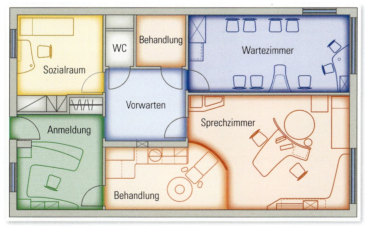

Bild 7 Grundriss einer Arztpraxis.

1.4.2 Praxisformen

- **Partnerschaft:** ist vergleichbar mit einer „offenen Handelsgesellschaft", in der mehrere Personen als Eigentümer und Geschäftsführer fungieren.
- **Praxisgemeinschaft:** Ärzte arbeiten selbstständig in eigener Regie unter einem gemeinsamen Dach; besitzt 2 KV-Nummern.
- **Gemeinschaftspraxis:** Ärzte arbeiten gemeinschaftlich zusammen und teilen Kosten und Einnahmen; besitzt 1 KV-Nummer.
- **Apparategemeinschaft:** Ärzte gleicher / verschiedener Fachrichtung nutzen gemeinsam technische Geräte.
- **Medizinische Versorgungszentren:** Fachübergreifende, ärztlich geleitete Einrichtungen, in denen Ärzte als Angestellte oder Vertragsärzte tätig sind.

1.4.3 Medizinische Fachsprache

Als Besucher einer Praxis wird der Patient immer wieder mit medizinischen Begriffen und Abläufen konfrontiert. Die MFA kann ihm hilfreich zur Seite stehen, wenn sie die Bedeutung der Fachbegriffe und Verfahren kennt und erläutern kann.

Herkunft und Schreibweise der Fachausdrücke. Der größte Teil der medizinischen Fachausdrücke stammt aus dem Griechischen und dem Lateinischen. Einige wenige Begriffe kommen aus dem arabischen, italienischen und französischen Sprachbereich. Die Bedeutung der angloamerikanischen Medizin ist an der wachsenden Verwendung englischer Begriffe leicht zu erkennen.

Die lateinische Sprache kennt kein „K", kein „Z" und keine Umlaute. Bei der Eindeutschung wird dann „C" zu „Z" oder „K" (Beispiel: carcinoma ▶ Karzinom) und die entsprechenden Umlaute werden geschrieben.

Die medizinischen Begriffe griechischen Ursprungs werden so behandelt, als stammten sie aus dem Lateinischen. Häufig verwendet werden die ersten Buchstaben des griechischen Alphabets (α = alpha, β = beta, γ = gamma).

Die angloamerikanischen Begriffe werden nicht eingedeutscht, sondern so ausgesprochen wie im Englischen (z. B. bypass). Aus diesem Sprachraum stammen auch viele Abkürzungen (Tabelle 8, S. 23).

Im klinischen Sprachgebrauch geht es manchmal wild durcheinander: lateinische, griechische, englische Begriffe werden zu einem Fachbegriff kombiniert und viele Begriffe haben bei den verschiedenen Ärzten eine unterschiedliche Schreibweise.

Beispiel:

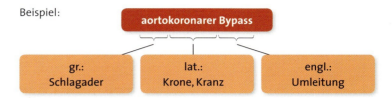

Übersetzung: die Verengung eines Herzkranzgefäßes wird durch das Einsetzen eines neuen Gefäßes umgangen; Abkürzung: ACB.

Ein häufiger Fehler von Berufsanfängern ist die Verwechslung von Einzahl und Mehrzahl: ein Patient mit Mandelentzündung bekommt nicht ein „Antibiotika" verschrieben, sondern ein „Antibiotikum". Antibiotika ist nämlich die Mehrzahl von Antibiotikum.

Aufbau der Fachbegriffe. Medizinische Fachbegriffe können aus einer Vorsilbe (Präfix), einem Wortstamm und aus einer Nachsilbe (Suffix) aufgebaut sein (Tabelle 5).

Die Vor- und Nachsilben wiederholen sich häufig. Zusammen mit dem Wortstamm geben sie dem Fachbegriff seine spezifische Bedeutung. Dies sollen die Beispiele auf der nächsten Seite zeigen (Tabellen 6 bis 7, S. 22 / 23).

Vorsilbe	Wortstamm	Nachsilbe
Poly- *Mehrfach*	trauma *Verletzung*	
An- *Verneinung*	ämie *Blut*	
	Gastr- *Magen*	itis *Entzündung*
	Nephro- *Nieren*	pathie *Erkrankung*
Poly- *Mehrfach*	arthr- *Gelenk*	itis *Entzündung*

Tabelle 5 Aufbau medizinischer Fachbegriffe.

Patienten empfangen und begleiten

Vorsilbe	Bedeutung	Beispiel	Übersetzung
hyper-	über, übermäßig	Hypertonie	Bluthochdruck
hypo-	unter, unterhalb	Hypotonie Hypoglykämie	niedriger Blutdruck niedriger Blutzucker
extra-	außerhalb	Extrasystole	Herzschlag außerhalb der Schlagfolge
intra-	innen, in … hinein	intravenös	in die Vene hinein
prä-	vor	Prävention	Vorsorge
post-	nach	postoperativ	nach der Operation
im-, in-	1. in, hinein	Implantation Injektion	Einpflanzung Einspritzung
	2. Verneinung	Inkontinenz	Unfähigkeit, Harn / Stuhl zu halten
endo-	in, innerhalb	Endoskopie	Spiegelung im Inneren des Körpers
a-, an-	Verneinung	Anästhesie	Schmerzausschaltung
poly-	viel, zahlreich	Polytrauma	Mehrfachverletzung
re-	zurück, wieder	Rehabilitaion	Wiederherstellung
pro-	für, vor	Prognose	Vorhersage

Nachsilbe	Bedeutung	Beispiel	Übersetzung
-itis	Entzündung	Nephritis Arthritis	Nierenentzündung Gelenkentzündung
-ose	chronische, degenerative Erkrankung	Arthrose Nephrose	Gelenkverschleiß chron. Nierenerkrankung
-algie	Schmerz	Neuralgie	Nervenschmerz
-om	Geschwulst	Myom Karzinom	Muskelgeschwulst Krebsgeschwulst
-ektomie	Herausschneiden	Appendektomie	operat. Entfernung des Wurmfortsatzes
-skopie	Betrachtung	Gastroskopie	Magenspiegelung
-gramm	Geschriebenes	Elektroenzephalogramm (EEG)	Aufzeichnung der elektrischen Gehirnströme
-logie	Lehre	Gynäkologie	Frauenheilkunde
-pathie	Erkrankung	Neuropathie	Erkrankung der Nerven
-gen	verursachend, auslösend	pathogen	krankmachend
-zid	abtötend	Suizid	Selbsttötung

Tabelle 6 Übersicht wichtiger Fachbegriffe.

Lage- und Richtungsbezeichnungen an Kopf und Rumpf		Richtungsbezeichnungen an den Extremitäten	
kranial	oben, weiter oben	proximal	zum Körper (Rumpf) hin
kaudal	unten, weiter unten	distal	vom Körper weg
medial	zur Mitte hin	radial	daumenwärts
lateral	von der Mitte weg	ulnar	kleinfingerwärts
dorsal	hinten, zum Rücken hin, am Rücken	tibial	schienbeinwärts
		fibular	wadenbeinwärts
ventral	vorn, zum Bauch hin, am Bauch	dorsal	am Handrücken bzw. Fußrücken
		volar	auf der Handinnenfläche
		plantar	auf der Fußsohle

Tabelle 7 Gebräuchliche medizinische Bezeichnungen.

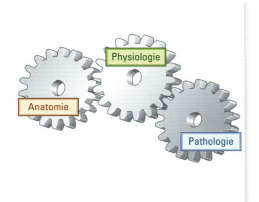

Bild 9 Grundlagenfächer der Medizin.

englische Begriffe	Bedeutung
bypass	Umgehung
compliance	Mitarbeit
COPD	chronic obstructive pulmonary disease
disease	Krankheit
human	menschlich
safer sex	sicherer Geschlechtsverkehr
stent	Gitterröhrchen zum Offenhalten von Gefäßen
triggern	anstoßen, auslösen

Tabelle 8 Englische Fachbegriffe (Beispiele).

COPD ▶ S. 285

1.4.4 Grundlagenfächer der Medizin

Zur Beschreibung und Erklärung eines medizinischen Geschehens werden die Wissensinhalte aus den Grundlagenfächern Anatomie, Physiologie und Pathologie herangezogen und zusammengefügt (Bild 9). Sie werden von wissenschaftlich speziell ausgebildeten Ärzten erarbeitet.

Anatomie ist die Lehre vom Bau des Körpers. Sie ist ein wissenschaftliches Verfahren des Aufschneidens und Zergliederns, mit dessen Hilfe man wichtige Erkenntnisse gewinnt (Tabelle 9).

Physiologie, Pathologie ▶ S. 24

Bezeichnung	Beschreibung	Beispiel
topographische Anatomie	Einzelheiten und Lage der Organe zueinander werden erfasst.	Die Leber liegt im rechten Oberbauch unter dem Zwerchfell.
makroskopische Anatomie	Die Organe und Strukturen werden mit bloßem Auge betrachtet.	Die gesunde Leber sieht dunkelrot aus und hat eine glatte Oberfläche.
mikroskopische Anatomie	Organe, Gewebe und Zellen werden mit dem Mikroskop beurteilt.	Die Leber besteht aus vielen kleinen sechseckigen Leberläppchen.

Tabelle 9 Teilgebiete der Anatomie.

Patienten empfangen und begleiten

Physiologie ist die Lehre von den natürlichen Abläufen im Körper, wie Stoffwechsel, Wachstum, Erneuerung der Zellen und Gewebe, Fortpflanzung.

Pathologie bedeutet Krankheitslehre. Der Begriff Pathologie wird auch für ein Institut verwendet, in dem Leichen mit Zustimmung der Angehörigen untersucht werden. Ein weiteres, mittlerweile umfangreicheres Aufgabengebiet des pathologischen Instituts ist die Beurteilung von Zellen, Geweben und Organen, die von lebenden Menschen entnommen werden.

Ein unnatürlich Verstorbener wird im gerichtsmedizinischen Institut auf Veranlassung der Staatsanwaltschaft obduziert.

> „Der Anatom untersucht gesunde Leichen, der Pathologe kranke Leichen, der Gerichtsmediziner kriminelle Leichen."

1.4.5 Allgemeine Begriffe aus dem Sprechstundenalltag

Die Anamnese (Krankengeschichte) dient als Wegweiser für die Erkennung der vorliegenden Erkrankung. Sie beinhaltet
- die Eigenanamnese (EA). Diese umfasst die jetzigen Beschwerden, zurückliegende Krankheiten, Operationen und Unfälle. Vegetative Erscheinungen wie Schlaf, Stuhlgang usw. werden erfragt, ebenso Medikamenteneinnahme, Allergien und Vorbehandlungen. Bedeutsam ist auch, wie der Patient selbst sein Kranksein erklärt und erlebt.
- die Familienanamnese (FA). Durch sie erfährt man, ob bei Eltern, Geschwistern und anderen Angehörigen ähnliche Symptome zu finden sind, z. B. Übergewicht, Krebs, Alkoholabhängigkeit. Dies kann als Hinweis gewertet werden, ob bestimmte genetische Belastungen vorliegen.
- die Sozialanamnese. Sie beleuchtet das soziale Umfeld des Patienten, also wirtschaftliche, berufliche, familiäre Verhältnisse.
- die Fremdanamnese. Sie findet statt, wenn der Patient nicht selbst Auskunft gibt, z. B. bei Kindern, verwirrten oder geistig behinderten Menschen.

Diagnose heißt Krankheitsfeststellung oder Krankheitsbezeichnung. Eine Krankheit äußert sich durch eine Ansammlung verschiedener Symptome, die erfasst und differenzialdiagnostisch abgewogen werden müssen.

Die Differenzialdiagnose grenzt bei gleichartigen Symptomen Krankheiten gegeneinander ab. Beispielsweise kann das Symptom Gelbsucht bei einer Leberentzündung auftreten, aber auch bei einem Verschluss des Gallenganges.

Normalerweise beinhaltet die Diagnose die Krankheitsbeschreibung, z. B. Magen-Darm-Entzündung. Dies kann mit einem Syndrom gleichgesetzt werden. Beispiel: HWS-Syndrom (Halswirbelsäulen-Syndrom) bezeichnet typische schmerzhafte Nacken-/Schulter-Beschwerden.

Als diagnostische Bezeichnung wird auch der Begriff Morbus (M.), lateinisch Krankheit, eingesetzt, z. B. M. Parkinson (Schüttellähmung).

Diagnosen müssen verschlüsselt werden, z. B. F20 = Schizophrenie, internationale Klassifikation.

Therapie. Krankheiten können vielfältig behandelt werden. So lassen sich die Therapieformen nach unterschiedlichen Gesichtspunkten einordnen (Tabelle 10).

Prävention oder **Prophylaxe** heißt Vorbeugung. Es handelt sich um Maßnahmen, die Krankheitsfolgen begrenzen oder gesundheitsschädigende Faktoren ausschalten.
Beispiele: Impfungen, Diät, Training.

Rehabilitation ist die berufliche und soziale Wiedereingliederung einschließlich allgemeiner postoperativer Maßnahmen und Nachsorge.

Symptom: Krankheitszeichen
Syndrom: typische Kombination von Symptomen

Biopsie: Gewebeentnahme vom Lebenden

Obduktion oder **Sektion** oder **Autopsie:** Leichenöffnung

internationale Klassifikation ▶ S. 49 f.

Therapie: Krankheitsbehandlung

vegetatives Nervensystem ▶ S. 296

Prävention ▶ S. 422

Therapieform	Merkmal	Beispiel
kurativ	Heilung	endgültige Tumorentfernung
palliativ	Krankheitslinderung ohne Heilung	Schmerztherapie bei Krebsleiden
operativ, chirurgisch	Behandlung mit Messer / Skalpell, Laser	operative Versorgung eines gebrochenen Knochens durch Platten, Nägel, Schrauben
konservativ	Behandlung ohne Operation	Ruhigstellen des gebrochenen Knochens durch Gipsverband
medikamentös	mit Arzneimitteln	Tabletten, Salben, ...
kausal	Beseitigung der Krankheitsursachen	Nierensteinentfernung
symptomatisch	Linderung von Krankheitszeichen	Schmerzbehandlung bei Nierensteinkolik
Strahlentherapie	mit energiereichen Strahlen	Krebszellen werden zerstört
physikalische Therapie	Behandlung mit Wärme / Kälte, Reizstrom, ...	Kurzwellenbestrahlung
Psychotherapie	Beeinflussung im Denken, Fühlen, Wahrnehmen, ...	Verhaltens- / Entspannungstherapie bei Spinnenphobie
Homöopathie	hochverdünnte Arzneimittel, die symptomorientiert eingesetzt werden	Echinacea (Sonnenhut) zur Stärkung der körpereigenen Abwehrkräfte

Tabelle 10 Einteilung der Therapieformen.

1.4.6 Untersuchungsverfahren

Die körperliche Untersuchung. Der Untersuchende (meistens der Arzt) benutzt dazu seine Hände und seine Sinne sowie Hilfsmittel (Stethoskop, Reflexhammer, Spatel oder Maßband). Untersuchungsverfahren sind

- Inspektion (Betrachtung): Das Aussehen des Patienten, sein Verhalten oder auch nur der erkrankte Bezirk werden gemustert;
- Palpation (Abtastung), z. B. Pulspalpation;
- Perkussion (Abklopfung): Beim Patienten wird mithilfe des Klopfschalls die Ausdehnung von Lunge, Herz und Leber untersucht;
- Auskultation (Abhören): Wird mit dem Stethoskop durchgeführt, z. B. werden Herzgeräusche abgehört (Bild 10);
- Funktionsprüfungen: Dies sind grob orientierende Untersuchungen über die Leistungsfähigkeit eines Organsystems. Beispielsweise werden Nervenleitungen durch Reflexauslösung untersucht.

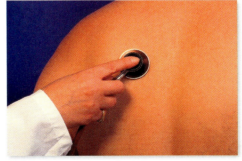

Bild 10 Auskultation.

Tätigkeiten der Medizinischen Fachangestellten im Rahmen einer Allgemeinuntersuchung können die Ermittlung der Körpermaße (Gewicht, Größe) sein, Messung der Körpertemperatur, Puls- und Blutdruckmessung.

Patienten empfangen und begleiten

Diagnostische Verfahren. Ausgehend von den Krankheitszeichen können je nach Notwendigkeit weiterführende diagnostische Verfahren eingesetzt werden, z. B. Labor-, Röntgenuntersuchung, bildgebende und invasive Techniken. Der Untersuchende ordnet, bewertet und gewichtet die Symptome und Befunde. So kann die Diagnose gestellt werden, die die Grundlage für die Behandlung bildet. Tabelle 11 gibt eine Übersicht der unterschiedlichen Untersuchungsverfahren, die vom Symptom zur Diagnose führen.

Anamnese	Körperliche Untersuchungen	Labordiagnostik	Bildgebende Verfahren	Invasive Techniken	Pathologisch-histologische Untersuchung
Eigenanamnese: • jetzige Beschwerden • frühere Erkrankungen • Unfälle, OP • vegetative Anamnese • Medikamente • Vorbehandlungen **Familienanamnese:** • Zuckerkrankheit • Bluthochdruck • Krebs • ... **Sozial- und Berufsanamnese** **Psychosoziale Anamnese:** Wie erlebt und beurteilt der Patient selbst seine Erkrankung? **Fremdanamnese**	Inspektion Palpation Perkussion Auskultation Funktionsprüfung ↓ Körpergröße Körpergewicht Körpertemperatur Blutdruck Puls	**Blut:** • Blutzellen, weisse, rote • Serumenzyme • Plasmaeiweiße • Glukose, Harnstoff • Elektrolyte • ... **Urin:** • Eiweiß • Zucker • Blut **Stuhl:** • Blut **EKG** (Elektrische Herzstromkurve) **EEG** (Elektrische Hirnstromkurve) **Spirometrie** (Lungenfunktionstest) ...	**Sonographie** (Ultraschalluntersuchung) **Röntgenaufnahmen:** • Leeraufnahme • Kontrastaufnahme • Schichtaufnahme (Tomographie) • CT (Computergestützte Schichtaufnahmen) **Szintigraphie** (Untersuchung mit radiomarkierten Substanzen) **MRT** (Magnetresonanztomographie, Kernspintomographie)	**Endoskopie** (Spiegelung innerer Organe) **Biopsie** (Entnahme von Gewebe am Lebenden) **Operative Eingriffe:** • Schnellschnitt • Lymphknotenentfernung	makroskopische und feingewebliche Untersuchung der Organe, Gewebe und Zellen von: • Körperflüssigkeiten wie Magen-, Gallensaft, ... • Punktionsflüssigkeiten aus Gelenk, Bauchhöhle usw. • bioptischem Material • operativen Eingriffen

Tabelle 11 Vom Symptom zur Diagnose.

2 Kommunikation

2.1 Kommunikationsmodell

Kommunikation bedeutet die Übermittlung einer Botschaft oder Nachricht vom Sender oder Sprecher an einen Empfänger oder Hörer. Die Mitteilung wird codiert, z. B. durch die verwendete Sprache, und an den Empfänger gesendet. Dieser nimmt die Nachricht auf und entziffert (decodiert) sie. Der Empfänger wird nun wieder zum Sender einer Botschaft, indem er durch Sprechen und / oder Verhalten reagiert. Es findet ein wechselseitiger Austausch von Informationen (Interaktion) statt.

Die vier Seiten einer Botschaft. Sieht man eine Botschaft genauer an, so kann man feststellen, dass sie immer mehr oder minder deutlich vier Anteile hat (Bild 11).
- Der Sachinhalt drückt die Fakten aus.
- Der Beziehungsinhalt stellt die Haltung zwischen Sender und Empfänger dar, z. B. Ablehnung, Mitgefühl, Überlegenheit.
- Der Selbstoffenbarungsinhalt lässt Einblicke in die Persönlichkeit zu. Der Sender äußert eigene Gefühle und Gedanken.
- Der Appellinhalt möchte etwas bewirken.

Beispiel: Der Patient sagt: „Ich habe Schmerzen." (Bild 12).

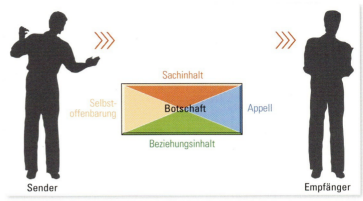

Bild 11 Vier Seiten einer Botschaft.

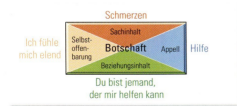

Bild 12 Sender: Ich habe Schmerzen.

Situation, Persönlichkeitszüge, bewusste und unbewusste Motive lassen einen bestimmten Gesichtspunkt der Botschaft stärker hervortreten.

So kann die Aussage „Ich habe Schmerzen" z. B. durch den Ton in ganz unterschiedlichem Licht erscheinen:
- Klare deutliche Betonung hebt den Sachinhalt „Schmerzen" hervor.
- Ein lauter vorwurfsvoller Ton verstärkt den Beziehungsinhalt: „Ihr taugt nicht viel …".
- Schwankendes, wenig ausdrucksstarkes Sprechtempo betont den Selbstoffenbarungsinhalt: „Ich leide fürchterlich".
- Ein abgehackter Rhythmus und herrischer Tonfall unterstreichen den Appellinhalt: „Ihr seid dazu da, mir zu helfen …".

Empfänger der Botschaft. Betrachtet man die Botschaft aus der Sicht des Empfängers wird deutlich, dass jeder Mensch vier verschiedene „Nachrichtenohren" hat. Wie ausgebildet das jeweilige Empfangsohr ist und wie oft es eingeschaltet wird, hängt von der Persönlichkeit des Empfängers und seiner Lebensgeschichte ab.

Wie kann die MFA die Schmerzbotschaft des Senders aufnehmen? Je nachdem, auf welchem Ohr sie hört, wird die Botschaft ganz unterschiedlich aufgenommen (Bild 13).

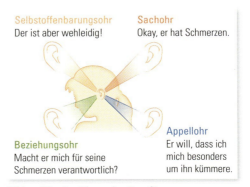

Bild 13 Die vier Ohren des Empfängers.

codieren = verschlüsseln

decodieren = entschlüsseln

2.2 Kommunikationsformen

verbale Kommunikation = sprachliche Verständigung

nonverbale Kommunikation = nichtsprachliche Verständigung

Verbale Kommunikation. Eine Botschaft kann verbal in Form von Sprache bzw. festgelegten Zeichen und nonverbal durch Körperhaltung und Körpersprache übermittelt werden. Die verbale Kommunikation spricht eher den Verstand und das bewusste Erfahren und Denken an. Nonverbale Kommunikation vermittelt Gefühle und die damit verbundenen zwischenmenschlichen Beziehungen. Freud sagt, dass nur 20 % unseres Handelns, Denkens und Fühlens wie die Spitze eines Eisbergs in das Bewusstsein hineinragen, alles andere bleibt unbewusst. Dies bedeutet, dass die Übermittlung einer Botschaft über die verschiedenen Kommunikationskanäle oft nicht widerspruchsfrei ist. Die Kommunikationsforschung konnte zeigen, dass von einer Information nur etwa 60 % beim Empfänger ankommen. Bis diese Information verstanden und verarbeitet ist, bleiben 40 % übrig und 20 % werden behalten. Daraus folgt, dass der Sender z. B. durch Nachfragen sicherstellen muss, ob der Empfänger die Botschaft wirklich verstanden hat.

Nonverbale Kommunikation. Kommunikation und Beziehungspflege werden etwa zu 10 % durch Worte gestaltet, zu 40 % durch Tonfall und zu 50 % durch Körpersprache.

Die äußere Erscheinung, Stimmlage, Augen- und Gesichtsausdruck, Körperhaltung und Körperkontakte ergeben einen Eindruck, der die Einstellung dem Gesprächspartner gegenüber und die Handlungsweise in der Gesprächssituation beeinflusst. Körperhaltung, Gestik und Mimik lassen Gefühle und Einstellungen sichtbar werden (Tabelle 12).

Gestik: das Sprechen mit Händen und Füßen

Mimik: das Sprechen mit dem Gesicht

Äußerungsform	Mögliche Bedeutung
mit den Fingern trommeln	Erstaunen, Ungeduld
unsichere, verkrampfte Hände	Angst, Unsicherheit
gerade Körperhaltung	sichere innere Haltung
hochgezogene Schultern	Hilflosigkeit, Gefühl der Bedrohung
Achselzucken, evtl. eingezogener Kopf	Hilflosigkeit, Interesselosigkeit
Gestik des Oberkörpers	Offenheit, Entgegenkommen
Hände nach oben geöffnet	Offenheit, Entgegenkommen
Hände in die Hüfte gestemmt	Zielstrebigkeit, Trotz, Wunsch nach Überlegenheit
Arme vor der Brust verschränkt	Unbehagen, Selbstschutz
aufgerissene Augen	Erstaunen, Überraschung
zugekniffene Augen	Abwehr, Unlust
Zuwendung des Gesichts	Interesse, Offenheit
Nasenrümpfen	Unbehagen, angewidert sein
Mundwinkel nach oben gezogen	positive, fröhliche Einstellung
verkniffener Mund	Verbissenheit, kontaktscheu
auf die Lippen beißen	Nervosität, Angespanntheit
blass werden	Angst, Wut
erröten	Zorn, Verlegenheit

Tabelle 12 Signale der nonverbalen Kommunikation.

Mitteilungen auf dem nonverbalen Kommunikationskanal üben normalerweise eine starke unmittelbare Wirkung auf die Kommunikationspartner aus. Sie sind ursprünglicher und werden großenteils von Geburt an verstanden. Einen Menschen, der traurig ist, versteht man auch ohne viele Worte. Die Anwendung und der Ausdruck von Körpersignalen werden jedoch teilweise kulturabhängig erlernt. Beispielsweise erscheint dem Europäer das Gesicht eines Asiaten in vielen Situationen eher maskenhaft und ausdruckslos. Denn in Asien ist es verpönt, Gefühle durch Gesichtsausdruck und Körpersprache auszudrücken.

Die Signale der nonverbalen Kommunikation sind prinzipiell mehrdeutig und müssen im Zusammenhang mit dem Gesamtverhalten bewertet werden.

Die Stimmlage gibt Einblick in die Persönlichkeit. Die Klangfarbe verrät den Gemütszustand des Sprechers, da die Tonbildung auch von innerer und äußerer Spannung und Konzentration abhängt. Neben Sprachrhythmus, Sprachmelodie, Geschwindigkeit und Lautstärke wird die Wirkung einer Aussage ferner durch Verständlichkeit der Sprache und angemessene Sprechpausen bestimmt. So klagt manch einer: „Es hat mich nicht gekränkt, was er gesagt hat, sondern wie er es gesagt hat."

2.3 Kommunikationsstörungen

Wenn eine Nachricht anders ankommt, als sie gemeint ist, kann dies verschiedene Ursachen haben. Alles, was den Vorgang der Verständigung beeinträchtigen kann, wie Dialekt, sprachliche Zweideutigkeit, Nervosität, ein Beziehungsproblem oder auch unterschiedliches kulturelles Selbstverständnis, führt zu Kommunikationsstörungen. Störfaktoren können sein:

- Negative Formulierungen, die Druck erzeugen „Sie täuschen sich!" oder „Das ist doch nicht meine Schuld!" werden besser ersetzt durch: „Da haben wir uns falsch verstanden."
- Es wird eine Sprache verwendet, die dem Gesprächspartner nicht angepasst ist, z.B. Fremdworte, Zweideutigkeiten, Ironie, abstrakte Begriffe. Aussagen wie „bleiben Sie nüchtern" oder „der Befund ist negativ" sind für den medizinischen Laien nicht eindeutig. Besser ist stattdessen zu sagen: „Sie dürfen sechs Stunden vor der Untersuchung nichts essen und trinken." oder „Die Untersuchung ergab, dass alles in Ordnung ist."
- Ablenkung und unkonzentriertes Zuhören, z.B. bei gleichzeitigem Telefonieren, beeinträchtigen eine erfolgreiche Kommunikation.
- Fehlende Mimik und Gestik, die das gesprochene Wort unterstreichen oder verdeutlichen, erschweren das Verstehen. Zu einem freundlichen „Guten Morgen" gehört ein freundliches Lächeln.
- Fehlende Übereinstimmung zwischen verbaler und nonverbaler Kommunikation führt zu Verwirrung und Unsicherheit beim Empfänger, z.B. einen ungünstigen Untersuchungsbefund lächelnd zu übermitteln.

2.4 Gesprächsführung

Das Gespräch nimmt eine zentrale Rolle in der Beziehungsgestaltung zwischen Menschen ein. Wichtige Voraussetzungen für ein erfolgreiches Gespräch sind die passende Zeit und ein geeigneter Raum. Das Gespräch sollte in einer freundlichen und ausgeglichenen Atmosphäre ohne Lärm und Hektik stattfinden. Unruhe und Zeitnot verhindern eine störungsfreie Sendung und einen störungsfreien Empfang der Nachricht. Bei einem gut geführten Gespräch schleichen sich dann auch keine typischen Gesprächsfehler ein (Bild 14, S. 30).

Vermeiden Sie	
Bagatellisieren	d. h., den Patienten nicht ernst nehmen, seine Beschwerden verharmlosen, sich über den Patienten lustig machen, ihm besserwisserische Ratschläge erteilen.
Moralisieren	d. h., den Patienten durch Drohungen erpressen, ihm Vorwürfe machen, ihm das eigene Wertesystem aufdrängen.
Monologisieren	d. h., den Patienten nicht sprechen lassen, sich in den Vordergrund stellen, dem Patienten nicht zuhören.

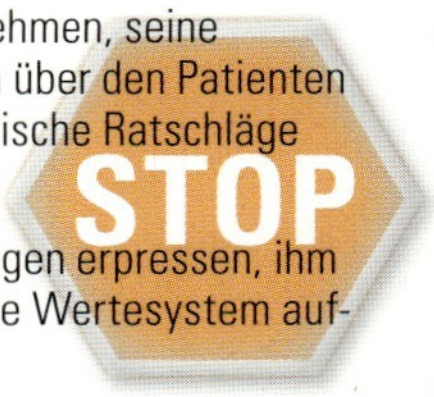

Bild 14 Fehler in der Gesprächsführung.

Wichtig sind auch die Bereitschaft zuzuhören und die Fähigkeit, sich auf die Bedürfnisse des anderen einzustellen. Ehrliches Interesse und innere Anteilnahme (Empathie) schaffen die Voraussetzungen für Vertrauen und Wertschätzung. Wenn ein Mensch sich mit seinen Schwächen und Stärken kennt und annimmt, ist er auch fähig, positiv zu denken, zu sprechen und sich auf seinen Gesprächspartner zu konzentrieren. Er kann zuhören und beobachten, kann verschlüsselte sprachliche und nichtsprachliche Signale erkennen und verstehen. Mit seinem positiven Zuhörverhalten vermittelt er dem Gesprächspartner Sicherheit und das Gefühl, ernst genommen zu werden. Dieser wird ruhiger und entspannter, kann seine Gedanken klarer darlegen und kommt schneller auf den Punkt. Er kann darüber sprechen, was ihn bewegt und kann seine Befürchtungen äußern, ohne sich in seinem Selbstwertgefühl beeinträchtigt zu fühlen. So bekommt ein Patient auch die Gelegenheit, Behandlungsvorschläge zu machen, was die Mitarbeit (Compliance) fördert.

Kompetenz (lat.): wozu man fähig / befähigt ist

Compliance (engl.): Befolgung einer Therapie; Mitarbeit des Patienten

Tipps für aktives bewusstes Zuhören:
- Das Gespräch sollte verständlich aufgebaut und überlegt gegliedert sein. Die Sätze sollten kurz, einfach und einprägsam sein. Sie sollten positiv formuliert sein.
- Gesprächseinladungen können sein: „Würde es Ihnen helfen, wenn Sie darüber sprechen …", „Erzählen Sie …". Oder man fügt einen Satz an, wenn unklar ist, was der Patient meint: „Es ist also in Ihrem Sinn, wenn …".
- Zwischen den Gesprächspartnern soll Blickkontakt bestehen. Durch zugewandte Körperhaltung, Wiederholung, Kopfnicken, „Aha, …" „… ich höre gern zu", bestätigt man dem anderen, dass seine Nachricht ankommt.
- Längere Redepassagen werden durch Zwischenfragen, Zusammenfassung unterbrochen: „Habe ich Sie richtig verstanden …".
- Allgemein gilt: erst zuhören, dann darüber nachdenken und dann erst antworten.
- Aussprache, Lautstärke und Sprechtempo sollen den Bedürfnissen des Patienten angepasst sein. Schrille, piepsende Laute sind unangenehm. Sanft, dunkel, leise gesprochene Worte überzeugen eher. Wer lächelt, hat eine wirkungsvolle und voll tönende Stimme.

Soziale Kompetenz bildet die Grundlage für eine erfolgreiche Kommunikation und ein wirkungsvolles Miteinander, um Aufgaben zu lösen. Sie befähigt, verantwortungsvoll zu entscheiden und zu handeln (Bild 15).

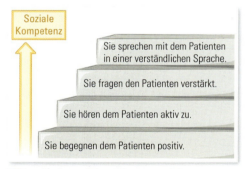

Bild 15 Stufen auf dem Weg zur sozialen Kompetenz.

2.5 Verhalten am Telefon

Ein Telefongespräch wird vorbereitet, indem Unterlagen, Notizblock und Stift bereitgelegt werden. Klingelt das Telefon, gilt Folgendes:
- Nach kurzem Läuten des Telefons nehmen Sie den Hörer ab. Mit freundlicher, angenehmer Stimme begrüßen Sie den Anrufer. Verständlich und deutlich nennen Sie den Namen der Praxis und Ihren eigenen Namen.
- Sie achten genau auf den Namen des Anrufers, fragen evtl. höflich nach: „Würden Sie bitte Ihren Namen wiederholen?" und schreiben ihn auf. Um sicherzugehen, erfragen Sie evtl. noch zusätzlich das Geburtsdatum des Anrufers.
- Während des Telefonierens sprechen Sie den Anrufer immer wieder mit seinem Namen an.
- Sie lassen beim Telefonieren keine Anzeichen von Ungeduld aufkommen.
- Sie verprellen den Anrufer nicht mit Formulierungen wie „Wir haben keinen Termin" oder „Der Chef ist nicht da, rufen Sie ein anderes Mal an." Stattdessen schlagen Sie den nächstmöglichen Zeitpunkt für einen Termin vor oder bieten einen Rückruf an.
- Sie gehen auf die Wünsche des Anrufers ein. Sie geben kompetent und sachgerecht Auskunft: „Ihr gewünschtes Rezept liegt um ... Uhr für Sie bereit."
- Verwirrende Hintergrundgeräusche, wie Lärm, Geschrei, Gelächter oder geflüsterte Bemerkungen stören ein Telefongespräch. Sie achten darauf, dergleichen auszuschalten oder zu vermeiden.
- Sie schreiben telefonische Mitteilungen auf und sagen das dem Patienten.
- Mit einer freundlichen Verabschiedung „Vielen Dank, Frau M., dass Sie uns angerufen haben." beenden Sie das Gespräch und warten auch die Abschiedsworte des Gesprächspartners ab.
- Einem Patienten mit einer akuten Erkrankung sagen Sie, dass Sie alles Notwendige veranlassen werden. Sprechen Sie noch einige gute Wünsche aus.
- Das Gespräch wird nicht durch abruptes Auflegen beendet oder negativ durch Mimik und Gestik kommentiert. Ihr Verhalten wird durch Patienten im Empfangsbereich beobachtet.

Zum Umgang mit dem Anrufbeantworter gilt:
- Der Text auf dem Anrufbeantworter enthält den Praxisnamen, die Öffnungszeiten und einen Hinweis, an wen man sich im Notfall wenden kann.
- Sprechen Sie in natürlichem, freundlichem Tonfall. Die Information soll klar gegliedert und verständlich sein. Wiederholen Sie wichtige Angaben, damit der Anrufer sich etwas notieren kann (Bild 17).

> Guten Tag. Sie haben den Anschluss der Praxis von Dr. Jokus gewählt. Unsere Praxis ist zur Zeit geschlossen. Sie erreichen uns montags bis freitags von 8 bis 18 Uhr. In Notfällen rufen Sie den ärztlichen Notdienst an, Telefon 12 34 56. Ich wiederhole: Telefon 12 34 56. Wir danken Ihnen für Ihren Anruf. Das Gerät schaltet jetzt ab.

Bild 17 Beispiel eines Ansagetextes.

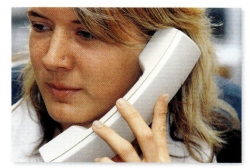

Bild 16 Verhalten am Telefon.

3 Stress und Konfliktmanagement

3.1 Stress

Stress (engl.): Druck, Anspannung

Das Wort Stress kommt aus dem Englischen und bedeutet Anspannung, Belastung. Es wird in Medizin und Psychologie verwendet für spezifische und unspezifische Reaktionen eines Organismus auf Reizereignisse (Stressoren).

Diese Stressoren beeinträchtigen das körperliche und psychische Gleichgewicht eines Menschen und können dazu führen, dass der Betroffene nicht mehr in der Lage ist angemessen und zielgerichtet zu reagieren.

physiologisch: normale Abläufe im Körper betreffend

Hypophyse ▶ S. 321

vegetatives Nervensystem ▶ S. 296

Die Antwort auf einen Stressreiz setzt sich zusammen aus einer Kombination von unterschiedlichen Gefühlen, Gedanken, Wahrnehmungen, Verhalten und körperlichen (vegetativen) Reaktionen. Sie kann individuell sehr unterschiedlich ausfallen. Mancher reagiert bereits bei wenig Stress mit hoher Alarmbereitschaft, während ein anderer ein stressreiches Ereignis nach dem anderen erlebt ohne zusammenzubrechen. Grundsätzlich kann zwischen angenehmem Eustress und unangenehmem Disstress unterschieden werden.

eu (gr.) = gut, **dis** = miss-, un-, schwierig

Akuter Stress ist charakterisiert durch vorübergehende Erregungsmuster, die klar abgrenzbar beginnen und enden. Er klingt in der Regel folgenlos ab.

fight or flight (engl.): kämpfen oder fliehen

Als chronischen Stress bezeichnet man den Zustand kontinuierlicher (andauernder) Erregung, bei dem die Person die an sie gestellten Anforderungen für größer als ihre Möglichkeiten (Kraftquellen, Ressourcen) betrachtet. Beispiele sind Überarbeitung, Überanstrengung, Überschätzung der eigenen Energien.

3.1.1 Stressreaktionen

Bei jeder physiologischen Stressreaktion spielt ein bestimmter Bereich des Gehirns, der Hypothalamus, eine entscheidende Rolle. Er steuert das vegetative Nervensystem und beeinflusst die Hirnanhangsdrüse (Hypophyse), die Hormone ausschüttet (Bild 18). Das vegetative Nervensystem (VNS) steuert automatisch die lebensnotwendige Tätigkeit der inneren Organe.

Insgesamt wird durch Stress ein uraltes körperliches Überlebensprogramm aktiviert, das ausgerichtet war auf eine Gefahr, gegen die man kämpfen oder vor der man fliehen musste (fight or flight).

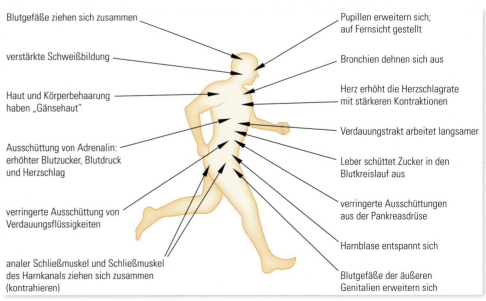

Bild 18 Physiologische Stressreaktionen.

Die gleichen Stressreaktionen treten auch als Folge psychischer Stressoren auf, zu deren Bewältigung sie jedoch nicht angemessen sind, da hierbei oft keine körperliche Aktivität, die Kraft und Energie benötigt, erforderlich ist.

Die physiologischen Auswirkungen von andauerndem Stress werden als allgemeines Adaptationssyndrom zusammengefasst:

Die Alarmreaktion geht einher mit Erhöhung des Hormonspiegels von Adrenalin, Noradrenalin und Kortison und den damit verbundenen negativen Gefühlsbewegungen. Es besteht erhöhte Anfälligkeit gegenüber weiteren Stressoren. Die Alarmreaktion mobilisiert die körpereigenen Kräfte zur Wiederherstellung des inneren Gleichgewichts.

Die Resistenzphase folgt, wenn die Stress auslösende Situation anhält. In dieser Phase hält die erhöhte Ausschüttung vor allem von Kortison an, was die Widerstandsfähigkeit auch gegenüber geringeren belastenden Reizereignissen schwächt und die Immunabwehr mindert.

Die Erschöpfungsphase tritt ein, wenn die Stress auslösende Situation zu lange andauert. Die erhöhte Hormonausschüttung hört auf, Alarmsymptome treten erneut auf und der Mensch verliert die Fähigkeit, in bedrohlichen Situationen angemessen zu reagieren. Im Extremfall treten Krankheit und Tod ein.

Psychische Reaktionen auf Stress laufen „automatisch" ab. Sie sind größtenteils erlernt und in hohem Maße von persönlicher Wahrnehmung und Interpretation der Welt abhängig. Beispielsweise kann die Wahrnehmung infolge von Reizen, die als Stressoren angesehen werden, eingeengt werden. Es kommt zu Denkblockaden, Konzentrationsstörungen, Albträumen, Gedankenkreisen usw.

Auf emotionaler Ebene kann sich Stress äußern durch Angst, Unsicherheit, Wut, Depression, Nervosität, Gereiztheit und unruhige Überaktivität.

Stress, der als positiv angesehen wird, steigert Vitalität und Antrieb, führt zu Optimismus und Glücksgefühlen.

3.1.2 Stresserscheinungen mit Krankheitsfolgen

Burn-out ist eine Auswirkung auf erlebten Dauerstress, der aus einem im Beruf positiv eingestellten und engagierten Menschen einen behandlungsbedürftigen Patienten macht. Zunächst erlahmen Begeisterung und Einsatzfreude für die Arbeit. Es folgen aggressive Impulse, die sich in erhöhter Reizbarkeit, Launenhaftigkeit und Wut äußern und schließlich in Leeregefühle, Selbstmitleid und depressive Gefühle übergehen. Körperliche Symptome sind u.a. Schlafstörungen, Muskelschmerzen, Schwindel und Leistungsschwäche. Es besteht erhöhtes Risiko für Alkohol- oder Medikamentenmissbrauch. Zum Schluss herrschen Gefühle der Sinnlosigkeit, Angst, Verzweiflung und Suizidgedanken vor.

Mobbing. Wo stressreiches Betriebsklima herrscht, wo Arbeit zum Überlebenskampf wird oder wo unklare Rollen und Positionen bestehen, ist der Nährboden für Mobbing vorbereitet.

Bei Mobbing handelt es sich um negative kommunikative Handlungen gegen eine Person, die sich durch systematische Schikanen, Erniedrigungen, Beleidigungen, Gerüchte oder Isolation bis hin zu körperlicher Gewalt äußern. Dies geschieht
- durch Angriffe auf das soziale Ansehen und die sozialen Beziehungen, z. B. Ignorieren der gemobbten Person,
- durch Angriffe auf die Möglichkeit sich mitzuteilen, z. B. Telefonterror oder Zurechtweisung vor Anderen,
- durch Zuweisung sinnloser Aufgaben, die die berufliche Qualifikation des Betroffenen infrage stellen und herabwürdigen.

Als Folge davon leidet der Betroffene unter Antriebslosigkeit, Leistungs- und Konzentrationsstörungen und unter Depressionen, was sich auch auf sein soziales Umfeld auswirkt.

Burn-out (engl.): Ausgebranntsein

Adaptation = Anpassung

Adrenalin ▶ S. 324

Suizid ▶ S. 58

Resistenz = Widerstand

Mobbing, von **to mob** (engl.): über jemanden herfallen

Trauma: (körperliche oder seelische) Verletzung

flash, (engl.) = Blitz, **Flashback:** blitzartig auftretende Wiedererinnerung an Erlebtes

Tinnitus von tinnire (lat.) = klingen, klingeln

Posttraumatische Belastungsstörung (PTBS). Eine posttraumatische Belastungsstörung entsteht als verzögerte Reaktion auf ein belastendes Ereignis oder eine Situation außergewöhnlicher Bedrohung. PTBS wird deswegen auch als posttraumatisches Stresssyndrom bezeichnet. Sie äußert sich in wiederholtem Erleben des Traumas und in sich aufdrängenden Erinnerungen (Flashbacks). Der Betroffene hat ein andauerndes Gefühl von Betäubtsein, emotionaler Stumpfheit, Gleichgültigkeit anderen Menschen gegenüber und dem Gefühl der Entfremdung und Isolierung. Gleichzeitig kann ein erhöhtes Erregungsniveau mit übermäßiger Schreckhaftigkeit, Schlaflosigkeit, Herzklopfen, Schwitzen und Zittern bestehen. Häufig entwickeln sich depressive Syndrome oder Missbrauch von Alkohol oder Medikamenten.

Tinnitus. Dabei handelt es sich um Ohrgeräusche verschiedenster Lautstärke, die im akuten Fall oft durch Ohrerkrankungen, neurologische Störungen, altersbedingt oder durch Probleme der Halswirbelsäule hervorgerufen werden. Wird der Tinnitus chronisch, spielen Stressfaktoren eine Rolle. Normalerweise werden ständige und unwichtige Eindrücke, z. B. das Ticken einer Uhr, vom Gehirn ausgeblendet. Es ist typisch, dass der Tinnitus in Erscheinung tritt, wenn der Betroffene belastet ist („viel um die Ohren hat"). Tinnitus wird oft als Ankündigung für eine bedrohliche Erkrankung, beispielsweise für einen Schlaganfall, gedeutet. Angst und Anspannung verstärken das Wahrnehmen und Erleben von Stress und der damit verbundenen Ohrgeräusche.

3.1.3 Stressbewältigungsstrategien

Durch Untersuchungen konnte gezeigt werden, dass Menschen am besten in der Lage sind Stress zu bewältigen, wenn sie
- die Veränderung als Herausforderung und nicht als Bedrohung annehmen,
- zielgerichtet bestimmte Aktivitäten aufnehmen,
- das Gefühl der inneren Kontrolle für ihr Handeln besitzen.

Geht man davon aus, dass die Ursache des Stresserlebens oft in dem Menschen selbst begründet ist, lassen sich verschiedene Herangehensweisen zur Stressbewältigung ableiten:
- In der Stresssituation wird die Erregung durch entsprechende „Techniken" gedrosselt und damit verhindert, dass sich ein Stresssyndrom aufbaut, beispielsweise Entspannungsübungen oder aktiv Verantwortung übernehmen, klipp und klar sagen, was man denkt oder fühlt, damit man sich nicht als Opfer der Situation fühlt.
- Stressoren vermeiden und ausschalten, z. B. Prioritäten setzen bei Dingen, die erledigt werden müssen.
- eigene Einstellungen und Verhalten ändern, Methoden zur Problem- und Konfliktlösung einsetzen, um zu mehr Gelassenheit zu gelangen (kognitive Umstrukturierung). Dies benötigt aber Zeit und die Bereitschaft, etwas nachhaltig ändern zu wollen.

3.2 Konfliktmanagement

3.2.1 Konflikttypen

Konflikt von configere (lat.): aneinander geraten, kämpfen
Konfliktmanagement = Konflikthandhabung

Ein Konflikt entsteht, wenn widersprüchliche Bedürfnisse, Interessen, Absichten oder Probleme vorhanden sind, die nicht gleichzeitig erfüllt oder gelöst werden können.

Konflikte können in einer Person (intrapersonal) oder zwischen Personen (interpersonal) vorliegen. Konflikte können auch innerhalb einer Gruppe oder zwischen Gruppen auftreten, z. B. in einem Praxisteam.

Ziel- oder Interessenkonflikte können aufkommen, wenn eine unterschiedliche Gewichtung von Bedürfnissen besteht. Beispiel: Die eine Mitarbeiterin wünscht sich feste Arbeitszeiten, keine Abend- oder Wochenendeinsätze, während die andere Mitarbeiterin flexible Sprechstundenzeiten bei höherer Bezahlung anstrebt.

Rollenkonflikte treten auf, wenn an einen Rolleninhaber widersprüchliche Erwartungen gestellt werden. Beispielsweise erwartet der Arzt von der MFA, dass die Termine knapp aufeinander abgestimmt werden, während der Patient erwartet, dass sie den Termin so plant, dass der Arzt sich viel Zeit für ihn nimmt.

Verteilungskonflikte treten beispielsweise auf, wenn Arbeitsbelastung und Privilegien ungerecht verteilt werden. Ein Konflikt kann sich entwickeln, wenn die fleißige und zuverlässige Mitarbeiterin immer mehr Arbeit zugeteilt bekommt, weil die langsame und unzuverlässige Mitarbeiterin zu wenig arbeitet.

Wertekonflikte infolge unterschiedlicher Wertvorstellungen können die Harmonie in Arbeitsgruppen stören. Beispiel: Die Forschung mit embryonalen Stammzellen wird einerseits als Chance betrachtet chronische Krankheiten besser zu behandeln, andererseits steht der Schutz des ungeborenen Menschen dagegen.

3.2.2 Konfliktentwicklung

Ein Konflikt kann sich kurzfristig zuspitzen oder sich innerhalb von Monaten entwickeln. Es lassen sich unterschiedliche Eskalationsstufen unterscheiden.

- Ein latenter Konflikt wird durch bestimmte Signale sichtbar, wie Unzufriedenheit, fehlende Harmonie oder Veränderungen im Verhalten eines Mitarbeiters (z.B. die Begrüßung fällt sehr knapp aus oder der bisher freundliche Umgangston wird kühl und frostig). Oft bilden sich auch Cliquen, die untereinander kaum noch Kontakt haben. Weitere allgemeine Zeichen für einen latenten Konflikt können Feindseligkeit, hohe Fehlzeiten, Personalfluktuation, Orientierungslosigkeit und innere Kündigung sein.

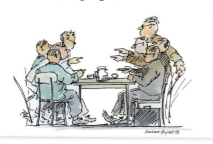

Bild 19 Konflikt wird sichtbar.

- Ein offener Konflikt zeigt sich, wenn der Auslöser klar erkennbar wird und der Konflikt ausbricht. Verschiedene Meinungen oder Standpunkte stehen sich unverträglich gegenüber. Die Gesprächsbereitschaft ist noch vorhanden, aber es wird verallgemeinert. Die Betroffenen debattieren sehr erregt und fallen sich gegenseitig ins Wort.
- Die Situation ist gefühlsmäßig aufgeladen. Es findet keine sachliche Diskussion mehr statt, sondern Unterstellungen und Anfeindungen herrschen im Gespräch bzw. im Streit vor.

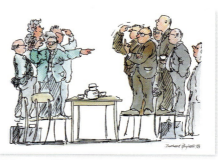

Bild 20 Konflikt weitet sich aus.

- Drohungen und Gegendrohungen beherrschen das Bild. „Reden hilft nichts mehr" lautet das Motto dieser Phase. Die Beteiligten haben das Gefühl, dass die Krise nicht mehr vernünftig und einvernehmlich geregelt werden kann. Typisch sind persönliche Beleidigungen und unfaire Schuldzuweisungen, die meist aber nicht von Angesicht zu Angesicht, sondern in Abwesenheit des Kontrahenten geäußert werden. Es kommen Drohungen und Gegendrohungen ins Spiel und die Konfliktpartner suchen Verbündete. Es bilden sich Koalitionen.

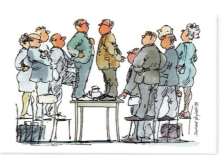

Bild 21 Konflikt spitzt sich zu.

> **Eskalation** von escalation (engl.) = Steigerung
>
> **latent** (lat.) = verborgen
>
> **Koalition** (lat.): Zusammenschluss, Bündnis

Strategie = planvolles Anstreben eines Zieles

- Die Fronten verhärten sich und lassen keine Lösungen mehr zu. Die zerstrittenen Parteien stehen Lösungsmöglichkeiten grundsätzlich ablehnend gegenüber. Es geht nur noch darum, sein Recht mit allen Mitteln zu erstreiten. Drohungen werden in die Tat umgesetzt.
- Vernichtung um jeden Preis ist angesagt. Das „Zugrunderichten" des Gegners wird zum alleinigen Ziel, wobei in Kauf genommen wird, dass man sich dadurch auch selbst schädigt.

Konfliktstrategien. In welcher Form ein Konflikt gelöst wird, hängt wesentlich von den Beteiligten ab. Es lassen sich verschiedene Vorgehensweisen unterscheiden.

- Man stellt den Konflikt fest, akzeptiert ihn und geht auseinander. Dabei besteht das Risiko, dass der Konflikt erneut aufflammen kann.
- Bei der Verlust-Verlust-Strategie gibt es keinen Gewinner. Keiner interessiert sich für die Argumente oder Belange des anderen. Meist endet es damit, dass ein Projekt gestoppt wird, Mitarbeiter entlassen werden, „Schlammschlachten" oder gewalttätige Auseinandersetzungen stattfinden.
- Die Gewinn-Verlust-Strategie macht eine der Konfliktparteien zum Verlierer und wird meistens von Menschen verfolgt, die eine Machtposition innehaben. Nach dem Motto: „Ich will es aber so" wird der andere übergangen ohne dessen Meinung oder Bedürfnisse zu berücksichtigen.
- Die Gewinn-Gewinn-Strategie hat zum Ziel, eine schnelle und friedliche Lösung zu finden, die allen Seiten gerecht wird. Dies wird erreicht durch einen Konsens (Übereinstimmung) oder Kompromiss oder durch Delegation (Weitergabe). Beide Parteien sind sich der eigenen Ziele bewusst, aber auch an den Bedürfnissen des anderen interessiert. Die Gespräche verlaufen sachlich und in positiver Atmosphäre. Es werden auch Lösungsmöglichkeiten der Gegenseite akzeptiert. Die Beteiligten können zukünftig gut und kollegial miteinander umgehen. Beispielsweise könnte der Praxisinhaber das Anleiten einer Auszubildenden an eine medizinische Fachkraft delegieren. Damit wäre der bestehende Konflikt auf der einen Seite (Zeitmangel des Arbeitgebers) und auf der anderen Seite das Anrecht der Auszubildenden auf Unterweisung für beide Seiten zufriedenstellend gelöst.

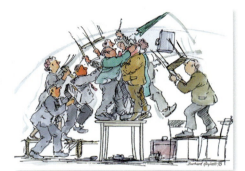

Bild 22 Höhepunkt eines Konfliktes.

delegieren = weitergeben einer Teilaufgabe, um sich selbst zu entlasten

3.2.3 Umgang mit Konflikten

Will man Konflikte bewältigen, so ist es hilfreich sich zu überlegen, in welcher Phase der Konflikt sich gerade befindet. Dazu eignen sich folgende Fragestellungen:
- Wie ist die Vorgeschichte?
- Wird Kritik sachlich vorgebracht oder als persönlicher Angriff formuliert?
- Engagieren sich Außenstehende im Konfliktgeschehen?
- Werden Vorschläge und Anregungen von außen angenommen?
- Sind die zerstrittenen Parteien noch in der Lage eigene Anteile an der Situation zu sehen oder schieben sie die Schuld komplett auf den anderen?

Zeichen Erfolg versprechender Konfliktfähigkeit. Eine aussichtsreiche Möglichkeit, harmonisch und langfristig einen Konflikt zu lösen ist die Kompromissbereitschaft. Das bedeutet, dass im Sinne einer Einigung geprüft wird, was wirklich von Belang ist. Der Konflikt wird ohne Verallgemeinerungen und Übertreibungen beschrieben und nicht abgewertet.

Ein konfliktfähiger Verhandlungspartner
- wird aktiv zuhören,
- wird klar zwischen Sach- und Beziehungsebene eines Konfliktes unterscheiden können,
- wird Ich-Botschaften senden,
- wird die Gefühle bei sich und den anderen respektieren (das Gesicht wahren),
- wird eigene Schwächen oder Fehler zugeben,
- wird die Interessen der anderen berücksichtigen,
- wird Bereitschaft zeigen, aufeinander zuzugehen.

Nicht jeder Konflikt durchläuft alle Konfliktstufen. Oft versuchen die Beteiligten, den Konflikt durch geeignete Gesprächs- und Verhaltensmaßnahmen abzukürzen und zu klären. Dies geschieht dadurch, dass das Problem erkannt und benannt, das eigene Anliegen konkret geäußert und der andere gehört wird. Beispiel: Das Konfliktfeld „Pünktlichkeit" könnte bearbeitet werden
- durch Benennen des Problems: „Mir ist aufgefallen, dass wir nicht pünktlich mit der Arbeit beginnen können."
- durch Äußern des Anliegens: „Ich möchte darum bitten, dass du pünktlich zur Arbeit erscheinst."
- durch Eingehen auf die Interessen und Bedürfnissen des anderen: „Bist du mit dem vereinbarten Arbeitsbeginn einverstanden?"

Ablauf eines optimalen Konfliktgesprächs. Besonders in emotional aufgeladenen Situationen kann ein Konfliktgespräch von einem Mediator oder Schlichter geleitet werden.

Das Gespräch wird in einer positiven und sachlichen Atmosphäre eröffnet, z. B. indem Gemeinsamkeiten (z. B. bisherige gute Zusammenarbeit) betont werden.

Jede Konfliktpartei legt anschließend den Konflikt aus ihrem Blickwinkel dar, wobei auf Schuldzuweisungen und Vorwürfe verzichtet wird.

Unklarheiten, Missverständnisse und Wissenslücken werden gemeinsam besprochen. Dabei wird darauf geachtet, dass jeder zu Wort kommt.

Jede der Konfliktparteien beschreibt bzw. benennt ihre Vorstellungen und Bedürfnisse, wobei auch die Interessen der anderen berücksichtigt werden.

Gemeinsam werden verschiedene Lösungsmöglichkeiten erarbeitet und die Angebote verhandelt. Die gemeinsam gefundene Entscheidung soll für alle die meisten Vorteile bieten. Es gibt keinen Sieger, nur Gewinner.

Positive Funktionen des Konflikts. Auseinandersetzungen haben auch positive Seiten:
- Konflikte weisen auf Probleme hin,
- Konflikte fordern Entscheidungen heraus,
- Konflikte lösen Veränderungen aus und erweitern Handlungsspielräume,
- Konflikte setzen Energien frei, regen Neugierde und Interessen an,
- Konflikte verhindern Stagnation (Stillstand).

> **Mediator** = (ausgebildeter) Mittler

4 Patientenbetreuung

4.1 Persönlichkeitsmodelle

Die Menschen unterscheiden sich in ihrem Erleben und Verhalten. Die meisten empfinden sich selbst als einzigartige und unverwechselbare Person, obgleich sie sich in der einen oder anderen Weise ähneln (Bild 23). Für die Beschreibung und Erklärung der Persönlichkeit werden unterschiedliche Wege eingeschlagen. Je nach dem Menschenbild, das hinter einem Forschungsansatz steht, wird mal mehr auf die individuellen Unterschiede, mal auf die Anpassung, mal auf das messbare Verhalten Wert gelegt. Jede Theorie leistet so ihren besonderen Beitrag zum Verständnis der Persönlichkeit. Gemeinsam ist allen Definitionen, dass die Einzigartigkeit und das überdauernde Verhalten eines Menschen betont werden.

Persönlichkeitstypologien liefern das Werkzeug zur Beschreibung von Persönlichkeitsstrukturen, d. h. von Verhalten und Eigenschaften. Psychodynamische Konzepte ergänzen die Beschreibung, indem sie erklären, wie Persönlichkeitsstrukturen entstehen und sich entwickeln. Ergänzt werden können sie durch die Sichtweise, dass der Mensch selbst befähigt ist, Veränderungen durch Erkennen und Verstehen herbeizuführen.

Psychodynamik: die in seelischen Vorgängen und Abläufen hervortretende „Kraft" (im übertragenen Sinn)

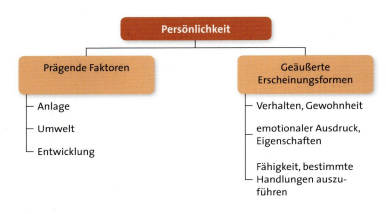

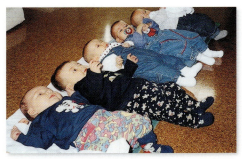

Bild 23 Einzigartigkeit und Ähnlichkeit.

4.1.1 Persönlichkeitstypologien

Die klassische Temperamentenlehre unterscheidet vier Temperamente (individuelle Ausprägung und Stärke von Gefühlen und Antriebskräften), die aus dem Mischungsverhältnis verschiedener Körpersäfte abgeleitet werden (Tabelle 13).

Temperament	Beschreibung
Choleriker Chole (gr.) = Galle	aufbrausend, heftig, jähzornig
Melancholiker melas (gr.) = schwarz ▶ schwarze Galle	grüblerisch, schwermütig, gehemmt
Sanguiniker Sanguis (lat.) = Blut	heiter, reaktionsschnell, leichtlebig
Phlegmatiker Phlegma (gr.) = Schleim	langsam, bedächtig, nachdenklich

Tabelle 13 Klassische Temperamente.

Konstitutionstypen. Ernst Kretschmer (1888–1964) beschreibt in seinem Werk „Charakter und Körperbau" (1921) drei Konstitutionstypen, die mit Vorbehalten heute noch zur Klassifizierung oder Einordnung eines Menschen verwendet werden (Tabelle 14). Unter Konstitution versteht man die Gesamtheit körperlicher und seelischer Anlagen.

Moderne Typologien. Persönlichkeit wird heute als ein Bündel von Eigenschaften beschrieben. Diese Eigenschaften werden aus den Ergebnissen von Persönlichkeitstests hergeleitet und ergeben ein bestimmtes Persönlichkeitsprofil (Bild 24).

Typus		Beschreibung	Krankheitsneigung	
Leptosom		feinknochiges Skelett, schlaffe, wenig entwickelte Muskulatur, geringe Leistungsfähigkeit	Lungentuberkulose, Schizophrenie, Magengeschwür, Eingeweidebrüche, Krampfadern, Hämorrhoiden	
Pykniker		runder Kopf, bekommt leicht eine Glatze, kurzer dicker Hals, vorspringender Bauch, neigt zum Fettansatz	rheumatische Beschwerden, manisch-depressives Syndrom, Gallensteine, Arteriosklerose, Hypertonie, hormonelle Störungen	
Athlet		ausgeglichene Körperproportionen, kräftige Knochen, gut entwickelte Muskeln	Epilepsie, Schizophrenie, Migräne	

Tabelle 14 Konstitutionstypen nach Kretschmer.

4.1.2 Psychodynamische Konzepte

Tiefenpsychologisches Modell. Sigmund Freud (1886–1939, Begründer der Psychoanalyse) und seine Nachfolger gehen von der Annahme aus, dass mächtige Triebkräfte, die in der inneren Natur des Menschen liegen, die Persönlichkeit formen und das Verhalten bestimmen. Freud sagt, dass die psychosexuelle Entwicklung altersspezifisch verschiedene Phasen durchläuft. Sie werden nach den körperlichen Zonen benannt, die in typischer Weise zur Quelle von Lust werden (Tabelle 15, S. 40). So wird beim Säugling die „Lust" sichtbar, wenn die Mundregion, z. B. beim Saugen, gereizt wird.

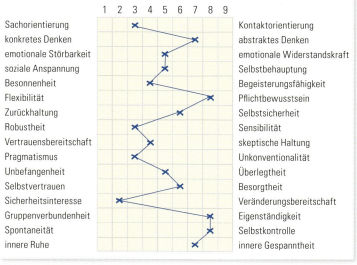

Bild 24 Beispiel eines Persönlichkeitsprofils.

Alter	Phase	Beschreibung	Erfolgreiche Bewältigung	Zeichen der Fixierung[1] im Erwachsenenalter
0–1,5 Jahre	Oral-sensorische Phase	Empfangen von Nahrung, versorgt werden, Hautkontakt	Das Kind entwickelt Urvertrauen.	übermäßiges Essen, Rauchen, Passivität, Leichtgläubigkeit
1,5–3 Jahre	Anal-Phase	Durch die Reinlichkeitserziehung wird es dem Kind möglich, selbst zu bestimmen, ob es etwas hergeben möchte (Stuhl, Urin) oder nicht.	Erste Umrisse der Selbstkontrolle; Autonomie entwickelt sich.	Ordentlichkeit, Geiz oder das Gegenteil, z. B. Verschwendungssucht
3–6 Jahre	Phallisch[2]-ödipale[3] Phase	Das Kind entwickelt starke Zuneigung zum gegengeschlechtlichen Elternteil.	In dieser Phase entwickeln sich Entschlussfähigkeit und Tatkraft.	Eitelkeit, Leichtsinn

[1] **Fixierung** = die psychische Entwicklung ist auf einer früheren Entwicklungsstufe stehen geblieben.
[2] **Phallus** (gr.) = steifes männliches Glied
[3] **Ödipus** = griechischer Königssohn, der unwissentlich seinen Vater erschlug und seine Mutter heiratete.

Tabelle 15 Psychosexuelle Entwicklung.

Der Aufbau des seelischen „Apparates" wird durch das psychische Instanzenmodell beschrieben:
- Das Es wird als primitiver Teil der Persönlichkeit, als Sitz der niedrigen Triebe beschrieben. Es arbeitet gefühlsbetont, vernunftwidrig, ist impulsgetrieben und drängt unmittelbar zur Befriedigung.
- Das Über-Ich ist der Sitz der Werte, der Moral, sozialer Normen und entspricht dem Gewissen. Es entwickelt sich im Laufe des Sozialisationsprozesses, d.h. Verbote und Gebote, Wünsche von Eltern und Gesellschaft werden verinnerlicht. Im Über-Ich ist auch das Ich-Ideal angelegt. Es stellt das Bild des jeweiligen Menschen dar, dem er in idealer Weise eigentlich entsprechen will.
- Das Ich vermittelt möglichst realitätsangemessen zwischen den Es-Impulsen und den Über-Ich-Forderungen. Das Ich wählt aus, trifft vernünftige Entscheidungen und vermittelt bei Konflikten durch Abwehrmechanismen.

All diese Vorgänge laufen unbewusst ab. Dies bedeutet, wir handeln ohne zu wissen warum und ohne dass wir die Gründe dafür erkennen.

Nach diesem Konzept sind die ersten Lebensjahre für die seelische Entwicklung prägend. Unter ungünstigen Bedingungen können Hemmungen und Schwierigkeiten entstehen, die das Leben beeinträchtigen, z. B. in Form einer Angststörung. Dabei spielen Abwehrmechanismen eine Rolle, die dem eigenen Bewusstsein nicht mehr zugänglich sind. Diese unbewussten Anteile können z. B. durch Traumdeutung und Analyse von Kindheitserinnerungen bewusst gemacht werden.

Die humanistische Theorie zum Verständnis der Persönlichkeit geht davon aus, dass sich der Mensch von Natur aus selbst verwirklichen will. Bekannte Vertreter sind Abraham Maslow und Carl Rogers.

Maslow sagt, dass sich die grundlegenden Motive menschlichen Handelns in Stufen anordnen lassen (Bild 25). Bevor die Bedürfnisse der

> **Humanismus** (lat.): Menschlichkeit, d.h. eine Haltung, die die Würde und den Wert des Individuums betont.

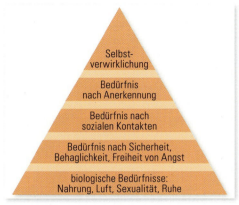

Bild 25 Bedürfnishierarchie nach Maslow.

nächsthöheren Stufe angestrebt werden können, müssen die darunter liegenden Bedürfnisse befriedigt sein.

Rogers gilt als der Begründer der Gesprächstherapie, bei der durch das Gespräch die Selbsterfahrung gefördert wird. Die Grundlagen dafür sind Echtheit, positive Wertschätzung und einfühlendes Verstehen (Empathie) auf Seiten des Therapeuten.

Die kognitivistische Persönlichkeitstheorie rückt die kognitiven Prozesse, also Wahrnehmung und Denken, ins Zentrum der Betrachtung. Danach handelt der Mensch vorwiegend als vernunftorientiertes und denkendes Wesen aus bewusster Erkenntnis und Einsicht.

4.2 Entwicklung

Entwicklung. Der Begriff wird zur Beschreibung einzelner Funktionsbereiche, z. B. sprechen lernen, benutzt. In weiterer Bedeutung wird der Begriff auch verwendet, wenn man sagen will, dass sich ein bestimmter Persönlichkeitszug altersunabhängig verändert hat, im Sinne, dass eine Erfahrung jemanden weitergebracht hat.

In engerer Bedeutung wird Entwicklung als Veränderung der Person mit dem Lebensalter verstanden (Tabelle 16). Die altersabhängige Entwicklung ist ein lebenslanger Prozess, der alle körperlichen und geistig-seelischen Veränderungen im Leben eines Menschen von der Zeugung bis zum Tod einschließt. Die Kräfte, die die Entwicklung vorantreiben, sind Reifen und Lernen, die mit den genetischen Anlagen zusammenwirken.

Reifen wird meist im biologischen Sinn gebraucht und meint die genetisch gesteuerten Organveränderungen. Beispiel: Das Nervensystem muss erst heranreifen, bevor ein Kind eigenständig auf die Toilette gehen kann.

Lernen wird als relativ andauernde Veränderung von Verhalten und Erleben durch Erfahrung verstanden. Gelernt wird durch Verknüpfung von Signalen (klassische Konditionierung): Ein Kind, das mit dem Arzt im weißen Kittel einmal eine schlechte Erfahrung gemacht hat, wird später beim Anblick des weißen Kittels Angstgefühle haben. Gelernt wird auch an Erfolg und Misserfolg (Fahrrad fahren lernen) oder durch Beobachtung (Sozialverhalten).

4.2.1 Entwicklungsphasen

Pränatale Entwicklung. Die Entwicklung des Kindes im Mutterleib ist vorwiegend von der körperlichen Ausformung geprägt, die genetisch festgelegt ist. Umwelteinflüsse können sich auf das heranwachsende Kind auswirken. Die Folgen von Infektionen (Röteln), energiereichen Strahlen (Röntgenstrahlung), Medikamenten, Alkohol, Drogen und Nikotin verhindern, dass sich Organe und Körperteile normal ausbilden können. Verhalten und Einstellung der Eltern oder belastende Lebensereignisse beeinflussen Schwangerschaftsverlauf und Geburtsgeschehen und können bis in die weitere Kindheit hineinwirken.

Das ungeborene Kind kann bereits hören, riechen, schmecken und auf die Gefühle der Mutter reagieren.

Säuglingsphase. Das Neugeborene wird als aktives, kompetentes und soziales Wesen angesehen, das zur Wahrnehmung, zu einfachen Denkprozessen und zu erstem absichtsvollen Handeln befähigt ist (Tabelle 17 und Bild 26, S. 42). Es vermag schnell die Mutter oder Bezugsperson an der Stimme und am Geruch zu erkennen, was sich an Mimik, Lauten und Gesamtverhalten ablesen lässt. Normalerweise entsteht so zwischen Kind und Eltern recht schnell eine genau abgestimmte Eltern-Kind-Wechselbeziehung. Kindliche Äußerungen spiegeln die Eltern in Gesicht und Stimme, was sich wiederum dem kindlichen Erleben mitteilt.

> **pränatal** (lat.) = vorgeburtlich
>
> **kognitiv** (lat.): die Erkenntnis betreffend; erkenntnismäßig
>
> Röteln ▸ S. 86
>
> Röntgenstrahlung ▸ S. 165 ff.

Bezeichnung	Zeitabschnitt
vorgeburtliche Entwicklung	von der Zeugung bis zur Geburt
Säuglingsphase	das erste Lebensjahr
frühe Kindheit	bis zum 6. Jahr
Schulalter	6–12 Jahre
Geschlechtsreife und Jugendalter	12–20 Jahre
Erwachsenenalter	ab 20 Jahre
Alter	über 60 Jahre

Tabelle 16 Menschliche Entwicklungsphasen.

1. Monat	Das Kind reagiert auf Geräusche und beruhigt sich, wenn es hochgenommen wird.	
2.–3. Monat	Soziales Lächeln, eine angeborene Verhaltensweise, die auch durch Attrappe (Kreis mit dunklem Punkt) ausgelöst werden kann (angeborener Schlüsselreiz).	
4.–6. Monat	Das Kind dreht sich, bemüht sich zu sitzen. Es bildet unterschiedliche Laute, um eigene Befindlichkeit, Freude, Ungeduld auszudrücken. Es hantiert gerne ausdauernd mit Gegenständen.	
7.–9. Monat	Das Kind kann nun sitzen. Es unterscheidet bekannte und fremde Gesichter und reagiert mit Angst. Es fremdelt. Es bringt unterschiedliche Silben hervor: „ma-ma", „da-da". Es greift gezielt nach Gegenständen.	
9.–12. Monat	Das Kind beginnt Eltern und Umgebung sprachlich zu verstehen (Sprachverständnis), zeigt starkes Nachahmungsverhalten („winke-winke"), Bewegungsabläufe werden besser koordiniert. Individuell unterschiedlich bewegt sich das Kind im Vier-Füßler-Stand auf Knien und Händen, mit Krabbeln, durch Hochziehen, im Stehen und beim Laufen an Gegenständen entlang.	
12.–15. Monat	Freies Gehen, was vom Kind lustbetont erlebt wird.	

Tabelle 17 Entwicklungsschritte im ersten Lebensjahr.

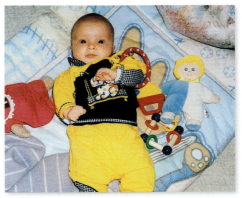

Bild 26 Säugling drei Monate alt.

Die Grundbedürfnisse des Säuglings sind Nahrung, Wärme, Pflege und Schlaf. Werden diese erfüllt und bekommt das Kind ausreichend emotionale Sicherheit, Körperkontakt und Anregung, entwickeln sich das so genannte Urvertrauen und eine zuverlässige Bindungsfähigkeit. Das Urvertrauen bildet die Basis, auf der ein Mensch Selbstvertrauen und Selbstachtung aufbauen kann. Sicher an die Eltern gebundene Kinder entwickeln gesunde soziale Verhaltensweisen, z. B. Intimität in persönlichen Beziehungen.

Spracherwerb. Der kleine Mensch lernt bald, dass er mit seinem Schreien etwas bewirken kann, z. B. dass die Mutter kommt. Es folgt etwa ab dem 6. bis 7. Monat das Lallen, aus dem sich Lautverbindungen entwickeln, die eine Bedeutung für das Kind enthalten. Mit etwa einem Jahr werden die Laute zum Symbol für einen bestimmten Sachverhalt. Zunehmend werden Dingen Worte bzw. Namen zugeordnet, die „Einwortsätze". Das erste Fragealter beginnt, da das Kind erkannt hat, dass jeder Gegenstand einen Namen hat. Etwa um das zweite Lebensjahr herum wird das Stadium der Zweiwortsätze beobachtet: „Mama kommen". Ab dem 3. Lebensjahr werden Zusammenhänge sprachlich dargestellt und der Wortschatz erweitert. Bis zum 5. Lebensjahr sollte das Kind korrekte Sprachlaute bilden.

Die Fähigkeit eine Sprache zu erlernen ist genetisch vorgegeben. Der Spracherwerb selbst ist aber auf ein soziales Umfeld angewiesen und muss in einer bestimmten sensiblen Phase erfolgen. So wird ein Mensch, der bis zum 4. Lebensjahr keine Möglichkeit zum Sprechen lernen hatte, später die Sprache niemals in all ihren Bedeutungen und Feinheiten beherrschen.

Frühe Kindheit. Die Reifung der Muskulatur erlaubt das Laufen, eine „selbstbestimmte" Fortbewegung. Stabilität und Balance werden entwickelt, z. B. die Fähigkeit zum Turnen oder Dreiradfahren. Ab dem 3. Lebensjahr werden Tätigkeiten wie selbstständiges Essen oder Anziehen sowie die Feinmotorik und bewusste Kontrolle der Ausscheidungsfunktionen möglich. Dies gestattet dem Kind, sich elterlichen Wünschen zu widersetzen, nein zu sagen, zu trotzen. Es versucht seinen eigenen Willen zu erfahren und durchzusetzen, auch wenn der „Trotz" der Situation nicht angemessen ist.

Das Kind entwickelt zunehmend das Bewusstsein und die Kenntnis von Zeit, Raum und Situation sowohl bezüglich der Umwelt als auch bezüglich seiner eigenen Person. Man spricht von dem erwachenden Ich-Bewusstsein. Statt in der dritten Person („Anna will...") spricht das Kind nun: „Ich will...". Die Umwelt wird erobert durch Nachahmung, Versuch und Irrtum. Zunächst erlebt das Kind die Umwelt ganzheitlich, die Gegenstände sind fröhlich, freundlich oder feindlich gesinnt, z. B. das „böse Tischbein" hat dem Kind wehgetan. Alles, was für das Kind so verständlich und anschaulich ist, trägt zur Förderung der Lernvorgänge bei. Es versteht zunehmend die Zusammenhänge zwischen Wahrnehmung und Realität und erschließt sich die Welt.

> **Kleinkinder in der Praxis:**
> - Das fremdelnde Kind wird immer mit den Eltern zusammen gelassen.
> - Um die Trennungsangst des Kindes zu verhindern, wird z. B. im Krankenhaus „Rooming-in" durchgeführt.
> - Der fehlende Zeitbegriff des Kindes wird durch geringe Wartezeit und Konkretisierung der Zeit, wie „noch eine Nacht schlafen", ausgeglichen.
> - Die fehlende Krankheitseinsicht des Kindes muss beachtet werden.
> - Frühere Erfahrungen des Kindes in der Arztpraxis werden berücksichtigt.
> - Die Eltern sind Mittler zwischen Außen- und Innenwelt des Kindes. Ängstliche überbesorgte Eltern teilen ihre entsprechenden Gefühle dem Kind mit. Das Kind bekommt Angst. Daher ist es wichtig, Vertrauen gegenüber den Eltern aufzubauen, um Angst und Sorge erträglicher werden zu lassen.

Schulalter. Der äußere Gestaltwechsel von Gesicht, Rumpf und Gliedmaßen, die sich strecken, und der Zahnwechsel lassen den Übergang vom Vorschulkind zum Schulkind schon äußerlich erkennen (Bild 27). Bei der Schulfähigkeit werden der körperliche Reifezustand, das Sehen und Hören sowie die Feinmotorik (Bild malen) erfasst. Außerdem muss das Kind kontaktbereit sein und selbstständig in der Gruppe

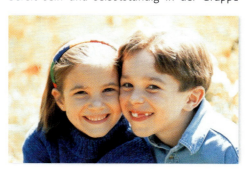

Bild 27 Schulkind, Zahnwechsel.

Patienten empfangen und begleiten

zurechtkommen; es muss aufmerksam einer Aufgabenstellung folgen. Es muss bestimmte Leistungen in Sprache, Denken, Erkenntnis und Wahrnehmung aufweisen.

In der Schulzeit entwickelt der junge Mensch eine für ihn – oft lebenslang – typische Leistungsmotivation. Er setzt sich das Ziel, eine Aufgabe zu erfüllen oder eine Fertigkeit zu erwerben. Je nachdem, ob er dieses Ziel erreicht oder nicht erreicht, entwickelt sich ein Leistungsverhalten, das auf eigene Anstrengungen und Fähigkeiten setzt oder eine nachlässige oder sich überfordernde Haltung.

> Pubertät = Geschlechtsreife

Pubertät und Jugendzeit. Hervorstechende Kennzeichen sind zunächst die körperlichen Veränderungen, die das bisherige Kind zum Erwachsenen wandeln. Der Hauptwachstumsschub erfasst die Gliedmaßen im Vergleich zum Rumpf stärker. Typisch sind dann die schlaksigen, ungelenken Bewegungen. Die körperliche Reife betrifft auch die Ausbildung der sekundären Geschlechtsmerkmale (Brüste und Beckenform bei der Frau; Körperbehaarung, Bart, tiefe Stimme, Adamsapfel beim Mann).

Diese Übergangszeit ist geprägt von psychischen Anpassungsleistungen an die biosexuelle Reifung. Der junge Mensch beginnt, sich von seinem Elternhaus zu lösen. Die Gleichaltrigengruppe (Peer-Group) hilft dabei und bekommt eine Vorzugsstellung (Bild 28). Die Zugehörigkeit zur Gruppe wird durch gemeinsame Vorstellungen, Sprache, Kleidung oder Aussehen ausgedrückt. Willen und Kritik nehmen immer stärker individuelle Ausprägungen an. Die Auseinandersetzung mit der Umwelt wird aktiv und auch heftig und trotzig betrieben. Konflikte bleiben da nicht aus.

> Magersucht, Bulimie ▶ S. 53 f.

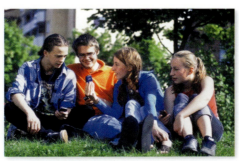

Bild 28 Jugendliche.

Der spätere Abschnitt der Jugendzeit (Adoleszenz, etwa 16 – 20 Jahre) ist durch den Abschluss des körperlichen Wachstums gekennzeichnet. Eigene Fähigkeiten und Interessen werden immer besser eingeschätzt und realistische Alternativen werden erkannt. Getroffene Entscheidungen können selbstbewusster in die Tat umgesetzt werden. Ablösung und Verselbständigung sind wichtige Voraussetzungen, um die eigene Identität zu finden. Identität heißt, dass der eigene Standpunkt bezüglich Geschlechter- und anderer sozialer Rollen erkannt und eingenommen wird. Dies zeigt sich in Berufswahl, Ausbildung, in der Suche nach Freundschaften und fester Partnerschaft (Bild 29).

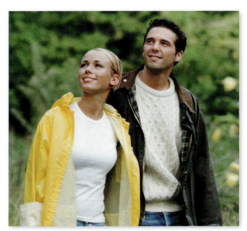

Bild 29 Partnerschaft.

> **Jugendliche in der Praxis:**
> - Allgemeine Labilität und Stimmungsschwankungen können sich in körperlichen Symptomen oder in Anfälligkeit gegenüber Verführungen ausdrücken.
> - Die Suchtgefährdung durch Nikotin, Drogen und Alkohol ist groß.
> - Entwicklungsprobleme können sich z. B. durch Minder- oder Hochwuchs oder durch eine nicht eindeutige Geschlechtsidentität ergeben.
> - Ess-Störungen sind erkennbar durch Magersucht, Bulimie (Ess-Brech-Attacken) oder Fettsucht.
> - Unfälle häufen sich, insbesondere Auto- und Motorradunfälle bei jungen Männern.
> - Das Suizidrisiko ist erhöht.

Erwachsenenalter. Im Erwachsenenalter sind Intimität in Partnerschaft und Ehe, Zeugungsfähigkeit und evtl. der Übergang in die Elternschaft wichtige Entwicklungsaufgaben. Intimität beschreibt die feste Bindung an einen anderen Menschen in sexueller, emotionaler und moralischer Hinsicht. Dafür sind Offenheit, Mut und Kompromissfähigkeit gefragt.

Weitere Kennzeichen dieser Phase sind Streben nach Erfolg, Wertschätzung und Kompetenz in allen Lebensbereichen. Körperliche und geistige Leistungsfähigkeit sind auf dem Höhepunkt angelangt. Das Erwachsenenalter wird geprägt von Verantwortung für andere in Familie, Beruf und Gesellschaft (Bild 30).

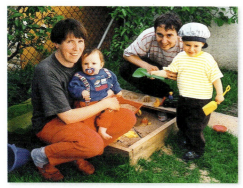

Bild 30 Familie.

Heirat und Geburt von Kindern werden in der Regel positiv erlebt, können aber auch zum Ausgangspunkt von kritischen Lebensereignissen werden. Bindungsangst oder eine uneindeutige Geschlechtsidentität lassen eine Ehe zur Katastrophe werden. Schwangerschaft, Geburt und Elternschaft können die Partnerbeziehung verunsichern und belasten – bis hin zur Trennung. Eine Scheidung wird oft als Selbstwertminderung erfahren und kann mit Angst und Depression verbunden sein. Sie kann aber auch als Befreiung und Chance zur Weiterentwicklung und Selbstverwirklichung erlebt werden.

Die Midlife-crisis ist durch folgende Vorgänge gekennzeichnet:
- Die Ablösung der Kinder aus dem Elternhaus kann als „Empty-Nest-Syndrom" mit depressiver Verstimmung erlebt werden.
- Klimakterische Beschwerden der Frau sind mit unregelmäßigen Blutungen, Hitzewallungen, vielfältigen körperlichen Beschwerden und Stimmungsschwankungen verbunden. Es besteht ein erhöhtes Risiko, dass sich psychosomatische Erkrankungen, z.B. Herz-Kreislaufbeschwerden oder Depression, Tabletten- und Alkoholmissbrauch entwickeln.
- Beim Mann kommt es ebenfalls zum langsamen Absinken der Hormonproduktion, was unter Umständen im Zusammenhang mit Beziehungs- und Berufsproblemen zu einer Abnahme der sexuellen Potenz führen kann.
- Körperliche Befindlichkeitsstörungen nehmen zu, die gegenseitige Attraktivität nimmt ab, Enttäuschung und Eintönigkeit in der Beziehung wirken zusammen, wodurch Partnerprobleme entstehen können.
- Leistungsdruck im Beruf, fehlende Aufstiegsmöglichkeiten oder die berufliche Ausgliederung können zu belastenden Erfahrungen werden, die Krankheiten verursachen.

Alter. Körperliche Funktionen wie Hören, Sehen und Beweglichkeit nehmen ab. Hinzu kommen Veränderungen im Persönlichkeitsbereich, z.B. „Altersstarrsinn". Das Älterwerden wird von den Betroffenen unterschiedlich erlebt. Es wird schicksalsergeben hingenommen, es wird zum Anstoß einer krisenhaften Entwicklung oder das Altern wird als neuer Lebensabschnitt mit entsprechenden Entwicklungsmöglichkeiten verstanden. Bei guter körperlicher Verfassung und einigermaßen zufriedenstellenden familiären und wirtschaftlichen Verhältnissen bietet sich dem älteren Menschen eine breite Palette von Möglichkeiten. Diese werden abhängig von bisherigen Lebensstrategien unterschiedlich genutzt (Bild 31). So gibt es aktive Senioren,

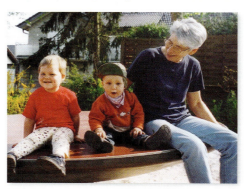

Bild 31 Begegnung der Generationen.

Midlife-crisis: Krise des mittleren Lebensalters

Empty nest (engl.) = leeres Nest

Klimakterium: Allmähliches Nachlassen der Bildung von Geschlechtshormonen, Wechseljahre

die einzeln oder gemeinsam ihr Leben gestalten, reisen oder eine Altersakademie besuchen. Andere ältere Menschen engagieren sich sozial, z. B. als „Leihoma". Leider gibt es auch allein gebliebene oder vereinsamte Menschen.

4.2.2 Sozialisation und Rollenverständnis

Sozialisation. Darunter versteht man das Hineinwachsen eines Menschen in die Gesellschaft.

Bereits mit der Geburt beginnt die primäre Sozialisation. Die Familie vermittelt die Grundelemente des Denkens, Sprechens und die Grundmuster und Abläufe des sozialen Verhaltens. Die sekundäre Sozialisation durch Kindergarten, Schule und Beruf schließt sich an. Das in der primären Sozialisation erworbene Wissen wird erweitert und ausgeformt. So erlernt der Mensch die sozialen Einstellungen, Verhaltensweisen und Normen.

Soziale Normen sind Verhaltenserwartungen. Sie ermöglichen dem Einzelnen, die Reaktion und das Verhalten von anderen Menschen auf sein eigenes Verhalten einzuschätzen. Er kann sich so auf ein Mindestmaß an verlässlichem Verhalten der anderen einstellen.

Die Rolle ist definiert als die Erwartungen, die an den Inhaber einer bestimmten sozialen Position gerichtet sind. Jedes Individuum hat viele Rollen inne, z. B. als Tochter, Freundin, Medizinische Fachangestellte, Ehefrau und Mutter.

Die Rolle bildet einerseits einen Teil der Persönlichkeit ab, andererseits spielt jemand auch eine bestimmte Rolle, d. h. hinter der Rolle steckt ein „Selbst", das darüber nachdenkt, welche Rollenerwartung es erfüllen kann, will und soll.

> **Intrarollenkonflikt:** Widerstreit durch gegensätzliche Erwartungen an eine bestimmte Rolle

> **Interrollenkonflikt:** Widerstreit durch gegensätzliche Erwartungen an eine Person mit unterschiedlichen Rollen

Jeder Mensch sollte ein Gleichgewicht finden zwischen der eigenen Identität und der Erfüllung der Rollenverpflichtung. So entsteht ein Spielraum für Spontaneität, die dazu beiträgt, ein Rollenmuster abzuwandeln.

Die Rollenerwartungen an die MFA werden vom Chef, von Patienten und von den Kolleginnen bestimmt.

Der Arzt erwartet, dass „seine" MFA zuverlässig und fähig arbeitet, belastbar ist und in der Lage ist, Stress gut zu bewältigen. Sie muss praxisrelevante Bestimmungen und Gesetze kennen und anwenden. Praxis- und Zeitorganisation sollen wirkungsvoll funktionieren, damit alle sich in der Praxis wohlfühlen.

Der Patient erwartet neben fachlichem Können freundliche Zuwendung, Einfühlsamkeit, taktvolle Rücksichtnahme, Diskretion, Gesprächsbereitschaft und das Eingehen auf seine besonderen Bedürfnisse.

Die Kollegin erwartet sachkundige Arbeit und Teamfähigkeit. Dazu gehören Anpassungsfähigkeit, Konfliktbereitschaft, Fingerspitzen- und Verantwortungsgefühl, Selbstbewusstsein und gegenseitige Anerkennung.

An einen Rolleninhaber werden oft widersprüchliche Erwartungen gestellt.
- Ein möglicher Intrarollenkonflikt könnte sein: Der Arzt erwartet von der MFA, dass sie die Termine knapp aufeinander abstimmt. Der Patient erwartet, dass die MFA den Termin so plant, dass der Arzt viel Zeit für ihn hat.
- Ein möglicher Interrollenkonflikt könnte sein: Von der MFA-Rolle wird verlangt, dass sie sich für die Belange der Praxis voll einsetzt und auch mal länger bleibt. Ihre Mutter-Rolle verlangt, dass sie ihr Kind rechtzeitig vom Kindergarten abholt

4.3 Krankheitserleben und Verhalten des kranken Menschen

Gesundheitsbegriff. Die Weltgesundheitsorganisation WHO (World Health Organization), eine Organisation der Vereinten Nationen in Genf, definiert den Gesundheitsbegriff idealerweise wie folgt:

> Gesundheit ist der Zustand des vollkommenen körperlichen, seelischen und sozialen Wohlbefindens und nicht nur die Abwesenheit von Krankheit.

4.3.1 Krankheitserleben

Für jeden Menschen ist Krankheit ein Erleben, mit dem er sich auseinandersetzen muss. Krankheit wird als eine „regelwidrige" nachweisbare Veränderung des bio-psycho-sozialen Organismus verstanden.

Das Erleben der Krankheit bedeutet, dass ein Mensch Krankheitszeichen an sich selbst wahrnimmt und bestrebt ist, diese wieder los zu werden. Um dies zu erreichen, kann er sich entweder selbst behandeln oder die Hilfe des Gesundheitssystems in Anspruch nehmen. Im professionellen Gesundheitssystem werden diagnostische und therapeutische Maßnahmen eingeleitet und durchgeführt. Mit der Krankschreibung ist die Krankenrolle festgelegt. Diese beinhaltet, dass der Kranke von Alltagsverpflichtungen, z. B. Berufstätigkeit, befreit ist, gleichzeitig aber Anweisungen befolgen muss, um den Heilungsprozess zu fördern und zu unterstützen.

Unter Krankheitsgewinn versteht man die „Vorteile", die sich aus der Krankheit ergeben: vermehrte Zuwendung, nicht arbeiten zu müssen, im Bett liegen bleiben zu dürfen.

Das Kranksein bringt Sorgen, Ängste und Befürchtungen mit sich. Es können sich aber auch neue Erfahrungen und Empfindungen entwickeln, die z. B. zu einer bewussteren Lebensgestaltung hinführen.

Allgemeine Einflussfaktoren, die das Erleben und Verhalten bei der Erkrankung mitbestimmen, sind Lebensalter, Familienstand, berufliche und wirtschaftliche Verhältnisse. Wichtig sind auch Beschaffenheit und Stärke der Familienbindungen und des sozialen Geflechtes. Weitere Einflussfaktoren sind Art und Schwere der Krankheit, Vorkenntnisse und Vorerfahrungen, die mit dem Kranksein erworben wurden.

4.3.2 Krankheitsverarbeitung

Coping. Je nach Persönlichkeit und individueller Lebenssituation fällt die Auseinandersetzung mit der Krankheit unterschiedlich aus (Tabelle 18). Die Verhaltensmuster, d. h. die psychischen Mechanismen der Krankheitsverarbeitung, fasst man heute mit dem Begriff Coping zusammen, der aus der Stressforschung stammt.

Die Erkrankung, die als Stress-Reiz erlebt wird, kann als Belastung oder als neutraler Reiz oder als positiv herausfordernder Reiz wahrgenommen werden. Je nach persönlicher Einschätzung kann der Mensch nun auf den Stress-Reiz reagieren:
- Er kann ihn außer Acht lassen, beispielsweise geht er trotz Erkältungskrankheit zur Arbeit.

> **Coping** (engl.) = Bewältigung, Auseinandersetzung

Verarbeitungsebene	Mögliche Reaktionsmuster
kognitive Ebene	Die Krankheit nicht annehmen, verleugnen; Haltung bewahren; sich gedanklich ständig mit der Krankheit befassen; der Krankheit einen Sinn geben; ...
emotionale Ebene	Weinen, Wut, Angst ausdrücken; Erleben von Schuldgefühlen; Mutlosigkeit, Bedrücktheit, Optimismus
handlungsbezogene Ebene	Arztbesuch; Nichteinhalten von Behandlungsvorschriften; sozialer Rückzug; Informationsbeschaffung über Krankheit und Hilfe; Kompensation durch andere Tätigkeiten, ...

Tabelle 18 Prozesse der Krankheitsverarbeitung.

- Er kann sich seelisch und körperlich überwältigen lassen, z. B. Selbsttötung nach Feststellen einer Krebserkrankung.
- Er kann ihn als Herausforderung annehmen. In diesem Fall kann der Mensch sich auf seine eigenen Möglichkeiten und Fähigkeiten besinnen, um mit der Stresssituation fertig zu werden.

Abwehrmechanismen werden aus dem psychodynamischen Persönlichkeitsmodell hergeleitet. Darunter versteht man verschiedene unbewusste Prozesse, die dazu dienen, Angst und andere unerträgliche Empfindungen (Schuld, Scham, Kränkung) auszublenden (Tabelle 19). Der Abwehrvorgang trägt auch zur Erhaltung der psychischen Gesundheit und der Gesundung bei. Einseitig und übermäßig angewandt können Abwehrvorgänge aber zu psychischen (neurotischen) Störungen führen.

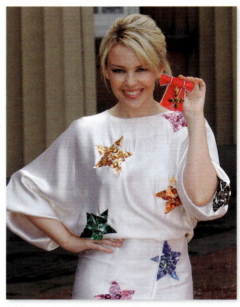

Bild 32 Kylie Minogue kämpfte gegen den Krebs.

Bezeichnung	Beschreibung	Beispiele
Verdrängung	Schmerzhafte und angstbesetzte „Erkenntnisse" werden aus dem bewussten Erleben ausgeschaltet.	Eine schlimme Krankheit wird „nicht zur Kenntnis genommen", Patient vermeidet Arztbesuch oder Tabletteneinnahme.
Verleugnen	Eine belastende Wahrnehmung wird als unwahr dargestellt.	Die Nachricht einer Krebsdiagnose wird „vergessen".
Projektion	Eigene Wünsche und Schwächen werden nicht eingestanden, sondern auf andere übertragen.	Arzt, Partner oder MFA werden zum „Sündenbock" gestempelt, an dem man seine Wut, Aggression usw. auslässt.
Rationalisierung	Ein beunruhigender Sachverhalt wird umgedeutet.	Wenn ein Herzinfarktpatient andere Gründe für seine Schmerzen verantwortlich macht, z. B. Verdauungsstörungen.
Regression	Der Mensch greift auf frühere Entwicklungsstufen zurück.	Ein Kranker zeigt nörglerisches, kindliches Verhalten, verlangt besondere Zuwendung, lässt sich gehen und bemuttern und übergibt die Verantwortung an andere (Partner, Arzt).
Identifikation	Unbewusst werden Einstellungen, Werte oder das Verhalten von einer anderen Person bzw. Gruppe übernommen.	Der Kranke orientiert sich an einem Idol / Vorbild. Selbstbewusst und mit Kampfgeist versucht er mit seiner Krankheit umzugehen, wie z. B. die Sängerin Kylie Minogue (Bild 32).
Sublimierung, fraglicher Abwehrmechanismus	Die Triebenergie wird auf kulturelle oder soziale „Ziele" gelenkt.	Künstlerische Tätigkeit wird oft als Sublimation beschrieben; z. B. Krebspatient malt Bilder.

Tabelle 19 Abwehrmechanismen.

Am Beispiel einer plötzlich auftretenden Belastungs- oder Bedrohungssituation lässt sich das Wechselspiel von Abwehr und Coping zeigen. In einer solchen Situation ist das Ich überfordert, realitätsangemessen zu reagieren. Abwehrmechanismen schützen das Ich vor überwältigender Wahrnehmung und Angstgefühlen. Der Betroffene gewinnt Zeit, bleibt handlungsfähig und kann sich kognitiv und emotional auf die Situation einstellen.

Beispiel: Ein Krebskranker „macht sich nicht mehr so viele Gedanken". Das bedeutet: Angst und Depression stehen ihm bei der Krankheitsbewältigung nicht ständig im Weg.

4.4 Der psychisch gestörte Patient

Ein psychisch Kranker ist besonders in einer akuten Phase der Erkrankung nicht mehr in der Lage, sein Leben / seinen Alltag ohne fremde Hilfe zu bewältigen. Psychisch gestörte Menschen sind oft misstrauisch.

4.4.1 Psychopathologie

Als Psyche werden in der Psychiatrie die höheren geistigen Funktionen des Menschen verstanden. Krankhafte Veränderungen des Seelenlebens äußern sich als einzelne Symptome oder Veränderungen im Erleben und Verhalten. Diese psychopathologischen Symptome betreffen Bewusstsein, Denken, Fühlen und Wahrnehmung (Tabelle 21, S. 50). Der Arzt erkennt diese Symptome durch Befragen des Patienten und durch Beobachtung seines Verhaltens. Die Symptome können vorübergehend oder schubweise auftreten oder für lange Zeit bestehen bleiben.

Diagnostische Klassifikationen. In verschiedenen Ländern strebte man ein einheitliches Diagnoseschema an. Deshalb wurde der ICD-10-Diagnoseschlüssel entwickelt, der heute international anerkannt ist. Er orientiert sich weniger an den Ursachen, sondern mehr an den Symptomen (Tabelle 20). Nach diesem Schlüssel werden die Krankheiten über die Krankenkassen abgerechnet.

■ **Psychiatrie:** Gebiet der Medizin, das sich mit psychischen Störungen und Krankheiten beschäftigt

■ **ICD-10** (engl.): International Classification of diseases = Internationale Klassifikation der Krankheiten, 10. Revision

ICD-10-Schlüssel	Psychische und Verhaltensstörungen
F00–F09	organische, einschließlich symptomatischer psychischer Störungen
F10–F19	psychische und Verhaltensstörungen durch psychotrope Substanzen
F20–F29	Schizophrenie, schizotype und wahnhafte Störungen
F30–F39	affektive Störungen
F40–F49	neurotische-, Belastungs- und somatoforme Störungen
F50–F59	Verhaltensauffälligkeiten mit körperlichen Störungen und Faktoren
F60–F69	Persönlichkeits- und Verhaltensstörungen
F70–F79	Intelligenzminderung
F80–F89	Entwicklungsstörungen
F90–F98	Verhaltens- und emotionale Störungen; Beginn in der Kindheit / Jugend
F99	nicht näher bezeichnete psychische Störungen

Tabelle 20 Klassifikation psychischer Störungen nach ICD-10.

Bereich	Beschreibung	Beispiel
Störung des Bewusstseins	• veränderte Bewusstseinshelligkeit	• Teilnahmslosigkeit, Koma
	• veränderte Bewusstseinsqualität: stille Verwirrtheit oder Verwirrtheit mit starker Erregung (Delir)	• hilfloser, altersverwirrter Mensch • Alkoholiker im Entzugsdelir
Störung des Denkens	• Orientierungsstörung zu Zeit, Ort und Person	• Patient weiß nicht, welches Datum heute ist, wo er ist, wie er heißt.
	• Gedächtnisstörung	• Patient kann sich Dinge nicht merken, an Ereignisse nicht erinnern.
	• gestörter Denkablauf	• denkt langsamer bzw. schneller, unzusammenhängend
	• Befürchtungen, Zwänge, Grübeln, Misstrauen	• seine Gedanken kreisen immer um den gleichen Punkt
	• Wahn (Der Mensch ist von der Wirklichkeit seiner Gedanken, Ideen und Vorstellungen überzeugt, keiner kann ihn davon abbringen.)	• Patient ist fest davon überzeugt, dass er verfolgt wird (Beeinträchtigungswahn), dass er der Präsident ist (Größenwahn), dass er eine riesige Schuld auf sich geladen hat (Versündigungswahn).
Störung des Gefühls (Affekt) und des Antriebs	• Depression (Niedergeschlagenheit)	• Patient ist tief traurig, trauert lange Zeit
	• gehobene Stimmung (Selbstüberschätzung)	• Patient ist besonders lustig, ausgelassen, tatkräftig
	• Gefühl der Gefühllosigkeit	• kann keine Gefühle für sich oder andere empfinden
	• fehlerhafte Steuerung der Gefühle	• weint unkontrolliert, lacht ohne erkennbaren Grund
	• Antriebs- und Entschlussunfähigkeit	• fühlt sich in seiner Tatkraft gehemmt, braucht lange für eine Entscheidung
	• motorische Unruhe	• kann nicht ruhig auf dem Stuhl sitzen, redet ununterbrochen
Störung der Wahrnehmung	• illusionäre Verkennung (Eine wirkliche wahrgenommene Gegebenheit wird fehlgedeutet.)	• Patient glaubt, dass seine Frau jedes Mal beim Telefonieren mit ihrem Liebhaber spricht.
	• Halluzination (Wahrnehmung ohne ein wirkliches Objekt oder Sinnesreiz)	• Patient hört fremde Stimmen, die über ihn oder zu ihm reden. Patient fühlt, wie kleine Tiere unter seiner Haut krabbeln.

Tabelle 21 Psychopathologische Symptome.

4.4.2 Organische, einschließlich symptomatischer psychischer Störungen

Diese Störungen werden durch krankhafte Prozesse verursacht, die das Gehirn befallen. Dazu zählen
- Hirnatrophie (Morbus Alzheimer),
- Arteriosklerose der Hirngefäße,
- Hirntumoren,
- Schädel-Hirn-Traumen,
- Hirnentzündungen,
- Vergiftungen (z. B. durch Stoffwechselprodukte).

Vergiftungen durch Alkohol, Drogen oder Medikamente werden nicht zu dieser Gruppe gezählt. Sämtliche psychopathologische Symptome können auftreten.

Das demenzielle Syndrom tritt als Folge einer Krankheit des Gehirns auf und verläuft für gewöhnlich chronisch und fortschreitend. Die höheren geistigen Funktionen einschließlich Gedächtnis, Denken, Orientierung, Auffassen, Sprache und Urteilsvermögen gehen verloren. Neben den kognitiven Beeinträchtigungen verschlechtern sich auch die emotionale Kontrolle und das Sozialverhalten.

Erkrankungen, die zu einer Demenz (Hirnleistungsschwäche) führen können sind:
- Alzheimer-Erkrankung (DAT = Demenz vom Alzheimertyp); eine degenerative Erkrankung unbekannter Ursache, die eine Hirnatrophie nach sich zieht.
- Vaskuläre Demenz (VD), durch arteriosklerotische Gefäßveränderungen mit kleinen und vielen Hirninfarkten hervorgerufen.
- Chorea Huntington (Großer Veitstanz); ein dominant vererbtes Leiden, das mit fortschreitender Hirndegeneration und Bewegungstörungen einhergeht.
- Creutzfeld-Jakob-Krankheit; eine rasch fortschreitende Demenz, die wahrscheinlich durch Prionen bedingt ist.
- Parkinsonsyndrom; eine neurologische Erkrankung mit Bewegungsarmut, Zittern und Muskelsteifigkeit, die ebenfalls zu einer Demenz führen kann.

Alzheimer-Erkrankung ist die häufigste zur Demenz führende Krankheit (Bild 33). Es gibt bisher keine sicheren klinischen Tests oder Laborwerte, um sie zu diagnostizieren. Die Erkrankung verläuft meist schleichend, wobei der Beginn oft kaum bemerkt wird. Anfangs werden Kleinigkeiten wie Termine oder Namen vergessen. Nach und nach verliert der Betroffene seine Orientierung, er verläuft sich, er verändert sich, wird z. B. aggressiv und unruhig. Im Endstadium ist er verwirrt, erkennt seine Verwandten nicht mehr, schluckt das Essen nicht mehr und kann Stuhl und Harn nicht halten. Bei manchen Patienten kann gleichzeitig ein Wahn oder eine Depression auftreten.

Die medikamentöse Therapie kann mit Substanzen erfolgen, die den Hirnstoffwechsel von z. B. Azetylcholin beeinflussen. Weitere Therapieansätze sind kognitive Aktivierung und Milieutherapie. Psychische Krankheitssymptome wie Depression werden mit entsprechenden Medikamenten behandelt.

Demenz: organisch bedingte Beeinträchtigung der Hirnleistungsfähigkeit

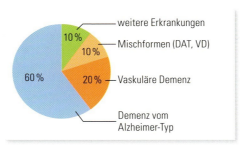

Bild 33 Häufigkeit der Demenzformen.

4.4.3 Psychische und Verhaltensstörungen durch psychotrope Substanzen

Diese Störungen werden z. B. durch Alkohol, Drogen oder Medikamente verursacht. Alle Auswirkungen dieser Substanzen, vom akuten Rausch über die Abhängigkeit bis zum Entzugssyndrom, werden in dieser Gruppe zusammengefasst.

Prionen (engl.): infektiöse, übertragbare Eiweißpartikel

schizo- (gr.) = gespalten
phren (gr.) = Verstand

affektiv = die Gefühle betreffend

Neurotransmitter: biochemische Stoffe, die Informationen zwischen Nerbenzellen weitergeben

Suizid ▶ S. 58

Soma (gr.) = Körper

4.4.4 Schizophrenie

Schizophrenie („gespaltenes Irresein") wird auch als schizophrene Psychose bezeichnet. Sie kann bereits bei Jugendlichen auftreten mit ganz unterschiedlichen psychischen Symptomen. Die Kranken müssen längere Zeit beobachtet werden, denn die Diagnose kann nur aus dem Krankheitsverlauf heraus gestellt werden.

Es können Wahrnehmungs- und Denkstörungen (Halluzination, Wahn) oder Störungen des Gefühls (Traurigkeit, Hochstimmung, Gefühlsabstumpfung) auftreten. Der Kranke kann an Antriebsstörungen (Erstarrung, Erregung) leiden, sich in seine eigene Welt zurückziehen. Während der eine Patient starke Angstgefühle mit Halluzinationen (z. B. Stimmen hören) zeigt, lassen sich bei einem anderen Patienten die Symptome erst bei genauem Befragen und Beobachten erkennen, er wirkt auf den ersten Blick nur etwas sonderbar. Ein schubweiser Verlauf kann zu dauernden Persönlichkeitsveränderungen führen. 15 % der Erkrankten begehen Suizid.

Im akuten Stadium der Psychose sind die seelischen Funktionen so stark beeinträchtigt, dass der Patient den üblichen Lebensanforderungen nicht nachkommen kann. In diesem Zustand ist der Patient geschäftsunfähig. Oft sind eine stationäre Einweisung und die Behandlung mit Neuroleptika (Medikamente zur Behandlung von Psychosen) angezeigt. Sinnvoll ist auch die stützende Psychotherapie für den Umgang mit der Krankheit. Der Betroffene und seine Familie sollen geschult werden, Anzeichen eines neuen Schubes zu erkennen und entsprechend zu reagieren (Medikamente, Klinik). Wichtig ist die schnelle soziale Rehabilitation in Beruf und Familie.

4.4.5 Affektive Störungen

Ist eine affektive Störung endogen bedingt, spricht man von affektiver Psychose. Bei endogenen Psychosen sind die Ursachen unbekannt. Stoffwechselstörungen der Neurotransmitter, genetische Faktoren oder Umwelteinflüsse spielen eine Rolle.

Depression äußert sich in den Grundsymptomen Niedergeschlagenheit, Antriebslosigkeit, Verlust von Freude und Interesse, ziellose Angstgefühle und Denkhemmung. Begleitet werden diese von körperlichen Beschwerden wie Schlafstörung, Herz- und Atembeschwerden, Verstopfung oder Menstruationsstörungen. Charakteristisch ist das Morgentief, d. h. morgens sind die Symptome stärker ausgeprägt. Es besteht Suizidgefahr. Die Therapie stützt sich auf Antidepressiva, die mit einer Psychotherapie kombiniert werden. In den meisten Fällen gewinnen die Patienten dadurch wieder ein selbstbestimmtes Leben.

Manie als Gegenstück der Depression äußert sich in gehobener Stimmung, Antriebssteigerung, Redefluss oder Selbstüberschätzung bis zum Größenwahn. Das körperliche Wohlempfinden ist gesteigert und das Schlafbedürfnis vermindert. Ein Mensch mit einer Manie gefährdet sich und andere, weil er Gefahren und Risiken nicht mehr einschätzen kann. Er verursacht z. B. einen Autounfall oder gibt im manischen Zustand unsinnig viel Geld aus.

Frauen sind häufiger betroffen als Männer (70:30). Zwei Drittel der Patienten haben nur eine depressive Episode, bei einem Drittel folgt auf eine monatelange depressive Episode eine kürzere manische Episode. Bei 5 % der affektiven Störungen tritt nur die Manie auf.

4.4.6 Neurotische, Belastungs- und somatoforme Störungen

Neurosen sind fehlgeleitete Erlebnis- und Verhaltensweisen, die beim Betroffenen einen starken Leidensdruck hervorrufen (Tabelle 22).

```
                affektive Störungen
            ICD-10-Schlüssel F30 bis F39
            (Veränderung der Stimmung)
        ┌───────────────┼───────────────┐
  depressive Episode   bipolare affektive   manische Episode
                          Störung
       F32.–               F31.–                F30.–
   (nur Depression)   (gehobene Stimmung    (nur gehobene
                      und Depression)         Stimmung)
```

Bezeichnung / ICD-10-Schlüssel	Beschreibung	Beispiele
phobische Störungen / F40.–		Furcht vor Objekten oder Situationen, z. B. Spinnen
generalisierte Angststörung / F41.1	Alle Angststörungen sind mit Vermeidungsverhalten verbunden.	ungewöhnlich starke und der Situation unangemessene Angst
Panikstörung / F41.0		schwere, plötzliche, unvorhersehbar auftretende Angstattacken (Panik)
Zwangsstörung / F42.–	Gefühle, Vorstellungen und Handlungen drängen sich dem Betroffenen auf. Obwohl er sie als quälend empfindet und als unsinnig erkennt, kann er sie nicht unterbinden.	Patientin befürchtet ihre Wohnung mit Bakterien zu infizieren. Nach jedem Gang in die Stadt desinfiziert sie die ganze Wohnung.
akute Belastungsreaktion / F43.0	Abnorme seelische Erlebnisreaktion mit eingeengtem Bewusstsein, depressiver Verstimmung, Gereiztheit, Rückzugstendenz	Nervenzusammenbruch
posttraumatische Belastungsstörungen / F43.1	Tritt erst Tage / Wochen nach dem Ereignis auf: traumatische Erinnerungsbilder kehren wieder, Schlafstörungen, Abstumpfung der Gefühle. Gefahren: Suizid, Alkoholmissbrauch	nach einer Vergewaltigung, nach einem Terroranschlag, nach einem schweren Verkehrsunfall, nach einer Katastrophe
dissoziative Störungen (Konversionsstörungen) / F44.–	Wunsch- und zweckorientierte Verhaltensweisen, die zu körperlichen und psychischen Symptomen führen können.	Patient, dem seine bisherige Sonderrolle genommen wurde, entwickelt epilepsieähnliche Anfälle und erreicht so wieder mehr Aufmerksamkeit.
somatoforme Störungen F45.–	Seelische Probleme werden unbewusst in körperlichen Beschwerden ausgedrückt.	Reizdarm oder Herzbeschwerden, die einer Angina pectoris ähneln; die Beschwerden lassen sich aber nicht auf eine körperliche Erkrankung zurückführen.

Tabelle 22 Neurotische, Belastungs- und somatoforme Störungen (Auswahl).

4.4.7 Verhaltensauffälligkeiten mit körperlichen Störungen und Faktoren

Anorexia nervosa (Magersucht). Der absichtlich herbeigeführte Gewichtsverlust durch extreme Nahrungseinschränkung oder hohen Kalorienverbrauch durch Bewegung kommt am häufigsten bei jungen, oft sehr ehrgeizigen Mädchen und Frauen vor. Als eine unter mehreren psychischen Ursachen wird ein gestörtes Verhältnis zur starken, dominanten Mutter angenommen. Die Körperwahrnehmung der Patienten ist gestört; sie fühlen sich zu dick oder haben Angst zu dick zu werden, auch wenn sie schon stark abgemagert sind (Bild 34). Die Unterernährung führt zum Ausbleiben der Monatsblutung und dem Zusammenbruch vieler körperlicher Funktionen.

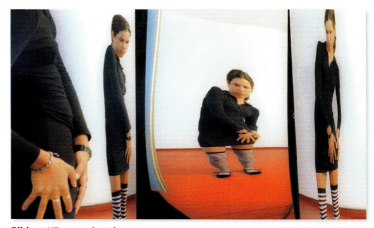

Bild 34 Körperwahrnehmung.

Die Therapie ist schwierig, da den Patienten die Krankheitseinsicht fehlt. Bei schwerer Unterernährung werden sie über eine Magensonde ernährt. Gleichzeitig erfolgt eine Psychotherapie.

Die Sterblichkeit ist hoch (über 10 %), viele Patienten haben noch lange Essstörungen (z. B. Bulimie) oder werden süchtig (Alkohol, Medikamente).

Bulimie ist eine Essstörung, bei der heimliche Essattacken mit Erbrechen, Fasten oder mit der Einnahme von Abführmitteln abwechseln.

Im Gegensatz zur Anorexie leiden die meist jungen Frauen bewusst unter ihrer Erkrankung und streben eine ideale weibliche Figur an.

4.4.8 Psychotherapie

Psychotherapie ist die Behandlung von Krankheiten mit psychologischen Mitteln, meistens durch das wechselseitige Sprechen von Therapeut und Patient. Es gibt aber auch andere Verfahren, bei denen körpersprachliche Elemente im Vordergrund stehen, wie Maltherapie, Musiktherapie, Atemtherapie oder Tanztherapie.

Die Psychoanalyse wurde von Sigmund Freud begründet. Sie nimmt an, dass ein unbewusster Konflikt die Krankheitssymptome bewirkt. Ziel der Behandlung ist die bewusste Aufarbeitung des Konflikts, sodass die Grundlage für die Symptome entfällt.

Beispiel: Bei einem Patienten besteht der Wunsch nach sexuellem Kontakt, doch wegen seiner strengen Erziehung unterdrückt er diesen Wunsch. Kommt es doch zu einem engeren Kontakt, bekommt dieser Patient jedes Mal Kopfschmerzen, eine weitere Annäherung wird unmöglich. Bei der Behandlung soll der Konflikt aufgedeckt und überwunden werden, sodass der Grund für die Kopfschmerzen entfällt.

Die klassische Psychoanalyse benötigt mehrere hundert Stunden und kann über Jahre dauern. Eine tiefenpsychologisch orientierte Therapie benötigt 25 bis 100 Stunden und dauert ca. ein halbes Jahr. Hauptanwendungsgebiete der tiefenpsychologisch orientierten Therapie sind Neurosen und psychosomatische Störungen.

Die Verhaltenstherapie beruht auf dem Konzept der Lerntheorie. Sie nimmt an, dass Krankheit durch fehlgeleitetes Lernen entsteht und dass Strategien zur Krankheitsbewältigung erlernt werden können.

Beispiel: Ein Patient hat unangemessene Angst vor Spinnen (Phobie). Er lernt zuerst sich zu entspannen. Im Entspannungszustand soll er sich dann eine Spinne vorstellen. Dann werden die Angstreize langsam gesteigert, indem man ihm ein Foto und dann eine Gummispinne zeigt. Schließlich wird er auch in Gegenwart einer lebenden Spinne entspannt bleiben.

Meistens genügen 25 bis 50 verhaltenstherapeutische Sitzungen im Abstand von einer Woche. Hauptanwendungsgebiete sind Ess- und Angststörungen.

Die Gesprächspsychotherapie beruht auf der Annahme, dass zwischen dem Anspruch des Menschen an sich selbst und seiner Leistungsfähigkeit eine große Lücke besteht. Der Therapeut wiederholt und verdeutlicht die Erlebnisse des Klienten, der dadurch seine Gefühle besser wahrnehmen und mit ihnen umgehen kann.

Die systemische Therapie geht davon aus, dass die Ursache einer Störung nicht im einzelnen Menschen, sondern im sozialen Verband (Familie, Ehepaar) liegt. Der Therapeut versucht die Ursache im Beziehungsgefüge herauszufinden und die Kommunikation zu verbessern, damit der Erkrankte seine Symptome nicht mehr produzieren muss.

Ärzte und speziell weitergebildete Psychologen können im ambulanten Bereich nur zwei Therapieverfahren mit der Kassenärztlichen Vereinigung abrechnen: die Psychoanalyse bzw. tiefenpsychologisch orientierte Therapie und die Verhaltenstherapie.

4.5 Umgang mit bestimmten Patientengruppen

4.5.1 Allgemeine Verhaltensregeln

Jeder Patient wünscht sich, dass man individuell auf seine Beschwerden und Bedürfnisse eingeht (Bild 35).

4.5.2 Bestimmte Personengruppen

Kinder können körperliche Beschwerden, Angst und das unbekannte Neue einer Praxis nicht sachlich einschätzen und verarbeiten. Sie schreien, toben oder weinen.

Um die Eltern zu entlasten, bemüht sich die MFA, das Kind abzulenken. Altersgemäß fragt sie z. B. nach Freunden, Kindergarten oder dem Namen des mitgebrachten Kuscheltiers. Durch Spielzeug oder andere attraktive Dinge aus der Praxis, wie dem Stethoskop, kann sie das Interesse des Kindes auf etwas anderes lenken. Kindgerechte Beschriftung, lustige Namensschilder z. B. mit Tiermotiven, die farbenfrohe Gestaltung von Praxisräumen und das Outfit der Praxismitarbeiter erleichtern dem Kind, seine erste Scheu zu verlieren.

Sinn und Durchführung einer Maßnahme können spielerisch an dem vom Kind mitgebrachten Kuscheltier gezeigt werden. Es wird abgetastet, abgehört, bekommt ein Pflaster mit tollem Motiv usw. Die MFA spricht ruhig und gelassen, sie bewegt sich überlegt und ohne Hektik. Sie spricht mit dem Kind altersgerecht. Bei einer unangebrachten Babysprache fühlt sich das Kind nicht ernst genommen. Möglichst nur positive Worte verwenden, denn bei „das ist nicht schlimm" hören die Kinder nur „schlimm" heraus. Besser ist: „Gleich sind wir fertig."

Das Vertrauen des kleinen Patienten wird verspielt, wenn Versprechen gegeben werden, die nicht zu halten sind. Es wird darauf aufmerksam gemacht, dass es pieksen und auch zwicken kann. Anschließend wird seine Tapferkeit mit Worten, einem besonderen Pflaster oder dergleichen belohnt (Bild 36). Keiner, auch nicht die Eltern, dürfen das Kind beschimpfen oder bestrafen, wenn eine Maßnahme nicht durchgeführt wurde, weil sich das Kind verweigerte. Wichtig für den kleinen Patienten ist die Erfahrung, dass er bei einem Arztbesuch zu nichts gezwungen wurde. Nach jeder etwas größeren Maßnahme spricht man mit dem Kind darüber, ob ihm alles klar geworden sei, ob es Fragen habe, ob es schlimm war.

Allgemeine Verhaltensregeln für den Umgang mit Patienten

Signalisieren Sie dem Patienten:

Du bist die Hauptperson.
Nehmen Sie den Menschen ernst. Sprechen Sie zu ihm verständlich und deutlich. Sehen Sie ihn beim Sprechen an. Gehen Sie auf Einwendungen ein.

Du sollst dich wohl fühlen.
Vermitteln Sie Kompetenz und Ruhe. Gehen Sie sachlich und einfühlsam mit dem Patienten um. Nehmen Sie sich im Gespräch mit dem Patienten zurück, konzentrieren Sie sich im Gespräch auf ihn. Verhalten Sie sich aufmerksam und konzentriert, weder zu forsch, zu lustig oder zu niedergeschlagen.

Du brauchst keine Angst zu haben.
Erklären Sie dem Patienten die Maßnahmen vorher, z. B. beim EKG. Nehmen Sie Schmerzen und entsprechende Äußerungen ernst, auch unbegründete Ängste. Reagieren Sie freundlich und geduldig.
Sprechen Sie mit dem Patienten über seine Angst.

Alle Patienten sind gleich wichtig.
Bevorzugen oder benachteiligen Sie keinen Patienten. Seien Sie zugewendet, doch halten Sie respektvolle Distanz.

Wir nehmen dich mit deinem Leiden wahr.
Betrachten Sie den Patienten genau, achten Sie dabei auf Zeichen von Schmerz, Fieber, Unwohlsein. Helfen Sie älteren oder behinderten Patienten, auch wenn es Ihre Zeit kostet. Hören Sie dem Patienten zu, wenn er erzählen will. Relativieren Sie nicht mit dem Hinweis auf „schlimmere Fälle". Achten Sie auf Stresssituationen von Eltern mit kleinen Kindern.

Bild 35 Allgemeine Verhaltensregeln für den Umgang mit Patienten.

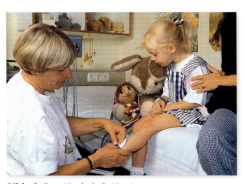

Bild 36 Das Kind als Patient.

Das Kind sollte möglichst immer sein Lieblingstier, Puppe oder Teddybär mitbringen, damit dieser kleine Freund zuschauen kann, wie toll sich das Kind verhält.

Das körperlich misshandelte Kind. Eine mögliche Misshandlung des Kindes muss in Betracht gezogen werden, wenn bei einem verletzten Kind die Verletzung nicht zu den Erklärungen der Eltern / Begleitperson passt oder an ungewöhnlicher Stelle ist, z. B. oberhalb der Hutkrempenlinie oder an der Beugeseite der Arme (Bild 37). Auch Verletzungen in unterschiedlichen Heilungsstadien deuten auf Misshandlungen hin. Über einen solchen Verdacht muss mit dem Arzt gesprochen werden.

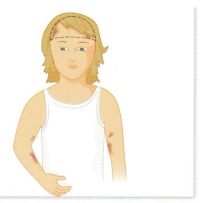

Bild 37 Typische Verletzungsstellen bei misshandelten Kindern.

Der ängstliche Patient. Angst kann sich äußern durch Schüchternheit, ein aufgeregtes Sprechtempo oder durch längere Sprechpausen, durch gleichmäßigen Tonfall und verhaltene Körpersprache.

Gründe für Angst gibt es viele: Eine unpersönliche Praxisatmosphäre, „gestresste" Mitarbeiter, ein ungenügender Kenntnisstand des Patienten, mangelhafte Aufklärung bei notwendigen Maßnahmen, negative Vorerfahrung und natürlich Schmerzen.

Werden bei einem Patienten Anzeichen von Angst erkennbar, z. B. Schwitzen oder ein unsicherer Blick, geht die Medizinische Fachangestellte einfühlsam auf ihn ein: „Ich kann verstehen, dass Sie Angst verspüren."

Der gereizte, aggressive Patient. Aggressives Verhalten kann sich in Schreien, verbalen und sogar tätlichen Angriffen äußern.
- Lange Wartezeiten und schlechte Praxisorganisation geben Anlass zu Verärgerung und Spannung.
- Private Probleme können sich bei allen Beteiligten in ablehnender und aggressiver Stimmung äußern.
- Manche Menschen reagieren bei gefühlsmäßiger Unsicherheit und Anspannung aggressiv.
- Ein besonders empfindlicher Mensch fühlt sich schnell vernachlässigt und reagiert sofort gereizt.
- Angst, Gefühle des Ausgeliefertseins und Schuldgefühle werden unbewusst auf andere übertragen, gegen die der Betroffene dann aggressiv reagiert (Projektion).
- Aggressives Verhalten tritt auch als Symptom bei einem Krankheitsgeschehen auf, z. B. nach Hirnverletzung, bei Erregungszuständen im Rahmen psychischer Erkrankungen und Süchte (Bild 38).

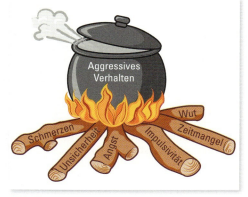

Bild 38 Ursachen aggressiven Verhaltens.

Bei gereizten und aggressiven Patienten lässt die MFA keinen Ärger in sich hochkommen. Ist die Aufregung sachlich begründet, erklärt sie die Situation und bittet um Verständnis und Entschuldigung. Auf jeden Fall bewahrt sie Ruhe, atmet durch oder führt eine andere vorher gelernte Übung zur Stressminderung aus, z. B. in Gedanken den Patienten kräftig schütteln. Ohne Gegenangriffe zu starten, fragt sie lieber: „Können wir sachlich über diese Angelegenheit sprechen?" oder: „Ich verstehe Ihre Verärgerung, darf ich die Situation aus meiner Sicht erklären?"

Die MFA kann Zeit zum Nachdenken gewinnen, indem sie fragt: „Habe ich Sie richtig verstanden, dass …". Mit solchen Fragen kann die Situation oft entschärft werden. Ist der Redefluss des gereizten Patienten nicht zu bremsen, soll er Dampf ablassen. Bei allen persönlichen Angriffen des Patienten wird Blickkontakt zu ihm gehalten. Wegschauen kann reizen und nach unten blicken signalisiert Unterlegenheit. Abschließend ist vielleicht eine Frage in dem Sinne angebracht „Es ist passiert, was können wir tun, damit so etwas nicht noch mal vorkommt?". Dies könnte der erste Schritt sein auf dem Weg zu einer Lösung, die alle zufrieden stellt. Auch Humor ist ein wirkungsvolles Mittel gegen „Nervensägen" in der Praxis (Bild 39).

> **Der gereizte, verärgerte Patient im Wartezimmer**
> - ✔ Nehmen Sie es als gegeben hin, dass ein kranker Mensch empfindlicher und gereizter reagiert als ein gesunder.
> - ✔ Denken Sie daran, dass schlechte Raumluft, Enge, wenig Lesestoff und längere Wartezeiten zu einer negativen Aufladung des Klimas beitragen.
> - ✔ Bleiben Sie ruhig und gelassen, wenn der verärgerte Patient unfaire und beleidigende Äußerungen macht.
> - ✔ Vermeiden Sie Rechtfertigungsversuche, denn der verärgerte Patient ist Argumenten nicht zugänglich.
> - ✔ Lassen Sie nicht zu, dass die gereizte Stimmung auf andere Patienten überspringt.
> - ✔ Nicht diskutieren, handeln … Bitten Sie den verärgerten Patienten in ein anderes Zimmer und verständigen Sie Ihren Chef.

Bild 39 Vom Umgang mit gereizten Patienten.

Der chronisch kranke Patient. Für ihn ist Gesundheit ein Wunschtraum, der nicht in Erfüllung geht. Erstrebenswert ist es, dass er lernt mit seiner Krankheit zu leben und neue Lebensinhalte findet, um einen gewissen Grad an seelischem und sozialem Wohlbefinden zu erreichen.

Eine chronische Erkrankung kann zu Gefühlen der Unzulänglichkeit und zu Einschränkungen der Lebensgestaltung führen. Dies schwächt das Selbstwertgefühl und Selbstvertrauen des Patienten. Das macht sich negativ bemerkbar durch psychische Labilität, schwankendes Gesundheitsbefinden, Störungen in den sozialen Beziehungen, in der Sexualität und in schlechter Compliance.

Chronische Krankheitsverläufe zeigen oft ein wechselndes Bild, ein Auf und Ab im Befinden und im Ausmaß der Hilflosigkeit. Damit sind entsprechende Gefühle und Launen verbunden. Auswirkungen auf das soziale Umfeld bleiben nicht aus. Der Kranke und seine Familienangehörigen können mit unterschiedlichen Verhaltensmustern reagieren. Auch Persönlichkeitsveränderungen, der Griff zur Flasche und übermäßiger Medikamentenkonsum sind möglich.

Die MFA nimmt den chronisch Kranken in seiner Andersartigkeit an und lässt seine Launen zu, ohne sie als persönliche Angriffe zu werten. Der Kranke fühlt sich oft minderwertig: „Ich schaffe es doch nicht." oder: „Es hat doch alles keinen Sinn." Mit guten Ratschlägen in dem Sinne „Nehmen Sie sich doch zusammen" setzt man ihn noch stärker unter Druck. Besser ist es herauszufinden, was der Auslöser für solche niederdrückenden Aussagen ist. Unter Umständen hat er etwas nicht richtig verstanden, ein Fremdwort hat ihn verunsichert, eine andere Vorschrift macht ihm Angst oder eine körperliche Veränderung wird überbewertet.

Der Verlauf einer chronischen Krankheit hängt auch von der Mitarbeit des Patienten ab. Er muss Sinn und Richtigkeit der Maßnahmen anerkennen. Die MFA hilft ihm dabei, indem sie ihn ermutigt und Schritt für Schritt anleitet. Damit der Patient aktiv mitarbeitet, muss er das Ziel klar vor sich sehen. Er wird sich leichter „in Bewegung setzen", also motiviert sein, wenn er konkrete Leistungsziele ansteuern kann. Dies kann geschehen, wenn die MFA bestimmte Motive anspricht, wie Streben nach Wohlbefinden durch Diät oder das Bedürfnis nach Kontakt und persönlicher Betreuung, z. B. durch regelmäßige Blutdruckkontrolle. Motive wie Neugier, Interesse und Eigenverantwortung können geweckt werden, wenn die MFA den Patienten veranlasst, durch Patientenschulung mehr von seiner Krankheit und deren Bewältigung zu erfahren und Selbsthilfegruppen aufzusuchen. Dort kann er mit anderen Betroffenen seine Erfahrungen austauschen.

> Halten Sie für chronisch kranke Patienten eine Liste mit (Internet-)Adressen von Selbsthilfegruppen bereit.

Suizid = Freitod, Selbsttötung

Der suizidal gefährdete Mensch. In Deutschland sterben jährlich mehr Menschen durch Suizid als im Straßenverkehr (Bild 40). Die Anzahl der Suizidversuche kann nur geschätzt werden, bis zu 100 000 Menschen werden pro Jahr in Krankenhäusern betreut.

Eine einheitliche Erklärung für die Selbsttötungen und Selbsttötungsversuche gibt es nicht. Nach Freud richtet sich dabei die Aggression gegen die eigene Person. Ein selbstunsicherer Mensch, der sich schwer gekränkt fühlt, erhofft sich durch die Suizidhandlung Ruhe und Frieden. Andere Erklärungen – genetische Faktoren, soziale Orientierungslosigkeit, Nachahmungseffekte – werden ebenfalls in Betracht gezogen.

Bestimmte Personengruppen neigen vermehrt zu Suizidhandlungen. Es handelt sich um Menschen, die

- psychisch krank und / oder süchtig sind,
- bereits einen Selbstmordversuch hinter sich haben oder einen ankündigen,
- einsam, alt oder entwurzelt sind,
- körperlich krank sind,
- Familienangehörige durch Suizid verloren haben.

Kommen mehrere Faktoren zusammen, erhöht sich das Risiko. Umgekehrt kann man aber aus dem Vorhandensein mehrerer Risikofaktoren nicht auf eine individuelle Gefährdung schließen.

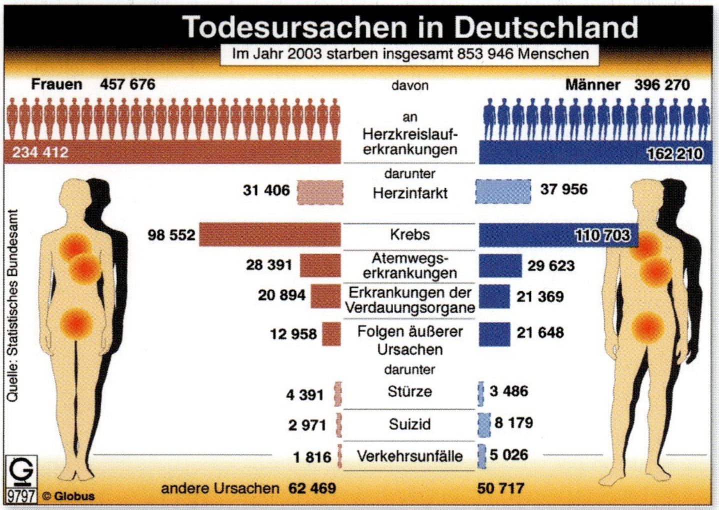

Jeder Suizidhandlung liegt eine krisenhafte Zuspitzung in der Lebensgeschichte des Betroffenen mit Einengung des Denkens und Fühlens zugrunde. Bis kurz vor der Handlung fühlt sich der Mensch meist hin und her gerissen, was er z. B. durch Aussprechen seiner Absicht erkennen lässt. Deshalb muss jede Suizidankündigung ernst genommen werden. Wird der Gefährdete in einer solchen Situation auf suizidale Gedanken und Pläne angesprochen, kann es für ihn hilfreich sein, darüber zu sprechen. So sind Fragen wie „Haben Sie schon daran gedacht, Ihrem Leben ein Ende zu bereiten?" durchaus passend. Ein nicht suizidgefährdeter Mensch wird mit dieser Fragestellung nicht zu Selbsttötungsideen verleitet. Spricht ein Patient von seiner Notlage, können ihm auch Adressen und Telefonnummern zur Krisenintervention, z. B. der Telefonseelsorge, angeboten werden.

Der Arzt muss über die mögliche Absicht des Patienten informiert werden.

Der sterbenskranke Patient. Auf die Nachricht einer schweren und unheilbaren Erkrankung reagiert der Mensch mit einer Art „Betäubung". Es kommt zu einer Einengung des Bewusstseins und der Unfähigkeit, Reize zu verarbeiten. Diese Reaktion wird umgangssprachlich auch mit (Nerven-)Schock beschrieben. Sie kann übergehen in Wut, Verzweiflung, Angst, Depression und Schuldgefühle.

Diese Gefühle klingen nach und nach in ihrer Stärke (Intensität) ab und Anpassungsmechanismen helfen dem Kranken, sich auf die neue Situation einzustellen. Er kann sie als Realität annehmen oder aber diese Wirklichkeit verneinen. Das Erleben und Verhalten eines todkranken Menschen hängt davon ab, inwieweit der Kranke die Information über sein Leiden tatsächlich aufgenommen hat, wie alt er ist und wie seine biografische Situation ist. Auch Einstellungen zu Sterben und Tod, die er im Laufe des Lebens entwickelt hat, spielen eine Rolle. Der Tod kann als Erlebnis der Einsamkeit gesehen werden, als Strafe und Schuld, als Erlösung, als Sinn gebendes Element, oder aber das Sterben wird abgewehrt und verdrängt.

Todesursachen in Deutschland
Im Jahr 2003 starben insgesamt 853 946 Menschen

Frauen 457 676 — Männer 396 270

Ursache	Frauen	Männer
an Herzkreislauferkrankungen	234 412	162 210
darunter Herzinfarkt	31 406	37 956
Krebs	98 552	110 703
Atemwegserkrankungen	28 391	29 623
Erkrankungen der Verdauungsorgane	20 894	21 369
Folgen äußerer Ursachen	12 958	21 648
darunter Stürze	4 391	3 486
Suizid	2 971	8 179
Verkehrsunfälle	1 816	5 026
andere Ursachen	62 469	50 717

Quelle: Statistisches Bundesamt

Bild 40 Todesursachen in Deutschland.

Nach Elisabeth Kübler-Ross können beim Sterben verschiedene Phasen beobachtet werden, die aber nicht immer so erreicht und durchlebt werden:
- Phase der Ungewissheit und Unsicherheit, in der Symptome wahrgenommen werden.
- Phase der Verleugnung, des Nicht-wahrhaben-Wollens; sie tritt besonders dann auf, wenn ein Mensch unvermittelt in Kenntnis der unheilbaren Erkrankung gesetzt wird.
- Phase, die das Umdenken einleitet; sie ist mit Gefühlen verbunden wie Wut und Neid: „Warum gerade ich?".
- Phase des Verhandelns; sie ist meist nur flüchtig: „Wenn ... , dann verspreche ich ...".
- Phase der Depression; sie wird erreicht, wenn der Kranke sich seiner Situation bewusst wird, aber noch nicht damit umgehen kann.
- Phase der Zustimmung; sie tritt ein, wenn der Kranke die Chance hatte, sich mit seiner Krankheit bewusst auseinanderzusetzen. Er hat den Wunsch, nicht allein, aber in Ruhe gelassen zu werden, meist stirbt er dann ohne Angst und Verzweiflung (Bild 41).

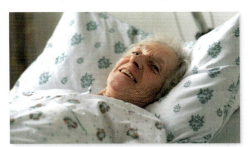

Bild 41 Der sterbenskranke Patient.

Um mit einem schwerkranken Menschen umgehen zu können, muss sich die Medizinische Fachangestellte selbst mit Sterben und Tod auseinandergesetzt haben. In der Begegnung mit einem todkranken Menschen muss sie eigene Ängste und Unsicherheiten zulassen können. Durch aktives Zuhören kann sie erkennen, wann und wie viel der Kranke sprechen will. Es ist oft schwierig, zu ergründen, inwieweit man offen mit dem Kranken sprechen kann, ohne ihm dabei den Rest Hoffnung zu nehmen. Hoffnung ist das stärkste Gegengewicht zur Angst. Mögliche Reaktionsmuster eines Kranken wie Leugnung, Flucht vor der Realität, Aggression und Depression sollten der MFA bekannt sein.

Erhält die Medizinische Fachangestellte die Todesnachricht am Telefon, ist es angebracht, einige Worte des Mitgefühls auszusprechen. Kommt ein Angehöriger eines kurz zuvor verstorbenen Patienten in die Praxis, erspart man ihm die Peinlichkeit neugieriger Augen und Ohren. Er wird in ein separates Zimmer geführt und der Arzt wird verständigt. Eventuell bietet man ihm Unterstützung an, wenn weitere Schritte oder Benachrichtigungen notwendig sind.

4.5.3 Der demente Patient

Das Verhalten dementer Patienten führt im Alltag bei Menschen, die sie umgeben, oft zu Unverständnis, Angst oder Wut. Der demente Mensch muss so angenommen werden wie er ist, denn er kann sich und sein Verhalten nicht ändern.

Das Wohlergehen eines dementen Patienten hängt in der für ihn ungewohnten Umgebung einer Praxis davon ab, wie sich die Praxismitarbeiter auf seine demenzbedingten Verhaltensweisen einstellen.

Praxisgestaltung. Durch eine gezielte Gestaltung der Praxisräume kann dementen Menschen der Arztbesuch erleichtert werden.
- Bieten Sie Dementen im Wartezimmer einen Platz mit Fensterblick an. Dies lenkt sie ab und vermindert ihren Bewegungsdrang.
- Erleichtern Sie die Orientierung durch eine eindeutige Kennzeichnung der Praxisräume mit großer Schrift oder Symbolen an den Türen (mind. 10 cm).
  Beispiele: Das Bild einer Toilettenschüssel an der WC-Tür oder das Bild eines Stuhls an der Wartezimmertür.
- Sorgen Sie für eine helle Beleuchtung. Dies hilft dem Dementen sich zurechtzufinden und vermindert seine Ängste.
- Sie erleichtern die zeitliche Orientierung, wenn in der Praxis eine große Uhr mit gut lesbaren Ziffern hängt.
- Entfernen Sie nach Möglichkeit scharfe oder gefährliche Gegenstände und Materialien wie Kanülen oder Medikamente aus dem Aktionsradius dementer Patienten.

E. Kübler-Ross (1926–2004), legte den Grundstein der heutigen Erkenntnisse über die Situation Sterbender

Demenz ▶ S. 51

Kommunikation. Der bewusste Einsatz von Körpersprache und Stimme kann die Kommunikation verbessern.
- Nehmen Sie Blickkontakt zum Dementen auf und sprechen Sie ihn stets von vorne mit seinem Namen an.
- Bleiben Sie während des Gesprächs im Blickfeld des Kranken.
- Vermeiden Sie lange Sätze mit mehreren Informationen.

Falsch: „Legen Sie sich bitte auf die Liege wenn Sie den Oberkörper frei gemacht haben, Herr Binswanger!"
- Sprechen Sie stattdessen in kurzen Sätzen mit nur einer Mitteilung. Die Hauptinformation soll am Satzende liegen. Demente Menschen reagieren vor allem auf die zuletzt gehörten Worte.

Richtig: „Herr Binswanger, ziehen Sie bitte Ihr Hemd aus." Später: „So, Herr Binswanger, jetzt müssen Sie sich auf die Liege legen."
- Verstärken Sie Ihre Worte mit ruhiger Mimik und Gestik. Vormachen und Zeigen erleichtern das Verstehen.
- Stellen Sie einem Dementen keine Warum-Fragen. Er kann sie nicht sinnvoll beantworten und fühlt sich überfordert.
- Wenn dem Patienten ein bestimmtes Wort nicht einfällt, sagen Sie es ihm, um Frustration zu verhindern.
- Vermeiden Sie Fragen mit mehr als zwei Wahlmöglichkeiten als Antwort.
- Führen Sie mit einem dementen Patienten keine Diskussion. Dies ist für ihn ein Machtkampf, den er immer verliert.
- Sprechen Sie langsam und deutlich.
- Reden Sie nicht lauter als gewöhnlich. Lautstärke wird von Dementen als Gereiztheit interpretiert und macht sie aggressiv.

Aggressionen. Wenn ein Dementer Aggressionen zeigt, müssen zunächst die Ursachen erkannt werden. Dann kann sein Verhalten durch angemessene Reaktionen beeinflusst werden.
- Vermeiden Sie Vorwürfe.
- Nehmen Sie das Tempo aus der Situation und verzögern Sie das Gespräch.

Beispiel: „Augenblick mal, Herr Binswanger, ich kann Ihnen nicht folgen. Was ist eigentlich passiert?"
- Wenn der Demente Spannungen abreagieren will, hindern Sie ihn keinesfalls daran zu laufen oder sich zu bewegen. Das würde seine Erregung nur steigern.
- Wenn sich die Lage beruhigt hat, können Sie die Situation durch einen Themen- oder Raumwechsel weiter entspannen.

4.5.4 Der bewegungseingeschränkte Patient

Patienten, die in ihrer Bewegungsfähigkeit eingeschränkt sind, müssen in Arztpraxen auf verschiedene Weisen unterstützt werden. MFA müssen über die nötigen Fähigkeiten und Kenntnisse verfügen, um bewegungseingeschränkten Patienten fachgerecht sowie zeit- und kraftsparend zu helfen.

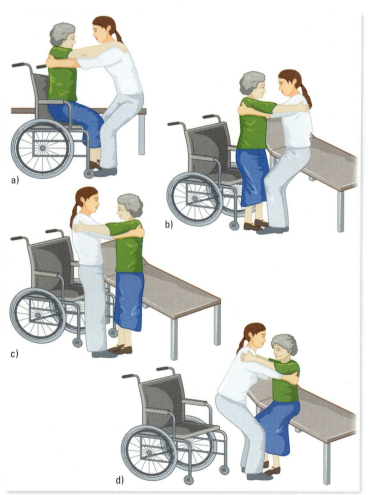

Bild 42 Der Transfer vom Rollstuhl auf die Untersuchungsliege.

Patientenbetreuung

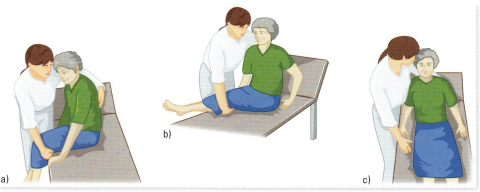

Bild 43 Unterstützung beim Hinlegen.

Transfer vom Rollstuhl auf die Untersuchungsliege. Wenn z. B. ein Patient mit Halbseitenlähmung für die Durchführung eines EKG auf einer Untersuchungsliege vorbereitet werden muss, bedeutet dies für die MFA einen erheblichen zeitlichen und körperlichen Einsatz. Um die Belastungen gering zu halten, sollte die folgende Vorgehensweise befolgt werden. Mit der gleichen Technik kann der Patient von der Liege zurück in den Rollstuhl gesetzt werden.

- Stellen Sie sich vor den im Rollstuhl sitzenden Patienten. Ihre Füße stehen leicht nach außen gedreht, sodass sie die Füße des Patienten sichern.
- Beugen Sie Ihre Knie so weit, dass diese einen sicheren Kontakt mit den Knien des Patienten haben.
- Fordern Sie den Patienten auf, seine Arme um Ihre Schultern zu legen. Umfassen Sie mit Ihren Händen den Rücken des Patienten (Bild 42a).
- Auf Kommando richten Sie sich beide auf, indem Sie Ihr Gewicht auf die Knie des Patienten verlagern und mit Ihren Händen den Oberkörper des Patienten nach oben ziehen (Bild 42b).
- Jetzt drehen Sie den Patienten mit kleinen gemeinsamen Schritten so, dass er sich auf die Kante der Untersuchungsliege setzen kann (Bilder 42c und d).

Falls nötig, unterstützen Sie den Patienten beim Hinlegen:

- Stellen Sie sich neben den Patienten ans Kopfteil der Untersuchungsliege. Legen Sie eine Hand hinter die Schultern des Patienten. Mit der anderen Hand umfassen Sie seine Kniekehlen (Bild 43a).
- Mit einer Drehbewegung Richtung Kopfende (Bild 43b) unterstützen Sie den Patienten beim Hinlegen (Bild 43c).

EKG ▶ S. 264

Lagern des Patienten auf der Untersuchungsliege. Durch ein zu steil gestelltes Kopfteil oder durch Bewegungen rutscht der Patient oft in Richtung Fußende der Liege. Er muss dann höher gelagert werden (Bild 44).

- Stellen Sie sich in Kopfhöhe des Patienten neben die Liege, sodass Sie einen stabilen Stand haben.

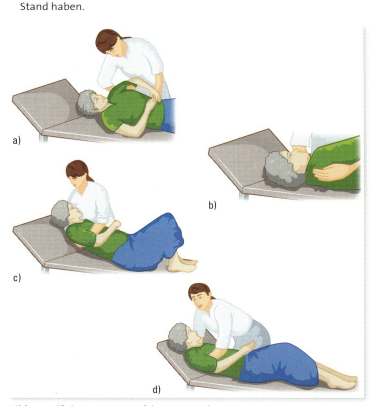

Bild 44 Hilfe beim Lagern auf der Untersuchungsliege.

- Greifen Sie mit einer Hand über die körpernahe Schulter des Patienten unter dessen Achselhöhle (Bild 44 a).
- Mit der anderen Hand fassen Sie unter die körperferne Achselhöhle. Ihr Daumen liegt dabei in Ihrer Handfläche (Bild 44 b).
- Fordern Sie den Patienten nun auf, sich mit den Füßen abzustemmen (Bild 44 c) und heben Sie ihn in Richtung Kopfteil (Bild 44 d).

Hilfe beim Aus- und Ankleiden. Vor und nach Untersuchungen benötigen manche Patienten Hilfe beim Aus- und Ankleiden. Grundsätzlich ist dabei zu beachten:
- Fragen Sie den Patienten, ob er beim Aus- und Ankleiden Ihre Hilfe benötigt.
- Wahren Sie die Intimsphäre und schützen Sie den Patienten vor den Blicken anderer.
- Bei Patienten mit Halbseitenlähmung, Gipsverbänden oder Infusionen beachten Sie bitte, stets die betroffene Extremität zuerst aus- oder anzukleiden (laufende Infusionen mit der Rollenklemme kurz abstellen).

Oberbekleidung. Vor allem Patienten mit Halbseitenlähmung oder Gelenkerkrankungen benötigen Hilfe beim An- und Ausziehen ihrer Oberbekleidung.
- Bringen Sie den Patienten in Oberkörperhochlage. Ziehen Sie die Oberbekleidung so weit wie möglich kopfwärts hoch (Bild 45 a).
- Bitten Sie den Patienten die Arme nach vorn zu strecken und den Kopf zu beugen. Fassen Sie am Rücken unter die Kleidung bis zum Halsausschnitt (Bild 45 b).
- Anschließend ziehen Sie die Bekleidung über Kopf und Arme (Bild 45 c).

Zum Anziehen werden die Ärmel der Oberbekleidung gerafft und nacheinander über beide Arme geschoben. Dann beugt der Patient seinen Kopf, sodass ihm die Kleidung über Kopf und Oberkörper gezogen werden kann.

Hose. Patienten mit Hüft-, Knie- oder Wirbelsäulenerkrankungen sind oftmals nicht in der Lage ihre Hose selbstständig an- oder auszuziehen.

Zum Ausziehen wird die geöffnete Hose möglichst weit unter das Gesäß des liegenden Patienten gezogen. Danach kann sie von den Oberschenkeln aus über die Fußgelenke geschoben werden.

Das Anziehen der Hose geschieht am Besten mit gerafften Hosenbeinen, die nacheinander über beide Füße gezogen werden. Der Patient stemmt sich nun mit den Füßen ab, um sein Gesäß anzuheben. Währenddessen kann seine Hose über die Beine und weiter unter das Gesäß gezogen werden.

4.5.5 Der schwerhörige Patient

Gespräche mit Schwerhörigen sind manchmal für beide Seiten eine Geduldsprobe. Viele Menschen meinen, Schwerhörige hörten einfach nur leiser. In Wirklichkeit hören Schwerhörige vor allem hohe Töne schlecht. Oftmals wird mit ihnen aber so laut und damit in höherer Tonlage gesprochen, dass das Verstehen für sie eher schwerer als leichter wird. Die Kommunikation misslingt, der Schwerhörige wird für „begriffstutzig" gehalten und fühlt sich deprimiert.

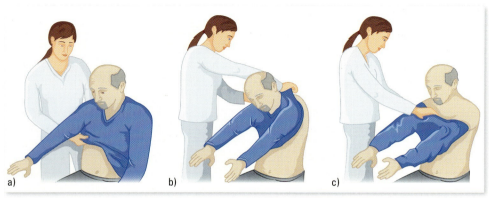

Bild 45 Hilfe beim Auskleiden.

Die Verständigung in der Praxis wird einfacher, wenn folgende Tipps beachtet werden:
- Suchen Sie für ein Gespräch mit Schwerhörigen einen möglichst ruhigen Ort in der Praxis. Der Anmeldebereich mit seinen vielen Nebengeräuschen ist meist ungeeignet.
- Informieren Sie den schwerhörigen Patienten zunächst darüber, um welches Thema es im folgenden Gespräch geht.
- Wenden Sie dem Schwerhörigen beim Sprechen Ihr Gesicht zu, denn es hilft ihm, wenn er von Ihren Lippen lesen kann. Kaugummi kauen, ein Mundschutz oder eine Hand vor dem Mund erschweren dies.
- Sprechen Sie mit normaler Lautstärke, jedoch langsamer, tiefer und deutlicher als gewohnt.
- Rufen Sie Schwerhörige persönlich ins Behandlungszimmer, da Lautsprecherdurchsagen von ihnen oft schlecht verstanden werden.
- Sprechen Sie einen schwerhörigen Patienten nicht von hinten, sondern nur von Angesicht zu Angesicht an, damit er nicht erschrickt.
- Wiederholen Sie bei Nichtverstehen immer den ganzen Satz, nicht nur das letzte Wort.
- Verständigen Sie sich nur wenn nötig mit Papier und Stift.

> Sorgen Sie bei allen Patienten mit Behinderungen für einen auffälligen Vermerk in der Patientenakte / -datei über die Art der Behinderung, auch wenn diese nicht Behandlungsgrund ist, damit andere Kolleginnen in jedem Fall informiert sind.

4.5.6 Der sehbehinderte Patient

Sehbehinderungen führen im Leben alter Menschen zu besonders starken Beeinträchtigungen. Zum einen können sie Geh- und Gleichgewichtsstörungen, die bei alten Menschen häufig vorkommen, nicht durch den Sehsinn ausgleichen. Die eingeschränkte Sehfunktion wiederum kann kaum noch durch Hör- oder Tastsinn ausgeglichen werden, da auch diese Funktionen im Alter nachlassen. Eine MFA kann in der Praxis stellvertretend für den Sehbehinderten den Überblick behalten, und ihm das Gefühl von Sicherheit während des Praxisaufenthaltes vermitteln.

> Egal unter welcher Behinderung ein Patient leidet – nehmen Sie ihn als Menschen ernst. Sprechen Sie immer zuerst den Patienten an, erst danach seine Begleitperson.

- Sprechen Sie den Sehbehinderten immer mit seinem Namen an, damit er sich angesprochen fühlt.
- Wenn ein Sehbehinderter als neuer Patient in Ihre Praxis kommt, stellen Sie sich ihm mit Ihrem Namen vor, damit er Sie später an Ihrer Stimme erkennen kann.
- Sprechen Sie den Patienten stets an, bevor Sie ihn anfassen.
- Falls der sehbehinderte Patient die Praxis noch nicht kennt, hilft es ihm, wenn Sie ihn einmal durch die Praxis führen und die wichtigsten Gegenstände und ihre Anordnung im Raum beschreiben.
Beispiel: „So, Herr Horner, wir stehen jetzt vor der Anmeldung. Drei Schritte nach rechts ist die Tür zur Toilette ... das Waschbecken ist hier hinter der Tür ..."
- Entfernen Sie Stolperquellen (lose Teppiche, Fußmatten etc.) und lassen Sie vor allem in Durchgängen keine Gegenstände auf dem Boden liegen.
- Führen Sie an Treppen die Hand des Patienten zum Handlauf und gehen Sie die Stufen gemeinsam im Gleichschritt.
- Wenn Sie den Kranken zu einem Sitzplatz führen, legen Sie seine Hand auf die jeweilige Arm- oder Rückenlehne. Dies erleichtert ihm die Orientierung.
- Wenn der sehbehinderte Patient in der Praxis begleitet werden muss, signalisieren Sie ihm Ihre Hilfsbereitschaft.
Beispiel: „Herr Horner, kann ich Ihnen auf dem Weg in den Behandlungsraum behilflich sein?"
- Wenn er unterstützt werden möchte, können Sie ihn unterhaken lassen. Gehen Sie als Führende einen Schritt voraus und kündigen Sie Stufen oder Hindernisse an.
- Wenn Sie einen sehbehinderten Patienten allein in einem Raum zurücklassen, sagen Sie ihm, wo er sich gerade befindet und wer sich in seiner Nähe aufhält, an den er sich bei Bedarf wenden kann.
Beispiel: „Ich lasse Sie jetzt für einige Minuten im Behandlungsraum allein, Herr Horner. Wenn etwas ist, rufen Sie bitte nach

Patienten empfangen und begleiten

Frau Schirmer, sie ist im Labor direkt nebenan. Die Tür zum Flur lasse ich offen."
- Kündigen Sie das Betreten des Raumes immer an, damit der Sehbehinderte weiß, was um ihn herum geschieht.
  Beispiel: „So, ich bin wieder bei Ihnen, Herr Horner, und bereite jetzt Ihre Blutentnahme vor."
- Informieren Sie den Sehbehinderten über Tätigkeiten, die Sie in seiner Anwesenheit durchführen und erklären Sie diese.

Beispiel: „Ich desinfiziere jetzt Ihre Haut in der Ellenbeuge mit einem Spray, Herr Horner. Das fühlt sich kalt an. An der Stelle werde ich Ihnen gleich das Blut abnehmen."
- Halten Sie Lupen für sehbehinderte Patienten an der Anmeldung bereit.
- Wenn Ihre Praxis häufig von Blinden aufgesucht wird, ist es sinnvoll, wenn Sie diesen Patienten die wichtigsten Informationen zu Ihrer Praxis in Blindenschrift aushändigen können.

Zur Wiederholung

1. Ordnen Sie bitte zu:
   - Approbation = ( )
   - Ärztekammer = ( )
   - Physiologie = ( )
   - Promotion = ( )
   - KV = ( )
   - Pathologie = ( )

   a) Zuständigkeit für Wirtschaftlichkeitsprüfungen der Praxen
   b) Körperschaft des öffentlichen Rechts, u.a. zuständig für die Sicherung der Weiterbildung
   c) Staatliche Genehmigung zur Ausübung des ärztlichen Berufes
   d) Krankheitslehre
   e) Lehre von den normalen Körperabläufen
   f) Erlaubnis, einen Doktortitel zu führen

2. „Die Kosten im Gesundheitswesen steigen weiter", hört man immer wieder. Erläutern Sie, was mit Gesundheitswesen gemeint ist.

3. Ihre Freundin steht vor der Berufswahl. Beschreiben Sie ihr den Beruf der Medizinischen Fachangestellten.

4. Sie lesen folgende Beschreibungen in den Unterlagen:
   - Die 3 cm lange Wunde liegt 1 cm proximal der Fingergrundgelenke auf der rechten dorsalen Handfläche. Wo befindet sich die Wunde?
   - Die daumengroße Verhärtung tastet man 2 cm lateral und 3 cm kaudal des Bauchnabels auf der linken Seite. Wo befindet sich die Verhärtung?
   - Der Patient hatte Schmerzen dorsal, 2 cm links lateral der Wirbelsäule und kranial des Beckenkammes. Wo hatte er Schmerzen?

5. Ein Patient kommt in die Praxis, um die Untersuchungsergebnisse zu erfahren. Sorgenvoll sagt er zu Ihnen: „Ich habe Angst." Untersuchen Sie die verschiedenen Inhalte der Botschaft. Wodurch kann es zu Missverständnissen kommen?

6. Welche Konflikttypen unterscheidet man und in welchen Zusammenhängen können sie auftreten? – Nennen Sie jeweils ein Beispiel.

7. Listen Sie stichwortartig die wichtigsten Entwicklungsschritte eines Menschen auf. Welche Probleme können damit jeweils verbunden sein?

8. Welche Personengruppen sind besonders suizidgefährdet?

9. Begründen Sie, warum bei Patienten mit Halbseitenlähmung, Gipsverbänden oder Infusionen die betroffene Extremität zuerst aus- und anzukleiden ist.

Aufgaben

Zur Vertiefung

1. Zeigen Sie im Rollenspiel, wie Sie mit folgenden Situationen umgehen:
   - Mutter mit unruhigem und zunehmend lauter schreiendem Kind in der Praxis.
   - Ärgerlich und wütend werdender Patient im Wartezimmer.
   - Ein bisher freundlicher älterer Patient klagt immer häufiger bei seinen Praxisbesuchen, dass nur er immer so lange warten müsse.

2. Stellen Sie szenisch eine Teambesprechung dar. Das Thema ist der Umgang mit Konflikten im Team. Der Konflikt ist entstanden durch unterschiedliche Vorstellungen bei der Urlaubsplanung. Dabei sollen auch die Rollenerwartungen an die verschiedenen Mitarbeiter und Mitarbeiterinnen der Praxis zur Sprache kommen. Teilnehmer: eine Ärztin, eine leitende MFA, eine weitere MFA, eine Auszubildende.

3. Stellen Sie im Rollenspiel ein Telefongespräch dar. Ein Patient möchte über die Werte seiner Blutuntersuchung informiert werden.

4. Erarbeiten Sie mithilfe des Schemas (Bild 46) das Thema Krankheitsbewältigung.

5. Führen Sie die Hilfsmaßnahmen „Hilfe beim Transfer vom Rollstuhl auf die Untersuchungsliege" und „Lagern des Patienten auf der Untersuchungsliege" in Vierergruppen durch. Zwei Personen beobachten dabei die durchgeführten Maßnahmen mithilfe der Anleitungen im Buch. Die Beobachter geben den Akteuren anschließend ein Feedback.

6. Erstellen Sie für den Aufenthaltsraum Ihrer Praxis ein Poster, auf dem Sie mit Texten und Bildern einige wichtige Tipps für den Umgang mit alten Menschen darstellen.

7. Informieren Sie sich im Internet über die internationale Blindenschrift. Finden Sie heraus, wie Zahlen und spezielle Computerzeichen in der Blindenschrift dargestellt werden und suchen Sie Informationen über den Erfinder der Blindenschrift.

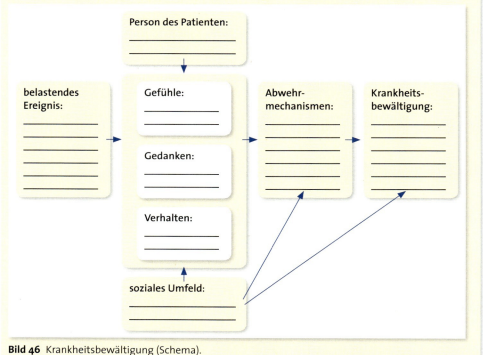

Bild 46 Krankheitsbewältigung (Schema).

2 ● Patienten empfangen und begleiten

8. Fallbeispiel

Das Ehepaar Binswanger hat eine schwierige Zeit hinter sich. In den letzten Monaten kam es häufig zu Streit. Zunächst dachte Frau Binswanger, ihr Mann sei mit den Gedanken manchmal woanders, seit er im Ruhestand ist. Aber seine „Schusseligkeit", wie sie es anfangs nannte, nahm immer auffälligere Formen an. Häufig vergaß er, sie abends wie vereinbart von der Arbeit abzuholen. Manchmal parkte er sein Auto ohne Grund in der Einfahrt des Nachbarn statt in der eigenen Garage. Doch nachdem er neulich bei Schneefall mit Sandalen das Haus verließ, war für Frau Binswanger das Maß voll. Gegen seinen Willen vereinbarte sie für ihn einen Termin beim Hausarzt, der das Ehepaar seit Jahrzehnten kennt. Er soll die Ursachen für das Verhalten ihres Mannes klären.

Nach einer allgemeinen körperlichen Untersuchung ohne auffällige Befunde lässt der Arzt Herrn Binswanger den „Uhrentest" durchführen (Bild 47). Dieser Test stellt ein grobes diagnostisches Verfahren dar, um das Vorliegen oder die Ausprägung einer Demenz zu erkennen. Er wird sowohl von Neurologen als auch von Hausärzten angewendet. Herr Binswanger soll in einen vorgegebenen Kreis Zahlen und Zeiger einzeichnen, anschließend die Uhrzeit ablesen und notieren.

Der Test aktiviert verschiedene Bereiche des Gehirns. Untersucht werden die Aspekte Gedächtnis, Planen, Handeln und Erkennen. Herr Binswanger erreicht statt möglicher 7 nur 3 Punkte (Bild 48). Somit besteht ein Anfangsverdacht auf das Vorliegen einer Demenz. Zur genaueren Abklärung mit differenzierteren Tests und Untersuchungen überweist ihn sein Hausarzt an einen Neurologen.

Der Verdacht auf eine Demenz bei Herrn Binswanger wird durch eingehende neurologische Untersuchungen bestätigt. Nach Einstellung der medikamentösen Therapie durch den Neurologen findet die weitere medizinische Betreuung durch seinen Hausarzt statt. Für die MFA ist der Umgang mit Herrn Binswanger, dessen geistigen Fähigkeiten immer mehr nachlassen, eine schwierige Aufgabe …

Datum:

Name des Patienten:

1. Bitte zeichnen Sie eine Uhr:

2. Schreiben Sie die Uhrzeit so, wie sie z. B. auf einem Fahrplan steht:

_____

Bild 47 Uhrentest.

Datum: **14.01.2009**

Name des Patienten: **Klaus Binswanger**

1. Bitte zeichnen Sie eine Uhr:

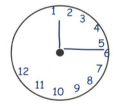

2. Schreiben Sie die Uhrzeit so, wie sie z. B. auf einem Fahrplan steht:

12.05

Auswertung:	Punkte:	
Genau 12 Zahlen?	1	1
„12" oben?	2	
Zwei Zeiger?	2	2
Abgelesene Zeit?	2	
Erreichte Punkte:	max. 7 Punkte	3

Bild 48 Uhrentest mit pathologischem Befund.

- Versetzen Sie sich in die Situation von Frau Binswanger, nachdem sie von der Diagnose ihres Mannes erfahren hat. Notieren Sie die Fragen und Probleme, die sie beschäftigen werden.
- Frau Binswanger schildert einer MFA in der Praxis ihre Probleme. Sie ist verzweifelt. Wie kann die MFA in dieser Situation reagieren? Spielen Sie die Szene als Rollenspiel in Ihrer Klasse.

9. Fallbeispiel
Ein 72-jähriger Mann italienischer Herkunft kommt in Begleitung seines Sohnes und seiner Schwiegertochter in die Praxis. Während seines Besuches in Deutschland ist er schwer erkrankt und möchte, da die meisten Verwandten in Deutschland leben, seine Krankheit hier auskurieren. Er spricht ein bisschen Deutsch.
Sie übernehmen die Aufgabe, auf seine Fragen und die seiner Angehörigen einzugehen und ihn zu betreuen.
- Die Kinder erkundigen sich, welche diagnostischen Maßnahmen möglich sind, wie sie ablaufen, wer jeweils zuständig ist und wie die Kostenfrage geregelt wird.
- Worauf achten Sie während des Gesprächs (in der Kommunikation mit Patient und Angehörigen)?
- Welche Punkte (Aspekte) berücksichtigen Sie beim Umgang mit einem schwer erkrankten Menschen?
- Wie können Sie reagieren, als Sie bemerken, dass zwischen den Kindern und dem Patienten unterschiedliche Vorstellungen über das Vorgehen bestehen?
- Am nächsten Tag bittet Sie Ihr Chef, bestimmte Angaben von dem italienischen Patienten einzuholen. Wie führen Sie das Telefongespräch?
- Während des Telefonats betont der Patient, wie wohl er sich in der Praxis fühlt. Dies nehmen Sie zum Anlass, eine Checkliste zum Thema Praxisklima („Der zufriedene Patient") zu entwerfen und zu erstellen.

10. Fallbeispiel
Eine 39-jähre Frau (Kauffrau, verheiratet, 1 Kind) wird nach einem Suizidversuch in die Klinik eingeliefert. Ihr Mann berichtet, dass sie in den letzten Wochen nicht mehr gekocht habe und dass sie sich kaum um ihr Kind gekümmert habe, die letzte Woche sei sie nicht zur Arbeit gegangen. Sie habe sich mit Unterleibsschmerzen aufs Bett gelegt und geweint, weil sie glaubte, sie habe Krebs. Dabei war sie schon bei mehreren Ärzten gewesen, die nichts gefunden hätten. Die Familienanamnese ergibt, dass die Mutter an Depressionen gelitten hat, die Sozialanamnese zeigt geordnete, stabile Verhältnisse.
Die Frau ist apathisch, macht sich Vorwürfe, sie werde durch ihre Krankheit die Familie ruinieren.
Nach dreimonatiger medikamentöser und psychotherapeutischer Behandlung kann die Frau wieder zu ihrer Familie und an ihren Arbeitsplatz zurückkehren.
- Arbeiten Sie Symptome heraus und stellen Sie dann eine Diagnose.
- Sehen Sie Zusammenhänge zwischen ihrer Anamnese und der Erkrankung?
- Welche Medikamente erhält die Patientin?

Lernfeld 3
Praxishygiene und Schutz vor Infektionskrankheiten organisieren

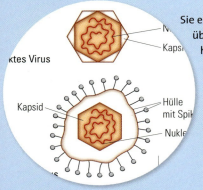

Sie erhalten einen Überblick über die verschiedenen Krankheitserreger.

Sie erfahren, welche Infektionskrankheiten es gibt und wie man sich infizieren kann.

Welche Schutzmaßnahmen sollten Sie ergreifen, damit Sie nicht selbst erkranken? – Nach dem Durchlesen wissen Sie auch dies.

Sie lernen, wie man Hygienemaßnahmen in der Praxis durchführt und was ein Hygieneplan ist.

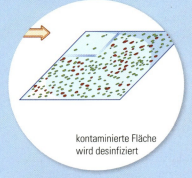

kontaminierte Fläche wird desinfiziert

Damit Sie die notwendigen Hygienemaßnahmen ordnungsgemäß durchführen können, müssen die entsprechenden Geräte gewartet und gepflegt werden.

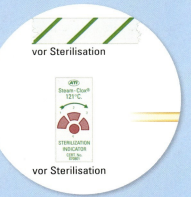

vor Sterilisation

vor Sterilisation

Krankheitserreger 3

Bis vor ungefähr 150 Jahren kannte man in den Arztpraxen und Krankenhäusern dieser Welt das Wort Hygiene überhaupt nicht. Die Ärzte meinten bis dahin, der Eiter in den Wunden gehöre zum Heilungsprozess. Viele Chirurgen nahmen keine Amputationen vor, weil die Erfahrung sie gelehrt hatte, dass diese Patienten nach der Operation ohnehin nicht mehr lange lebten. Bei Hausgeburten verstarben ca. 10 % der Mütter am Kindbettfieber, in Krankenhäusern dagegen ca. 50 %. Mutige und weitsichtige Ärzte entwickelten aufgrund von Beobachtungen und häufig gegen den heftigen Widerstand ihrer Kollegen Mittel und Verfahren, um die durch Mikroorganismen verursachten Infektionen zu bekämpfen.

Ignaz Semmelweis führte um 1850 die Händedesinfektion ein: Alle Schwestern und Ärzte mussten vor der Untersuchung und Behandlung eines Patienten die Hände desinfizieren. Das Ergebnis war ein Rückgang der Müttersterblichkeit auf die Größenordnung wie bei den Hausgeburten. Joseph Lister erkannte als Chirurg, dass eine Desinfektion der Wundverbände und des Operationsbestecks den tödlichen Ausgang von Operationen verhindern konnte. Diese und viele andere – für uns selbstverständliche – Hygienemaßnahmen wurden entwickelt, obwohl die Bakterien, Pilze und Viren als Verursacher noch nicht entdeckt waren.

Ignaz Semmelweis (1818–1865), österr. Arzt; »Retter der Mütter«

Joseph Lister (1827–1912), englischer Arzt; »Theorie der Erkrankungen durch verschmutzte Instrumente und Geräte«

1 Krankheitserreger

Zu den Erregern von Infektionskrankheiten zählt man Mikroorganismen – das sind Bakterien, Viren, Einzeller, Pilze – und Parasiten wie Würmer, Läuse und Zecken.

Einen Größenvergleich von Mikroorganismen zeigt Bild 1.

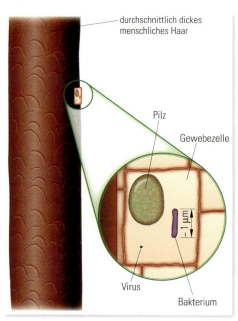

Bild 1 Größenvergleich zwischen einer menschlichen Gewebezelle, einer Sprosspilzzelle, einem Bakterium, einem Virus und einem menschlichen Haar.

1.1 Pilze

1.1.1 Pilzzellen und Pilzvermehrung

Pilze gehören zu den höheren Organismen mit einem Zellkern. Sie kommen überall auf der Welt vor, sodass man sich von Mensch zu Mensch, vom Tier zum Menschen oder aus der Umwelt (Erde, Fußboden, Textilien) infizieren kann.

Pilze vermehren sich auf organischen Materialien (abgestorbene, geschwächte oder verletzte Haut- und Schleimhautzellen), wenn Feuchtigkeit vorhanden ist.

Sprosspilze / Hefepilze erkennt man im Mikroskop als ovale Zellen. Sie vermehren sich ungeschlechtlich (mitotisch) durch Sprossung (Bild 2, S. 70).

Mitose ▶ S. 110

Fadenpilze verbreiten sich über Sporen. Diese keimen aus, wachsen zu langen, verzweigten Fäden (Hyphen) aus und bilden dabei ein Geflecht (Myzel). An den Fäden entstehen Sporenträger mit Sporen, die mit jedem Luftzug verbreitet werden (Bild 3, S. 70). Pilzsporen werden durch Desinfektionsmittel abgetötet.

• Praxishygiene und Schutz vor Infektionskrankheiten organisieren

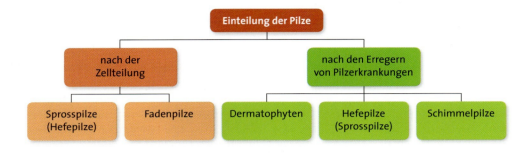

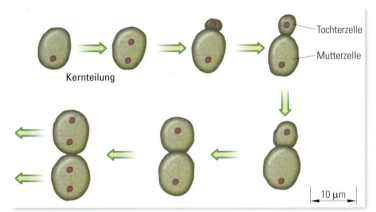

Bild 2 Vermehrungsstadien eines Sprosspilzes / Hefepilzes.

µm = Mikrometer = 1/1000 mm

Hautpilzerkrankungen ▶ S. 392

Mykosen: alle durch Pilze hervorgerufene Krankheiten

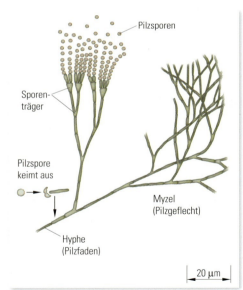

Bild 3 Fadenpilz (Schimmelpilz).

DHS-System. Die in der Medizin übliche Einteilung der Pilze erfolgt nach dem DHS-System:
- **D** = Dermatophyten,
- **H** = Hefepilze / Sprosspilze,
- **S** = Schimmelpilze.

Dermatophyten befallen Haut, Nägel und Haare.
Hefepilze gehören zu den häufigsten Mykoseerregern auf der Haut und den Schleimhäuten des Menschen.
Schimmelpilze infizieren bei immunologisch stark geschwächten Patienten großflächige Wunden und Organe. Schimmelpilzsporen können Haut- und Atemwegsallergien verursachen.

Auf Lebensmitteln produzieren Schimmelpilze häufig lebertoxische und krebserregende Pilzgifte (Mykotoxine).

Pilze können aber auch in der Natur oder auf Lebensmitteln Giftstoffe produzieren, mit deren Hilfe sie Bakterien in ihrer Umgebung abtöten. Solche chemischen Verbindungen (z. B. Penicilline) nutzt der Mensch als Antibiotika.

1.1.2 Pilzerkrankungen

Mykosen können in zwei Formen auftreten, als
- Ektomykosen (Haut-, Nagel- und Haarmykosen) und als
- Endomykosen (Schleimhaut- und Organmykosen).

Mykosen sind nicht Ausdruck mangelnder Hygiene, sondern ein Zeichen für Abwehrschwäche oder übertriebene Hygiene. Die intakte Haut und die Schleimhaut können einen Pilzbefall abwehren. Erst wenn sie geschädigt sind oder das Immunsystem geschwächt ist, entwickeln sich Mykosen:
- durch gequollene Haut und Nägel bei berufsbedingten Arbeiten im Wasser, in Gummistiefeln, bei häufigem Duschen, in den Analfalten, den Arm- und Beinfalten bei Säuglingen und bei Bettlägrigen,

- bei Minderdurchblutung an Zehen und Beinen (Diabetes, Arteriosklerose, Raucherbein) oder bei Drucknekrosen (Dekubitus, schlecht angepassten Prothesen),
- bei Dauerkontakt mit Erde bei Landwirten und Gärtnern,
- durch Chemikalien (waschaktive Substanzen, Säuren, Laugen, Zement),
- bei großflächigen Verletzungen wie Verbrennungen oder Schürfwunden,
- bei Immunschwäche durch Zytostatika oder bei AIDS,
- bei einer Chemotherapie oder Langzeitbehandlung mit Antibiotika und
- im Alter.

Haarmykosen, also der Pilzbefall der Kopf- und Barthaare (Tinea capitis), sind bei uns selten geworden. Meist wird Tierkontakt nach Fernreisen als Infektionsursache ermittelt. In erster Linie sind Dermatophyten nachweisbar.

Nagelmykosen (Onychomykosen) entstehen an den Füßen ca. viermal häufiger als an den Händen. Alte Menschen leiden häufig unter Nagelpilz.

Die Pilze (Hefepilze und Dermatophyten) gelangen aus der unmittelbaren Umgebung (Fußboden, Socken, Schuhe) auf die Nägel. Sie wachsen unter den vorderen Nagelteilen ein und breiten sich über Monate entlang der Nagelränder zur Nagelwurzel hin aus (Bild 4). Häufig kommt es zu Nageldeformationen (Bild 5).

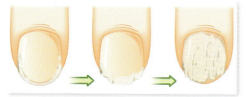

Bild 4 Fortschreitender Nagelpilzbefall.

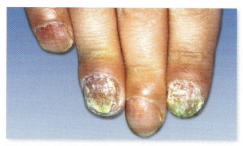

Bild 5 Durch Pilzbefall veränderte Fingernägel.

Sonstige Mykosen. Großflächige Verbrennungen oder Abschürfungen verpilzen nach dem Anflug von Schimmelpilzsporen sehr schnell. Dadurch wird die Wundheilung verhindert. Eine spezielle Abdeckung verhindert die Pilzbesiedelung.

Immungeschwächte Patienten (AIDS, Chemotherapie, Langzeitpflegepatienten) sind besonders anfällig für Organmykosen in der Blase oder der Lunge (z. B. Aspergillosen).

1.1.3 Therapie und Prophylaxe

Bei Verfärbungen oder Verformungen am Nagel, bei Hautjucken oder bei Belägen auf der Schleimhaut sollte der Arzt aufgesucht werden. Die Therapie, insbesondere der Fußnägel, kann mehrere Monate dauern und muss ärztlich begleitet werden.

Zur Therapie von Mykosen setzt man Antimykotika ein. Antimykotika können äußerlich als Lösung oder Creme aufgetragen werden. Stellt sich kein Erfolg ein, geht man auf orale Medikamente über. Die Therapie muss auch dann fortgesetzt werden, wenn die Symptome abgeklungen sind. Die fachärztliche Betreuung ist unbedingt notwendig.

Pilzprophylaxe
- Nägel kurz halten, sodass bei Stauchungen das Nagelbett nicht verletzt wird,
- ausreichend große Schuhe und Stiefel schon im Kindes- und Jugendalter tragen,
- in Feuchträumen immer eigene Badeschuhe benutzen,
- nasse oder feuchte Füße – auch zwischen den Zehen – gründlich trocknen,
- in Gummistiefeln Socken tragen,
- Socken / Strümpfe täglich wechseln,
- bei Erdarbeiten Handschuhe anziehen.

Diabetes ▶ S. 379 ff.

Arteriosklerose ▶ S. 270 f.

Dekubitus: Geschwür durch Wundliegen

AIDS ▶ S. 83 ff.

1.1.4 Mykologische Untersuchungsmaterialien

Die Gewinnung mykologischer Untersuchungsmaterialien für das Untersuchungslabor hat einige Besonderheiten gegenüber sonstigen Patientenmaterialien:

- Mit dem Wood-Licht (UV-Licht bei 365 nm Wellenlänge) kann man die befallene Hautstelle vom gesunden Gewebe meist gut abgrenzen;
- die abgestorbenen Haut- und Nagelpartien werden entfernt, um an die Stellen zu gelangen, an denen die Pilze ihre diagnostisch typischen Wachstumsformen zeigen;
- vor der Probenahme werden die Haut, der Haarboden oder der Nagel mit einem Zellstofftupfer (nicht Wattetupfer) mit 70 %igem Alkohol desinfiziert, um die störende Begleitflora zu entfernen. Die Pilze sind in den Nägeln und Haaren geschützt;
- die zu untersuchenden Kopfhaare werden bis ca. 1 cm über dem Haarboden abgeschnitten und verworfen, weil erst darunter die Pilze ihre typischen Wachstumformen zeigen. Nach dem Desinfizieren der Haut werden ca. 30 Haare mit einer sterilen Pinzette ausgerissen (epiliert);
- von den Nägeln werden mit einem sterilen scharfen Löffel oder Skalpell feine Späne in das sterile Versandgefäß geschabt (Geschabsel);
- alle anderen Proben, wie Sputum, Urin, Stuhl, Liquor, Blut oder Schleimhautabstriche, werden wie in der Bakteriologie gewonnen und verschickt.

> UV-Licht ▶ S. 182
>
> **nm** = Nanometer = 1/1000 µm

1.2 Bakterien

1.2.1 Bakterienzellen und Bakterienvermehrung

Bakterienzellen gehören zu den einfachen Zellen. Sie unterscheiden sich stark von denen der höheren Lebewesen.

Die Bakterienzelle hat keinen Zellkern. Das ringförmige Chromosom (DNS-Ring) liegt frei im Zytoplasma (Bild 6). Außerdem besitzen Bakterien häufig einen zusätzlichen, kleinen DNS-Ring (Plasmid) als Informationsspeicher für Resistenzen gegen Antibiotika oder für die Toxinbildung. Plasmide werden wie das Chromosom verdoppelt und können zwischen einzelnen Bakterienzellen ausgetauscht werden. Auf diese Weise entstehen aus harmlosen Bakterien virulente Formen.

Die Bakterienzelle ist von einer Zellwand umgeben, die dick oder dünn sein kann. Dies hat Auswirkungen auf das Krankheitsbild und die Antibiotikabehandlung. Beim Zerfall der Bakterien im Körper erzeugen Zellwandbruchstücke (Pyrogene) Fieber und Schüttelfrost. Aus der Zellwand ragen die Oberflächenantigene (OAg) wie ein dichter Wald als lange, verzweigte Moleküle heraus. Unser Körper erkennt anhand

> DNS ▶ S. 109
>
> **virulent** = giftig, ansteckend
>
> Immunsystem ▶ S. 251 ff.

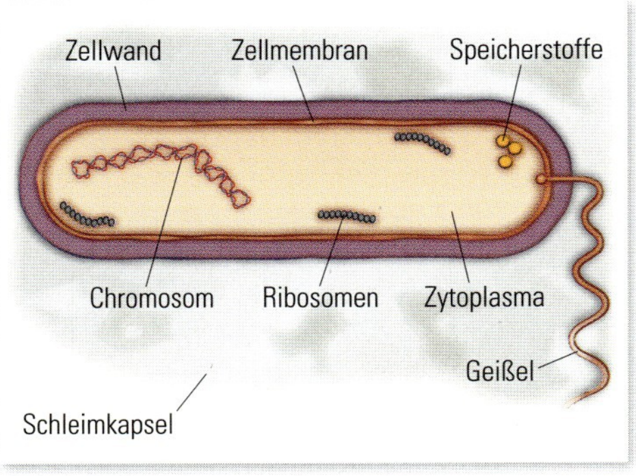

Bild 6 Aufbau einer Bakterienzelle.

dieser OAg, ob sein Immunsystem mit diesen Bakterien schon einmal Kontakt hatte oder ob es eine Immunität neu aufbauen muss.

Nach der Zellform unterscheidet man zwischen Kokken, Stäbchen und Schraubenbakterien (Bild 7). Manche Bakterien sind beweglich (z. B. durch eine Geißel).

Krankheitserreger

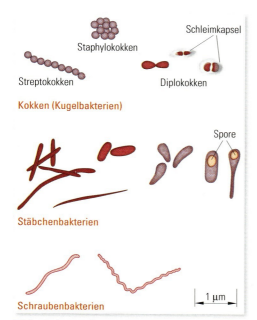

Bild 7 Bakterienformen.

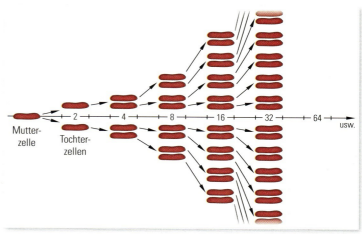

Bild 8 Vermehrung einer Bakterienmutterzelle.

Damit Bakterien im Mikroskop sichtbar sind, müssen sie angefärbt werden. Die wichtigste Darstellungsmethode in der mikrobiologischen Diagnostik ist die Gramfärbung (Tabelle 1). Man erkennt dann die Form der Bakterien und die Reaktion der Zellwand auf bestimmte Färbemittel. Daraus schließt man auf die Dicke und Struktur der Zellwand.

Gramfärbung	Bakterienfarbe	Zellwand
grampositiv	violett	dick
gramnegativ	rot	dünn

Tabelle 1 Gramfärbung.

Einige Bakterienarten, z. B. der Tetanuserreger, können innerhalb ihrer Zelle jeweils eine Spore als Überlebensform bilden. Bakteriensporen sind nur mit Sterilisationsmaßnahmen abzutöten.

Bakterien vermehren sich ungeschlechtlich (mitotisch): aus einer Mutterzelle werden 2, dann 4, dann 8 Tochterzellen usw., bis Millionen identischer Zellen entstanden sind (Bild 8). Die Zeit zwischen den einzelnen Vermehrungsschritten ist die Generationszeit; diese ist für jede Bakterienart typisch. Sie liegt zwischen ca. 15 Minuten (Staphylokokken) und mehr als einer Stunde (Tuberkuloseerreger).

1.2.2 Verläufe bakterieller Erkrankungen

Die Zellwandoberflächenantigene (OAg) sind Rezeptoren, mit denen sich die Bakterien wie mit einem Klettverschluss an ihre Wirtszelle anheften. Erst jetzt können sie mit dieser Zelle Verbindung aufnehmen:

- Mithilfe von Toxinen zerstören sie die Wirtszelle (Zellnekrose), um an deren Inhaltsstoffe als Nahrung heranzukommen. So löst z. B. Staphylococcus aureus eine eitrige Entzündung aus.
- Sie reizen die Zelle zur Wasser- und Stoffabgabe, ohne sie zu zerstören, z. B. Enteritissalmonellen als Durchfallerreger. Dadurch erhalten sie Nährstoffe und werden wieder aus dem Körper ausgeschwemmt, um sich weiter zu verbreiten.
- Sie benutzen die Zelloberfläche nur als Anker, um die Nahrungsmoleküle aus der Umgebung herauszufischen, z. B. auf den Schleimhäuten im Mund, im Darm oder auf der Vaginalschleimhaut.

1.2.3 Therapie bakterieller Erkrankungen

Durch den Einsatz von Antibiotika haben viele bakterielle Erkrankungen ihren Schrecken verloren. Antibiotika greifen an verschiedenen Stellen des Bakteriums an. Bild 9 (S. 74) zeigt Beispiele.

Toxine: von Lebewesen ausgeschiedener oder beim Zerfall organischen Materials entstehender Giftstoff

H. Ch. Gram, Arzt (1853–1938)

Sterilisation
▶ S. 100 f.

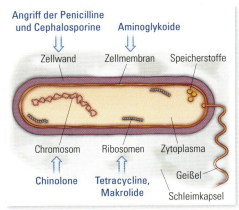

Bild 9 Angriffsstellen unterschiedlicher Antibiotika im Bakterium.

1.2.4 Bakteriologische Untersuchungsmaterialien

Um dem behandelnden Arzt die Entscheidung für die geeignete Therapie zu erleichtern, werden vom Patienten Proben genommen und im mikrobiologischen Labor untersucht. Die richtige Probennahmetechnik erleichtert und verkürzt die Labordiagnostik (Tabelle 2).

Patientenprobe	Entnahmetechnik	Volumen	Transport / Lagerung	Bemerkung
Urin (Mittelstrahlurin)	Reinigung der Genitalien mit Seife und Wasser	5–10 ml	Uricult verwenden oder Probe in steriles Röhrchen überführen; vor Transport im Kühlschrank lagern	Morgenurin am besten geeignet
Stuhl	Stuhl ohne Urin in ein steriles Gefäß absetzen, Probe in ein Stuhlröhrchen übertragen	ca. erbs- bis bohnengroße Portion, ca. 2 g	in gepuffertes Transportmedium übertragen	Rektalabstriche nur, wenn kein Stuhl zu gewinnen ist
Abstriche (Wund-, Rachen-, sonstige Schleimhäute)	mit einem sterilen Tupfer (u. U. lang und flexibel)	möglichst viel Material	in ein Transportmedium stecken	bei Verdacht auf Meningokokken: warm halten; sofort ins Labor
Punktate* (Pleura, Peritoneum, Gelenke)	nach Hautdesinfektion Punktion des Eiterherdes mit einer sterilen Spritze	möglichst mehr als 1 ml	Material in der Spritze belassen oder in einem Anaerobengefäß bei Zimmertemperatur lagern	—
Sputum, Auswurf (Bronchialsekret)	Mund mehrfach spülen (nicht mit Desinfektionsmitteln), in ein steriles Gefäß räuspern oder husten (expektorieren)	—	sofort ins Labor, sonst im Kühlschrank lagern	Morgensputum am besten geeignet
Liquor	Lumbalpunktion	mind. 2 ml	sofort ins Labor, nicht kühlen	wenn Transport verzögert, dann Liquor in vorgewärmten Blutkulturflaschen bei 37 °C kurzfristig lagern
Blut	Hautdesinfektion, entnommenes Blut in vorgewärmte Blutkulturflaschen injizieren	Kinder: 2–5 ml Erwachsene: 10–20 ml	möglichst schnell ins Labor, sonst kurzfristig bei 25 °C lagern	Entnahme möglichst vor Antibiotikagabe

*Punktat = bei einer Punktion entnommene Flüssigkeit oder Gewebeprobe

Tabelle 2 Bakteriologische Untersuchungsmaterialien.

1.3 Viren

1.3.1 Virusaufbau und Virusvermehrung

Viren sind keine Zellen. Viren bestehen nur aus Nukleinsäure (DNS oder RNS). Der Eiweißmantel (Kapsid), der die DNS/RNS umgibt, ist aus identischen Eiweißmolekülen zusammengesetzt (Bild 10). Manche Viren haben zusätzlich um dieses Kapsid eine Hülle. Sie sind kleiner als 1/10 000 mm = 0,1 μm und im Lichtmikroskop nicht mehr erkennbar.

Viren können sich nur in lebenden Zellen vermehren. Sie erkennen mithilfe der Hülle oder mit dem Kapsid die Oberfläche ihrer Wirtszellen, dringen in sie ein und programmieren den Stoffwechsel so um, dass die Zellen nur noch Viren in großer Zahl synthetisieren müssen (Bild 11). Jedes Virus hat eine eigene Wirtszelle: Hepatitisviren können sich nur von Leberzellen, Polioviren von Nervenzellen oder Warzenviren von Hautzellen vermehren lassen.

Virus (gr.) = Gift

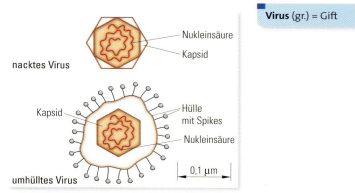

Bild 10 Aufbau eines Virus.

1.3.2 Verläufe von Viruserkrankungen

Viren haben unterschiedliche Strategien, um ihren Wirtsorganismus zu beeinflussen:
- Sie schädigen ihre Wirtszelle durch Umprogrammieren des Stoffwechsels zugunsten der Virusvermehrung. Wenn die Zelle mit Viren gefüllt ist, platzt sie. Der Organismus kann die toten Zellen nicht immer durch gleiche ersetzen, sondern füllt die Lücken mit Bindegewebszellen aus. Deshalb wird z.B. die Leber bei manchen Hepatitisformen durch narbiges Bindegewebe zirrhotisch.
- Es gibt Virusarten, die in der Wirtszelle über eine lange Zeit vermehrt werden und die Zelle kontinuierlich verlassen. Die Zelle verhungert schließlich.
- „Schlüpft" die Virusnukleinsäure in ein Chromosom der Wirtszelle, wird sie bei jeder Zellteilung (Mitose) mit vermehrt (latente Infektion). Später kann – meist von außen durch Strahlen oder chemische Substanzen ausgelöst – diese Virusnukleinsäure aus den Zellchromosomen frei werden. Einige Tumore werden auf solche latent virusbefallenen Zellen zurückgeführt.

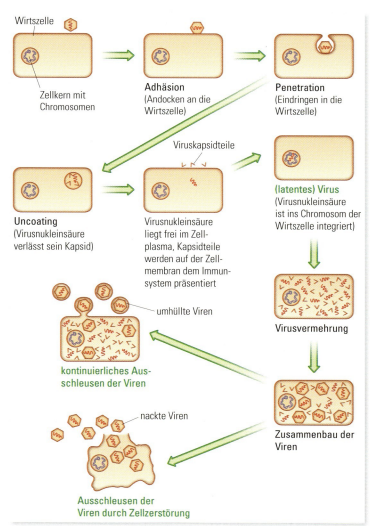

Bild 11 Virusvermehrung.

Spontan oder durch Umwelteinflüsse verändern Viren ihre Kapsidproteine sehr schnell. Sie erkennen dann ihre Wirtszelle, sind aber für das Immunsystem wieder „fremd", was dem Virus einen Vermehrungsvorsprung verschafft, z. B. bei Grippeviren.

Grippe ▸ S. 83

Virustatika: gegen Viren wirksame Medikamente

1.3.3 Virusdiagnostik

Einige Virusinfektionen sind anhand der Symptome einfach zu erkennen, z. B. Warzen, Schnupfen oder Grippe. Die überwiegende Mehrzahl aller viralen Krankheiten ist nur mithilfe des Labors nachweisbar.

Häufig signalisieren die befallenen Zellen dem Immunsystem, dass sie Viren enthalten. Unter anderem gibt das Immunsystem als Antwort darauf Antikörper im Blut ab. Deshalb sucht man im Labor bei Verdacht auf eine Virusinfektion im Serum (serologisch) des Patienten nach solchen Antikörpern. In besonderen Fällen kann man im Serum des Patienten auch direkt die Viren oder Virusteile – die Antigene – suchen.

Antikörper ▸ S. 251

Antigene ▸ S. 252

Impfung ▸ S. 88 f.

1.3.4 Virustherapie und Prophylaxe

Antibiotika sind gegen Viren wirkungslos. Wegen der Virusvermehrung in der menschlichen Zelle ist es schwierig die Viren zu treffen ohne der Wirtszelle zu schaden.

Antivirale Medikamente. Die zur Zeit verwendeten Virustatika greifen jeweils in einer bestimmten Phase der Virusvermehrung ein. Daher müssen beispielsweise AIDS-Patienten immer mehrere dieser Medikamente kombinieren, um das HI-Virus in Schach zu halten.

Da immer wieder mit einer Grippeepidemie gerechnet werden muss, ist eine mögliche Therapie mit Virustatika ins Blickfeld der Öffentlichkeit geraten. So bremst z. B. der Neuraminidasehemmer Tamiflu® die Vermehrung des Grippevirus; die Therapie muss jedoch frühzeitig, am besten noch in der Inkubationszeit, beginnen, damit sie erfolgreich ist. Außerdem ist das Medikament teuer und schlecht verträglich.

Eine vorsorgliche Impfung ist daher die bessere Möglichkeit sich gegen Viruserkrankungen zu schützen.

1.4 Parasiten

Unter Parasiten versteht man im deutschen Sprachraum ein- und vielzellige tierische Schmarotzer. Dazu gehören Einzeller (Protozoen) wie die Malariaerreger, Würmer (Helminthen) wie Band- und Spulwürmer und die Gliederfüßler (Arthropoden) wie Läuse, Flöhe oder Zecken. Im englischen Sprachgebrauch sind alle Krankheitserreger Parasiten, also auch Pilze, Bakterien und Viren. Aufgrund ihres Lebensraumes unterscheidet man Ektoparasiten, die sich auf dem Wirt aufhalten (Läuse, Flöhe, Zecken) und Endoparasiten, die im Wirt leben, d. h. im Darm, in Körperhöhlen oder im Gewebe (Würmer, Malariaerreger).

Viele Parasiten machen komplizierte Entwicklungsschritte zwischen dem Ei- oder Larvenstadium und dem erwachsenen Tier durch. Sie wechseln möglicherweise den Wirtsorganismus und werden dabei häufig von anderen Lebewesen übertragen. Mangelhafte Hygiene, Armut und warmes, feuchtes Klima begünstigen parasitäre Erkrankungen. Unter solchen Gegebenheiten sterben weltweit Millionen Menschen, insbesondere Kinder.

In Europa spielen die parasitären Erkrankungen bzw. deren Erreger nur eine untergeordnete Rolle. Bedeutsam sind z. B. Toxoplasmose, Trichomonadeninfektionen und die als Reisekrankheit eingeschleppte Malaria.

1.4.1 Toxoplasmose

Der einzellige Parasit Toxoplasma gondii ist ca. 5–6 µm groß und kann sich deshalb innerhalb von Zellen vermehren. Die Infektion beim Menschen erfolgt durch Verzehr von rohem oder ungenügend erhitztem infiziertem Rind- oder Schweinefleisch oder über den Kontakt mit Katzen. Nach der oralen Aufnahme gelangen die Parasiten über den Darm ins Blut und weiter in die Zellen der Muskulatur und des Gehirns. Dort vermehren sie sich. In den meisten

Fällen verläuft diese Vermehrungsphase ohne Symptome. Unser Immunsystem beherrscht die Infektion, sodass wir häufig lebenslang unbemerkt vermehrungsfähige, abgekapselte Parasiten (Zysten) tragen (Bild 12). Ca. 70 % aller Menschen über 60 Jahre sind Träger von Toxoplasmen. Eine Behandlung ist nicht notwendig. Erst bei einer Immunschwäche, z. B. AIDS, verlassen die Toxoplasmen die Zysten und vermehren sich explosionsartig, sodass der Patient daran stirbt, wenn nicht rechtzeitig medikamentös behandelt wird.

a) einzelner Parasit mit Zellkern (stark vergößert)

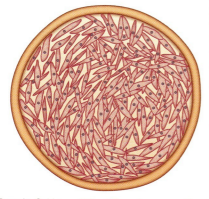
b) Zyste im Gehirn, gefüllt mit Toxoplasma gondii

Bild 12 Toxoplasma gondii als Einzeller und in einer Zyste im Gehirn eingekapselt.

Gefährlich ist auch eine erstmalige Infektion während der Schwangerschaft. Die Parasiten können die Plazenta überwinden (pränatale Infektion). Die Folgen können ein Abort oder schwere Schäden beim Neugeborenen sein, z. B. Augenveränderungen bis zur Blindheit, Verkalkungen im Gehirn oder geistige Behinderung. Während der Schwangerschaft müssen deshalb der Kontakt mit Tieren, insbesondere mit Katzen, und der Verzehr von rohem Fleisch unterbleiben.

> Schwangere sollen keinen Kontakt mit Katzen haben; bei der Speisenzubereitung mit Hackfleisch oder Geflügel Handschuhe tragen; alle benutzten Geräte in der Spülmaschine heiß reinigen.

Mit dem Nachweis von Antikörpern kann im Labor serologisch eine Infektion mit Toxoplasma gondii feststellt werden.

1.4.2 Trichomoniasis

Der einzellige Parasit Trichomonas vaginalis kommt nur beim Menschen vor. Die Infektion erfolgt über den Geschlechtsverkehr. T. vaginalis lebt und vermehrt sich auf den Schleimhäuten der Harnwege und der Vagina. Häufig verläuft die Entzündung symptomlos. Erst bei gestörtem Scheidenmilieu oder bei Antibiotikabehandlung kommt es zur Entzündung der Harnröhre bei Frau und Mann, der Scheide oder der Prostata. Rötungen, Juckreiz und evtl. Ausfluss (Fluor) sind die Folgen. Unbehandelt geht diese Erkrankung in ein chronisches Stadium über. Vereinzelt kann die Infektion bis zum Nierenbecken aufsteigen.

Der Nachweis einer Infektion erfolgt meist direkt mikroskopisch aus dem Fluor oder Harnröhrensekret. Man erkennt dann die Trichomonaden an ihrer schnellen Drehbewegung. T. vaginalis lässt sich medikamentös behandeln. Dabei muss der Partner in die Behandlung mit einbezogen werden.

1.4.3 Malaria (Wechselfieber, Sumpffieber)

Die Malaria wird als Erkrankung aus feuchtwarmen Gebieten mitgebracht: Afrika südlich der Sahara, Süd- und Mittelamerika sowie Süd- und Südostasien. In diesen Gebieten sterben jährlich viele Menschen an den Folgen dieser Krankheit (Bild 13).

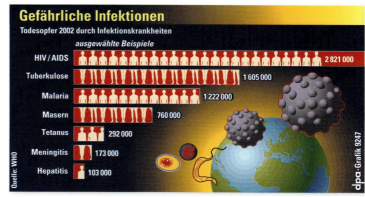

Bild 13 Gefährliche Infektionen.

Praxishygiene und Schutz vor Infektionskrankheiten organisieren

Erythrozyten ▶
S. 237

Der Malariaerreger Plasmodium ist ein einzelliger Parasit, der zur Vermehrung zwei Wirte benötigt. Die Stechmücke Anopheles ist der erste Wirt. In ihrem Darm vermehrt sich Plasmodium und wandert von dort in ihre Speicheldrüsen. Wenn die Mücke für ihre Blutmahlzeit die Haut des Menschen durchsticht, überträgt sie dabei die Plasmodien (Bild 14). Der Mensch ist für den Malariaerreger der zweite Wirt. Nach einer Inkubationszeit zwischen acht und 14 Tagen schlüpfen die Plasmodien in die Erythrozyten und vermehren sich darin. Nach drei oder vier Tagen zerfallen alle Erythrozyten gleichzeitig, sodass der Patient plötzlich einen mehrstündigen Fieberschub und Schüttelfrost bekommt. In der fieberfreien Zeit vermehren sich die Plasmodien in den umliegenden Erythrozyten und nach weiteren drei bzw. vier Tagen kommt es erneut zu einem Zerfall der Erythrozyten mit Fieber und Schüttelfrost. Daher der Name Wechselfieber. Bei besonders schwerer Verlaufsform wird der Patient bewusstlos und stirbt am Multiorganversagen.

Wichtig ist, dass die Malaria rechtzeitig erkannt wird, weil dann eine erfolgreiche medikamentöse Behandlung möglich ist. Eine begonnene Malariaprophylaxe muss auch nach der Rückkehr aus dem Urlaub fortgesetzt werden. Kompetente Auskunft können z. B. die Tropeninstitute in Tübingen, Würzburg oder Hamburg geben. Der Nachweis auf Malariaerreger erfolgt mikroskopisch direkt aus dem Blut des Patienten.

> Kommt ein Patient mit „unklarem Fieber" in die Praxis, so muss auch an Malaria gedacht werden. Fragen Sie nach seinem Reise- bzw. Herkunftsland (bei ausländischen Patienten).

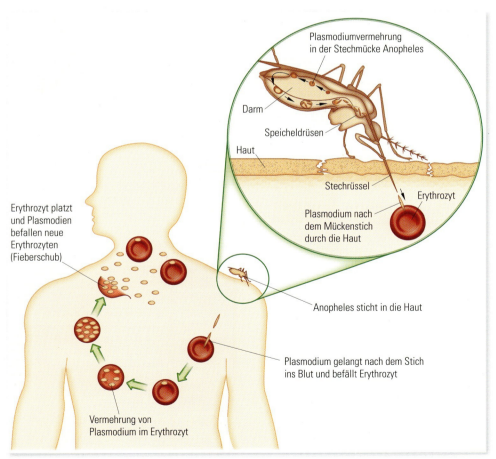

Bild 14 Vermehrungskreislauf des Malariaerregers.

2 Infektionskrankheiten

2.1 Übertragungswege und typischer Verlauf

Infektion heißt, dass Krankheitserreger in den Körper eingedrungen sind und sich anschließend vermehren. Meist findet diese Vermehrung an den Eintrittspforten der Erreger oder benachbarten Lymphknoten statt.

Inkubationszeit bezeichnet den Zeitraum zwischen dem Eindringen der Erreger und dem Auftreten der ersten Krankheitszeichen. Für manche Infektionskrankheiten gibt es typische Inkubationszeiten, z.B. Windpocken 2–3 Wochen oder Virusgrippe 2–4 Tage.

Übertragungswege. Krankheitserreger können auf unterschiedlichem Wege übertragen werden. Manchmal benutzen Krankheitserreger mehrere Übertragungswege gleichzeitig.

- **Tröpfcheninfektion:** Hierbei werden die Erreger durch Husten oder Niesen übertragen. Die meisten Erkrankungen der Atemwege und viele Kinderkrankheiten entstehen auf diese Weise. Zwar versucht sich der Körper durch den Schlag der Flimmerhärchen des Atemwegsepithels und mikrobiozide Stoffe im Sekret der Schleimhäute zu wehren, aber das gelingt nicht immer; vor allem dann, wenn Rauchen oder trockene Heizungsluft die Schleimhäute belasten.
- **Nahrungsmittelinfektionen:** mit Erregern verunreinigtes Wasser oder verunreinigte Nahrungsmittel werden geschluckt und können so – vor allem bei Aufnahme großer Mengen, die im Magen nicht durch die Salzsäure zerstört werden können – Magen-Darm-Infektionen hervorrufen (Durchfallerkrankungen). Auch Hepatitis A und Poliomyelitis werden so übertragen. Diesen Übertragungsweg bezeichnet man auch als fäkal-oral.
- **Kontakt von Mensch zu Mensch:** hierunter versteht man sexuelle Kontakte, d.h. eine Infektion durch Speichel, Vaginalsekret oder Sperma und auch die Infektion durch Blut, z.B. beim gemeinsamen Benutzen von Fixerbesteck oder durch verunreinigte Bluttransfusionen. Trichomonaden und andere Geschlechtskrankheiten wie Lues oder Gonorrhoe, sowie Hepatitis B und C und AIDS werden so übertragen. Man nennt den Übertragungsweg über das Blut auch parenteral.
- **Infektion von der Mutter auf das ungeborene Kind (transplazentar):** Viren und Bakterien können teilweise die Plazentaschranke überwinden und das Kind infizieren, was zu Fehlbildungen oder zum Tod des Ungeborenen führen kann. Die bekannteste Erkrankung ist die Rötelnembryopathie, aber auch Syphilis und eine Infektion mit dem HI-Virus können das Kind schädigen.
- **Schmierinfektionen durch kontaminierte Gegenstände:** Nicht nur Nahrungsmittel können mit Krankheitserregern belastet sein, auch Gegenstände wie Handtücher oder Trinkgläser. Hautinfektionen (z.B. durch Hautpilze) oder Harnwegsinfekte durch Darmkeime können so entstehen.
- **Infektionen durch Übermittler (Vektoren):** Zecken, Fliegen oder Flöhe können Erreger auf den Menschen übertragen; bekannteste Beispiele in Mitteleuropa sind die FSME und die Borreliose, als Reiseinfektion spielt auch Malaria eine zunehmende Rolle.

> Beachten Sie die Krankheitszeichen einer Infektion:
> - gestörtes Allgemeinbefinden (Kopf- und Gliederschmerzen, Abgeschlagenheit),
> - Kreislaufstörungen (erhöhter oder unregelmäßiger Puls, blasse, kalte Glieder),
> - evtl. Fieber oder erhöhte Temperatur,
> - Veränderungen des Blutbildes,
> - evtl. Atmungsstörungen, Halsschmerzen,
> - evtl. Hautausschläge,
> - Lymphknotenschwellungen.

Typischer Verlauf einer Infektionskrankheit. Nach der Infektion vermehrt sich der Erreger an der Stelle des Eintritts. Während dieser Inkubationszeit merkt der Patient im allgemeinen nichts von seiner Infektion. Nach Ablauf der Inkubationszeit kommt es oft zum Temperaturanstieg und einem allgemeinen Krankheitsgefühl. Virusinfektionen zeigen dabei häufig eine

---

parenteral: unter Umgehung des Magen-Darm-Trakts

Plazenta ▶ S. 338

kontaminiert = verunreinigt

FSME ▶ S. 89

Flimmerhärchen ▶ S. 114 f. und S. 282

mikrobiozide Stoffe: Substanzen, die Mikroben abtöten

Durchfallerkrankungen ▶ S. 82

Hepatitis A ▶ S. 83 f.

Poliomyelitis ▶ S. 87

Geschlechtskrankheiten ▶ S. 345

Leukozyten ▶ S. 237

Lymphozyten ▶ S. 238

geringere Temperatur als bakterielle Infektionen. Die Leukozyten steigen bei bakteriellen Infektionen meist an, bei Virusinfektionen vermehren sich meist nur die Lymphozyten. Nach einigen Tagen oder Wochen – je nach Alter des Patienten und Art der Infektion – kommt es zur Ausheilung. Die Symptome bilden sich zurück. Der Patient ist häufig noch schlapp und müde und einige Zeit anfälliger für weitere Erkrankungen (Rekonvaleszenz) (Bild 15).

Inkubation (lat.): „Ausbrützeit"

prodromal von prodromos (gr.-lat.) = Vorläufer

Symptom (gr.) = Anzeichen

Antikörper: Eiweiße, die der Abwehr krankmachender Stoffe dienen

Rekonvaleszenz (lat.): Genesungszeit

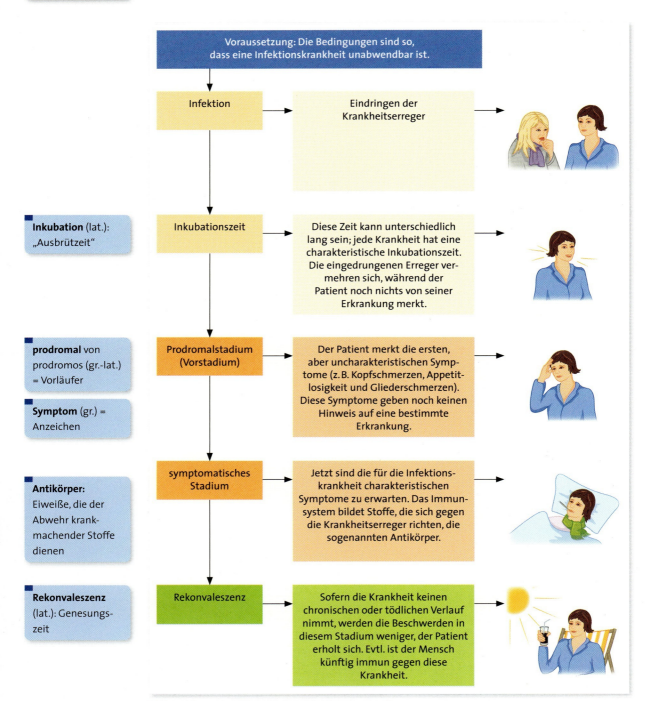

Bild 15 Allgemeiner Verlauf einer Infektionskrankheit.

2.2 Meldepflichtige Erkrankungen

Das Infektionsschutzgesetz (IfSG) regelt, welche Krankheit wann gemeldet werden muss (Tabelle 3). Es hat die Aufgabe eine Verbreitung von Seuchen zu verhindern und das alte Bundesseuchengesetz abgelöst.

IfSG ▶ S. 93

Arzt meldet bei **Verdacht** oder **Diagnose**	Labor meldet bei **Erregernachweis**	
namentlich	**namentlich**	**nicht namentlich**
bei Krankheitsverdacht, Erkrankung, Tod: • Botulismus • Cholera • Diphtherie • humane spongiforme Enzephalopathie • akute Virushepatitis • enteropathisches hämolytisch-urämisches Syndrom (HUS) • virusbedingtes hämorrhagisches Fieber • Masern • Meningokokken-Meningitis oder -Sepsis • Milzbrand • Poliomyelitis • Pest • Tollwut • Typhus abdominalis / Paratyphus *bei Erkrankung und Tod:* • Tuberkulose *bei Verdacht und Erkrankung:* • mikrobiell bedingte Lebensmittelvergiftung oder akute infektiöse Gastroenteritis (wenn ein Beschäftigter im Lebensmittelgewerbe betroffen ist oder im Zusammenhang mit einer Epidemie)	*bei 47 Erregern, z. B.:* • Borrelia recurrentis • Clostridium botulinum • Corynebacterium diphtheriae • E. coli, enterohämorrhagische Stämme (EHEC) • FSME-Virus • Gelbfiebervirus • Haemophilus influenzae • Hepatitis-A-Virus • Hepatitis-B-Virus • Hepatitis-C-Virus • Hepatitis-D-Virus • Hepatitis-E-Virus • Masernvirus • Mycobakterium leprae • Mycobakterium tuberculosis • Neisseria meningitidis • Poliovirus • Rabiesvirus • Salmonella (para)typhi • Vibrio cholerae • Yersinia pestis	*bei:* • Treponema pallidum (Erreger der Lues) • HIV (Erreger von AIDS) • Echinococcus sp. (Finne des Hundebandwurms) • Plasmodium sp. (Erreger der Malaria) *nur bei angeborenen Infektionen:* • Rubellavirus (Erreger der Röteln) • Toxoplasma gondii (Erreger der Toxoplasmose)

Die zuständige Behörde und das Gesundheitsamt dürfen bei Infektionskrankheiten Maßnahmen ergreifen, um drohende Gefahren von einzelnen oder von der Bevölkerung abzuwenden. Bei ihren Ermittlungen haben sie überall Zutritt, dürfen Bücher und sonstige Unterlagen einsehen und Proben zur Untersuchung entnehmen.

Kranke, Krankheitsverdächtige, Ansteckungsverdächtige und Ausscheider sind verpflichtet, alle nötigen Untersuchungen, z. B. Röntgenuntersuchungen, Blutentnahmen und Abstriche durch das Gesundheitsamt zu dulden. Eine Desinfektion der Wohnung und des persönlichen Besitzes ist ebenfalls zu dulden. Die Behörde darf auch Tätigkeitsverbote aussprechen, z. B. gegenüber Bäckern, Metzgern oder Köchen. Sie kann betroffene Einrichtungen, z. B. Schulen oder Kindergärten, schließen.

Wichtige Punkte des Gesetzes:
- Die Leiter von Einrichtungen für das ambulante Operieren müssen **nosokomiale Infektionen** aufzeichnen und bewerten. Darunter versteht man Infektionen, die mit der ambulanten Behandlung zeitlich zusammenhängen.
- Das Gesetz schreibt vor, dass bei jeder Schutzimpfung der Arzt im Impfausweis Datum, Krankheit, Name des Arztes und seine Anschrift sowie seine Unterschrift einzutragen hat – neu hinzugekommen sind **Bezeichnung und Chargenbezeichnung** des Impfstoffs (§ 22 IfSG).

Tabelle 3 Beispiele aus dem IfSG.

2.3 Häufige Infektionskrankheiten in der Bevölkerung

2.3.1 Durchfallerkrankungen

Diese Infektionskrankheiten nehmen zu, vor allem durch Tröpfcheninfektion, meist mit Noroviren. Üblicherweise werden die Durchfallerreger durch Nahrungsmittel- oder Schmierinfektionen übertragen. Nach einer oft kurzen Inkubationszeit kommt es zu Durchfällen, meist verbunden mit Übelkeit und Erbrechen. Die Erkrankung ist nach wenigen Tagen überstanden, jedoch kann sie durch Austrocknung für alte Menschen und Säuglinge gefährlich werden. Deshalb ist unbedingt auf ausreichende Flüssigkeitszufuhr zu achten.

Eine Übersicht gibt Tabelle 4.

2.3.2 Virusgrippe und grippeähnliche Erkrankungen

Alle Jahre wieder insbesondere in den Wintermonaten das gleiche Bild: es wird geniest und gehustet und die Ausfälle am Arbeitsplatz nehmen zu. Ursache dafür sind virale Erkrankungen, die meist durch Tröpfcheninfektion übertragen werden. Die Schleimhaut der Atemwege ist in dieser Jahreszeit durch trockene Heizungsluft besonders empfindlich und so können Infektionen leichter zu Erkrankungen führen.

Erreger	Übertragungsweg	Inkubationszeit	Symptome	Besonderheiten
Salmonellen	verunreinigte Lebensmittel	12–36 Stunden	Durchfall und Bauchschmerzen	Antibiotika nur bei schweren Verläufen
Typhus (Salmonella typhi)	fäkal-oral, durch verunreinigtes Wasser und Lebensmittel	8–14 Tage	Beginn mit Kopf- und Gliederschmerzen, dann hohes Fieber und Bauchschmerzen; zunächst Verstopfung, dann Durchfall; Gefahr der Darmperforation	in Deutschland selten; Impfung vor Reisen in trop. Gebiete (Hygieneproblem) Therapie mit Antibiotika
Campylobacter	durch verunreinigte Lebensmittel (meist Geflügel)	2–5 Tage	Beginn mit Kopfschmerzen und Fieber, dann Bauchschmerzen und Durchfälle	selten Antibiotikatherapie nötig; manchmal Folgeerkrankungen wie Arthritis
EHEC (enterohämorrhag. E. coli.)	kontaminierte Lebensmittel, direkter Kontakt zu Tieren (Rinder, Schafe, Ziegen)	2–10 Tage	wässrig-blutige Durchfälle, v. a. bei Kindern Gefahr des HUS (hämolytisch-urämisches Syndrom)	Antibiotika, Behandlung gegen Nierenversagen
Yersinia	kontaminierte Lebensmittel	2–7 Tage	Durchfälle, Schmerzen	sehr ansteckend, Viren werden bis 2 Wochen nach Genesung ausgeschieden; symptomatische Behandlung
Noroviren	fäkal-oral oder Tröpfchen	wenige Stunden	verläuft kurz und heftig: schwallartiges Erbrechen, Durchfall	symptomatische Behandlung
Rotaviren	fäkal-oral oder Schmierinfektion	1–3 Tage	Durchfall, Fieber, Bauchschmerzen	gefährlich für Säuglinge; Impfung empfohlen

Tabelle 4 Häufige Durchfallerkrankungen.

Infektionskrankheiten

Grippale Infekte umfassen Infektionen der Atemwege meist durch Rhinoviren oder Parainfluenza-Viren. Nach kurzer Inkubationszeit beginnt die Erkrankung mit einem wässrigen Schnupfen, der nach einigen Tagen gelb-grünlich wird. Hustenreiz durch eine Pharyngitis oder trockener Husten durch eine Bronchitis kommen hinzu. Die Erkrankung heilt unter symptomatischer Therapie mit Inhalationen in wenigen Tagen aus.

Virusgrippe. Sie wird durch Influenzaviren (meist Gruppe A) übertragen. Nach einer Inkubationszeit von zwei bis vier Tagen kommt es zu einem plötzlichen Fieberanstieg, verbunden mit schwerem Krankheitsgefühl. Starke Kopf- und Gliederschmerzen zwingen den Patienten ins Bett. Ein Schnupfen gehört hingegen nicht zu den typischen Symptomen. Bei der Virusgrippe handelt es sich um eine vor allem für Ältere und chronisch Kranke ernste Erkrankung durch die möglichen Komplikationen wie Myokarditis und Pneumonie. Unter symptomatischer Therapie und Bettruhe dauert es mindestens ein bis zwei Wochen, bis der Patient wieder gesund ist. Körperliche Schonung ist wichtig, um Spätfolgen zu vermindern. Der beste Schutz für gefährdete Personengruppen ist eine prophylaktische Impfung, die jährlich im Herbst aufgefrischt werden muss.

> Pharyngitis, Bronchitis ▶ S. 285
>
> **symptomatische Therapie:** (ärztliche) Maßnahmen zur Bekämpfung bestehender Symptome
>
> Myokarditis ▶ S. 263
>
> Pneumonie ▶ S. 287

2.4 Häufige berufsrelevante Infektionskrankheiten

Medizinisches Personal ist besonders durch Infektionskrankheiten gefährdet, die durch Blut übertragen werden, dazu gehören die Virushepatitiden B und C sowie AIDS. Ein Risiko besteht auch bei der Tuberkulose, die durch Tröpfcheninfektion übertragen wird.

2.4.1 Virushepatitiden

Eine Entzündung der Leber wird meist durch Infektion mit Hepatitisviren verursacht. Die Übertragung erfolgt bei den Gruppen B und C durch Blut und Blutprodukte, d. h. durch kontaminierte Spritzen und durch Sexualkontakte. Die Hepatitis A spielt in den Praxen als mitgebrachte Reiseinfektion ein Rolle. Hier erfolgt die Ansteckung über Stuhl, d. h. über Schmier- und Nahrungsmittelinfektionen.

Die Symptome einer Virushepatitis sind:
- Übelkeit, Appetitlosigkeit,
- Unwohlsein ähnlich einer Grippe,
- später kommen meist die spezifischen Symptome hinzu: Gelbfärbung von Haut und Skleren (Ikterus), der Stuhl entfärbt sich, der Urin wird dunkler.
- Oberbauchschmerzen und ein Anstieg der Leberenzyme im Blut weisen auf das betroffene Organ hin.

Da die Hepatitis B in 10 % und die Hepatitis C in 40 % der Fälle einen chronischen Verlauf nimmt, wird antiviral behandelt. Gegen die Hepatitis B gibt es eine aktive Impfung, die bei medizinischem Personal unbedingt durchgeführt werden sollte, bei der Hepatitis C beschränkt sich die Prophylaxe auf die Einhaltung der Hygieneregeln.

Eine Übersicht über Virushepatitiden gibt Tabelle 5 (S. 84)

2.4.2 AIDS

AIDS ist eine Immunmangelkrankheit. Verursacht wird es durch das HI-Virus (HIV), das die T-Helferzellen vernichtet.

3 bis 12 Wochen nach Eindringen des Virus ist der Mensch HIV-positiv, das heißt Antikörper gegen das Virus sind nachweisbar. Nach einer symptomfreien Zeit von Monaten bis Jahren kommt es zu Infektionen mit sonst ungefährlichen Krankheitserregern, z. B. mit Pilzen. Die meisten Patienten sterben schließlich an Infektionen z. B. des Gehirns oder der Lunge oder an Tumoren (z. B. dem Kaposi-Sarkom).

> **Prophylaxe** = Vorbeugung
>
> Leber ▶ S. 363
>
> Hepatitis ▶ S. 370
>
> **AIDS** = **a**cquired **i**mmune **d**eficiency **s**yndrome = erworbenes Immunschwäche-Syndrom
>
> T-Helferzellen ▶ S. 253
>
> Ikterus ▶ S. 369

Virus	Übertragung	Krankheitsverlauf	Symptome	Prophylaxe /Therapie
Hepatitis A (HAV)	fäkal-oral; rohe fäkal verunreinigte Lebensmittel; fäkal verunreinigtes Wasser	Reiseerkrankung; selten schwerer Verlauf; nach Krankheitsende keine Virusausscheidung; lebenslange Immunität	Inkubationszeit: 2–6 Wochen; Fieber; Ikterus bei Erwachsenen; aber auch häufig ohne Symptome verlaufend; Sterberate < 0,2 %	gute Allgemeinhygiene; aktive Impfung; keine spezifische Therapie
Hepatitis B (HBV)	virushaltiges Blut und Blutprodukte (parenteral); unsterile ärztliche Geräte (Spritzen, Kanülen); sexuell; Speichel; perinatal ohne Embryopathie; i.v.-Drogenkonsum	krankheitsauslösend durch Immunreaktion des Körpers; ca.10 % der akuten HBV werden chronisch; Spätfolge: 10–20 Jahre nach Infektion Leberzirrhose und primäres Leberzellkarzinom	Inkubationszeit: 2–6 Monate, abhängig von Infektionsdosis; bei 60–80 % unauffälliger Verlauf; gegen Ende der Inkubationszeit: Abneigung gegen Speisen, Schwindel, Erbrechen, Bauchschmerzen; bei 10–20 % der Patienten: bis 14 Tage Fieber, später Ikterus; Leber fest und vergößert	alle Blutspenden überprüfen; nur sterile Geräte und Instrumente verwenden; passive Impfung im Akutfall: HB-Immunglobulinpräparate (HBIG); aktive Impfung
Hepatitis C (HCV)	wie HBV; oft ist der Übertragungsweg unbekannt	Schädigung des Knochenmarks; vermutlich immunologische Leberzellschädigung; ca.1/3 heilen aus; ca. 2/3 werden chronisch, davon entwickelt jeder 5. eine Leberzirrhose mit Risiko eines primären Leberzellkarzinoms	Inkubationszeit: 2–20 Wochen; 95 % der Fälle verlaufen unauffällig, Symptome leichter als bei HBV; schleichend chronischer Verlauf	Kontrolle aller Blutproben; antivirale Medikamente und Interferon; keine Impfung
Hepatitis D (HDV)	ähnlich HBV: i.v.-Drogenkonsum	meist Superinfektion bei HBV, dann besonders schwerer Krankheitsverlauf; 60–80 % werden chronisch und zirrhotisch	akuter Beginn mit Krankheitsgefühl; Appetitlosigkeit; Druck im Oberbauch; Ikterus	Kontrolle aller Blutproben auf HBV; Impfung gegen HBV hilft auch gegen HDV; passiv wie bei HBV
Hepatitis E (HEV)	fäkal-oral; Trinkwasser; über Familienangehörige (Indien, Mexiko, Afrika, in Europa selten)	wird nicht chronisch	Inkubationszeit: 2–9 Tage; leichter Verlauf; bei Schwangeren im letzten Schwangerschaftsdrittel sehr schwerer Verlauf, 20 % der Frauen versterben; hohe Kindersterblichkeit	keine
Hepatitis G (HGV)	Blutprodukte; i.v.- Drogenkonsum; sexuell	leichter Verlauf; wird nicht chronisch	bisher keine Symptome bekannt	keine

Tabelle 5 Virale Erkrankungen der Leber.

Das empfindliche Virus wird nur durch Körperflüssigkeiten (Blut, Sperma, Scheidensekret) übertragen. Als Übertragungswege kennt man
- ungeschützten Geschlechtsverkehr,
- gemeinsame Benutzung von infizierten Spritzen bei Drogenabhängigen,
- die transplazentare Übertragung und die Übertragung auf das Neugeborene durch HIV-positive Mütter beim Stillen.

Es gibt bis heute keine Heilung. Man kann das Fortschreiten der Erkrankung aufhalten durch
- gesunde Lebensweise, Vermeiden von Stress,
- kombinierte Gabe von virushemmenden Medikamenten, z.B. Azidothymidin AZT (Retrovir®),
- Behandlung der begleitenden Infektionen, z.B. Pilzinfektionen mit Antimykotika.

In den wohlhabenden Industrieländern sterben die Patienten heute häufig an Komplikationen, die sich durch die medikamentöse Therapie ergeben und seltener an der AIDS-Erkrankung selbst.

2.4.3 Tuberkulose

Diese Erkrankung schien in Mitteleuropa fast ausgerottet und wurde erst durch das Auftreten von AIDS wieder zu einer tödlichen Gefahr. Die Erreger – Stäbchenbakterien – sind gegen viele Medikamente resistent, sodass zur Therapie mehrere Medikamente kombiniert werden müssen. Außerdem muss die Behandlung lange genug durchgeführt werden.

Die Übertragung erfolgt durch Tröpfchen; meist bemerkt der Betroffene nichts von seiner Infektion. Ein Kontakt mit dem Erreger kann durch den Tuberkulintest (Hauttest, bei dem sich bei positiver Reaktion nach 72 Std. eine Verhärtung an der betroffenen Stelle zeigt) nachgewiesen werden. Bei 5–10% der nicht immungeschwächten Infizierten kommt es nach der Infektion zur Erkrankung: die Patienten haben leicht erhöhte Temperatur, Husten, Nachtschweiß und fühlen sich schlapp. Wenn die Erkrankung andere Organe befällt, z.B. Knochen oder Nieren, kommen die entsprechenden Krankheitszeichen hinzu.

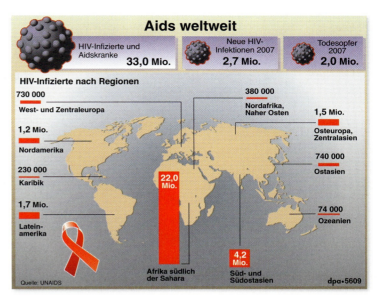

Bild 16 AIDS-Bilanz.

Ansteckend sind Patienten mit einer offenen Lungentuberkulose, d.h. aus einem Infektionsherd in der Lunge husten die Patienten die Bakterien über das Bronchialsystem ab. Die Diagnose erfolgt mittels Röntgenbild und Nachweis der Bakterien im Sputum. Sie ist schwierig zu stellen und gehört bei Verdacht in die Hände eines Facharztes, der auch die langwierige Therapie und den Verlauf überwacht. Eine prophylaktische Impfung wird nicht mehr allgemein durchgeführt, da der Schutz zu gering ist und der Hauttest dann nicht mehr als Screeningmethode funktioniert.

Sputum (lat.): Auswurf; Sekrete der Luftwege

Screening (engl.): Verfahren zur Reihenuntersuchung

2.5 Kinderkrankheiten

Hierbei handelt es sich nicht um Krankheiten, die nur Kinder bekommen können; im Gegenteil, eine Infektion im Erwachsenenalter verläuft oft schwerer. Diese Infektionskrankheiten sind so ansteckend, dass man sie meist im Kindesalter durchmacht. Für medizinisches Personal ist es daher wichtig zu wissen, ob und welche dieser Erkrankungen man bereits hatte, da sie (außer Scharlach) eine Immunität hinterlassen. Falls keine Immunität vorhanden ist, sollte eine aktive Immunisierung vorgenommen werden.

Einen Überblick über die häufigsten Kinderkrankheiten gibt Tabelle 6 auf den Seiten 86 und 87.

aktive Immunisierung ▶ S. 88

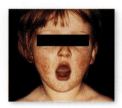
Bild 17
Masernexanthem.

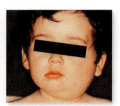
Bild 18
Mumps.

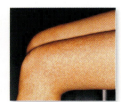
Bild 19
Rötelnexanthem.

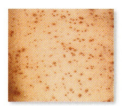
Bild 20
Windpocken.

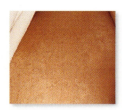
Bild 21
Scharlachexanthem.

Krankheit / Erreger	Infektion	Inkubationszeit	Krankheitsbild	Komplikation	Impfung
Masern (Morbilli) Masernvirus (Bild 17)	Tröpfchen	10–12 Tage	anfangs Erkältungssymptome; dann hohes Fieber; große, rote, zusammenfließende Hautflecken am Körper (Masernexanthem); schweres Krankheitsgefühl	Lungenentzündung zusammen mit Bakterien; Mittelohrentzündung; Gehirnentzündung (Enzephalitis)	aktiv, kombiniert als Masern-Mumps-Röteln-Impfstoff (MMR)
Mumps (Ziegenpeter) Mumpsvirus (Bild 18)	Tröpfchen	2–3 Wochen	Fieber, Husten, Schnupfen; Schwellung der Ohrspeicheldrüsen; 1/3 ohne Symptome	Hodenentzündung mit möglicher Sterilität; Gehirnhautentzündung (Meningitis), Gehirnentzündung; Mittelohrentzündung; Lungenentzündung	aktiv, kombiniert als MMR
Röteln (Rubeolae) Rötelnvirus (Bild 19)	Tröpfchen	2–3 Wochen	Schnupfen, Kopfschmerzen; meist blassrosa Flecken am Körper (Exanthem); geschwollene Nackenlymphknoten	Rötelnembryopathien	aktiv, kombiniert als MMR
Windpocken / Gürtelrose (Varizellen / Zoster) Varizella-Zoster-Virus (Bild 20)	Tröpfchen; Viren mit dem Wind; Kontakt	2–3 Wochen	juckende Hautbläschen, verschorfen ohne Narbenbildung	Gehirnentzündung, bei akuter Immunschwäche (Alter)	aktiv
Gürtelrose (Zoster)	Aufflackern noch lebensfähiger Viren (Rezidiv)	Jahre; Jahrzehnte	einige Viren überleben im Nervensystem; Viren verursachen Hautbläschen auf bestimmten Körperregionen (Gürtelrose)	Nerverschmerzen auf der Haut (Neuralgie)	
Dreitagefieber (Roseola infantum) Humanes Herpes-Virus 6	Tröpfchen	1–2 Wochen	Nur in den ersten drei Lebensjahren auftretend; während 3 Tagen plötzlich hohes Fieber, häufig mit Fieberkrämpfen bis 41 °C, häufig ein bis zwei Tage rote Hautflecken (Exanthem)	selten	keine

Tabelle 6 Wichtige Kinderkrankheiten.

Infektionskrankheiten

Krankheit / Erreger	Infektion	Inkubationszeit	Krankheitsbild	Komplikation	Impfung
Pfeiffer'sches Drüsenfieber (infektiöse Mononucleose) Epstein-Barr-Virus	Tröpfchen; Küsse	1–7 Wochen	in den ersten Lebensjahren: meist symptomlos; je älter die Kinder und Jugendlichen werden, desto ausgeprägter sind die Symptome: Mattigkeit, schweres Krankheitsgefühl, Tage bis Wochen Fieberschübe bis 40 °C, geschwollene Tonsillen und Nasenschleimhaut, Lymphknoten- und Milzschwellung, Hepatitis; bei Ampicillinbehandlung treten rote Flecken auf der Haut auf.	selten: Milzruptur; zusätzliche bakterielle Infektion der Atemwege	keine
Scharlach A-Streptokokken (Bild 21)	Tröpfchen	bis 1 Woche	Halsschmerzen, Schluckbeschwerden, Kopfschmerzen, Fieber; rote Zunge, häufig kleine blassrosa Flecken (Exanthem) am Hals und Körper	rheumatisches Fieber (Herzklappen- und Gelenkentzündung); Nierenentzündung	keine; hinterlässt keine Immunität
Keuchhusten (Pertussis) Bordetella pertussis	Tröpfchen	1–2 Wochen	Husten, Schnupfen, leichtes Fieber; hoch infektiös; danach typische Hustenanfälle (Schleimerbrechen) bis zu 6 Wochen	Lungenentzündung; Säuglinge sind sehr stark gefährdet, Todesfälle; Enzephalitis	aktiv; kombiniert als Diphtherie-Tetanus-Pertussis-Impfstoff (DTP)
HiB Haemophilus influenzae Typ B	normale Rachenbakterien des Patienten werden virulent; Tröpfchen	—	HiB-Bakterien gelangen aus dem Rachen ins Blut (Sepsis); Herzklappenentzündung, Arthritis, Knochenmarkentzündung	Bei Kindern im Vorschulalter häufig Hirnhautentzündung mit hoher Todesrate.	aktiv; schon ab dem 3. Lebensmonat
Diphtherie Corynebacterium diphtheriae	Tröpfchen	ca. 1 Woche	(zunehmend erkranken Erwachsene); Halsschmerzen, Fieber; weißliche Beläge der Mandeln, süßlicher Atem	Diphtherietoxin verursacht Herzmuskelentzündung (Myokarditis); Lebensgefahr	aktiv mit Toxoid; kombiniert als Diphtherie-Tetanus-Pertussis-Impfstoff (DTP)
Kinderlähmung (Poliomyelitis) Poliovirus	fäkal-oral; Tröpfchen	5–10 Tage	ca. 99 % ohne Symptome; grippeähnliche Symptome	Befall der Nerven der Extremitätenmuskulatur, schlaffe Lähmung, selten der Atemmuskulatur	aktiv

Tabelle 6 Wichtige Kinderkrankheiten.

3 Impfungen

3.1 Aktive Immunisierung

Toxoide: abgeschwächte Bakteriengifte, z. B. von Diphtherie- oder Tetanuserregern

Antigene, d. h. abgetötete oder abgeschwächte Erreger oder Teile des Erregers bzw. Toxoide werden dem Patienten gespritzt. Der Patient beantwortet diese „Infektion" mit der Bildung von Antikörpern und Gedächtniszellen, die ihm im Fall einer späteren Ansteckung mit diesem Erreger einen Schutz vor Erkrankung liefern (Bild 22). Der Schutz kann lebenslang anhalten, meist jedoch muss er nach einigen Jahren durch eine erneute Impfung wieder aufgefrischt werden („boostern"). Voraussetzung für den Impferfolg ist, dass der Patient über ein funktionierendes Immunsystem verfügt, das diesen Schutz aufbauen kann. Daher gilt, dass bereits erkrankte Personen nicht aktiv immunisiert werden können.

to boost (engl.) = verstärken

Immunsystem
▶ S. 251 ff.

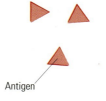
Antigen

Antigene (Erreger bzw. Teile davon) werden im Labor hergestellt und abgefüllt.

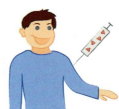

Ein gesunder Mensch bekommt diese Antigene gespritzt (Impfung).

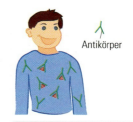
Antikörper

Sein Immunsystem bildet Antikörper gegen diese Antigene, die im Körper verbleiben. So ist er bei einer späteren Infektion mit dem entsprechenden Erreger vor dieser Krankheit geschützt.

Bild 22 Aktive Immunisierung.

3.2 Passive Immunisierung

Antikörper aus Spenderblut oder von Spendertieren werden einem (vermutlich) infizierten Patienten gespritzt. Der Patient erhält dadurch einen sofortigen Schutz vor einer Erkrankung. Die Antikörper binden bereits eingedrungene Antigene und machen sie unschädlich (Bild 23). Spätestens nach einigen Wochen sind die Antikörper jedoch abgebaut und der Schutz ist nicht mehr vorhanden, da keine Gedächtniszellen gebildet wurden. Daraus ergeben sich die Nachteile dieser Methode. Die Schutzwirkung besteht nur kurzfristig und ist auch nicht immer absolut. Vieles hängt vom Zeitpunkt der Impfung ab: Haben sich die Erreger bereits vermehrt, kommt die passive Immunisierung u. U. zu spät. Die Gewinnung von Antikörpern aus Spenderblut birgt ein – wenn auch geringes – Risiko der Übertragung unerwünschter Infektionserreger. Bei der Gewinnung aus Tierblut besteht ein hohes Risiko für allergische Reaktionen. Die passive Immunisierung ist folglich nur in Ausnahmefällen sinnvoll.

Einen Vergleich zwischen aktiver und passiver Immunisierung zeigt Tabelle 7.

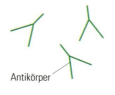
Antikörper

Antikörper werden im Labor aus Blut infizierter Spender oder Spendertiere gewonnen.

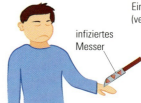
infiziertes Messer

Ein Mensch hat sich (vermutlich) infiziert.

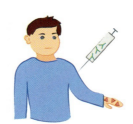

Er bekommt die Antikörper gespritzt, damit diese die eingedrungenen Antigene sofort unschädlich machen. Diese Antikörper werden nach einiger Zeit abgebaut.

Bild 23 Passive Immunisierung.

	Aktive Immunisierung	Passive Immunisierung
Inhalt der Spritze	Antigene	Antikörper
Beginn des Schutzes	nach einiger Zeit (meist Wochen)	sofort
Dauer des Schutzes	eventuell lebenslang durch Bildung von Gedächtniszellen	kurz, da Antikörper abgebaut werden
funktionierendes Immunsystem erforderlich?	ja, daher meist nur bei Gesunden möglich	nein, daher auch bei immunsupprimierten Patienten möglich

Tabelle 7 Vergleich aktive und passive Immunisierung.

immunsupprimiert = eine immunologische Reaktion unterdrückend

3.3 Besonderheiten

Mehrfachimpfung. Vor allem bei Säuglingen versucht man, die Zahl der Injektionen möglichst gering zu halten, daher werden die meisten Impfstoffe kombiniert verabreicht. Beispiel: MMR (Masern, Mumps, Röteln) oder Tetanus, Diphtherie, Hepatitis B, Kinderlähmung und HiB als Fünffachkombination in einer Spritze.

Simultanimpfung. Wenn der Patient einen Sofortschutz braucht und gleichzeitig einen Eigenschutz aufbauen soll, so wird gleichzeitig (simultan) aktiv und passiv geimpft. Dies ist vor allem bei Tetanus der Fall, wenn nach Verletzungen nicht bekannt ist, ob der Patient über einen ausreichenden Schutz verfügt. In diesem Fall wird Tetanusimmunglobulin (Tetagam®) zur passiven Immunisierung gleichzeitig mit der aktiven Impfung mit Tetanustoxoid (Tetanol®) verabreicht, aber an verschiedenen Körperstellen, z. B. in den rechten und linken Gesäßmuskel.

> Alle Impfstoffe müssen im Kühlschrank gelagert werden. Ist nichts anderes vorgeschrieben, dürfen Sie diese auch kurz bei Zimmertemperatur aufbewahren. Lebendimpfstoffe (Masern, Mumps, Röteln, Windpocken) sind jedoch so empfindlich, dass eine lückenlose Kühlung garantiert sein muss. Diese Impfstoffe müssen beim Transport in Kühlboxen und im Kühlschrank bei 2 bis 8 °C bis kurz vor der Injektion gelagert werden. Die Verpackung dieser Impfstoffe trägt den Vermerk „Kühlkette".

3.4 Impfkalender

Es gibt in Deutschland seit Abschaffung der Pockenschutzimpfung im Jahr 1975 keinerlei Pflichtimpfungen mehr. Bei den durchgeführten Impfungen handelt es sich um empfohlene Schutzimpfungen, die die STIKO (ständige Impfkommission am Robert-Koch-Institut) festlegt (Bild 25, S. 90).

Indikationsimpfungen. Diese werden nur für bestimmte Personengruppen empfohlen. Dazu gehören die Reiseimpfungen bei Auslandsreisen, z. B. gegen Cholera, Typhus, Hepatitis A und Gelbfieber. Die Kosten muss der Patient selbst tragen. Die Impfung gegen die FSME (Bild 24) wird für Bewohner von Regionen empfohlen, in denen der Erreger in den Zecken häu-

HiB = Hämophilus influenzae Typ B; Erreger von Hirnhautentzündungen und Atemwegserkrankungen

FSME = Frühsommer-Meningoenzephalitis (Hirnhautentzündung)

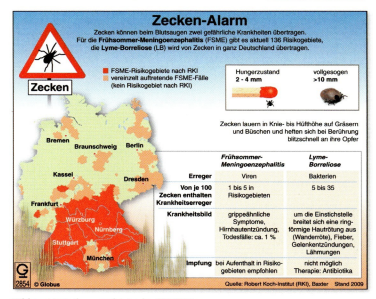

Bild 24 Verteilungsgebiete des FSME-Virus.

Praxishygiene und Schutz vor Infektionskrankheiten organisieren

Impfstoff/Antigen-kombinationen	Alter in Monaten						Alter in Jahren				
	Geburt	2	3	4	11–14	15–23 s. a)	5–6 s. a)	9–11 s. a)	12–17 s. a)	ab 18	≥ 60
T*		1.	2.	3.	4.		A	A		A******	
D/d*s. b)		1.	2.	3.	4.		A	A		A******	
aP/ap*		1.	2.	3.	4.		A	A			
Hib*		1.	2. c)	3.	4.						
IPV*		1.	2. c)	3.	4.			A			
HB*	d)	1.	2. c)	3.	4.			G			
Pneumokokken**		1.	2.	3.	4.						S
Meningokokken					1. e) ab 12 Monate						
MMR***					1.	2.					
Varizellen					1.	f)	s.Tab.2				
Influenza****											S
HPV*****									SM		

Um die Zahl der Injektionen möglichst gering zu halten, sollten vorzugsweise Kombinationsimpfstoffe verwendet werden. Impfstoffe mit unterschiedlichen Antigenkombinationen von D/d, T, aP/ap, HB, Hib, IPV sind verfügbar. Bei Verwendung von Kombinationsimpfstoffen sind die Angaben des Herstellers zu den Impfabständen zu beachten. Zur gleichzeitigen Gabe von Impfstoffen sind die Angaben der Hersteller zu beachten. Der Zeitpunkt der empfohlenen Impfungen wird in Monaten und Jahren angegeben. Die Impfungen sollten zum frühestmöglichen Zeitpunkt erfolgen. Die untere Grenze bezeichnet vollendete Lebensjahre bzw. Lebensmonate. Die obere Grenze ist definiert durch den letzten Tag des aufgeführten Alters in Jahren/Monaten. Beispiel: 12–17 Jahre: Vom vollendeten 12. Lebensjahr (12. Geburtstag) bis zum Ende des 18. Lebensjahres (letzter Tag vor dem 18. Geburtstag).

A   Auffrischimpfung: Diese sollte möglichst nicht früher als 5 Jahre nach der vorhergehenden letzten Dosis erfolgen.
G   Grundimmunisierung aller noch nicht geimpften Jugendlichen bzw. Komplettierung eines unvollständigen Impfschutzes.
S   Standardimpfungen mit allgemeiner Anwendung = Regelimpfungen.
SM   Standardimpfungen für Mädchen

a)   Zu diesen Zeitpunkten soll der Impfstatus unbedingt überprüft und gegebenenfalls vervollständigt werden.
b)   Ab einem Alter von 5 bzw. 6 Jahren wird zur Auffrischimpfung ein Impfstoff mit reduziertem Diphtherietoxoid-Gehalt (d) verwendet.
c)   Bei monovalenter Anwendung bzw. bei Kombinationsimpfstoffen ohne Pertussiskomponente kann diese Dosis entfallen.
d)   Siehe Anmerkungen „Postexpositionelle Hepatitis-B-Prophylaxe bei Neugeborenen"
e)   Zur Möglichkeit der Koadministration von Impfstoffen sind die Fachinformationen zu beachten.
f)   Bei Anwendung des Kombinationsimpfstoffes MMRV sind die Angaben des Herstellers zu beachten. Entsprechend den Fachinformationen ist die Gabe einer 2. Dosis gegen Varizellen erforderlich. Zwischen beiden Dosen sollten 4 bis 6 Wochen liegen.

*   Abstände zwischen den Impfungen der Grundimmunisierung mindestens 4 Wochen; Abstand zwischen vorletzter und letzter Impfung der Grundimmunisierung mindestens 6 Monate
**   Generelle Impfung gegen Pneumokokken für Säuglinge und Kleinkinder bis zum vollendeten 2. Lebensjahr mit einem Pneumokokken-Konjugatimpfstoff; Standardimpfung für Personen ≥ 60 Jahre mit Polysaccharid-Impfstoff und Wiederimpfung im Abstand von 6 Jahren nach Angaben der Hersteller für Personen mit erhöhtem Risiko für schwere Pneumokokken-Erkrankungen (Risiko-Nutzen-Abwägung beachten).
***   Mindestabstand zwischen den Impfungen 4 Wochen
****   Jährlich mit dem von der WHO empfohlenen aktuellen Impfstoff
*****   Grundimmunisierung mit 3 Dosen für alle Mädchen im Alter von 12 bis 17 Jahren
******   Jeweils 10 Jahre nach der letzten vorangegangenen Dosis

Bild 25 Impfkalender (Stand Juli 2008).

fig vorkommt. Impfempfehlungen für eine Grippeimpfung gibt es für alle Menschen über 60 Jahre und solche mit Vorerkrankungen des Herz-Kreislaufsystems oder der Atmungsorgane. Das gleiche gilt für die Pneumokokkenimpfung.

Regelimpfungen. Derzeit werden die in Tabelle 8 aufgeführten Impfungen für alle Personen empfohlen.

Impfungen für medizinisches Personal. Die Grundimmunisierung gegen die in Tabelle 8 aufgelisteten Infektionskrankheiten sollte auch bei Medizinischen Fachangestellten sichergestellt sein (insbesondere in pädiatrischen Praxen gegen Masern, Mumps, Keuchhusten und Röteln). Das RKI empfiehlt die Impfung gegen Keuchhusten bei Personen, die viel mit Neugeborenen zu tun haben. Ebenso wird für nicht immune Personen ein Impfschutz gegen Wind-

Krankheit	Erreger	Art des Impfstoffs	Wie oft muss geimpft werden?	Besonderheit
Diphtherie (D)	Bakterium	Toxoid	4 x nach Schema, dann alle 10 Jahre	Beim Säugling ist die Dosis höher („D") als beim älteren Kind bzw. Erwachsenen („d").
Tetanus (T) (Wundstarrkrampf)	Bakterium	Toxoid	wie Diphtherie	besondere Regeln im Verletzungsfall
Pertussis (aP) (Keuchhusten)	Bakterium	Teile des abgetöteten Erregers (azellulärer Impfstoff)	wie Diphtherie und Tetanus, einmalige Auffrischimpfung im Jugendalter	neuer, gut verträglicher Impfstoff
HiB-Hirnhautentzündung und -Kehldeckelentzündung	HiB-Bakterium	Kapselantigen	3 Impfungen im Säuglingsalter	keine Auffrischung
Poliomyelitis (IPV) (Kinderlähmung)	Virus	abgetötete Viren	Impfschema wie Diphtherie / Tetanus; keine Regelimpfungen im Erwachsenenalter	Die Lebendimpfung mit vermehrungsfähigen Viren (Schluckimpfung) wird in Deutschland nicht mehr durchgeführt.
Hepatitis B (HB) (infektiöse Gelbsucht)	Virus	Hbs-Antigen	3 Impfungen nach Schema, dann alle 10 Jahre	Jugendliche sollten nachträglich geimpft werden; empfohlen für medizinisches Personal
Masern (M)	Virus	Lebendimpfung	2 Impfungen nach dem 1. Geburtstag	
Mumps (M)	Virus	Lebendimpfung	wie Masern	
Röteln (R)	Virus	Lebendimpfung	wie Masern	wichtige Impfung für alle Frauen im gebärfähigen Alter zum Schutz vor einer Rötelnembryopathie
Windpocken (Varizellen)	Virus	Lebendimpfung	einmalig, wie Masern	wichtige Impfung für nicht immune Frauen im gebärfähigen Alter
Pneumokokken	Bakterium		wie Tetanus / Diphtherie bei Säuglingen; im Alter von > 60 Jahren 1 Impfung	Auffrischung nach 6 Jahren
Meningokokken	Bakterium		einmalig ab 1. Geburtstag	
HPV (humanes Papilloma-Virus)	Virus		alle Mädchen im Alter von 12 bis 17 Jahren	Schutz vor Gebärmutterhalskrebs

Tabelle 8 Regelimpfungen.

pocken empfohlen, da diese Erkrankung im Erwachsenenalter oft kompliziert verläuft und eine Ansteckung von Neugeborenen vermieden werden soll.

Hepatitis B nimmt eine besondere Stellung ein. Bis zum Beginn der 80er Jahre des 20. Jahrhunderts war sie eine häufige Berufskrankheit medizinischen Personals wegen der Übertragung durch Blut und Körpersekrete (Bild 26). Daher wurde von der Berufsgenossenschaft die Empfehlung herausgegeben, dass alle Beschäftigten einen sicheren Impfschutz gegen die Hepatitis B haben sollten.

Hepatitis bei Beschäftigten im Gesundheitswesen

Bei der BGW eingegangene Verdachtsanzeigen

- BGW gesamt
- davon Zahnarztpraxen

Jahr	BGW gesamt	davon Zahnarztpraxen
2005	324	26
2006	305	25
2007	239	21

Bild 26 Hepatitis-Statistik der Berufsgenossenschaft.

Infiziert sich ein Ungeimpfter, z. B. durch einen Stich mit einer kontaminierten Nadel, so ist unverzüglich die passive Immunisierung durchzuführen. Für Personal, das mit Kindern oder auf Infektionsstationen beschäftigt ist, wird auch eine Impfung gegen die Hepatitis A empfohlen (sonst nur Reiseimpfung). Beide Impfungen können kombiniert verabreicht werden.

3.5 Impfungen in der Diskussion

In Deutschland herrscht eine gewisse Impfmüdigkeit. Argumente gegen Impfungen sind z. B., dass man gegen „harmlose" Kinderkrankheiten impfe. Andere meinen, dass ein gesundes Immunsystem ausreichend vor Infektionen schützt, oder – das schwerwiegendste Argument – dass Impfschäden durch den Impfstoff selbst zu befürchten seien. Dagegen lässt sich Folgendes anmerken:

Die Kinderkrankheiten, gegen die geimpft wird, sind keineswegs harmlos. Bei Ungeimpften besteht ein hohes Risiko an Folgeschäden (z. B. Enzephalitis durch Masern) und Todesfällen (z. B. bei der Hämophilus influenzae B-Meningitis).

Antibiotische Therapie ist bei Virusinfekten wirkungslos und kommt bei bakteriellen Infekten, bei denen die Erreger Gifte bilden, meist zu spät (z. B. bei Diphtherie und Tetanus).

Die meisten Impfungen werden gut vertragen, da nur gesunde Personen geimpft werden sollen. Etwas erhöhte Temperatur und Schmerzen an der Einstichstelle sind möglich. Schwerwiegende Impfschäden gibt es nur selten. Der Arzt, der die Impfung durchführt, ist zur Aufklärung verpflichtet.

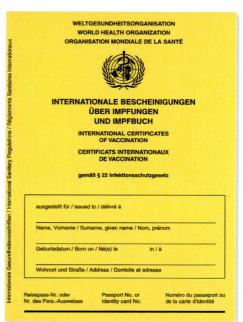

Bild 27 Impfausweis.

4 Hygiene

4.1 Gesetzliche Grundlagen der Praxishygiene

Praxishygiene ist der prophylaktische (vorbeugende) Teil der Medizin. Sie versucht Schäden und Krankheiten vom Patienten und vom medizinischen Personal abzuwenden.

Die Hygiene wird von der WHO folgendermaßen definiert:

> „Hygiene sucht Krankheiten zu verhüten sowie das Wohlbefinden und die Leistungsfähigkeit aller zu erhalten bzw. zu steigern."

Infektionsschutzgesetz. In Deutschland leiten sich alle Hygienemaßnahmen für die Klinik (Hospitalhygiene) und die Arztpraxen (Praxishygiene) vom Gesetz zur Verhütung und Bekämpfung von Infektionskrankheiten beim Menschen ab (Infektionsschutzgesetz – IfSG, Jan. 2000). Dieses wird vom Robert-Koch-Institut in Berlin mithilfe der „Richtlinie für Krankenhaushygiene und Infektionsprävention" für alle Personen und medizinische Einrichtungen in rechtsverbindliche Vorschriften umgesetzt. Außerdem erscheinen im „Bundesgesundheitsblatt" regelmäßig Empfehlungen zu einzelnen Themen der Praxishygiene.

Unfallverhütungsvorschriften. Der Hauptverband der gewerblichen Berufsgenossenschaften (VBG) ist der Träger der gesetzlichen Unfallversicherung und erlässt Unfallverhütungsvorschriften (UVV). Für medizinische Einrichtungen gilt seit Oktober 2003 die TRBA-250 (Technische Regel biologische Arbeitsstoffe).

Die Richtlinien des RKI und der VBG sind keine Gesetze, haben aber rechtsverbindlichen Charakter.

Danach hat der Unternehmer für die einzelnen Arbeitsbereiche entsprechend der Infektionsgefährdung Maßnahmen zur Reinigung, Desinfektion und Sterilisation sowie zur Ver- und Entsorgung schriftlich festzulegen und ihre Durchführung zu überwachen. Dazu gehört auch ein Hygieneplan für die Arztpraxis (Tabelle 9, S. 94). In ihm ist festzulegen, welche Räume und Einrichtungsgegenstände zu reinigen oder zu desinfizieren sind. Es muss genau angeben werden, welche Reinigungs- und Desinfektionsmittel zu verwenden und bei welcher Tätigkeit Handschuhe zu tragen sind. Unter anderem ist auch die Beseitigung der einzelnen Praxisabfälle zu regeln. Verantwortlich ist immer der ärztliche Leiter der Praxis.

In der Hospital- und Praxishygiene gibt es drei verschiedene Vorgehensweisen zur Keimverminderung und Keimbeseitigung:
- die Sanitation,
- die Desinfektion und
- die Sterilisation (Bild 28).

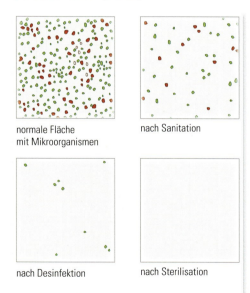

- apathogene Mikroorganismen
- pathogene Mikroorganismen

Bild 28 Wirksamkeit der Keimverminderung und Keimbeseitigung.

RKI = Robert-Koch-Institut

WAS	WANN	WOMIT/WAS	WIE	WER
Hände waschen	vor Dienstbeginn, vor und nach dem Essen, nach der Toilette, bei Bedarf	Flüssigseife	Hände nass machen und mit dem Ellbogen Waschlotion aus dem Spender entnehmen. Waschlotion einreiben, unter fließendem Wasser waschen, anschließend mit einem Einmalhandtuch abtrocknen.	alle
hygienische Händedesinfektion	vor und nach jedem Kontakt mit dem Patienten, nach jedem Kontakt mit einem kontaminierten Gerät / Instrument, vor und nach der Laborarbeit	Händedesinfektionsmittel	3 ml in die trockenen Hände für 30 sec einreiben, Fingerkuppen und -zwischenräume nicht vergessen	medizinisches Personal
Blutdruckmanschetten Staubinden Stethoskop	nach jedem Patienten mit einer infektiösen Erkrankung, nach einer Kontamination, nach Dienstende	Sprühdesinfektionsmittel	aufsprühen und abwischen	medizinisches Personal
Berufskleidung	vor Arbeitsbeginn anziehen	Kasak und Hose; Kittel Schuhe	über der Unterwäsche; Kittel über der Straßenkleidung	medizinisches Personal

Tabelle 9 Beispiel für einen Hygieneplan (Auszug; gekürzt).

4.2 Sanitationsverfahren und Sanitationsmittel

In der Praxis haften auf jeder Oberfläche Mikroorganismen. Es muss aber nicht jede Fläche desinfiziert werden oder gar steril sein. Es genügt häufig, die Anflugkeime (transiente Flora) weitestgehend zu entfernen. Diese laufende Keimverminderung durch Reinigungsmaßnahmen nennt man Sanitation (engl. sanitizing).

transiente Flora = Anflugkeime

residente Flora = körpereigene Mikroorganismenflora

4.2.1 Hände waschen

Der Hauptkeimverbreiter im Krankenhaus und in der Arztpraxis ist der Mensch. An erster Stelle steht das Personal und dessen Hände: wenn Patienten mit Händedruck begrüßt werden, wenn Krankenblätter, Türklinken, Arbeitsflächen oder Apparate angefasst werden. Diese durch Berührung aufgenommenen Anflugkeime können mit gründlichem Händewaschen beseitigt werden. Nach dem Waschen müssen die Hände mit einem Einmalhandtuch abgetrocknet werden, Mehrfachhandtücher sind nicht zugelassen.

Seifen sind Kosmetika und keine Desinfektionsmittel. Bakterien und Hefepilze können die Seife leicht abbauen und sich dabei heftig vermehren. Stückseife bleibt nach dem Waschen auf der Unterseite feucht, sodass sich in diesem „Sumpf" Hautbakterien vermehren und bei der folgenden Handwäsche auf den Benutzer übertragen werden. Das Robert-Koch-Institut schreibt deshalb für die ärztliche Praxis ausschließlich Flüssigseifen vor.

> Flüssigseife: Wenn die Patrone gewechselt wird, muss der gesamte Spender mit heißem Wasser durchgespült werden, um eingetrocknete Seife zu entfernen. Teilentleerte Behälter dürfen nicht nachgefüllt werden. Den Rest der Seife lässt man ins Spülbecken laufen, spült den Spender aus und stellt ihn dann zum Trocknen mit der Öffnung nach unten auf.

4.2.2 Flächen reinigen

Arbeitsflächen. Alle Oberflächen, z. B. Schreibunterlagen, Ablagen, Patientenliegen, sind mit Mikroorganismen behaftet. Deshalb müssen sie laufend (mehrmals täglich) mit Desinfektionsmittel gewischt werden.

Fußböden sind zwar stark mit Mikroorganismen belastet, haben aber mit dem Patienten keinen unmittelbaren Kontakt. Deshalb genügt regelmäßiges feuchtes Wischen oder Staubsaugen.

Alle verwendeten feuchten Mehrwegtücher, die bei der Sanitation eingesetzt wurden, müssen nach dem Gebrauch in der Praxiswaschmaschine desinfiziert werden. Handelsübliche Flächenreiniger für den Fußboden oder die Arbeitsflächen sind keine Desinfektionsmittel.

Staubsaugen, auch auf glatten Böden, eignet sich gut, um Staub und Partikel mit daran haftenden Mikroorganismen zu sammeln und sicher zu beseitigen. Die Staubbeutel werden mit dem Hausmüll entsorgt.

Wasch- und Spülbecken. In feuchten Wasch- und Spülbecken und in Feuchträumen vermehren sich die Mikroorganismen sehr gut. Deshalb muss man die Becken desinfizieren.

Die handelsüblichen Sanitärreiniger für den Haushalt sind keine Desinfektionsmittel, auch wenn „bakterizid" oder „beseitigt sicher Bakterien" darauf steht.

> Oberflächen mehrmals täglich feucht abreiben. Bei Fußböden genügt feuchtes Wischen und Staubsaugen. Wasch- und Spülbecken müssen desinfiziert werden.

4.3 Desinfektionsverfahren und Desinfektionsmittel

4.3.1 Was heißt Desinfektion?

> Desinfektion ist die irreversible Inaktivierung aller Erreger übertragbarer Krankheiten.

Man will damit erreichen, dass von einer Fläche keine Infizierung ausgehen kann. Bei diesem Verfahren werden die Bakteriensporen nicht abgetötet.

Grundsätze zu Desinfektionsverfahren und Desinfektionsmitteln. Jedes Desinfektionsverfahren richtet sich gegen die Ausbreitung von Krankheitserregern. Folglich muss man zuerst desinfizieren und dann reinigen: zuerst werden die Krankheitserreger und ein Teil der Anflugkeime abgetötet und dann werden – falls notwendig – ihre Reste beseitigt.

Die Einwirkungszeit der Desinfektionsmittel muss trotz der praxisüblichen Hektik eingehalten werden. Mikroorganismen sind praktisch immer in winzig kleine Partikel aus Schleim, Speichel, Blut, Serum, Wundschorf, Fett, Talg oder Hautschuppen eingepackt. Die Desinfektionsmittel müssen zuerst in diese Partikel und anschließend in die Zellen der Mikroorganismen eindringen können. Das braucht Zeit.

> Faustregel: Warten Sie so lange, bis das reichlich aufgebrachte Desinfektionsmittel eingetrocknet ist.

irreversibel = nicht umkehrbar

Konzentration. Stellt man aus einem Konzentrat eine Gebrauchslösung her, so ist genau darauf zu achten, dass man die von der Herstellerfirma angegebene Konzentration einhält. Nur dann ist die Wirksamkeit des Mittels garantiert. Folgen einer unkorrekt eingestellten Desinfektionsmittellösung sind in Tabelle 10 (S. 96) aufgelistet.

Anwendungsbereiche. Es gibt keine Universaldesinfektionsmittel. Alle gebräuchlichen Mittel sind Gemische mehrerer chemischer Verbindungen. Ihre Zusammensetzung ist abgestimmt auf den jeweiligen Anwendungsbereich:

- Haut- und Händedesinfektion,
- Flächendesinfektion,
- Instrumentendesinfektion,
- Wäschedesinfektion.

Ist die Lösung zu konzentriert ...	Ist die Lösung zu stark verdünnt ...
• können die Mikroorganismen z. B. in 96 %igem Alkohol überleben, weil ihre dicke Schleimschicht zu einem Schutzpanzer gerinnt, • wird zu viel Desinfektionsmittel verbraucht (teuer), • wird die Umwelt (Augen, Nase, Luft, Abwasser) belastet, • wird das zu desinfizierende Material (Haut, Flächen, Instrumente) übermäßig geschädigt, • erhöht sich die Gefahr einer Allergisierung.	• können die Mikroorganismen überleben, • können die Mikroorganismen Resistenzen gegen das Desinfektionsmittel entwickeln.

Tabelle 10 Folgen von nicht korrekt eingestellten Desinfektionsmittel-Lösungen.

> Seife darf niemals mit Desinfektionsmittel vermischt werden, denn sie inaktiviert das Desinfektionsmittel.

Desinfektionsmittellisten. Unter den im Fachhandel erhältlichen Desinfektionsmitteln gibt es eine nicht mehr überschaubare Menge an Präparaten. Der Arzt muss sich an die Liste der vom Robert-Koch-Institut (früher Bundesgesundheitsamt) geprüften und anerkannten Desinfektionsmittel und -verfahren halten, wenn Erreger meldepflichtiger Krankheiten zu inaktivieren sind. In der „Liste der Deutschen Gesellschaft für Hygiene und Mikrobiologie" (DGHM-Liste) sind neben der vom RKI getesteten Mittel auch andere marktgängige Präparate aufgeführt.

Hygienische Händedesinfektion:
erst desinfizieren – dann reinigen

Der Desinfektionsplan ist Bestandteil des Hygieneplans. Der Aufwand an Arbeitszeit und Desinfektionsmitteln kann wirkungsvoll verringert werden, wenn das Team für die Arztpraxis einen Desinfektionsplan erstellt. Darin muss enthalten sein:
• Welche Flächen bzw. Gegenstände müssen desinfiziert werden,
• wie oft müssen sie desinfiziert werden,
• welche Verfahren sind notwendig,
• welche Desinfektionsmittel müssen verwendet werden für Hände, Haut, Flächen, Instrumente, Praxiswäsche?

Im Desinfektionsplan werden die verwendeten Desinfektionsmittel namentlich aufgeführt und die Einwirkungszeit und das Verfahren angegeben. Ein Desinfektionsplan gibt allen Mitarbeitern in der Praxis Klarheit über die notwendigen Desinfektionsmaßnahmen.

4.3.2 Hygienische Händedesinfektion

Während der Behandlung und Pflege von Patienten werden mit den Händen leicht und häufig Krankheitserreger aufgenommen. Zum Schutz des Personals und der anderen Patienten ist die hygienische Händedesinfektion deshalb tägliche Praxishygiene (Bild 29). Den Beschäftigten in der Praxis sind leicht erreichbare Händewaschplätze mit fließendem warmem und kaltem Wasser, Direktspender mit hautschonender Flüssigseife, Händedesinfektionsmittel und geeignete Hautpflegemittel sowie Handtücher zum einmaligen Gebrauch zur Verfügung zu stellen.

a) Handfläche auf Handfläche reiben

d) Außenseite der Finger auf gegenüberliegende Handfläche mit verschränkten Fingern massieren

b) Rechte Handfläche über linkem Handrücken und linke Handfläche über rechtem Handrücken

e) Kreisendes Reiben des rechten Daumens in der geschlossenen linken Hand und umgekehrt

c) Handfläche auf Handfläche mit verschränkten gespreizten Fingern reiben

f) Kreisendes Reiben hin und her mit geschlossenen Fingerkuppen der rechten Hand in der linken Handfläche und umgekehrt

Bild 29 Händedesinfektion.

Vorgehensweise:
- Reichlich Desinfektionsmittel in die trockenen hohlen Hände geben,
- das Desinfektionsmittel kräftig auf den Handflächen, im Nagelbett, zwischen den Fingern und auf den Fingerkuppen und bis zu den Handgelenken verreiben,
- einreiben, bis das reichlich aufgetragene Desinfektionsmittel eingetrocknet ist (ca. 30 Sekunden; das Ziel der Desinfektion ist jetzt erreicht: die übertragbaren Mikroorganismen auf den Händen sind abgetötet),
- falls notwendig, werden jetzt die Hände mit oder ohne Seife gewaschen.

Hautpflege. Zur Hautpflege müssen die Hände mehrmals täglich eingecremt werden.

Den Beschäftigten sind dünnwandige und flüssigkeitsdichte Handschuhe zur Verfügung zu stellen, wenn die Hände mit Blut, Ausscheidungen, Eiter oder hautschädigenden Stoffen in Berührung kommen können.

4.3.3 Chirurgische Händedesinfektion

Die chirurgische Händedesinfektion wird vor chirurgischen Eingriffen vorgenommen. Deshalb wird ausnahmsweise zuerst gewaschen und dann erst desinfiziert, denn der Chirurg kommt mit bereits desinfizierten Händen in den OP-Bereich.

Die Waschung und die Desinfektion werden dabei so vorgenommen, dass die Fingerspitzen während der gesamten Wasch- und Desinfektionsprozedur immer nach oben und die Ellbogen nach unten zeigen. Dadurch laufen Waschflüssigkeit und Desinfektionsmittel samt den Mikroorganismen immer von den Fingern weg.

Vorgehensweise:

1. waschen.
- Die Hände (Nagelbett, Fingerkuppen, zwischen den Fingern) und Unterarme mit Seife ca. 2 bis 3 Minuten gründlich waschen,
- mit einer sterilen Bürste die Nägel bürsten,
- unter fließendem warmem Wasser waschen,
- mit einem Einmalhandtuch Finger, Hände und Unterarme abtrocknen.

2. desinfizieren.
- Reichlich und mehrmals Desinfektionsmittel auf Unterarme und Hände, Nagelbett, Fingerkuppen und zwischen den Fingern geben und einreiben,
- nachdem das Desinfektionsmittel eingetrocknet ist, wird erneut reichlich Desinfektionsmittel aufgenommen und auf Hände und Unterarme kräftig verrieben bis es wieder eingetrocknet ist,
- jetzt nicht mehr waschen, sondern die sterilen Handschuhe überstreifen. Das auf der Haut verbliebene Desinfektionsmittel verhindert in den OP-Handschuhen über Stunden hinweg die Vermehrung der residenten Hautflora.

Nach der Operation oder jeder anderen Tätigkeit, bei der die Handschuhe mit Blut oder anderem infektiösem Material kontaminiert sind, werden sie so abgestreift, dass nichts damit in Berührung kommt (Bild 30, S. 98).

4.3.4 Hautdesinfektion vor einer Punktion

Dazu schreibt das RKI in seinen Richtlinien: Bei Punktionen peripherer Gefäße (Blutentnahme) sowie bei intrakutanen, subkutanen und intramuskulären Injektionen ist die Haut im Bereich der Einstichstelle sorgfältig mit reichlich Desinfektionsmittel abzureiben. Die vorgeschriebene Einwirkungszeit (eine Minute) ist zu beachten. Es sind sterile Tupfer zu verwenden.

Ein kurzes Ansprühen der Punktionsstelle ist unwirksam, weil der trockene Tupfer sofort das Desinfektionsmittel aufsaugt. Wenn gesprüht wird, dann direkt auf den Tupfer, bis er durchnässt ist.

> Das Gefäß darf nach dem Desinfizieren nicht mit dem Finger ertastet werden, sonst muss die Hautdesinfektion wiederholt werden.

> Verwenden Sie zum Eigenschutz bei der Blutentnahme oder bei Injektionen nur verletzungssichere Kanülen.

Chirurgische Händedesinfektion: erst waschen – dann desinfizieren

intrakutan = i.c. = in die Haut
subkutan = s.c. = unter die Haut
intramuskulär = i.m. = in die Muskeln

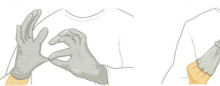
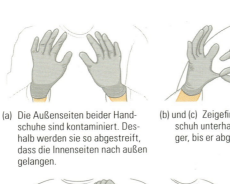

(a) Die Außenseiten beider Handschuhe sind kontaminiert. Deshalb werden sie so abgestreift, dass die Innenseiten nach außen gelangen.

(b) und (c) Zeigefinger und Daumen der linken Hand fassen den rechten Handschuh unterhalb des Handgelenks und ziehen ihn in Richtung auf die Finger, bis er abgezogen und auf die linke Seite gewendet ist.

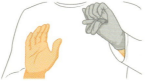
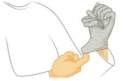
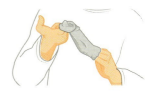

(d) Die linke Hand schließt sich um den rechten Handschuh.

(e) Der Zeigefinger der rechten Hand fasst unter den Stulpen des linken Handschuhs und

(f) zieht ihn in Richtung auf die Finger. Dabei wendet sich der Handschuh auf die Innenseite und umschließt gleichzeitig den ersten Handschuh.

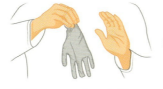

(g) Der rechte Handschuh ist im Inneren des linken Handschuhs verborgen. Sie werden jetzt zum B-Müll gegeben.

B-Müll ▶ S. 102

Bild 30 Ausziehen kontaminierter Handschuhe.

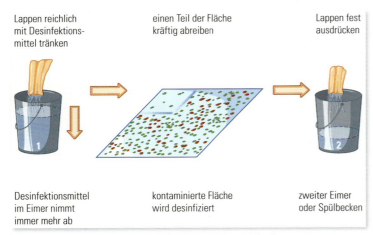

Bild 31 Flächendesinfektion nach der Zwei-Eimer-Methode.

4.3.5 Flächendesinfektion

Jede Flächendesinfektion ist mit Arbeit, Zeit und mit der Belastung des Personals durch das verdunstende Desinfektionsmittel verbunden. Im Desinfektionsplan der Praxis wird deshalb für jede einzelne Fläche festgelegt, ob eine Sanitation genügt oder eine Desinfektion notwendig ist.

Der Unternehmer hat den Beschäftigten feste, flüssigkeitsdichte Handschuhe zum Desinfizieren und Reinigen benutzter Instrumente, Geräte und Flächen zur Verfügung zu stellen sowie flüssigkeitsdichte Schürzen, wenn damit zu rechnen ist, dass die Schutzkleidung durchnässt wird.

Die Wisch- und Scheuerdesinfektion ist bedeutend wirksamer als die Sprühdesinfektion, weil man die zu desinfizierende Fläche zusätzlich mechanisch abreibt. Eine gute Methode ist die Zwei-Eimer-Methode mit exakt dosiertem Flächendesinfektionsmittel (Bild 31).

Hygiene

Die Zwei-Eimer-Methode wird wie folgt durchgeführt:
- Zuerst taucht man den Lappen in das Desinfektionsmittel, drückt ihn leicht aus und reibt kräftig einen Teil der Fläche ab,
- dann drückt man den benutzten Lappen in einen zweiten Eimer oder das Wasch- oder Spülbecken kräftig aus,
- wieder taucht man den Lappen in das Desinfektionsmittel und reibt die folgende Stelle ab,
- der Lappen wird wieder ausgedrückt, usw.

Diese Arbeit wird so lange durchgeführt, bis die gesamte Fläche abgerieben und damit desinfiziert ist. Diese Fläche darf nicht trocken nachgewischt werden, sondern muss wegen der Einwirkungszeit an der Luft trocknen. Bei dieser Arbeit sind immer Handschuhe zu tragen.

Sprühdesinfektion. Soll eine Fläche mittels Spray desinfiziert werden, muss man so lange sprühen, bis ein geschlossener Film entstanden ist. Geschieht das nicht, so überleben zwischen den Tröpfchen die Mikroorganismen. Keinesfalls darf man nach dem Sprühen mit einem Lappen nachwischen, denn dabei entzieht der Lappen der Fläche einen Teil des Desinfektionsmittels und die Mikroorganismen überleben. Die Einwirkungszeit wird eingehalten, wenn der Sprühfilm getrocknet ist.

Nachteile der Sprühdesinfektion sind:
- die Reinigungswirkung durch das Reiben fehlt,
- die Spraytröpfchen erreichen nicht nur die zu desinfizierende Fläche, sondern auch die Schleimhäute, was zu Reizungen und langfristig auch zur Allergisierung führen kann.

Die Sprühdesinfektion wird wegen der Aerosolbildung nicht mehr empfohlen.

Man kann eine Kombination der Sprüh- und Wischdesinfektion anwenden. Man verteilt das fertige Desinfektionsmittel auf dem Tisch und wischt mit Einmaltüchern die ganze Fläche ab. Der Vorteil ist, dass das Desinfektionsmittel vorgefertigt ist, und man weniger Aerosolbildung durch das Sprühen hat.

4.3.6 Instrumentendesinfektion

Grundsätzlich gilt auch für die Instrumentendesinfektion, dass zuerst desinfiziert und dann erst gereinigt wird.

Werden die benutzten Instrumente zur Desinfektionseinheit getragen, so muss man unbedingt darauf achten, dass nichts und niemand auf diesem Weg kontaminiert wird.

Beim Arbeiten mit und im Instrumentendesinfektionsmittel ist auf folgende Punkte zu achten:
- Desinfektionsmittellösung aus einem Konzentrat genau nach Vorschrift verdünnen,
- nur mit Handschuhen arbeiten,
- die Instrumente müssen vom Desinfektionsmittel blasenfrei und vollständig bedeckt sein, Scheren und Klemmen müssen geöffnet sein,
- die Einwirkungszeit einhalten: je stärker das Instrument mit eiweiß- oder schleimhaltigen Materialien belastet ist, desto länger braucht das Desinfektionsmittel, bis es eindringt und desto länger muss das Instrument in der Lösung bleiben (Anweisungen der Hersteller beachten),
- die Instrumente nach der Desinfektion mit Wasser spülen,
- dann erst dürfen die Instrumente mechanisch gereinigt (gebürstet) werden, damit Desinfektionsmittelspritzer nicht auf die Haut oder in die Atemwege gelangen,
- Instrumente, die anschließend sterilisiert werden, müssen trocken eingepackt werden.

Werden Instrumente, z. B. Endoskope, in einer eigenen Desinfektionsmaschine aufbereitet, so ist streng nach der Gebrauchsanleitung zu verfahren.

- Instrumente erst desinfizieren – dann reinigen,
- arbeiten Sie immer mit Handschuhen,
- Instrumente müssen vor dem Sterilisieren immer trocken verpackt sein.

Aerosol: feinst verteilte Tröpfchen in der Luft

4.4 Sterilisationsverfahren und Sterilkontrolle

4.4.1 Was heißt Sterilisation?

> Unter Sterilisation versteht man die Inaktivierung aller vermehrungsfähigen Keime einschließlich der Bakteriensporen.

Bakteriensporen sind die Überlebensformen einiger Bakterienarten (z.B. Tetanuserreger), nicht aber von Pilzen. Auch hier will man – wie bei der Desinfektion – erreichen, dass eine Fläche nicht mehr infizieren kann.

Die Sterilisation erfordert einen großen personellen und apparativen Aufwand. Deshalb soll man im Hygieneplan genau festlegen, was sterilisiert werden muss. Steril sein muss alles, was die inneren und äußeren Integumente (Haut, Schleimhäute) durchbricht und was mit Wunden in Berührung kommt.

Integumente (lat.): Bedeckung, Hülle; Gesamtheit aller Hautschichten

Sterilisation bedeutet immer Sterilisation keimdicht verpackter Gegenstände. Eine offene Sterilisation gibt es nicht.

4.4.2 Heißluftsterilisation

Im Heißluftsterilisator werden die steril verpackten Materialien (Sterilgut) trocken ohne zusätzlichen Druck erhitzt (Bild 32). Anhaltswerte sind 180 °C für 30 bis 60 Minuten; die WHO empfiehlt 160 °C für 120 Minuten oder 200 °C für 10 Minuten.

Für den Sterilisationserfolg ist unabdingbar, dass die benötigte Temperatur an allen Stellen im Gerät erreicht wird. Deswegen sind nur noch solche Geräte zugelassen, die Temperaturfühler an mehreren Stellen im Gerät besitzen und außerdem eine automatische Verriegelung, die verhindert, dass das Gerät während des Sterilisierens geöffnet werden kann. Da ohnehin nur hitzestabile Gegenstände wie Glas, Metalle oder Porzellan in den Heißluftsterilisator gebracht werden können, wird dieser längerfristig durch Autoklaven abgelöst werden.

4.4.3 Dampfsterilisation

Der Dampfsterilisator oder Autoklav ist wie ein Dampfdrucktopf im Haushalt aufgebaut. Beim Erhitzen erreicht der eingeschlossene Dampf 121 °C unter einem Druck von 2 bar. Dadurch werden alle Mikroorganismen, auch die Bakteriensporen, abgetötet (Bild 33).

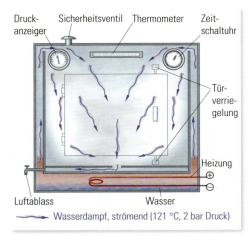

Bild 33 Aufbau eines Autoklaven.

DIN 58946 schreibt für eine sichere Sterilisation vor:
- 121 °C und 2 bar Druck, 20 Minuten oder
- 134 °C und 3 bar Druck, 10 Minuten.

> Der Autoklav darf erst geöffnet werden, wenn der Druck auf 1 bar (Umgebungsdruck) abgesunken ist und die Temperatur 60 °C unterschritten hat.

Für beide Sterilisationsverfahren gilt, dass die Sterilisationszeit erst mit dem Erreichen der vorgeschriebenen Temperatur beginnt (Bild 34).

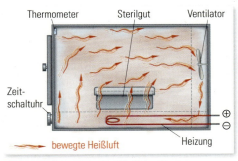

Bild 32 Aufbau eines Heißluftsterilisators.

4.4.4 Kaltsterilisation

Ethylenoxid (EO). Eine Reihe von Kunststoffen (medizinische Einwegartikel) lassen sich nicht durch Hitze sterilisieren. Mit Ethylenoxidgas können Katheter, Spritzen und Schläuche ungefähr bei Zimmertemperatur sterilisiert werden. Wegen seiner Giftigkeit wird EO nur in Großanlagen oder in den Herstellerfirmen eingesetzt.

Gamma-Strahlen sind ionisierende Strahlen, die von den Herstellern medizinischer Einwegartikel zur Kaltsterilisation eingesetzt werden: Infusionsbestecke, Injektionsspritzen, Gummihandschuhe, Nahtmaterial oder Petrischalen.

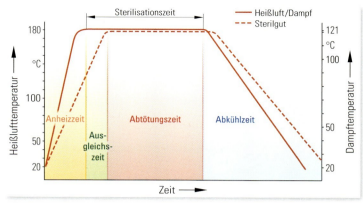

Bild 34 Temperaturverlauf bei der Heißluft- und Dampfsterilisation.

4.4.5 Qualitätskontrolle für Sterilisatoren und Sterilisationsverfahren

Sterilverpackungen. In der Praxis muss jeder, der mit sterilisierten Materialien umgeht, auf folgende Punkte achten:
- Ist die Verpackung unbeschädigt,
- ist die Verpackung durchfeuchtet,
- zeigt der Indikator den korrekten Farbumschlag,
- ist das Haltbarkeitsdatum überschritten?

Wird einer dieser Punkte beanstandet, muss die Sterilität des verpackten Gegenstandes angezweifelt werden und der Gegenstand ist nicht mehr verwendbar.

Alle Sterilisatoren haben eine Reihe von Fehlerquellen: Undichtigkeit und dadurch Druckabfall, ungenaue Thermometer und Zeitschaltuhren. Deshalb müssen Sterilisatoren zur Qualitätssicherung überwacht werden.

Thermoindikatoren enthalten Moleküle, die bei einer bestimmten Temperatur ihre Farbe verändern, z. B. von beige nach schwarz. Diese Thermoindikatoren sind auf den Sterilisierschlauch gedruckt. Es gibt auch Thermoindikator-Streifen, die auf die Verpackung geklebt werden. Sie zeigen nach dem Sterilisationsprozess durch den Farbumschlag an, dass das Sterilgut die eingestellte Temperatur erreicht hat. Sie beweisen aber nicht, dass es tatsächlich steril ist. Thermoindikatoren eignen sich für die tägliche Routine (Bild 35).

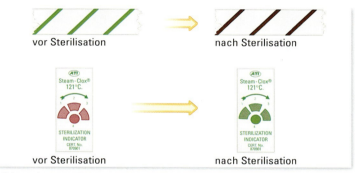

Bild 35 Thermoindikatoren zur routinemäßigen Sterilkontrolle.

Bioindikatoren. Jeder Sterilisator muss mindestens zweimal jährlich, nach 400 Sterilisationen oder nach Bedarf (z. B. nach einer Reparatur oder nach der Wartung) mit Bioindikatoren überprüft werden.

Bakteriensporen überleben alle Desinfektionsverfahren. Erst die Sterilisation tötet sie ab. Sie dienen deshalb als Testorganismen für die Wirksamkeit eines Sterilisators. Dazu gibt man lebensfähige Sporen (in Päckchen) zum Sterilgut (Bild 36). Nach dem Sterilisationsvorgang wird durch Bebrüten der sterilisierten Sporen im mikrobiologischen Labor nachgewiesen, ob alle abgetötet wurden.

Ionen ▶ S. 179 f.

Thermoindikator
von thermos (gr.) = warm und indicare (lat.) = anzeigen

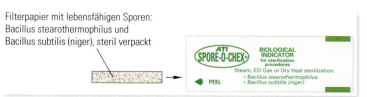

Bild 36 Bioindikatoren zur Qualitätssicherung des Sterilisationsprozesses.

Die für diesen Test benötigten Bakteriensporen sowie die notwendige Durchführungsvorschrift erhält man in bakteriologischen Labors oder im Laborhandel. Die Mitarbeiter des Gesundheitsamtes können Auskunft über Bezugsquellen geben.

4.5 Abfallbeseitigung in der ärztlichen Praxis

4.5.1 Grundsätze

Gesetze und Verordnungen regeln die Abfallbeseitigung in ärztlichen Praxen:
- Verordnung über das Europäische Abfallverzeichnis,
- Kreislaufwirtschaftsgesetz (KrWG),
- Richtlinie des Robert-Koch-Instituts über die Entsorgung von Abfällen aus Einrichtungen des Gesundheitsdienstes,
- Infektionsschutzgesetz (IfSG),
- Technische Regel für biologische Arbeitsstoffe (TRBA 250),
- VDI-Richtlinien (Verbrennen von Abfällen aus Krankenhäusern, ...).

Die genannten Beispiele stellen nur eine kleine Auswahl dar.

Arbeitsschutz (auch des Reinigungspersonals) ist das wichtigste Ziel beim Umgang mit Abfällen in der Arztpraxis. Aber auch der Umweltschutz ist wichtig. Deshalb
- müssen beim Hantieren immer Handschuhe getragen werden,
- sind die Abfälle am Ort ihrer Entstehung zu trennen,
- erleichtern verschieden gefärbte Behälter das Sortieren der einzelnen Abfallarten,
- dürfen teilweise gefüllte Müllbeutel niemals umgefüllt (zusammengeschüttet) oder zusammengepresst werden, da die Luft aus den Beuteln entweicht und die Mikroorganismen aus dem Sack in die Umgebung geblasen werden,
- müssen die Müllbehälter so verschlossen werden, dass beim weiteren Umgang der Inhalt nicht austreten kann,
- müssen spitze oder scharfe Gegenstände so verpackt werden, dass sich in keiner Phase der Entsorgung jemand verletzt.

> Achten Sie darauf, dass Sie beim Umgang mit Müll und Abfällen
> - immer Handschuhe tragen,
> - Beutel niemals umfüllen,
> - spitze und scharfe Abfälle sicher verpacken,
> - Beutel vor dem Entsorgen verschließen.

In Arztpraxen findet man häufig noch die Einteilung der Abfälle in die ehemaligen Abfallkategorien A bis E. Diese Einteilung wurde durch eine viel genauere Bezeichnung entsprechend der Verordnung über das Europäische Abfallverzeichnis ersetzt, in der über 800 Abfallarten mit einer sechsstelligen Abfallschlüsselnummer (AS) bezeichnet werden. Trägt die AS ein Sternchen, bedeutet dies „gefährlich".

Jede Einrichtung des Gesundheitsdienstes ist selbst für die ordnungsgemäße Entsorgung der Abfälle verantwortlich. In Krankenhäusern und Kliniken muss ein Abfallbeauftragter bestellt werden, in der Arztpraxis trägt der Inhaber die rechtliche Verantwortung.

4.5.2 Unproblematische Abfälle (ehem. Gruppe A)

Unproblematische Abfälle sind alle Praxisabfälle, wie sie auch im Haushalt vorkommen: Papier und Pappe (AS 15 01 01), Kunststoffverpackungen (AS 15 01 02), Glasverpackungen (AS 15 01 07) sowie Küchenabfälle (AS 20 01 08). Sie werden wie zuhause auch in erster Linie recycelt oder als normaler Hausmüll entsorgt.

4.5.3 Typische medizinische Abfälle (ehem. Gruppe B)

Hierzu zählen die Abfallarten
- AS 18 01 01: spitze oder scharfe Gegenstände (z. B. Kanülen, Skalpelle, Ampullen und Gegenstände mit ähnlichem Risiko),

- AS 18 01 04: Abfälle, an deren Sammlung und Entsorgung aus infektionspräventiver Sicht keine besonderen Anforderungen gestellt werden (z. B. Wund- und Gipsverbände, Wäsche, Einwegkleidung, Windeln).

Kanülen dürfen wegen der Infektionsgefahr (Hepatitis B und C, AIDS) nicht in ihre Schutzhülle zurückgesteckt werden (kein recapping). Kanülen, Skalpelle und Ampullen (Sharps) sind in einem stich- und bruchfesten Einmalbehälter zu sammeln und dann verschlossen zum normalen Hausmüll zu geben (Bild 37).

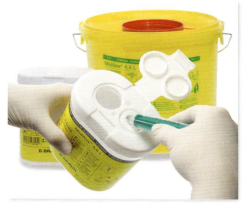

Bild 37 Entsorgung von spitzen und scharfen infektiösen Praxisabfällen (AS 18 01 01).

> Sharps müssen Sie in einem stich- und bruchfesten Behälter sammeln.

Flüssigkeiten (Blut, Urin) können ins Abwasser gegeben werden. Dabei sind unbedingt Handschuhe, evtl. Gesichtsschutzmaske und flüssigkeitsdichte Kleidung zu tragen.

4.5.4 Infektiöse Abfälle (ehem. Gruppe C)

Infektiöser Abfall (AS 18 01 03*) muss in Schwerpunktpraxen dort, wo er regelmäßig anfällt, in speziellen Behältnissen getrennt gesammelt und dann entsorgt werden.

Das IfSG fordert besondere Maßnahmen zur Infektionsverhütung beim Sammeln, Transportieren und Lagern innerhalb und außerhalb der Praxis. Dazu rechnet man alle Materialien, die mit meldepflichtigen, übertragbaren Krankheitserregern behaftet sind, z. B. mit Tuberku-

lose-, Typhus- oder Hepatitis-B-Erregern. Die einzelnen Erreger sind in §7 des IfSG aufgelistet. Auch Abfälle aus medizinischen Laborien sowie mikrobiologische Kulturen gehören dazu.

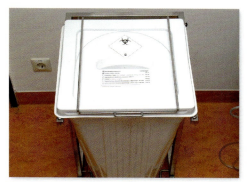

Bild 38 Kunststoffbehälter für infektiösen Abfall.

> **recapping** = Zurückstecken in die Schutzhülle

> **sharp** (engl.) = scharf, spitz

Abfälle, die mit vom RKI anerkannten Verfahren desinfiziert wurden, können zusammen mit Abfall gemäß AS 18 01 04 entsorgt werden. Beachten muss man trotzdem ein evtl. bestehendes Verletzungsrisiko durch Sharps.

4.5.5 Abfälle der ehem. Gruppe D

Dies sind Sondermüllabfälle, z. B. gefährliche Chemikalien (AS 18 01 06*), Arzneimittel in größerer Menge (AS 18 01 09), Zytostatika (AS 18 01 08*), Röntgenentwickler (AS 09 01 01*) und -fixierbäder (AS 09 01 04*). Sie sind nach der Abfallschlüsselnummer extra zu sammeln und als Sondermüll entsprechend zu entsorgen.

4.5.6 Abfälle der ehem. Gruppe E

Unter der AS 18 01 02 werden Körperteile und Organe, einschließlich Blutbeutel und -konserven zusammengefasst. So können z. B. in einer Praxis für ambulante Operationen Knochen und Organteile anfallen. Diese werden unter ihrer AS in eigenen Kunststoffbehältern gesammelt und sollten aus ethischen Gründen verbrannt werden. Die genauen Bestimmungen müssen bei den Behörden vor Ort erfragt werden.

Im Hygieneplan der Praxis muss aufgelistet sein, welche Abfälle zu welcher Abfallgruppe gestellt werden, wo die entsprechenden Behälter zu finden sind und wie sie zu entsorgen sind.

3 Praxishygiene und Schutz vor Infektionskrankheiten organisieren

Zur Wiederholung

1. Eine im fünften Monat schwangere Frau kommt in die Praxis. Ihr vierjähriger Sohn hat sich im Kindergarten mit dem Rötelnvirus angesteckt. Sie befürchtet nun, ihr ungeborenes Kind könnte behindert zur Welt kommen. Geben Sie dieser Patientin eine kompetente Auskunft und erklären Sie ihr dabei die Zusammenhänge.

2. Die Hepatitis B gehört zu den häufigsten Infektionen beim medizinischen Personal. Erläutern Sie bitte, wie Sie selbst und Ihre Kolleginnen sich in der Praxis vor einer Infektion schützen können.

3. Ein Patient mit einem veränderten Fußnagel kommt in die Praxis. Der Arzt bittet Sie, vom verdächtigen Nagel eine Probe für die Laboruntersuchung zu nehmen. Wie gehen Sie vor?

4. Beschreiben Sie den Ablauf einer aktiven und passiven Immunisierung.

5. Welche Fragen müssen geklärt werden, bevor ein Patient geimpft wird?

6. Als Azubi sollten Sie über einen ausreichenden Impfschutz verfügen. Welche Impfungen brauchen Sie unbedingt?

Zur Vertiefung

1. In der Arztpraxis begegnen Ihnen Infektionskrankheiten, die hier nicht erwähnt wurden. Wie und wo können Sie sich zusätzlich informieren?

2. Überzeugen Sie in einem Rollenspiel die Mutter eines Kleinkindes von der Notwendigkeit der empfohlenen Impfungen.

3. Suchen Sie im Internet die Desinfektionsmittelliste des Robert-Koch-Institutes.

4. Informieren Sie sich über die Praxishygiene in Ihrer Ausbildungspraxis:
   - Wo befinden sich in Ihrer Praxis die Regelwerke zur Praxishygiene?
   - Listen Sie bitte alle Flächen Ihrer Praxis auf, bei denen eine Sanitation genügt.
   - Erstellen Sie für Ihre Praxis einen Desinfektionsplan.
   - Welche chemischen Bestandteile enthält das Händedesinfektionsmittel?
   - Welche chemischen Bestandteile enthält das Flächendesinfektionsmittel?
   - Wie verpacken Sie in Ihrer Praxis die Instrumente, die sterilisiert werden müssen?
   - Erkundigen Sie sich, wann in Ihrer Praxis der Sterilisator letztmals mittels Bioindikatoren getestet wurde.
   - Welche Gegenstände werden in Ihrer Praxis sterilisiert und wie?

5. Ihre neue Kollegin im 1. Ausbildungsjahr empfindet das Tragen eines Kittels als lästig, ebenso ist sie stolz auf Ihre perfekt manikürten Fingernägel. Erläutern Sie ihr, weshalb die persönliche Hygiene so wichtig ist.

6. Die verwendeten Instrumente (Skalpell mit auswechselbarer Klinge, Pinzette, Klemme, Präparierschere, Nadelhalter) sollen im Autoklaven sterilisiert werden. Wie bereiten Sie diese vor? Worauf ist bei der Benutzung des Autoklaven zu achten?

7. Vom Gesundheitsamt sind der Praxis Sporenpäckchen zugeschickt worden. Wie gehen Sie mit diesen um?

8. Fallbeispiel
   Die 80-jährige Frau Schmidt hat sich bei der Gartenarbeit verletzt. Sie hat eine verschmutzte, blutende Risswunde an der rechten Hand.
   - Richten Sie alle Materialien zur Versorgung der Risswunde hin. Welche Mittel zur Wunddesinfektion verwenden Sie? Wie entsorgen Sie anschließend die verunreinigten Materialien, wie Tupfer und Auflagen?
   - Frau Schmidt hat ihren Impfausweis nicht dabei. Welche Impfungen wären jetzt unbedingt nötig? Welche Impfungen überprüfen Sie bei Vorliegen des Impfausweises noch?

Lernfeld 4
Bei Diagnostik und Therapie von Erkrankungen des Bewegungsapparates assistieren

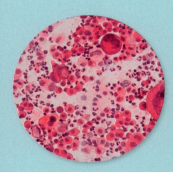

Sie erhalten einen Einblick in die Funktionen von Zellen und Geweben, ohne den man das Krankheitsgeschehen nicht verstehen kann.

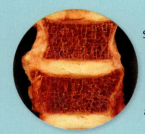

Sie lernen, wie der Halte- und Bewegungsapparat aufgebaut ist und welche Krankheiten auftreten können.

Die Kenntnis diagnostischer Verfahren ist wichtig, damit Sie bei Untersuchungen gut assistieren können.

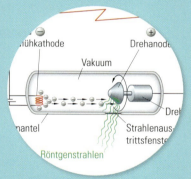

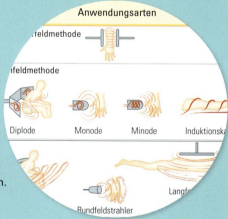

Sie machen sich mit physikalischen Therapieverfahren vertraut, die bei Erkrankungen des Bewegungsapparates eingesetzt werden. Dadurch sind Sie in der Lage, bei der Behandlung mitzuwirken.

Früher oder später müssen Sie eine Blutentnahme durchführen. Hier lernen Sie, was bei Vorbereitung und Durchführung von Injektionen und Blutentnahme zu beachten ist.

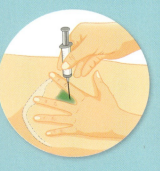

Zur Therapie von Erkrankungen gehören auch Verbände und Arzneimittel. Die wichtigsten Grundlagen werden Ihnen hier vorgestellt.

1 Zell- und Gewebelehre

1.1 Charakteristische Merkmale der Zelle

Der Mensch besteht aus einer unvorstellbar großen Anzahl von Zellen.

Die Zelle ist die kleinste selbstständig lebensfähige Baueinheit des Körpers. Zellen sind Lebewesen. Sie zeigen die fünf typischen Eigenschaften eines Lebewesens:
- sie haben einen Stoffwechsel,
- viele Zellen können sich bewegen,
- sie können Reize aufnehmen und verarbeiten,
- sie können wachsen,
- die meisten Zellen können sich fortpflanzen (teilen).

Im Organismus findet man zwischen den Zellen mehr oder weniger Zwischenzellsubstanzen, die größtenteils von den Zellen produziert und geformt wurden. Diese Zwischenzellsubstanzen können flüssig, gallertig oder fest sein, sie können Fasern enthalten sowie Nährstoffe, Vitamine, Hormone und Salze aus dem Blut.

Unter optimalen Bedingungen können manche Zellen auch außerhalb des menschlichen Organismus gezüchtet werden.

Die Lebenserwartung bzw. die Teilungsaktivität der Zelle ist genetisch festgelegt. Der Zelltod im Rahmen normaler Lebensvorgänge wird als programmierter Zelltod (Apoptose) bezeichnet. Ein solcher „Selbstmord" der Zelle wird von der Zelle selbst oder ihrer Umgebung ausgelöst.

> **Apoptose** (gr.) von apo-ptosis = wegfallen
>
> 1 μm = 1 / 1000 mm

1.2 Unterschiede zwischen den Zellen

Zellen können völlig unterschiedlich aussehen, je nachdem
- wie sie sich spezialisiert haben,
- wo sie sich im Körper befinden und
- welche Aufgabe sie haben.

Eine menschliche Eizelle ist mit bis zu 200 μm die größte Zellart, rote Blutzellen (Erythrozyten) gehören mit 7 μm oder Spermien mit 4 μm zu den kleinsten Zellen.

Nervenzellen besitzen manchmal hauchdünne Nervenfasern von über 1 Meter Länge, manche Muskelzellen fließen zusammen und bilden lange, dünne Zellen mit vielen Zellkernen (Bild 1).

glattes Muskelgewebe

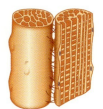
quergestreifte Muskelzellen (angeschnitten und verkürzt)

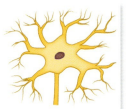
Nervenzelle mit Ansatz der Nervenfaser (Länge bis 1 m)

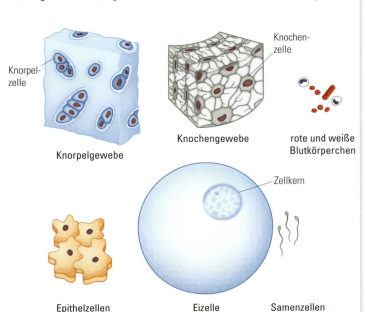

Bild 1 Unterschiedlich spezialisierte Zellen im menschlichen Organismus.

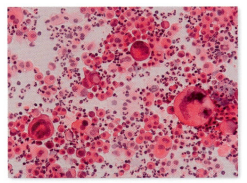

Bild 2 Blutzellen unter dem Mikroskop.

Die ausgereiften roten Blutzellen (Erythrozyten) sind die einzigen Zellen, die nach einer langen Entwicklungsreihe keinen Zellkern mehr besitzen (Bild 2).

1.3 Grundaufbau einer Zelle

Obwohl es unterschiedlich große und völlig unterschiedlich geformte Zellen gibt, sind vier grundlegende Zellbestandteile bei fast allen Zellen vorhanden (Tabelle 1 und Bild 3).

1.3.1 Zellmembran

Die Zellmembran besteht aus drei Schichten. Außen und innen befinden sich eine Eiweißschicht und dazwischen eine Doppellipidschicht. Die äußere Eiweißschicht wird oft von Zuckermolekülen überzogen, die spezifisch für die Zelle sind. Über die Zuckermoleküle können sich die Zellen untereinander erkennen (Bild 4).

An einigen Stellen sind besonders große Eiweißmoleküle (Proteinmoleküle) in die Zellmembran eingelagert, die unterschiedliche Funktionen erfüllen:
- Sie wirken als Ionenkanäle, die den Durchtritt von Wasser und Salzen auch gegen das Konzentrationsgefälle ermöglichen.
- Sie spielen als Rezeptorproteine eine Rolle. An Rezeptorproteine binden sich z.B. Hormone nach dem Schlüssel-Schloss-Prinzip und bewirken Steuerungsvorgänge.

Ganz ähnlich gebaute Membranen kommen auch im Zellinneren, z.B. um Zellorganellen, vor. Deshalb wird die Membran auch als Einheitsmembran bezeichnet.

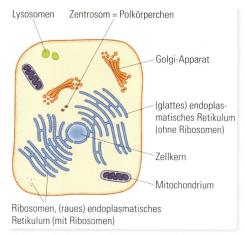

Bild 3 Darstellung einer Zelle bei ca. 100 000-facher Vergrößerung.

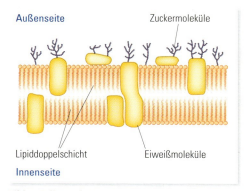

Bild 4 Zellmembran.

Erythrozyten ▶ S. 237

Lipid (gr.) = Fett

Hormone ▶ S. 320 ff.

Schlüssel-Schloss-Prinzip ▶ S. 379

Zellbestandteile	Aufgaben
Zellmembran	schützt die Zelle, regelt Aufnahme und Abgabe von Stoffen. Die Zellmembran dient auch zur Erkennung der Zugehörigkeit zu einem Organismus. Sie trägt sozusagen das Merkmal „fremd" oder „nicht fremd" außen auf ihrer Oberfläche.
Zellorganellen	sind die winzigen Organe des Lebewesens Zelle.
Nukleus	ist der Zellkern. Er ist das Steuerzentrum und enthält das Erbgut. Er ist dafür zuständig, dass die Zelle all ihre Funktionen wahrnehmen kann.
Zellplasma	ist die Zellflüssigkeit, in der die Zellorganellen schwimmen.

Tabelle 1 Vier Bestandteile einer Zelle.

1.3.2 Zellorganellen

Zellorganellen sind winzige Organe, die der Zelle beim Leben helfen.

Zellorganellen	Beschreibung	Aufgabe
Mitochondrien	gurkenförmige Gebilde, etwa so groß wie Bakterien	Kraftwerke der Zelle. Nur hier werden die Nährstoffe mit Sauerstoff verbrannt (innere Atmung). Es entstehen Wasser und Kohlendioxid als Abfallstoffe, dabei wird sehr viel Energie frei. Wird die Energie nicht sofort benötigt, wird sie in chemischer Form (als Adenosintriphosphat, ATP) gespeichert.
endoplasmatisches Retikulum (ER)	labyrinthartiges Röhren- bzw. Kanalsystem, welches die gesamte Zelle durchzieht	Transport von Stoffen in der Zelle. Im Zellplasma (endo = innen) befindet sich ein „Wegenetz" (Retikulum = Netz). Sind Ribosomen an der Außenseite des ER angelagert, spricht man vom rauen ER, ohne Ribosomen vom glatten ER.
Ribosomen	Körnchen an der Außenseite des ER oder frei im Zellplasma	bauen aus Aminosäuren neue Eiweiße auf (Eiweißsynthese).
Golgi-Apparat	Lamellensystem (blattförmig geschichtete Membranstapel)	speichert Stoffe, die die Zelle hergestellt hat. Verpackt diese Zellprodukte in eine Membranhülle und kann sie aus der Zelle ausschleusen.
Lysosomen	kleine Bläschen, die Verdauungsenzyme enthalten	spalten aufgenommene Nährstoffe und lösen sie auf, sie werden deshalb auch Verdauungskörperchen genannt. Aus kleinsten Bruchstücken können später wieder neue zelleigene Stoffe aufgebaut werden (z. B. an den Ribosomen).
Zentrosomen (Polkörperchen, Zentralkörperchen, Zentriolen)	Zentrum, von dem aus während der Zellteilung winzige, strahlenförmige Faserbündel ausgehen	sorgen dafür, dass bei der Zellteilung die Chromosomen zu gleichen Teilen auf die Tochterzellen verteilt werden

Tabelle 2 Zellorganellen.

1.3.3 Zellkern

Der Zellkern enthält die Chromosomen.

Chromosomen enthalten unterschiedliche Anteile des menschlichen Erbgutes. Vor dem Mikroskopieren werden die Zellen in speziellen Farbbädern angefärbt. In einer ruhenden Zelle stellt sich das Erbgut im Zellkern als einheitliche und gleichmäßig gefärbte Masse dar. Nur während der Zellteilung werden aus der gleichmäßigen Kernfärbung plötzlich 46 abgrenzbare Bestandteile, die Chromosomen, sichtbar.

> **Chromosom** von chrom (gr.) = Farbe und soma (gr.) = Körper

Diese 46 Chromosomen können in jeder menschlichen Zelle während einer Zellteilung beobachtet werden. Das in der Zelle verteilte Erbgut wird also vor der Zellteilung sozusagen aus Transportgründen in 46 anfärbbare Bündel zusammengerafft.

Jedes Chromosom enthält viele einzelne Erbinformationen, sogenannte Gene. Die Gene sind in einer festen Reihenfolge auf den Chromosomen angeordnet, es sind nur jeweils kleine Abschnitte auf einem Chromosom. Die Gene bestehen aus **D**esoxyrib**o**nuklei**ns**äure (DNS). Diese DNS ist eine doppelsträngige, spiralige chemische Verbindung (Bild 5).

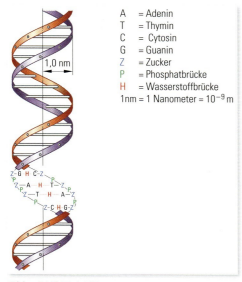

A = Adenin
T = Thymin
C = Cytosin
G = Guanin
Z = Zucker
P = Phosphatbrücke
H = Wasserstoffbrücke
1 nm = 1 Nanometer = 10^{-9} m

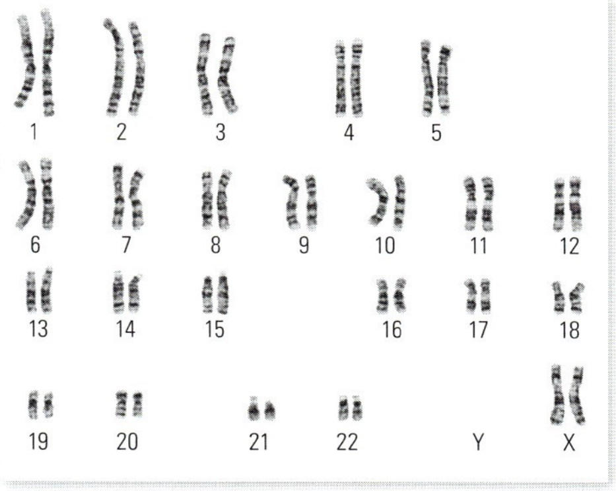

Bild 6 Vollständiger Chromosomensatz einer weiblichen menschlichen Zelle.

Bild 5 DNS-Molekül.

In jedem Zellkern findet man 23 Chromosomenpaare. 23 Chromosomen (1 bis 23) stammen von der Mutter und 23 Chromosomen (1 bis 23) vom Vater. Chromosomen mit der gleichen Nummer haben die gleiche Größe sowie Anfärbung und sind nicht voneinander zu unterscheiden. Man findet also zwei völlig gleich anfärbbare Chromosomen, die man beide mit der Nummer 1 benennen kann, eines vom Vater und eines von der Mutter. So wurden 23 verschiedene Chromosomen durchnummeriert (Bild 6).

Die beiden Chromosomen mit der Nummer 23 sind beim männlichen Geschlecht unterschiedlich aufgebaut: X-Chromosom und Y-Chromosom. Beim weiblichen Geschlecht sind die beiden Geschlechtschromosomen gleich aufgebaut: X und X. Nur die beiden Chromosomen mit der Nummer 23 sind an der Geschlechtsbestimmung beteiligt. In jedem Zellkern stammt immer das eine Geschlechtschromosom von der Mutter und das andere vom Vater. Wenn eine Zelle ein X- und ein Y-Chromosom enthält, bedeutet dies männliches Geschlecht (44, X, Y), wenn eine Zelle zwei X-Chromosomen enthält, bedeutet dies weibliches Geschlecht (44, X, X).

> Hat ein Paar ein erhöhtes Risiko (Familiengeschichte, Alter des Paares, bereits eine Totgeburt in der Vorgeschichte), ein Kind mit einer Chromosomen- oder Genanomalie zu bekommen, kann es vor der Geburt spezielle Untersuchungen durchführen lassen.

Die meisten Anomalien entstehen zwar zufällig, aber einige sind erblich. Die meisten Feten mit Chromosomenanomalien sterben bereits vor der Geburt.

Die häufigste und bekannteste Erbkrankheit bei Lebendgeborenen, die auf einer Chromosomenanomalie beruht, ist das Down-Syndrom (Trisomie 21 oder Mongolismus). Dabei ist das Chromosom mit der Nummer 21 in der befruchteten Eizelle dreimal statt paarweise enthalten.

Diese Chromosomenabweichung geht mit einer verzögerten geistigen Entwicklung und körperlichen Fehlbildungen einher. Typisches Merkmal von Kindern mit Down-Syndrom ist die charakteristische Augenstellung (Lidfalte).

Viele Erbkrankheiten werden jedoch nicht durch Chromosomenanomalien hervorgerufen, sondern durch Genanomalien. Dabei ist ein

DNS = DNA von A ▶ acid (engl.) = Säure

Anomalie = Unregelmäßigkeit, Regelwidrigkeit

Feten: Plural von Fetus (Fötus)

Gen auf einem Chromosom verändert. Solche Veränderungen (Mutationen) können durchaus positiv sein, wenn sich dadurch ein Organismus besser an seine Umwelt anpassen kann. Viele Genmutationen führen bei Menschen jedoch zu Krankheiten, weil ein bestimmtes Protein nicht mehr hergestellt werden kann, z. B.

bei der Mukoviscidose. Bei dieser Krankheit bilden die Drüsen des Körpers einen zähflüssigen Schleim, der die Drüsenausgänge verstopft (z. B. der Bauchspeicheldrüse). Auch in den Bronchien bildet sich zähflüssiger Schleim, der zu schweren Atemproblemen führt.

1.4 Leistungen der Zelle

1.4.1 Zellteilung

> **Meiosis** (gr.) = Verringerung

> **Autosom:** Chromosom, das nicht an der Geschlechtsbestimmung beteiligt ist

Die Meiose oder Reifeteilung ist eine Reduktionsteilung, die der Produktion von Fortpflanzungszellen dient. Gesunde Menschen besitzen im Zellkern jeder Körperzelle 46 Chromosomen (44 Autosomen + 2 Geschlechtschromosomen). Die Meiose ist eine spezielle Art der Zellteilung, die mit der Pubertät in den Hoden bzw. den Eierstöcken einsetzt. Es werden dabei Fortpflanzungszellen (Keimzellen) mit nur 23 Chromosomen (22 Autosomen + 1 Geschlechtschromosom) hergestellt (Bild 7).

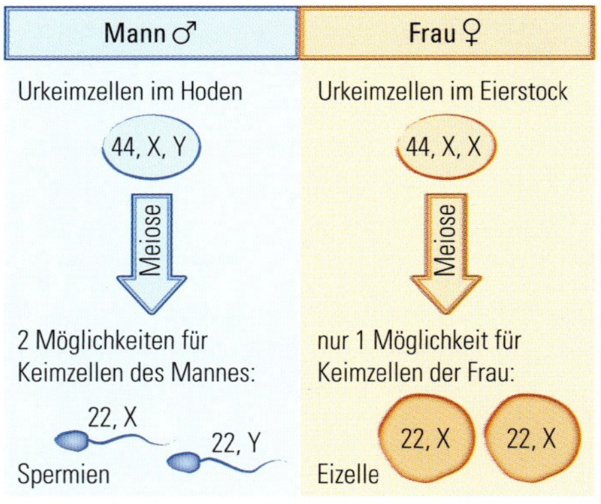

Mitose. Die Zygote (befruchtete Eizelle) ist die erste Zelle des neuen Menschen, sie enthält 46 Chromosomen. Sofort nach der Befruchtung findet eine schnelle Zellvermehrung statt, dies geschieht durch Zellteilungen (Mitosen). Die Mitose dient also der Vermehrung von Körperzellen.

Die Zygote und alle weiteren Tochterzellen teilen sich immer auf die gleiche Art und Weise, nämlich so, dass aus einer Mutterzelle mit 46 Chromosomen zwei Tochterzellen mit genau den gleichen 46 Chromosomen entstehen. So bildet sich ein Organismus, bei dem alle Zellen das komplette Erbgut von 46 Chromosomen in ihren Kernen besitzen. Der Ablauf der Mitose kann unter dem Mikroskop in vier Stadien beobachtet werden (Bild 8).

1.4.2 Stoffwechsel

Stoffwechselvorgänge umfassen alle biochemischen Reaktionen der Zelle. Dabei werden die aufgenommenen Stoffe umgewandelt, verwertet oder als Stoffwechselendprodukte ausgeschieden.

Bild 7 Herstellung von Fortpflanzungszellen durch Meiose.

Notwendig ist dies, weil bei der Verschmelzung von Samen- und Eizelle die neue Zelle, aus der sich schließlich ein Kind entwickelt, wieder 46 Chromosomen enthalten muss. Beim Mann werden in den Hoden aus (44, X, Y)-Zellen zwei Samenzellen (22, X) und (22, Y) hergestellt. Bei der Frau entstehen in den Eierstöcken aus (44, X, X)-Zellen die Eizellen (22, X) und (22, X).

Der Zellstoffwechsel erfüllt folgende Aufgaben:
- Erhaltung der Lebensvorgänge,
- Energiegewinnung,
- Aufbau körpereigener Strukturen und Stoffe, z. B. Enzyme, Hormone.

1.4.3 Reizaufnahme

Fast alle Zellen nehmen Eindrücke aus der Umwelt und ihrer Umgebung mittels spezifischer Zelloberflächenstrukturen (Rezeptoren) auf. Sie können sie bewerten und zum Teil auch „beantworten".

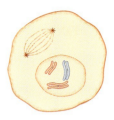

1. Prophase (pro, gr. = vor)

Die Mutterzelle bereitet sich auf ihre Teilung vor: Die Chromosomen werden erst jetzt gut im Mikroskop sichtbar. Die 46 Chromosomen im Zellkern haben sich der Länge nach gespalten. Das Erbgut liegt in verdoppelter Form vor. Die Umhüllung des Kernes (Kernmembran) löst sich auf. Die Zentriolen trennen sich und wandern an entgegengesetzte Zellpole. (Die Abbildung zeigt nur 3 Chromosomen.)

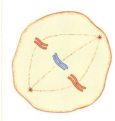

2. Metaphase (meta, gr. = in der Mitte)

Die Chromosomen ordnen sich in der Mitte der Zelle an. Sie wurden von hauchdünnen Fasern der Zentriolen zur Mitte bewegt.

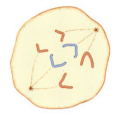

3. Anaphase (ana, gr. = auseinander)

Die Chromosomen werden jetzt auseinander gezogen. Sie werden durch die Fasern der Zentriolen zu den entgegengesetzten Zellpolen gezogen. Die zwei entstehenden Tochterzellen erhalten somit exakt das gleiche Erbgut der Mutterzelle.

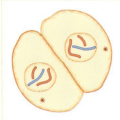

4. Telophase (telo, gr. = Ende)

Die ursprüngliche Mutterzelle schnürt sich in der Mitte ein, sodass daraus zwei Tochterzellen entstehen. In den Tochterzellen werden die Chromosomen wieder von einer Kernmembran umhüllt. Die Chromosomen sind wenig später im Zellkern nicht mehr erkennbar, allerdings lassen sich die Zellkerne jetzt wieder gleichmäßig anfärben.

Bild 8 Die vier Stadien einer Mitose.

1.5 Stoffaustausch und Stofftransport

Stoffaustausch. Zwischen den Zellen findet ständig ein Stoffaustausch statt. Die Gesamtheit des von allen Zellen umschlossenen Volumens wird Intrazellulärraum (IZR) genannt. Der IZR enthält bei einem 70 kg schweren Erwachsenen etwa 30 l Wasser. Das Volumen, das die Zellen umgibt, wird Extrazellulärraum (EZR) genannt und beträgt ca. 14 l Wasser. Dieses extrazelluläre Volumen befindet sich in den feinen Spalträumen zwischen den Zellen (Interstitium) und im Gefäßsystem.

Der Wassergehalt wird sehr genau konstant gehalten, um die im Wasser gelösten Stoffe nicht zu gefährden, da dies eine notwendige Voraussetzung für das optimale Funktionieren jeder Körperzelle ist. Die Konstanthaltung eines inneren Milieus, hier des Wasserhaushaltes, wird Homöostase (Fließgleichgewicht) genannt.

Stofftransport. Bei den Transportvorgängen werden aktiver Transport unter Energieverbrauch und passive Transportvorgänge unterschieden.

Zu den passiven Transportvorgängen zählen Diffusion und Osmose (Bild 9).

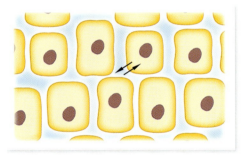

Bild 9 Stofftransport zwischen EZR und IZR (gelb).

- Diffusion findet statt, wenn gelöste Stoffteilchen vom Ort der höheren Konzentration zum Ort der niederen Konzentration wandern. Beispiel: Gasaustausch in den Alveolen.
- Bei osmotischen Prozessen wandert das Lösungsmittel vom Ort der niedrigen Konzentration zum Ort der höheren Konzentration, weil eine halbdurchlässige Membran zwischen den unterschiedlich konzentrierten Lösungen das Lösungsmittel, nicht aber die gelösten Stoffe durchlässt. Beispiel: Wasserfluss zwischen Erythrozyten und Plasma (Blutflüssigkeit), wenn keine Kochsalzlösung von 0,9 % (isoton) als Infusion verabreicht wird.

IZR = Intrazellulärraum
EZR = Extrazellulärraum

Interstitium von engl. interstice = Zwischenraum

Alveolen ▶ S. 282

isotonisch: gleicher osmotischer Druck (bei Lösungen)

1.6 Stammzellen

Als Stammzellen werden Körperzellen bezeichnet, die sich unbegrenzt teilen und sich zu jeder Art Körperzelle entwickeln können.

Man unterscheidet zwischen embryonalen und adulten Stammzellen.

Embryonale Stammzellen werden aus den Zellen des Blasenkeimstadiums gewonnen, die im weiteren Verlauf zum Embryo heranwachsen (Embryoblast).

Aus ihnen kann jedes Körpergewebe entstehen.

Die Entnahme von Embryonalzellen ist in Deutschland durch das Embryonenschutzgesetz geregelt und nur in engen Grenzen erlaubt.

Adulte Stammzellen sind Zellen, aus denen während des gesamten Lebens eines Organismus neue spezifische Zellen wachsen können, z. B. Blutstammzellen im Knochenmark, aus denen neue Blutzellen entstehen.

adult = erwachsen

Blasenkeim ▶ S. 336

2 Die Gewebe des Körpers

2.1 Grundgewebearten

Schon wenige Stunden nach der Befruchtung ist durch viele Mitosen ein Zellhaufen mit völlig gleichartigen Zellen entstanden. Ab einer gewissen Größe des anwachsenden Zellhaufens beginnen sich einzelne Zellen zu differenzieren.

Im Mutterleib differenzieren sich fast alle Zellen des heranwachsenden Embryos. Es bilden sich z. B. Muskelzellen, Nervenzellen, Fettzellen, Knorpelzellen, Bindegewebszellen usw. Die Tochterzellen dieser differenzierten Zellen behalten die speziellen Eigenschaften, sie bleiben in größerer Anzahl zusammen und bilden einen Gewebeverband. So entsteht Muskelgewebe, Nervengewebe, Fettgewebe, Knorpelgewebe, Bindegewebe usw.

> Gewebe ist ein Verband gleichartig differenzierter Zellen, d. h., die Zellen sehen gleich aus und erfüllen gleiche Aufgaben.

Im menschlichen Organismus findet man viele verschiedene Gewebearten, die sich alle den vier Grundgewebearten zuordnen lassen (Tabelle 3):
- Epithelgewebe,
- Binde- und Stützgewebe,
- Muskelgewebe und
- Nervengewebe.

Verschiedene Gewebe bilden ein Organ. Die organspezifischen Zellen des Organs werden als Parenchym bezeichnet. Das Bindegewebe eines Organes bildet das Gerüstgewebe (Stroma), in dem sich auch Gefäße und Nerven befinden.

Diese Einteilung existiert seit etwa 100 Jahren und entspricht wissenschaftlich nicht mehr dem Stand der Forschung. Sie wird aus praktischen Gründen in der Histologie aber beibehalten.

Embryo ▶ S. 336

Parenchym (gr.): Organgewebe (im Gegensatz zum Binde- und Stützgewebe)

Die Gewebe des Körpers

Grundgewebeart	Zugehöriges Gewebe	Charakteristik	Aufgaben
Epithelgewebe (Deckgewebe)	Oberflächenepithel, Drüsenepithel, Sinnesepithel	Die Zellen liegen dicht aneinander.	Bedecken und schützen innere und äußere Oberflächen oder kleiden Hohlräume aus. Alle Nahrungsstoffe, die in den Organismus gelangen, müssen über diese Oberflächen resorbiert werden. Manche Epithelgewebe können zusätzlich Sekrete (Drüsensäfte) absondern oder (Sinnes-)Reize aufnehmen.
Binde- und Stützgewebe	Bindegewebe, Fettgewebe (Stützgewebe), Knorpelgewebe (Stützgewebe), Knochengewebe (Stützgewebe) Blut	Die Zellen liegen weit voneinander entfernt.	Bindegewebe bestehen aus mehr oder weniger sternförmigen Zellen, die sehr viele Fasern herstellen und netzartig locker in eine Grundsubstanz eingebettet sind. Bindegewebe füllen Organzwischenräume aus und dienen als Haltegerüst für Blutgefäße und Nerven. Sie enthalten Abwehrzellen. Stützgewebezellen haben ähnliche Eigenschaften wie Bindegewebezellen.
Muskelgewebe	Skelettmuskelgewebe, Eingeweidemuskelgewebe, Herzmuskelgewebe	Bestehen aus Zellen, die sich auf einen elektrischen Reiz hin kontrahieren (zusammenziehen) können.	
Nervengewebe	besteht aus Nervenzellen und besonderen bindegewebsartigen Zellen, den Gliazellen	Nervengewebe enthält Nervenzellen, die Informationen aufnehmen, verarbeiten, speichern und weiterleiten können. Die Gliazellen haben Ernährungs- und Stützfunktion.	

Tabelle 3 Die vier Grundgewebearten.

> **resorbieren:** aufnehmen von Stoffen über Haut oder Schleimhaut

2.2 Epithelgewebe (Epithelien)

Epithelgewebe unterscheiden sich von den anderen Gewebearten im Wesentlichen dadurch, dass sie extrem wenig Interzellularsubstanz (Zwischenzellsubstanz) besitzen. Die Zellen liegen dadurch dicht aneinander und schützen so das darunter liegende Gewebe. Die Interzellularsubstanz besteht bei den Epithelgeweben nur aus flüssiger Grundsubstanz.

Vom Epithelgewebe ausgehende bösartige Tumoren werden als Karzinome bezeichnet.

2.2.1 Oberflächenepithel

Je nach Aufgabe und Lokalisation sind die Zellen des Epithelgewebes unterschiedlich geformt und angeordnet (Tabelle 4, S. 114).

> Tumoren ▶ S. 130
>
> **Karzinom** = Carcinoma = CA = Cancer (engl.) = Krebs

4 Bei Diagnostik und Therapie von Erkrankungen des Bewegungsapparates assistieren

Alveolen ▶ S. 282

kubisch = würfelförmig

Epithel-gewebeart	Aufbau, Eigenschaften	Vorkommen	Aussehen
einschichtiges Plattenepithel	dünnste, empfindlichste und durchlässigste Schutzschicht, dient zum Auskleiden von sehr empfindlichen und engen Hohlräumen	Blutgefäße, Herzinnenschicht, Alveolen	Basalmembran
einschichtiges kubisches Epithel	ebenfalls sehr dünne und durchlässige Schutzschicht	Nierenkanälchen	Basalmembran
einschichtiges Zylinderepithel	ebenfalls sehr durchlässige Schutzschicht. An der Zelloberfläche findet man häufig Mikrovilli (Bild 10).	Magen, Darm	Mikrovilli, Basalmembran
mehrreihiges Epithel	An der Oberfläche befinden sich elektronenmikroskopisch erkennbar kleinste Flimmerhärchen (Bild 10), die den Schleim mit schnellen peitschenartigen Bewegungen wegtransportieren („Flimmerepithel").	Atemwege, z. B. Luftröhre und Bronchien	Flimmerhärchen
mehrschichtiges Plattenepithel, verhornt	strapazierfähigste Schutzschicht. Die äußersten Plattenepithelschichten sind abgestorben (verhornt). Diese Hornschicht kann an besonders beanspruchten Stellen mehrere Millimeter dick werden.	Schutzschicht der Haut	Hornschicht
mehrschichtiges Plattenepithel, unverhornt	auch sehr strapazierfähig, kommt besonders an den von außen relativ gut zugänglichen Schleimhäuten vor	Schleimhäute von Augen, Nase, Mund, Speiseröhre, Scheide, Penis und After	
Übergangsepithel	sehr dehnbar, kann sich verschiedenen Füllungszuständen anpassen	ableitende Harnwege, Blase	Dehnung

Tabelle 4 Arten von Epithelgeweben.

An der Grenze des Epithelgewebes zum darunter liegenden Bindegewebe befindet sich immer ein hauchdünnes Häutchen, die Basalmembran. Die Basalmembran kann man sich wie eine Klebeschicht zwischen Epithel- und Bindegewebe vorstellen.

Die Oberfläche von Epithelzellen kann unterschiedlich gestaltet sein. Besonders im Darm findet man feinste, nur elektronenmikroskopisch erkennbare, fingerförmige Vorstülpungen der Zellmembran, die Mikrovilli (Bild 10). Mikrovilli vergrößern die Zelloberfläche und beschleunigen so die Aufnahme von Stoffen in die Zelle (Resorption bei Darmzellen), aber auch die Abgabe von Stoffen aus der Zelle (Sekretion bei Drüsenzellen).

Die Gewebe des Körpers

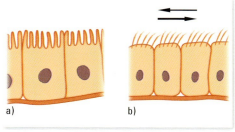

Bild 10 Mikrovilli (a) und Flimmerhärchen (b).

Eine weitere Oberflächenbesonderheit sind bewegliche Flimmerhärchen. Die Flimmerhärchen können feinsten Staub an der Oberfläche der Atemwege nach außen befördern oder in den Eileitern eine befruchtete Eizelle zur Gebärmutter transportieren (Bild 10).

Zu beachten ist der Unterschied zwischen einem mehrreihigen und einem mehrschichtigen Epithel. Beim mehrreihigen Epithel liegen mehrere Zellen übereinander, aber alle Zellen haben noch Kontakt zur Basalmembran. Bei einem mehrschichtigen Epithel liegen mehrere Zelllagen übereinander, die obersten Zelllagen haben keinen Kontakt mehr zur Basalmembran.

Die Hornschicht besteht aus mehreren Schichten abgestorbener, ineinander verkrallter Zellen, die mit ihren Zellleibern die darunter liegenden, noch lebenden Zellen schützen.

Innerhalb des Epithelgewebes befinden sich keine Blutgefäße. Bei bösartigen Veränderungen von Epithelzellen (Karzinomzellen) können erst dann Zellen mit dem Blutstrom im gesamten Körper verteilt werden, wenn die Basalmembran durchbrochen ist; dies ist histologisch feststellbar. Die Verschleppung von bösartigen (malignen) Zellen auf dem Blutweg oder dem Lymphweg nennt man Metastasierung, an anderer Stelle entstandene Geschwülste nennt man Metastasen (Tochtergeschwulst).

Bei Patienten mit chronischer Bronchitis (oft bei Rauchern) ist die Funktion der Flimmerhärchen nicht mehr erhalten. Die Zellen werden durch Schmutz ständig gereizt, sie wandeln sich zunehmend um in stark schleimproduzierende Zellen. Der Schleim kann nicht mehr abtransportiert werden. Später ist durch den anhaltenden Reizzustand sogar eine Umwandlung des mehrreihigen Epithels der Atemwege in ein mehrschichtiges Plattenepithel möglich, mit zunehmender Gefahr der Entwicklung bösartiger Zellen. Lungenkrebs ist in 95 % der Fälle ein Karzinom des mehrreihigen Bronchialepithels.

2.2.2 Drüsenepithel

Drüsen sind Verbände von besonders spezialisierten Epithelzellen. Sie besitzen die Fähigkeit, bestimmte Sekrete zu bilden und abzusondern. Innerhalb der verschiedenen Deckepithelien können mehr oder weniger Drüsenzellen enthalten sein. Kleinste Drüsen bestehen aus nur einer Drüsenzelle (Becherzelle), größere Drüsen bestehen aus sehr vielen Zellen, z. B. große Mundspeicheldrüsen. Im Epithel aller Schleimhäute sind viele Drüsen vorhanden, deshalb sind Schleimhäute immer feucht.

Exokrine Drüsen geben ihr Sekret entweder direkt oder über einen Ausführungsgang nach außen ab (Bild 11 a). Die Abgabe erfolgt an die äußere Körperoberfläche (Haut) oder an eine innere Oberfläche (Hohlräume, z. B. Mund, Magen, Darm oder Gallenblase).

Endokrine Drüsen geben ihr Sekret in das Blut ab (Bild 11 b). Die Sekrete der endokrinen Drüsen werden Hormone genannt (z. B. Schilddrüsenhormon, Sexualhormone aus Hoden oder Eierstöcken). Das Blut verteilt die Hormone an die Zielorgane.

> **exokrin** (gr.) von exo = außen und krinein = trennen;
> **endokrin** von endo = innen

> **Metastasen** (gr.): im Körper verschleppte bösartige Tumoren

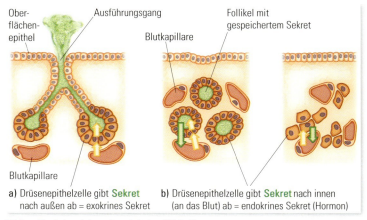

a) Drüsenepithelzelle gibt **Sekret** nach außen ab = exokrines Sekret
b) Drüsenepithelzelle gibt **Sekret** nach innen (an das Blut) ab = endokrines Sekret (Hormon)

Bild 11 Exokrine (a) und endokrine (b) Drüsen.

Fibr- = Faser-

-zyt, zyto-: Wortteil mit der Bedeutung Zelle

2.2.3 Sinnesepithel

Auch hier haben sich Epithelzellen spezialisiert, indem sie sich zu Sinneszellen differenziert haben.

Sinnesepithelien enthalten Zellen, welche bestimmte Reize aufnehmen können. Das Riechepithel in der Nase erfasst Geruchsreize. Die Netzhaut des Auges erfasst mit den spezialisierten Zellen (Stäbchen und Zapfen) Lichtreize.

2.3 Binde- und Stützgewebe

Alle hierzu gehörenden Gewebearten haben ein gemeinsames Merkmal: extrem viel Zwischenzellsubstanz. Dadurch ergeben sich die charakteristischen Merkmale der Binde- und Stützgewebe (Tabelle 5 und Bild 12). Die Zwischenzellsubstanz ist entweder
- halbflüssig (Bindegewebe),
- eingedickt-gallertig (Knorpel) oder
- fest (Knochen).

Zusätzlich sind bei den Binde- und Stützgeweben immer verschiedene Faserarten in die Zwischenzellsubstanz eingelagert.

Phagozyten ▶ S. 237

Spongiosa ▶ S. 135

Blut ▶ S. 236 ff.

Das Blut wird häufig auch als ein eigenes, flüssiges Bindegewebe angesehen, das aus roten Blutzellen, weißen Blutzellen, Blutplättchen sowie Blutflüssigkeit als Zwischenzellsubstanz besteht. Bei der Blutgerinnung entwickeln sich Fibrinfasern aus der Blutflüssigkeit (Blutplasma), die die Blutzellen fixieren.

2.3.1 Bindegewebe

Das Bindegewebe verbindet und umhüllt Gewebe und Organe im Körper. Es besteht aus Fibrozyten, die im Mikroskop häufig als sternförmige Zellen zu erkennen sind (Bild 12).

Zwischen den Fibrozyten befinden sich sehr viel Zwischenzellsubstanz und unterschiedliche Faserarten, die von den Fibrozyten hergestellt werden.

Lockeres Bindegewebe ist im Körper weit verbreitet, es verbindet die Organe miteinander und ermöglicht deren Verschiebbarkeit.

Retikuläres Bindegewebe findet man als Grundgerüst in den sogenannten lymphatischen Organen (enthalten sehr viele Lymphozyten), also in Milz, Lymphknoten, Tonsillen (Mandeln) und Knochenmark.

Einige der Fibrozyten können sich aus dem Gewebeverband lösen, als freie Abwehrzellen auf Wanderschaft gehen und als Phagozyten (Fresszellen) tätig werden.

Das Knochenmark ist retikuläres Bindegewebe, das sich in den Hohlräumen der Spongiosa aller Knochen befindet. Hier bilden die Fibrozyten ständig neue Blutzellen: Erythrozyten, Leukozyten und Thrombozyten. Das Knochenmark ist also eine spezielle Form des Bindegewebes mit der Aufgabe Blutzellen zu bilden.

Elastisches Bindegewebe findet man in elastischen Bändern an der Wirbelsäule.

Gewebeart	Zwischenzellsubstanz
Bindegewebe • lockeres: • retikuläres: • elastisches: • straffes:	 • verschiedene Faserarten und halbflüssige Zwischenzellsubstanz • hauchdünne, stark vernetzte Fasern • besonders viele elastische Fasern • extrem viele und dicht gelagerte Fasern
Fettgewebe (Stützgewebe)	Nur sehr wenig Zwischenzellsubstanz (mit Fasern), weil sich die Zellen prall mit Fett gefüllt haben und sehr groß sind.
Knorpelgewebe (Stützgewebe)	Zwischenzellsubstanz (mit Fasern) ist fest, aber biegsam, gallertig.
Knochengewebe (Stützgewebe)	Zwischenzellsubstanz (mit Fasern) ist hart und nicht biegsam.

Tabelle 5 Binde- und Stützgewebe mit typischer Zwischenzellsubstanz.

Bindegewebe

Fibrozyt = Bindegewebszelle
Zwischensubstanz:
halbflüssige Grundsubstanz + Fasern
(sehr unterschiedliche Faserarten, je nach Bindegewebsart, s. Tabelle 5)

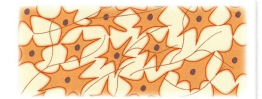

Fettgewebe

Lipozyt, Siegelringzelle, Adipozyt = Fettzelle
Aus allen Bindegewebearten kann sich Fettgewebe entwickeln: die ursprünglich schlanken, sternförmigen Bindegewebszellen sind jetzt rund und prall mit Fett gefüllt. Zellkern und Zellplasma sind an den Rand gedrückt.

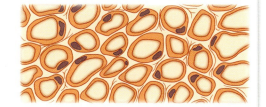

Glasknorpel (= hyaliner Knorpel)

Chondrozyt = Knorpelzelle
Zellen in Gruppen zusammengelagert, Fasern in gallertiger Zwischenzellsubstanz unsichtbar

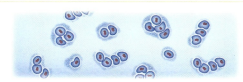

Faserknorpel

Chondrozyt (a)
Faserbündel (b)
sehr dicht gelagert in der Zwischenzellsubstanz, druckbeständig

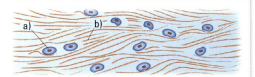

Elastischer Knorpel

Chondrozyt (a)
elastische Fasern (b)

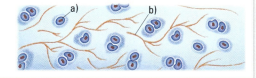

Knochengewebe

Osteozyt = Knochenzelle
konzentrische, kreisförmige Schichten (Lamellen) aus Osteozyten (a), dazwischen Fasern (b). In jedem Zentrum ist ein Blutgefäß (Havers'sches Gefäß (c)).

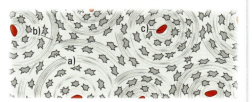

Bild 12 Schematische Darstellungen der Binde- und Stützgewebe.

Straffes Bindegewebe hat durch einen hohen Faseranteil besondere Zugfestigkeit. Die Fasern sind geflochten wie ein Drahtseil. Man findet diese Bindegewebeart in Sehnen, Bändern, Organkapseln und Muskelscheiden (Muskelfaszien).

Pathologie. Sarkome sind vom Binde- und Stützgewebe wie auch vom Muskelgewebe ausgehende bösartige Tumoren. Ein Fibrom ist ein gutartiger Bindegewebstumor, ein Fibrosarkom ein bösartiger Bindegewebstumor.

Störungen im Aufbau der Fasern in der Zwischenzellsubstanz können zur Überstreckbarkeit von Gelenken führen und zur Überdehnbarkeit von Bändern (Hyperelastizität).

Lang anhaltender Vitamin-C-Mangel führt zum Skorbut mit Verlust von Kollagenfasern in der Zwischenzellsubstanz. Brüchigkeit der Blutgefäße mit Blutungen, Zahnausfall und verzögerte Wundheilung sind die Folge.

Faszie (lat.) = Rutenbündel; wenig dehnbares Bindegewebe

2.3.2 Fettgewebe

Fettgewebe entwickelt sich aus dem Bindegewebe durch Verfettung. Es wird zusammen mit dem Knorpelgewebe und dem Knochengewebe zu den Stützgeweben gerechnet. Die schlanken sternförmigen Bindegewebszellen können sich mit einem Fetttropfen anfüllen. Die Zelle wird dadurch dick und prall, der Zellkern an den Rand gedrückt. Das gibt der Zelle das Aussehen eines Siegelringes (Siegelringzelle, Bild 12, S. 117). Die Lipozyten lassen außerhalb der Zelle nur wenig Platz für Zwischenzellsubsanz, die Fasern bleiben aber erhalten.

Fettgewebe dient als Speicherfett (Brennstoffreserve), Baufett (Auspolsterung), und als Isolationsfett (Wärmeschutz).

2.3.3 Knorpelgewebe

Knorpelgewebe werden von den Chondrozyten gebildet. Knorpelgewebe befindet sich an Körperstellen, wo besondere Elastizität erforderlich ist oder wo hohe Druckbelastung aufgefangen werden muss. Knorpelgewebe enthält keine Blutgefäße und ist deshalb auf die Versorgung durch Diffusion aus den umgebenden Geweben angewiesen.

Beschädigter oder alter Knorpel kann nur extrem langsam von den Randbereichen aus erneuert werden. Man unterscheidet drei verschiedene Knorpelarten (Bild 12, S. 117).

Hyaliner Knorpel. Um die Knorpelzellen herum sind viele aufgequollene und deshalb nicht mehr sichtbare Fasern gelagert. Diese Knorpelart schimmert glasartig und kommt am häufigsten vor. Der hyaline Knorpel überzieht Gelenkflächen, bildet die Kehlkopfknorpel, Nasenknorpel, Rippenknorpel und Wachstumsfugen der Knochen.

Faserknorpel enthält weniger Zellen als die anderen Knorpelarten, dafür aber extrem viele Fasern. Diese sehr druckbeständige Knorpelart findet man in den Zwischenwirbelscheiben (Bandscheiben), Menisken (zwei zusätzliche halbmondförmige Knorpelscheiben im Kniegelenk) und in der Schambeinfuge.

Elastischer Knorpel enthält elastische Fasern zwischen den Chondrozyten. Er ist deshalb besonders biegsam. Man findet ihn in der Ohrmuschel und im Kehldeckel.

2.3.4 Knochengewebe

Im Gegensatz zu den rundlichen Knorpelzellen sind die Osteozyten sternförmig, ähnlich den Bindegewebszellen. Die Zwischenzellsubstanz zwischen den Osteozyten besteht aus festen Calcium- und Phosphorverbindungen. Hierdurch ergibt sich die Festigkeit des Knochens. Zusätzlich befinden sich noch schichtweise eingelagerte Fasern in der Zwischenzellsubstanz. So kann der Knochen auch Biegungen und Drehungen aushalten ohne sofort zu brechen.

Die Knochensubstanz besteht zu etwa einem Drittel aus organischem Material (eiweißhaltiges Fasermaterial und Knochenzellen) und zu zwei Drittel aus anorganischem Material (im Wesentlichen aus Calciumphosphat).

Unter dem Mikroskop sieht man, dass im Knochengewebe die sternförmigen Osteozyten schichtweise kreisförmig um ein zentrales winziges Blutgefäß (Havers'sches Gefäß) angeordnet sind (Bild 12, S. 117). Zwischen den Schichten befinden sich Fasern. Die stabile Knochenwand besteht aus einer sehr großen Anzahl von Havers'schen Systemen. Diese Systeme mit dem zentralen Blutgefäß und den dazugehörigen kreisförmigen Zellschichten werden als die kleinsten Baueinheiten des Knochens bezeichnet.

Besonders während der Wachstumsphase und bei Verletzungen wird das Knochengewebe durch sehr aktive, teilungsfähige Knochenzellen, den Osteoblasten, aufgebaut. Im Alter und bei fehlender Bewegung überwiegt die Tätigkeit der knochenabbauenden Zellen, der Osteoklasten, und das Knochengewebe wird abgebaut. Beim gesunden Erwachsenen halten sich ständige Auf- und Abbauprozesse das Gleichgewicht.

Lipo- (gr.) = Adipo- (lat.) = Fett

Chondr-: Wortteil mit der Bedeutung Knorpel

Diffusion: allmähliche Vermischung von Stoffen

hyalin von hyalos (gr.) = Glas

Osteo-: Wortteil mit der Bedeutung Knochen

-blasten = bilden
-klasten = abbauen

Schambeinfuge (Symphyse): Knochenverbindung durch Faserknorpel

2.4 Muskelgewebe

Muskeln sind große Ansammlungen von Muskelzellen (Myozyten), also Muskelgewebe. Myozyten können sich kontrahieren. Je nach Aufgabe unterscheidet man drei unterschiedliche Arten von Muskelzellen (Tabelle 6), die mikroskopisch deutlich unterschieden werden können (Bild 13):
- Skelettmuskeln,
- Herzmuskel,
- Eingeweidemuskeln.

2.4.1 Skelettmuskulatur

Die Skelettmuskulatur ist das, was man allgemein „Muskulatur" nennt. Dazu gehören auch Zunge, mimische Muskulatur und Zwerchfell. Sie wird willkürlich gesteuert und ist in der Lage, schnell für kurze Zeit große Kraft zu entwickeln. Das Zwerchfell kann willkürlich und unwillkürlich gesteuert werden.

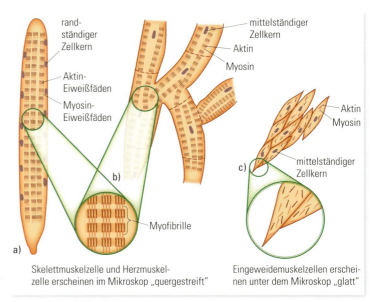

Bild 13 Muskelzellen.

Aufbau. Eine einzige Skelettmuskelzelle kann bis zu 15 cm lang werden, ist jedoch nur etwa 0,01 mm (10 μm) breit, also mit dem bloßen Auge nicht erkennbar. Diese langen Zellen werden auch als Muskelfasern bezeichnet. Eine einzige Skelettmuskelzelle besitzt Hunderte von Zellkernen, die sich im Randbereich der Zelle befinden (Bild 13 a). Weiter innen befinden sich viele lange fadenförmige Strukturen, die sogenannten Myofibrillen (Bild 14, S. 120). Diese Myofibrillen setzen sich aus den regelmäßig angeordneten Eiweißmolekülen Aktin und Myosin zusammen. Es sind diese beiden Eiweißmolekülarten, die sich schon bei geringstem elektrischem Reiz ineinander verschieben und somit die Myofibrillen zur Verkürzung (Kontraktion) bringen. Damit verkürzt sich die gesamte Muskelzelle, sie zieht sich zusammen. Schließlich kontrahiert der gesamte Muskel.

Ein Muskel kann sich selbstständig nur kontrahieren, eine Dehnung ist bei Skelettmuskeln nur durch einen Gegenmuskel möglich. Beim Herzmuskel und den Eingeweidemuskeln verursacht der Füllungszustand der Hohlorgane die erneute Dehnung der Muskulatur.

Myo-: Wortteil mit der Bedeutung Muskel

Skelettmuskulatur
▶ S. 137 f.

Muskelgewebeart	Einteilung nach mikroskopischen Gesichtspunkten	Aufgaben und Eigenschaften	Steuerung
Skelettmuskulatur	quergestreift	bewegt die Knochen; arbeitet sehr kräftig und schnell; ist schnell ermüdbar und benötigt lange Pausen	willkürlich (bewusst)
Herzmuskulatur	quergestreift	bewegt das Herz und damit das Blut; kräftig; arbeitet schnell und pausenlos Tag und Nacht	unwillkürlich (unbewusst)
Eingeweidemuskulatur	glatt	bewegt (verengt) die inneren Hohlorgane; arbeitet schwach und langsam, Tag und Nacht mit häufigen Pausen; befindet sich in Speiseröhre, Magen, Darm, Gallenblase, Harnsystem, Gebärmutter, Blutgefäßen, Bronchiensystem, großen Drüsen	unwillkürlich (unbewusst)

Tabelle 6 Muskelgewebearten.

4 Bei Diagnostik und Therapie von Erkrankungen des Bewegungsapparates assistieren

2.4.3 Eingeweidemuskulatur

Die Eingeweidemuskelzellen sind die kleinsten Muskelzellen. Auch sie haben einen mittelständigen Kern pro Zelle (Bild 13 c, S. 119). Die Aktin- und Myosinmoleküle befinden sich gleichmäßig verstreut (mikroskopisch „glatt") und ohne Bildung von Myofibrillen angeordnet in der Zelle. Dadurch ergibt sich eine langsame und schwächere Arbeitsfähigkeit.

2.5 Nervengewebe

Das Nervengewebe besteht im Wesentlichen aus zwei Zellarten:
- Neurozyten, die die eigentliche Funktion ausmachen und
- Gliazellen als Bindegewebe.

Die Neurozyten sind so hochspezialisiert, dass sie die besonderen bindegewebsartigen Gliazellen benötigen, die direkt neben den Nervenzellen liegen. Gliazellen stützen, schützen, isolieren und ernähren die Neurozyten. Die Gesamtzahl der Neurozyten im Nervensystem ist ungeheuer groß und wird auf etwa 10^{11} bis 10^{12} geschätzt (10^{12} = 100 Milliarden).

Funktion und Eigenschaften. Nervenzellen dienen der Nachrichtenübermittlung im Körper. Eine Nervenzelle nimmt Reize auf, verarbeitet diese und leitet sie weiter. Die Informationsaufnahme einer Nervenzelle erfolgt über Dendriten. Das eigentliche Arbeitszentrum liegt im Zellkörper (Bild 15).

Der Neurit leitet Informationen von der Nervenzelle zu anderen Zellen. Manche Nervenzellen haben ein über ein Meter langes Axon. Diese lange Nervenfaser muss von besonderen Gliazellen betreut werden, den Schwann´schen Zellen.

Die Informationsweiterleitung erfolgt immer von den Dendriten zum Zellkörper hin und nach Verarbeitung im Zellkörper über die Nervenfaser von der Zelle fort. Die Berührungspunkte von Nervenzellen bzw. ihren verschiedenen Ausläufern mit anderen Zellen heißen Synapsen.

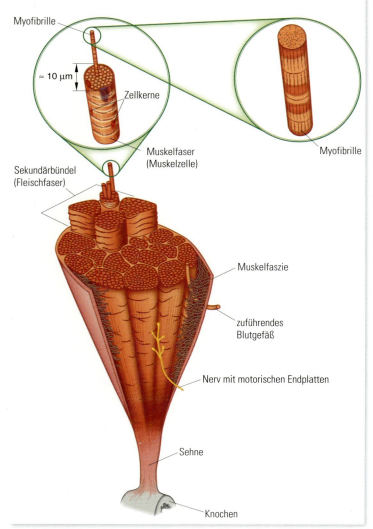

Bild 14 Aufbau eines Skelettmuskels.

Glia (gr.) = Leim

Dendrit: baumartiger Zellausläufer

2.4.2 Herzmuskulatur

Die Herzmuskelzellen sind verzweigt, die Aktin- und Myosinmoleküle sind im Prinzip genauso wie in der Skelettmuskelzelle streng regelmäßig (mikroskopisch „quergestreift") zu Myofibrillen angeordnet. Dadurch ergibt sich eine schnelle und kräftige Arbeitsfähigkeit. Jede Zelle besitzt nur einen Zellkern, der Zellkern ist mittelständig (Bild 13 b, S. 119). Die Tätigkeit des Herzmuskels wird durch spezialisierte Herzmuskelzellen autonom gesteuert.

Herzmuskel ▶ S. 259 f.

autonom (gr.) = selbstständig

Eine Synapse besteht aus einem winzigen Spalt, an dessen einem Ende Transmitter (chemische Übertragerstoffe) gebildet werden, die bei elektrischer Erregung über diesen synaptischen Spalt hinweg wandern und dadurch die Erregung weiterleiten.

Synapsen können Impulse nur in einer Richtung weiterleiten. Synapsen haben aber auch eine Lern- und Gedächtnisfunktion: sie funktionieren bei häufiger Benutzung besser. Sehr viele Medikamente wirken im Gehirn an diesen Stellen und beeinflussen die Funktion der Synapsen.

Die Zusammenfassung bzw. Bündelung von Axonen wird als Nerv bezeichnet. Große Nerven, wie z. B. der etwa daumendicke Ischiasnerv, bestehen aus einer ungeheuren Anzahl von Axonen, die durch Gliazellen voneinander isoliert sind.

Neurozyten können sich nach der Geburt nicht mehr teilen (bis auf sehr wenige Ausnahmen), Gliazellen dagegen können sich bei Bedarf (z. B. Verletzung) vermehren und zu einer Reparatur (Vernarbung) führen. Die Gliazellen können allerdings nach einer Verletzung die ursprüngliche Funktion der Nervenzellen nicht mehr wiederherstellen. Durch Verletzungen im zentralen Nervensystem (ZNS) entstandene Narben werden manchmal mit epileptischen Anfällen in Verbindung gebracht.

Die häufigsten Tumoren des ZNS gehen von Gliazellen aus und werden Gliome genannt. Dies hängt wahrscheinlich damit zusammen, dass die Gliazellen ihre Teilungsfähigkeit behalten.

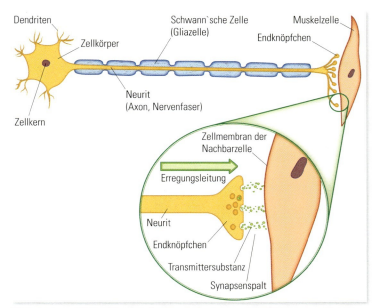

Bild 15 Nervenzelle mit Gliazellen; Ausschnittsvergrößerung einer Synapse.

> **Transmittersubstanzen** sind z. B.: Adrenalin, Noradrenalin, Dopamin, Acetylcholin, Serotonin, Histamin, Endorphine
>
> **transmittere** (lat.) = hinüberschicken
>
> ZNS ▶ S. 293

3 Störungen und Veränderungen von Zellen und Geweben

3.1 Allgemeine Krankheitslehre

Es ist jederzeit möglich, dass eine Zelle nicht mehr richtig funktioniert, nicht mehr sinnvoll mit ihren Nachbarzellen zusammenarbeitet und sich mit allen ihren Fehlern ungezügelt vermehrt. Mithilfe des Mikroskops und verschiedener Färbemethoden kann ein Pathologe den Gesundheitszustand der Zellen und ihr Verhalten gegenüber den Nachbarzellen abschätzen. Er kann feststellen, ob Zellveränderungen gutartig oder bösartig sind, kann Hinweise geben wie man sie behandeln muss und welche Prognose (Vorhersage) sie haben (Tabelle 7, S. 122).

Vom Pathologen muss immer eine mikroskopische Untersuchung durchgeführt werden (Bild 16, S. 122), wenn
- ein Chirurg ein Organ herausoperiert,
- ein Arzt an irgendeiner Stelle ein auffälliges Gewebestück herausschneidet,
- ein Zellabstrich von einer Schleimhaut entnommen wird,
- einzelne Zellen in krankhaften Körperflüssigkeiten untersucht werden sollen.

> **Pathologie** von gr. Pathos = Leid, Leiden und -logie = Lehre

4 • Bei Diagnostik und Therapie von Erkrankungen des Bewegungsapparates assistieren

Bezeichnung	Zugrunde liegende Störung	Zellbefund (sehr vereinfacht)	Beispiel
Entzündung	(übermäßige) Abwehrreaktion von Gefäß- und Bindegewebszellen	Auftreten typischer Entzündungszellen	rheumatische Gelenkentzündung
Degeneration	unzureichende Gewebeneubildung	minderwertige Zellen	Bandscheibenverschleiß
Tumor (Geschwulst)	unkontrolliertes Zellwachstum	ungewöhnliche (atypische) Zellen	Krebs
Erbkrankheit / Behinderung (Fehlbildung)	gestörte Erbanlage / fehlerhafte Entwicklung von Organen	Chromosomenveränderungen (Zellkern), fehlende Zellen	Lippen-, Gaumenspalte
Zirkulationsstörung	mangelhafte Versorgung von Zellen und Geweben durch stockende Blutzufuhr	wenige und abgestorbene Zellen	„Raucherbein"
Trauma (Verletzung)	gewaltsame Schädigung der Zellen durch äußere Einwirkungen	zerstörte Zellen	Wunde
Stoffwechselstörung	ungenügende Zellleistung bei der chemischen Verarbeitung von Nahrungsstoffen	typisch veränderte Zellstrukturen	Gicht
Hormonstörung	nicht angepasste Sekretbildung der Zellen	zu viele, zu große oder zu kleine Zellen	Regelblutungsstörungen
funktionelle Störung	Organstörung ohne nachweisbare Zellveränderung	normale Zellen	psychogene (seelisch bedingte) Magenschmerzen

Tabelle 7 Krankmachende Störungen und Veränderungen.

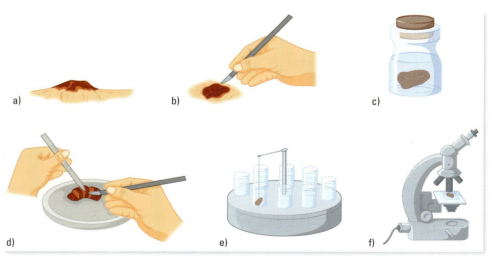

Bild 16 a) Klinischer Befund, z.B. verdächtiges Hautareal, b) Entnahme kranken oder veränderten Gewebes, c) Fixierung, d) Zuschneiden, e) Einbetten und Färben, f) Mikroskopische Begutachtung.

Störungen und Veränderungen von Zellen und Geweben

Zytologische Untersuchungen. Hierbei werden nur einzelne Zellen unter dem Mikroskop untersucht, z. B. Zellen aus dem Urin oder aus dem Sputum (Auswurf). Ebenso untersucht man Zellen aus Flüssigkeiten, die man durch Punktion gewonnen hat, z. B. Liquor (Gehirn- und Rückenmarksflüssigkeit) oder Gelenkerguss.

Meistens werden diese Flüssigkeiten zur weiteren Untersuchung an ein Institut für Pathologie geschickt.

Am bekanntesten ist die zytologische Untersuchung von Abstrichen des Gebärmuttermundes (Portio) und -halses (Zervix uteri) (Bild 17 a). Mithilfe eines Watteträgers oder ähnlicher Instrumente werden während der gynäkologischen Vorsorgeuntersuchung Zellen vom Scheidenteil der Gebärmutter sowie aus dem Gebärmutterhals abgestrichen und auf einen Objektträger aufgetragen. Unmittelbar danach werden die Zellen auf dem Objektträger mit einer alkoholischen Lösung fixiert, d. h. vor der Zersetzung geschützt. Der Abstrich wird auch mit einer Abstrichbürste oder einem Spatel durchgeführt; der Abstrich wird dann in eine Transportflüssigkeit ausgewaschen. Danach erfolgt die Färbung der Zellen nach Papanicolaou und deren mikroskopische Beurteilung. Diese Untersuchung hat sich sehr bewährt, da mit minimalem Aufwand besonders häufige maligne (bösartige) Tumoren frühzeitig entdeckt werden können. Noch vor Ausbruch eines Portio- oder Zervixkarzinoms können verdächtige Veränderungen nachgewiesen werden.

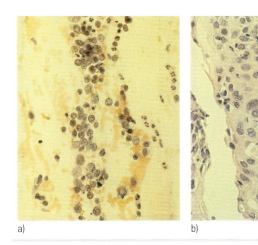

Bild 17 Zytologische und histologische Präparate.
a) Atypische Zellen, Abstrich vom Gebärmuttermund (Portio),
b) Gewebe des gleichen Gebärmuttermundes; Vorläuferzellen eines Portiokrebses.

Histologische Untersuchungen. Hier werden ganze Gruppen von Zellen in ihrem ursprünglichen Zusammenhang unter dem Mikroskop untersucht (Bild 17 b). Das Untersuchungsmaterial erhält man durch Ausschneidung, Ausstanzen oder Abzwicken. Man nennt die Entnahme eines Zellblockes aus dem lebenden Organismus Biopsie. Die Entnahme einer Gewebeprobe wird häufig auch als Probeexzision, kurz PE, bezeichnet. Die Zellblöcke werden im Institut für Pathologie tiefgefroren, in hauchdünne Scheiben geschnitten, angefärbt und dann mikroskopiert.

> Punktion ▶ S. 301
>
> **Zytologie** = Zelllehre
>
> **Histologie** = Gewebelehre
>
> **George N. Papanicolaou** (1883–1962), amerikanischer Pathologe

3.2 Ursachen und Verlauf von Krankheiten

Äußere Ursachen sind die Einwirkungen von außen, die unter bestimmten Bedingungen Krankheiten auslösen können. Dazu zählen Mikroorganismen und Parasiten. Andere äußere Ursachen können Gifte, Ernährungsschäden, physikalische Einwirkungen und chemische Stoffe sein.

Innere Ursachen sind im Organismus selbst angelegt, z. B. Vererbung, Geschlecht, Alter und seelische Veranlagung. Dementsprechend ist ein Mensch mal mehr, mal weniger resistent und immun gegenüber krankmachenden Einflüssen. Die Krankheitsanfälligkeit – beispielsweise die Neigung, an Diabetes mellitus zu erkranken – wird mit dem Begriff Disposition umschrieben.

Konstitution ist die Gesamtheit aller körperlichen und seelischen Anlagen. Darin eingeschlossen sind Disposition sowie Anpassungs- und Leistungsfähigkeit eines Menschen (Bild 18, S. 124).

> **immun** = unempfindlich
>
> Diabetes ▶ S. 379 ff.
>
> **resistent** = widerstandsfähig

4 Bei Diagnostik und Therapie von Erkrankungen des Bewegungsapparates assistieren

Krankheitsentstehung. Bei den meisten Erkrankungen spielen Anlage und Umwelt eine Rolle. Bei vielen Krankheiten sind die Ursachen nicht oder nicht sicher bekannt. Häufig liegt nicht nur eine Ursache vor, sondern verschiedene Ursachen und Faktoren wirken zusammen. Das wird dann als multifaktorielles Krankheitsgeschehen beschrieben.

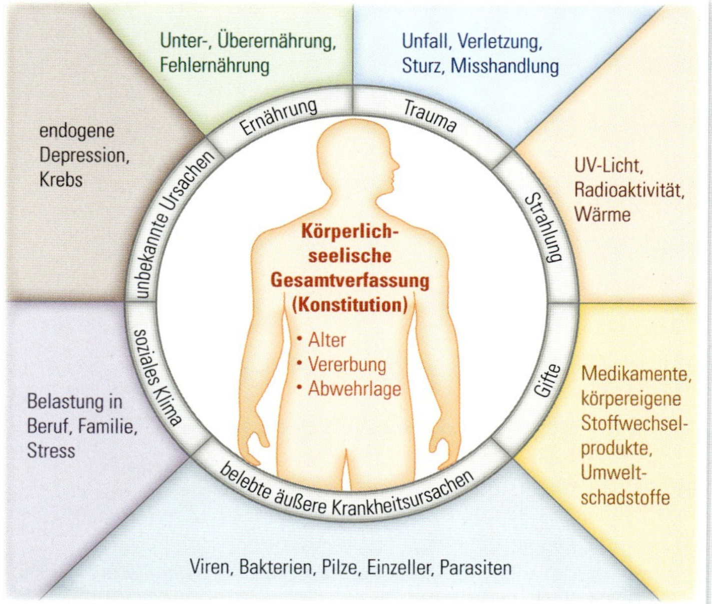

Beispiel: Bei der Krebsentstehung nimmt man ein Zusammenspiel von genetischen Faktoren, von familiärer Häufigkeit und äußeren Einwirkungen (Krebs erregende Stoffe) an. Auch psychische Umstände, z. B. Trennungsschmerz nach Partnerverlust, können die Krebsentwicklung fördern.

Ursachenforschung. Eine wichtige Methode die Krankheitsentstehung zu erforschen ist die Zwillingsforschung. Eineiige Zwillinge besitzen die gleiche genetische Ausstattung. Leiden nun beide Zwillinge an der gleichen Erkrankung, obwohl sie getrennt aufgewachsen sind, kann man von einer genetischen Veranlagung ausgehen.

Krankheitsverlauf. Krankheiten können bezüglich des zeitlichen Verlaufs in akute und chronische eingeteilt werden (Bild 19 und Tabelle 8). Sie können unterschiedlich verlaufen und enden (Bild 20).

Heilung bedeutet, dass nach einer Krankheit der ursprüngliche Zustand wieder erlangt wird. Bei einer Defektheilung bleibt ein mehr oder minder großer Schaden zurück, z. B. eine Narbe.

Eine Folge- oder Zweitkrankheit entwickelt sich aus einer Erkrankung heraus. Diese wird zur Ursache einer neuen und andersartigen Krankheit. So kann es beispielsweise nach einer Scharlacherkrankung zu einer immunologisch bedingten Entzündung von Herz, Gelenken und Nieren kommen.

Rezidiv bedeutet, dass die ursprüngliche Krankheit wieder auftritt, z. B. es bildet sich erneut ein bösartiger Tumor.

Leiden. Eine Krankheit kann sich zu einem Leiden entwickeln, welches das Gesamtbefinden schwerwiegend beeinträchtigt. Eine schwere Nierenentzündung kann abklingen, aber zu einer dauerhaften Nierenschwäche führen.

Bild 18 Äußere und innere Ursachen bei der Krankheitsentstehung.

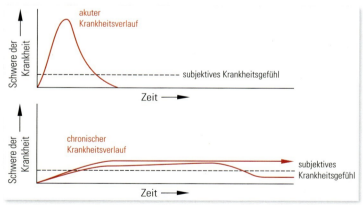

Bild 19 Krankheitsverläufe.

	Beginn	Verlauf	Dauer	Heilungstendenz	Beispiel
akute Erkrankung	plötzlich	heftig	bis zu drei Wochen	gut	Erkältungskrankheit
chronische Erkrankung	schleichend	schleppend, schubförmig	unbefristet, evtl. Erholungsphasen	ungünstig	Zuckerkrankheit

Tabelle 8 Unterscheidungsmerkmale zwischen akuter und chronischer Erkrankung.

Störungen und Veränderungen von Zellen und Geweben • 4

Tod. Eine Erkrankung kann mit dem Tod enden, der durch Todeszeichen erfasst wird. Es gibt unsichere und sichere Todeszeichen (Tabellen 9 und 10).

Hirntod. Der Hirntod ist der Zustand des endgültigen Erlöschens der Gesamtfunktionen von Groß- und Kleinhirn und Hirnstamm. Er wird wie folgt nachgewiesen:
- Nulllinie im EEG bleibt bei einer über 30 Minuten langen ununterbrochenen Registrierung bestehen.
- Das Gehirn reagiert auf keinen Reiz mehr.
- Durch Angiographie und Dopplersonographie kann der zerebrale Zirkulationsstillstand festgestellt werden.

Einzelne Gewebe und Organe können nach dem Tod des Menschen noch längere Zeit ihre Lebensfähigkeit behalten. So ist es möglich, Organe für Transplantationen zu verwenden (Bild 21). Dafür muss der Hirntod von zwei Ärzten dokumentiert werden, die nicht dem Transplantationsteam angehören. Die Organisation der Organspenden übernimmt in Deutschland die DSO (deutsche Stiftung Organtransplantation, www.dso.de).

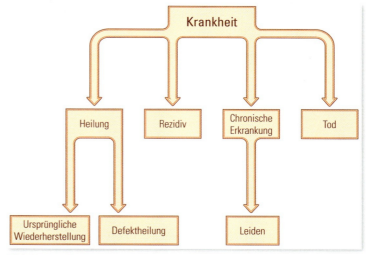

Bild 20 Möglicher Ausgang einer Krankheit.

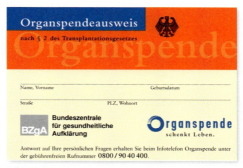

Bild 21 Organspendeausweis.

EEG ▶ S. 301

Angiographie ▶ S. 267

Sonographie ▶ S. 162

Transplantation = Organverpflanzung

	Kennzeichen	Bezeichnung	Besonderheit
unsichere Todeszeichen	Atem- und Herzstillstand	klinischer Tod	Reanimation ist innerhalb weniger Minuten nach dem Auftreten dieser Zeichen möglich
sichere Todeszeichen (s. Tabelle 10)	Totenflecken, Totenstarre, Fäulnis	biologischer Tod	irreversibles Versagen des Zentralen Nervensystems (Hirntod)

Reanimation = Wiederbelebung

Tabelle 9 Todeszeichen.

Zeichen	Beschreibung	Zeit
Totenflecken	Blut sackt in tiefer gelegene Körperpartien	sichtbar 30 bis 60 min nach dem Tod, nicht mehr wegzudrücken nach 12 Std.
Totenstarre	muskuläre Verkrampfung	Kiefergelenkstarre nach 2 bis 3 Std., am ganzen Körper nach 8 bis 10 Std.
Fäulnis	biologischer Abbau, von Organeiweiß durch frei werdende Enzyme	bewirkt nach ca. 3 bis 4 Tagen die vollständige Lösung der Totenstarre

Tabelle 10 Sichere Todeszeichen (unter normalen klimatischen Bedingungen).

3.3 Spezifische Krankheitsursachen

Zellen und Gewebe reagieren auf krankmachende Reize mit bestimmten Grundreaktionen und Strukturveränderungen, die jedes Organ betreffen können.

3.3.1 Angeborene Störungen

Genetische Abweichungen sind Chromosomen- oder Genveränderungen in Zahl und/oder Struktur. Ein Beispiel einer genetischen Störung ist der Muskelschwund (Duchenne-Muskeldystrophie), bei dem die Skelettmuskulatur nach und nach abgebaut wird. Die Folge ist, dass der betroffene Mensch sich immer weniger bewegen kann und im frühen Erwachsenenalter (wegen ungenügender Atembewegungen) stirbt.

Schädigende Umwelteinflüsse wie Infektionen, Strahlen, Arzneimittel oder Drogen haben schwerwiegende Auswirkungen auf die Entwicklung des ungeborenen Kindes, z. B. Röteln oder Alkohol.

Bei Fehl-/Missbildungen lassen sich Einzel- und Doppelmissbildungen unterscheiden. Eine Einzelfehlbildung ist z. B. der sogenannte offene Rücken (Spina bifida), bei dem der Wirbelkanal nicht geschlossen ist. Dadurch wird das Rückenmark geschädigt und Lähmungen treten auf. Zu den Doppelmissbildungen zählt man siamesische Zwillinge, die teilweise zusammengewachsen sind und oft auch gemeinsame innere Organe besitzen.

3.3.2 Entzündungen

Eine Entzündung ist eine Abwehrreaktion des Gefäß- und Bindegewebes auf schädigende Reize. Dabei sind verschiedene Stoffe (Mediatoren) beteiligt, die die Entzündungsabläufe vermitteln, z. B. Botenstoffe für die weißen Blutzellen.

Eine Entzündung hervorrufende Reize (Noxen) sind
- Mikroorganismen (Bakterien, Viren, Pilze, Einzeller),
- Parasiten (Würmer, Flöhe, Zecken, Milben),
- physikalische Einwirkungen (Druck/Stoß, Hitze/Kälte, Strahlen, elektrische Einflüsse),
- chemische Stoffe (Gifte, Laugen, Säuren, Gase),
- zerfallende, absterbende Zellen, z. B. bei Krebs,
- Stoffwechselprodukte (z. B. Harnsäure),
- immunologische Faktoren (Autoantikörper, Allergene, Immunkomplexe).

Die lokalen Entzündungszeichen:
- Rötung (Rubor) entsteht durch vermehrte Durchblutung.
- Überwärmung (Calor) ist Folge der gesteigerten Durchblutung und des erhöhten Stoffwechsels.
- Schwellung (Tumor) wird durch den Austritt von Blutflüssigkeit und Entzündungszellen in das Gewebe hervorgerufen. Blutflüssigkeit und Entzündungszellen bilden das entzündete Exsudat.
- Schmerz (Dolor) kommt dadurch zustande, dass schmerzleitende Nervenfasern durch entzündungsbedingte Stoffe gereizt werden.
- Störung/Ausfall der Organfunktion (Functio laesa) tritt ein, weil Zellen und Gewebe geschädigt sind und es zu einer schmerzbedingten Schonhaltung kommt (Bild 22).

> Blutzellen ▶ S. 237
>
> Röteln ▶ S. 86
>
> Alkohol ▶ S. 341
>
> **Exsudat** von lat. exsudatus = ausgeschwitzt

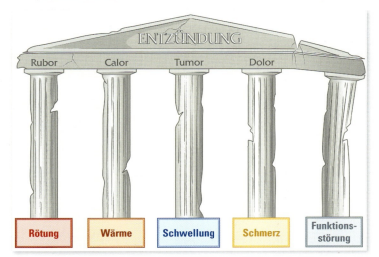

Bild 22 Entzündungszeichen.

Störungen und Veränderungen von Zellen und Geweben

Die lokalen Symptome der Entzündung lassen sich besonders gut an oberflächennahen Organen und Strukturen wahrnehmen (Bild 23).

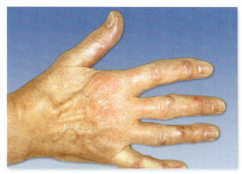

Bild 23 Entzündung von Fingergelenken.

Entzündungsarten. Entzündungen lassen sich nach dem hauptsächlich vorkommenden Infiltrat und nach den Folgen der Entzündungsprozesse einteilen (Tabelle 11).

Eitrige Entzündungen. Eiter besteht aus Leukozyten, Zelltrümmern und Bakterien. Die Bezeichnung einer eitrigen Entzündung richtet sich danach, wo sich der Eiter angesammelt hat (Tabelle 12).

Eine Entzündung verläuft oft ohne Beeinträchtigung des Allgemeinbefindens. Sie kann aber auch ein größeres Ausmaß annehmen, sodass der Betroffene sich krank fühlt.

Allgemeinsymptome sind Abgeschlagenheit, Fieber und Krankheitsgefühl. Man kann dann von einer entzündlichen Erkrankung sprechen. Typische, im Labor nachweisbare Entzündungsmerkmale sind Leukozytose, der Anstieg der Blutsenkungsgeschwindigkeit (BSG) und das Auftreten von C-reaktivem Protein.

Sepsis, umgangssprachlich Blutvergiftung genannt, ist eine lebensbedrohliche Allgemeininfektion mit hohem Fieber und schwerem Krankheitsgefühl. Bei einer Sepsis enthält das Blut viele Krankheitserreger (Bakteriämie), die den Organismus überschwemmen.

> Leukozytose ▶ S. 243
>
> BSG ▶ S. 245
>
> **C-reaktives Protein** = Entzündungsmarker
>
> **Sepsis** (gr.): Fäulnis; bezeichnet keimbesiedeltes Gewebe
>
> Leukozyten ▶ S. 238
>
> **Infiltrat:** örtliche Gewebeeinlagerung von Entzündungszellen und Flüssigkeiten

Entzündungsart	Infiltrat / Kennzeichen	Beispiel
serös	Blutflüssigkeit (Serum)	Brandblase
fibrinös	Blutflüssigkeit mit Fibrin	trockene Rippenfellentzündung
eitrig	Blutflüssigkeit (Plasma) mit Eiter	eitrige Entzündung (Tabelle 12)
geschwürig	Entzündungsprozesse zerstören Haut/Schleimhaut	„offenes Bein"
granulomatös (knotig)	Entzündungsprozesse veranlassen ausgeprägte Bindegewebsvermehrung	Rheumaknoten

Tabelle 11 Entzündungsarten.

Bezeichnung	Vorkommen	Beispiel
Abszess	umschrieben im Gewebe	Hautabszess
Empyem	in natürlicher Körperhöhle	Gelenkempyem
Phlegmone	flächenhaft ausgebreitet	Unterschenkelphlegmone

Tabelle 12 Eitrige Entzündungen.

4 Bei Diagnostik und Therapie von Erkrankungen des Bewegungsapparates assistieren

Fieber ist die erhöhte Körpertemperatur über 38 Grad Celsius. Es stellt eine Reaktion des Gesamtorganismus auf krankmachende Einflüsse dar und bedeutet oft eine Belastung, z. B. für das Herz-Kreislaufsystem. Fieber wird durch innere (körpereigene) Stoffe und äußere Ursachen hervorgerufen. Je nach Ursache kann das Fieber einen typischen Verlauf aufweisen (Tabelle 13).

3.3.3 Reaktionen der Zelle auf verschiedene Einflüsse

Die Zelle hat die Fähigkeit, auf verschiedene Umweltbedingungen zu reagieren. Abhängig von den Anforderungen an die Zelle treten verschiedene Anpassungsreaktionen auf (Bild 24).

Die Grenze zwischen heilbarer (reversibler) Zellschädigung und unheilbarer Schädigung lässt sich nicht eindeutig angeben. Anders ausgedrückt heißt dies, dass die Grenze zwischen Leben und Tod der Zelle verschwommen ist.

Atrophie (Schwund) bedeutet, dass sich Anzahl und Größe der Zellen verringert haben. Der Druck durch ein Ödem oder einen Tumor kann zu Mangeldurchblutung und Druckatrophie führen. Bei Nahrungsmangel schwinden zunächst Fett- und Muskelgewebe, später Drüsen- und Knochengewebe. Auch Bewegungsmangel, Lähmung und altersbedingte Faktoren lassen Organe schrumpfen. Beispiele: Muskelschwund bei Ruhigstellung des Beines durch Gips oder Verkleinerung der Gebärmutter in den Wechseljahren.

Hyperplasie (Zunahme der Zellzahl) tritt bei vermehrter Beanspruchung besonders bei noch gut teilungsfähigen Zellen auf. Beispiele: Blutstammzellen bilden bei Sauerstoffmangel vermehrt rote Blutzellen oder Schilddrüsenvergrößerung (Struma) bei Jodmangel.

Bezeichnung	Beschreibung	Fieberkurve	Beispiel
Kontinua = kontinuierliches Fieber	Körpertemperatur bleibt fast gleichmäßig hoch	a) Kontinua (kontinuierliches Fieber)	Scharlach
intermittierendes Fieber (septisches Fieber)	Körpertemperatur wechselt stark im Tagesverlauf	b) intermittierendes Fieber	Sepsis (schwere Allgemeininfektion)
rhythmisches Fieber (Wechselfieber)	Fieberschübe wechseln über mehrere Tage	c) rhythmisches Fieber	Malaria
zweigipfelige Fieberkurve (Dromedarkurve)	Dem ersten Fieberschub folgt nach 1 bis 2 Tagen Normaltemperatur ein zweiter Fieberschub	d) zweizipfeliges Fieber (Dromedar-Kurve)	Masern

Tabelle 13 Fieberverlauf.

Störungen und Veränderungen von Zellen und Geweben

Dysplasie (Fehlbildung) ist die noch rückbildungsfähige Zellveränderung. Beispiel: verdächtiges Hautmal mit erhöhtem Risiko zur Entartung (Krebs).

Hypertrophie (Vergrößerung der Zellen) ist die Folge von Mehrbelastung bei Zellen, deren Teilungsfähigkeit eingeschränkt ist. Bekanntes Beispiel einer physiologischen Hypertrophie ist das sogenannte Sportlerherz (Bild 25). Eine krankhafte Herzvergrößerung tritt durch eine Mehrbeanspruchung infolge von Herzfehlern auf und kann in eine Herzschwäche übergehen.

Degeneration (Entartung) wird im Zusammenhang von Alterungs- und Abnutzungsprozessen beobachtet. Es handelt sich um Zell- und Gewebeschäden, die letztlich durch eine gestörte Energiebildung in der Zelle entstehen. Die Zellen verlieren ihre Fähigkeit zur Anpassung und Heilung. Es entwickelt sich minderwertiges Gewebe. Die Zellen zeigen Veränderungen in Größe, Form und Aussehen. Beispiel einer degenerativen Erkrankung ist der Gelenkverschleiß (Arthrose), bei dem Gelenkknorpel verkümmert.

Nekrose (Zelltod). Erleidet die Zelle einen nicht mehr rückbildungsfähigen Schaden, hören die Zellfunktionen auf. Abgestorbene Zellen können wie „verbrannt" aussehen. Das nennt man eine trockene Gangrän (Bild 26). Werden nekrotische Zellen infiziert, kommt es zum fauligen Zerfall (feuchte Gangrän).

Ist der Zelltod eingetreten, strömt die Zellflüssigkeit ins Blut. Die darin enthaltenen Enzyme lassen sich im Serum nachweisen. Dies nutzt man bei der Enzymdiagnostik, um Organschäden wie Herzinfarkt oder Leberentzündung festzustellen.

Ulkus (Geschwür) ist ein tiefgreifender Gewebe-(Substanz-)Verlust infolge einer Entzündung oder Mangelversorgung. Beispiel dafür ist ein Magenschleimhautgeschwür.

Regeneration bedeutet, dass verloren gegangenes Gewebe durch neu gebildetes Gewebe ersetzt wird. Regenerative Vorgänge treten physiologisch bedingt auf, z. B. bei Menstruation, Zellerneuerung der Haut und Neubildung des Blutes. Eine Gewebeneubildung aufgrund krankhafter Ereignisse wird pathologische Regeneration genannt. Meist führt sie dazu, dass beschädigtes oder zerstörtes Gewebe durch gleichwertige Zellen ersetzt wird. Ist dies nicht der Fall, spricht man auch von Reparation. Beispiel: Nach einer Hautverletzung bildet sich anstelle der dehnbaren Oberhaut ein hartes, unelastisches Narbengewebe.

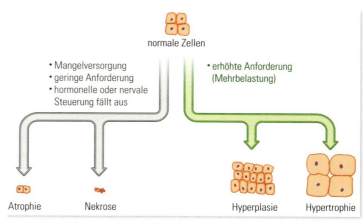

Bild 24 Anpassungsreaktionen der Zelle.

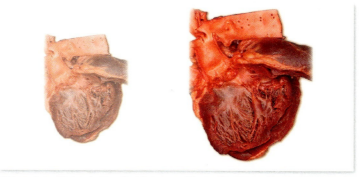

Bild 25 Schnitt durch ein erheblich vergrößertes hypertrophiertes Herz (normal großes Herz links daneben).

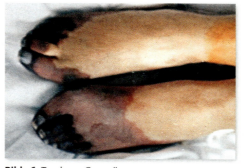

Bild 26 Trockene Gangrän.

Arthrose ▶ S. 153

Gangrän (gr.) = Brand (von Gewebe)

Serumdiagnostik ▶ S. 372

Ulkus oder ulcus (lat.) = Geschwür

3.3.4 Tumoren

Onkologie ist die Lehre von den (bösartigen) Tumorerkrankungen und deren Auswirkungen.

Tumor ist eine unkontrollierte, überschießende Wucherung körpereigener Zellen. Man unterscheidet gutartige (benigne) und bösartige (maligne) Tumoren (Tabelle 14). Es gibt aber auch Übergangsformen z. B. das Basaliom. Die Vorstufe eines bösartigen Tumors wird als Präkanzerose bezeichnet, z. B. ein auffälliges, sich schnell veränderndes Muttermal.

Tumorentstehung (Karzinogenese). In der Anfangsphase der Tumorbildung kommt es zur Veränderung der chromosomalen DNS im Zellkern. Für diese Veränderung kommen infrage:
- chemische Kanzerogene (Teerprodukte, Zigaretten, Schimmelpilzgift, Asbest usw.),
- physikalische Kanzerogene (energiereiche Strahlen, z. B. Röntgenstrahlen),
- Viren,
- genetische Faktoren (z. B. bei bestimmten Formen des Brustkrebses).

Ob aus einer entarteten Zelle ein Zellklon entsteht, der sich zu einem Tumor auswächst (Bild 27), hängt von vielen, zum Teil noch unbekannten Faktoren ab. Bekannt sind hormonelle, immunologische und psychische Einflüsse. Zwischen der Anfangsphase und dem Auftreten eines Tumorleidens können Jahre bis Jahrzehnte vergehen.

- **Onkos** (gr.) = Geschwulst, Tumor
- **Basaliom** ▶ S. 397
- **DNS** ▶ S. 109
- **Kanzerogene** = Krebs erzeugende Stoffe
- **Zellklon:** Haufen genetisch identischer Zellen

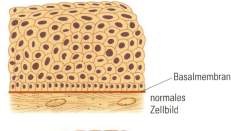

Basalmembran

normales Zellbild

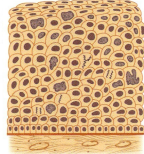

entartete, vielgestaltige (polymorphe) Zellen = Krebszellen

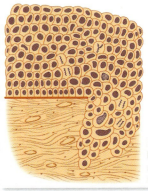

Krebszellen durchbrechen die Basalmembran = infiltrierendes Wachstum

Bild 27 Stadien der Krebsentstehung.

Merkmal	gutartig	bösartig
Wachstum	langsam	schnell
Wachstumstyp	verdrängend	infiltrierend (zerstörend)
Begrenzung	scharf, abgekapselt	unscharf
Metastasen	nein	ja
Histologie	Unterschied zum Muttergewebe gering	unterschiedlich große und vielgestaltige Kerne, viele Mitosen
Rezidiv	nein	ja
Therapie	Operation	Operation, Bestrahlung, Chemotherapie / Zytostatika
Heilung	meistens	nicht sicher

Tabelle 14 Unterscheidungsmerkmale zwischen gut- und bösartigen Tumoren.

- **Mitose** ▶ S. 110
- **Rezidiv** = Rückfall
- **Zytostatika:** Medikamente, die die Zellteilung hemmen

Störungen und Veränderungen von Zellen und Geweben

Metastasen können sich bilden
- hämatogen, d. h. auf dem Blutweg,
- lymphogen, d. h. über die Lymphe oder
- entlang natürlicher Gegebenheiten, z. B. Ausbreitung über das Bauchfell.

Auswirkungen des Tumorgeschehens. Lokal können Tumoren zu Blutungen, Durchbruch, Einriss oder Einengung von Hohlorganen führen. Allgemeine Beeinträchtigungen bei bösartigen Tumoren sind Abgeschlagenheit, Leistungsminderung, Appetitstörung, ungewollter Gewichtsverlust, Infektanfälligkeit, Anämie und evtl. Fieber.

Im Endstadium vieler Tumorerkrankungen wird eine allgemeine Auszehrung (Kachexie) als Ausdruck der veränderten Stoffwechselaktivität beobachtet.

Systematik. Bösartige Tumoren, die vom Epithelgewebe und Parenchym (Organzellen) ausgehen, werden als Karzinom (Ca) bezeichnet, z. B. Leberkarzinom. Bösartige Tumoren, die vom Binde-, Stütz- und Muskelgewebe ausgehen, werden als Sarkom bezeichnet, beispielsweise das Osteosarkom (Knochenkrebs). Bei den neurogenen (die Nerven betreffenden) Tumoren wird diese Unterscheidung nicht getroffen. Ein Tumor wird je nach Ausgangsgewebe und Zellbefund bezeichnet (Tabelle 15).

Tumormarker (TM) sind Substanzen, die in Körperflüssigkeiten oder Zellen nachgewiesen werden können. Ihr Auftreten bzw. ihre erhöhte Konzentration ermöglichen Rückschlüsse auf das Vorliegen, den Verlauf oder die Prognose einer bestehenden Tumorerkrankung.

Die 5-Jahre-Überlebenswahrscheinlichkeit wird als statistisches Maß für einen Therapieerfolg benutzt. Die jeweilige Prozentzahl gibt an, wie viele Menschen nach der Krebsbehandlung fünf Jahre überlebt haben (Bild 28).

Anämie ▶ S. 242

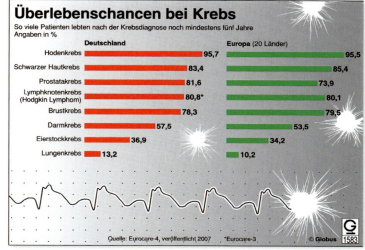

Bild 28 5-Jahre-Überlebenswahrscheinlichkeit.

Gutartiger Tumor	Ausgangsgewebe	Bösartiger Tumor
Papillom	Oberhaut	Plattenepithelkarzinom, malignes Melanom
Polyp (mit unveränderten Zellen)	Schleimhaut	Polyp mit atypischen Zellen
Adenom	Drüsengewebe	Adenokarzinom
Lipom	Fettgewebe	Liposarkom
Fibrom	Bindegewebe	Fibrosarkom
Myom	Muskelgewebe	Myosarkom
Meningiom (Hirnhaut), Neurinom	Nervengewebe	Glioblastom

Tabelle 15 Systematik der Tumoren (Auswahl).

3.3.5 Zirkulationsstörungen

Thrombose ist eine krankhafte Blutgerinnselbildung in Arterie oder Vene. Die Folgen einer arteriellen Thrombose sind eine Gefäßverengung mit Schmerzen und die Mangeldurchblutung des abhängigen Versorgungsgebietes bzw. Organs. Eine venöse Thrombose macht sich durch Schwellung und Schmerz bemerkbar. Ein Thrombus kann sich von der Gefäßwand lösen und eine Embolie verursachen.

Embolie heißt, dass ein Embolus (Pfropf, Gebilde) mit dem Blutstrom verschleppt wird und in einem Gefäßabschnitt stecken bleibt. Dies löst je nach dem Ort des Geschehens und der Größe des Embolus unterschiedliche Krankheitsbilder aus. Beispiele: Lungenembolie, Schlaganfall oder akuter peripherer Gefäßverschluss.

Bei den Embolien lassen sich verschiedene Arten unterscheiden. Ein abgerissener Thrombus wird zur Thrombembolie, Luft wird zur Luftembolie, Fetttröpfchen aus zertrümmerten Knochen werden zur Fettembolie.

Infarkt ist der Untergang von Organteilen. Arteriosklerose, eine Embolie oder Thrombose können zu Mangeldurchblutung und zum Absterben von Zellen führen. Dies ist ein ischämischer Infarkt. Der Gewebeuntergang kann auch durch eine Blutung verursacht werden; dann spricht man vom hämorrhagischen Infarkt.

Hämorrhagie. Blut tritt aus dem Gefäßsystem ins Gewebe, in eine Körperhöhle oder auf die Körperoberfläche aus. Die Folgen der Blutung sind abhängig vom Ausmaß des Blutverlustes. Schwerer akuter Blutverlust führt zum Kreislaufversagen (Schock). Chronischer Blutverlust kann eine Anämie hervorrufen, eine massive Blutung ins Gehirn einen Schlaganfall.

Ödeme sind Flüssigkeitsansammlungen im Gewebe oder in Körperhöhlen. Je nach Ursache unterscheidet man verschiedene Ödemarten (Tabelle 16).

Ischämie = lokale Blutleere

Hämorrhagie = Blutung

Schock ▶ S. 223

Lungenembolie ▶ S. 235

Schlaganfall ▶ S. 297

Ödemart	Ursache	Entstehung (hauptsächlich) durch	Symptom (Beispiel)
entzündliches Ödem	Bakteriengift, Immunreaktionen, Histaminausschüttung	gesteigerte Gefäßdurchlässigkeit	Schwellung nach Insektenstich
Stauungsödem	Herzschwäche, Venenklappenschwäche	veränderte Druckverhältnisse	geschwollene Knöchel
renales Ödem	Nierenerkrankung	Elektrolytstörungen, Blutdrucksteigerung	geschwollene Lider
Hungerödem	Bluteiweißmangel	ungenügende Wasserbindung	Ansammlung von Flüssigkeit im Bauch (Aszites)
Lymphödem	Verödung, Entfernung von Lymphknoten	Behinderung des Lymphabflusses	geschwollener Arm nach Brustkrebs-OP

Tabelle 16 Ödemarten.

4 Der Halte- und Bewegungsapparat

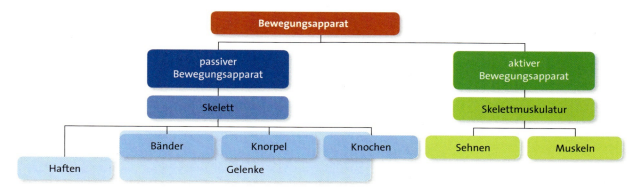

4.1 Orientierung am Körper

Zur eindeutigen Orientierung am menschlichen Körper und zur Verständigung unter medizinischen Fachleuten sind einheitliche Bezeichnungen notwendig.

> Beachten Sie: alle Orientierungsbezeichnungen beziehen sich immer auf den stehenden Menschen; Richtungsbezeichnungen wie rechts und links beziehen sich auf den zu Untersuchenden.

Der menschliche Körper gliedert sich in Rumpf oder Körperstamm mit Kopf und Extremitäten (Gliedmaßen = Arme und Beine).

Ebenen und Achsen. Zur Beschreibung anatomischer Gegebenheiten bezieht man sich auf Ebenen (Bild 29):
- Transversalebene,
- Frontalebene,
- Sagittalebene, die den Körper in zwei Hälften teilt.

Den drei Hauptebenen entsprechen am Körper drei Achsen:
- die Vertikal- oder Longitudinalachse verläuft vom Scheitel bis zur Sohle,
- die Sagittalachse zieht von vorn nach hinten durch den Körper,
- die Transversalachse verläuft von rechts nach links.

An jeder Körperachse lassen sich zwei entgegengesetzte Richtungen unterscheiden (Bild 30, S. 134).

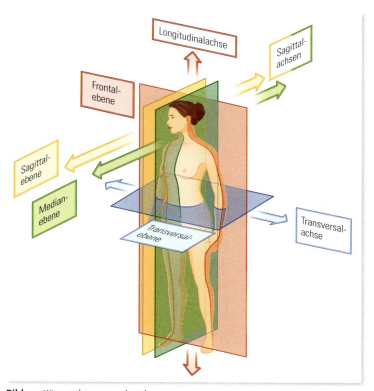

Bild 29 Körperebenen und -achsen.

Entsprechend den drei Körperachsen lassen sich bei den Bewegungen drei Richtungen unterscheiden (Bild 31, S. 134).

transversal = quer liegend
frontal = parallel zum Stirnbein
sagitta (lat.) = Pfeil

4 Bei Diagnostik und Therapie von Erkrankungen des Bewegungsapparates assistieren

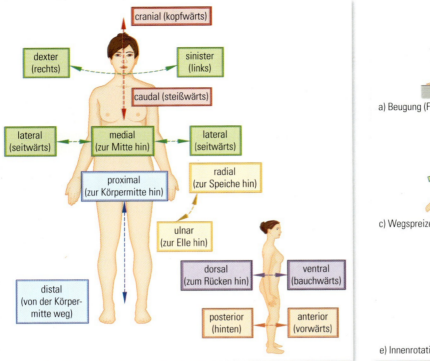

Bild 30 Richtungsbezeichnungen.

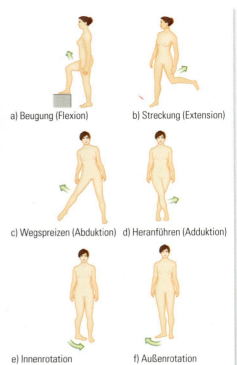

Bild 31 Bewegungsrichtungen im Hüftgelenk.

4.2 Aufbau und Aufgaben von Knochen, Gelenken und Muskeln

4.2.1 Skelett

Das menschliche Skelett besteht vor allem aus Knochen. Knochenverbindungen stabilisieren die Anordnung der Knochen zueinander, sie bestimmen die Beweglichkeit und die Bewegungsrichtung.

Aufgaben des Skeletts:
- Stabilisierung der Körperform und des aufrechten Ganges,
- Beweglichkeit von Körperteilen gegeneinander,
- Schutz des Zentralnervensystems, von Sinnesorganen und inneren Organen sowie der großen Gefäßstämme,
- Blutbildung im Knochenmark,
- Speicherung von Calcium in den Knochen.

Knochenzusammensetzung. Knochen bestehen aus der nach dem Zahnschmelz härtesten Substanz unseres Körpers. Die anorganischen (mineralischen) Bestandteile sind hart, aber spröde. Sie ermöglichen die hohe Belastbarkeit durch Druck. Die organischen Bestandteile sind vor allem Eiweißsubstanzen. Sie machen den Knochen widerstandsfähig gegen Zug- und Biegebeanspruchung.

Bei Kindern und jungen Menschen ist der Anteil der organischen Bestandteile verhältnismäßig hoch; die Bruchgefahr ist gering. Mit zunehmendem Alter sinkt der organische Anteil und die Gefährdung durch Knochenbrüche nimmt zu.

Knochenaufbau. Die Oberfläche der Knochen ist mit Knochenhaut überzogen, die an den Knochenenden in die Gelenkkapsel übergeht (Bild 32); sie fehlt nur im Bereich der Gelenkknorpel. Die Knochenhaut ist reich an Blutgefäßen und Nerven. Sie dient der Versorgung des Knochengewebes, das entsprechend den wechselnden Belastungsverhältnissen dauernd auf-, ab- und umgebaut wird. Während des Knochenwachstums geht das Dickenwachstum von der Knochenhaut aus.

Der Halte- und Bewegungsapparat 4

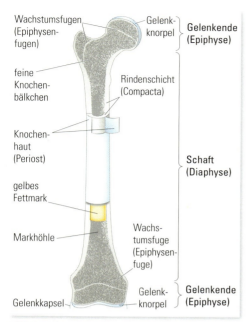

Bild 32 Schnitt durch einen Röhrenknochen.

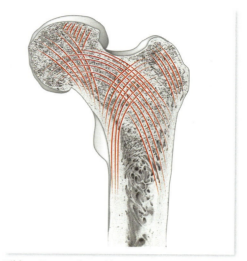

Bild 33 Zug- und Drucklinien im Knochen.

Solange ein Knochen wächst, sind die Knochenenden vom Knochenschaft durch Wachstumsfugen getrennt, die Knorpel enthalten. Hier findet das Längenwachstum des Knochens statt.

Die sehr dichte und feste Rindenschicht (Compacta) bildet den äußeren Teil des Knochens. Darunter findet man meist ein zartes, schwammähnliches System aus feinen Balkenstrukturen (Spongiosa). Diese Knochenbälkchen entsprechen den Zug- und Drucklinien, die durch äußere Belastungen auf den Knochen wirken (Bild 33). Die Hohlräume der Spongiosa enthalten rotes Knochenmark, das für die Bildung der Blutkörperchen verantwortlich ist.

Nach ihrer Gestalt unterscheidet man vier Arten von Knochen (Bild 34):
- Röhrenknochen (z. B. Arm- und Beinknochen, Mittelhand- und Mittelfußknochen), die eine Markhöhle mit Fettmark im Knochenschaft haben (Bild 32),
- kurze Knochen (z. B. Hand- und Fußwurzelknochen),
- flache (platte) Knochen (z. B. Schulterblatt, Hüftbein, Brustbein, Rippen und die Knochen des Schädeldaches),
- unregelmäßig geformte Knochen (z. B. Wirbel und Knochen der Schädelbasis).

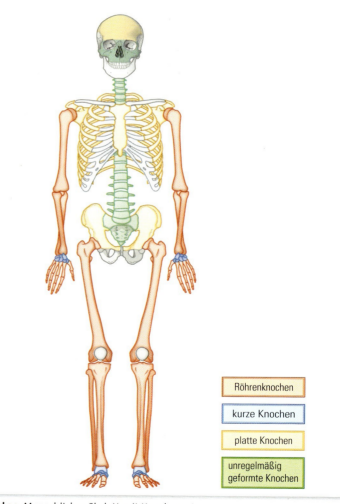

Bild 34 Menschliches Skelett mit Knochenarten.

4 • Bei Diagnostik und Therapie von Erkrankungen des Bewegungsapparates assistieren

Knorpelgewebe
▶ S. 118

Knorpel besteht aus einem erheblich elastischeren Gewebe als Knochen. Knorpel
- bildet den größten Teil des embryonalen Skeletts,
- verbindet knöcherne Skelettelemente (Wachstumsfugen, Schambeinfuge, Bandscheiben),
- überzieht die Gelenkflächen (Gelenkknorpel),
- stützt Nase und Ohr (Nasenknorpel).

Knorpel enthalten keine Blutgefäße. Sie müssen deshalb durch das umgebende Gewebe versorgt werden. Alles, was die Blutversorgung der Umgebung von Knorpeln negativ beeinflusst, z. B. Rauchen, gefährdet deshalb die Ernährung des Knorpelgewebes.

Sehnen und Bänder bestehen aus straffem Bindegewebe. Da sie nicht dehnbar sind, sind sie ideale Verbindungen zwischen Knochen und Muskeln. Bänder sind breiter als Sehnen und verbinden vor allem benachbarte Knochen.

Knochenverbindungen. Die Verbindungen zwischen den Knochen erhöhen die Stabilität bzw. Beweglichkeit unseres Skelettsystems. Man unterscheidet zwei Arten von Knochenverbindungen:
- Haften und
- Gelenke.

Haften sind Verbindungen mit einem engen Kontakt der benachbarten Knochen. Die Beweglichkeit ist sehr gering oder fehlt ganz. Haften füllen den Zwischenraum benachbarter Knochen vollständig mit Gewebe aus. Nach dem verbindenden Gewebe unterscheidet man drei Typen von Haften (Tabelle 17).

4.2.2 Gelenke

Gelenke ermöglichen Bewegungen von Knochen gegeneinander. Drei Bestandteile sind typisch für Gelenke (Bild 35):
- das distale Ende eines Knochens und das proximale Ende eines zweiten Knochens (Epiphysen). Diese sind mit Gelenkknorpel überzogen;
- die Gelenkhöhle, die zwischen den Gelenkknorpeln einen schmalen Gelenkspalt frei lässt, der mit Gelenkschmiere (Synovia) ausgefüllt ist;
- die Gelenkkapsel, die die am Gelenk beteiligten Knochen verbindet und die Gelenkhöhle nach außen abschließt.

Die äußere Kapselschicht besteht aus straffem Bindegewebe und sorgt für den nötigen Zusammenhalt. Die innere Kapselschicht wird von lockerem Bindegewebe gebildet. Sie liefert die zähflüssige Gelenkschmiere.

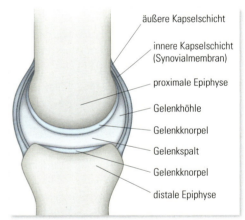

Bild 35 Schema eines Gelenkes.

Haftenart	Aufbau	Beispiele
Bandhaften	Knochen-Bindegewebe-Knochen	Fontanellen am Schädel von Neugeborenen oder die Schädelnähte von Erwachsenen
Knorpelhaften	Knochen-Knorpel-Knochen	Bandscheiben, Wachstumsfugen bei Kindern und Jugendlichen
Knochenhaften	Knochen-Knochen-Knochen	Verwachsungen der Kreuzbeinwirbel

Tabelle 17 Haften.

Häufig sind den Gelenken Bänder aufgelagert. Sie schränken bestimmte Bewegungsmöglichkeiten ein. So lassen sich z. B. die Finger zur Faust schließen; die Krümmung der Finger in der entgegengesetzten Richtung wird jedoch durch Bänder verhindert.

Nach der Anordnung der Knochen zueinander unterscheidet man verschiedene Gelenkformen (Tabelle 18).

4.2.3 Skelettmuskulatur

Die quergestreifte Skelettmuskulatur bildet den aktiven Bewegungsapparat. Sie erfüllt mehrere Aufgaben:
- Bewegung von Knochen gegeneinander,
- Stabilisierung der aufrechten Körperhaltung,
- Verschluss von Körperöffnungen durch Ringmuskeln,
- Produktion von Wärme. Die Muskulatur trägt damit wesentlich zur gleichbleibenden Körpertemperatur bei. Dies wird beim „Kältezittern" sehr deutlich.

Die Skelettmuskulatur ist durch Sehnen mit den Knochen verbunden. Die folgenden Strukturen unterstützen die Muskeltätigkeit.

Muskelfaszien sind dünne, straffe Bindegewebsschichten, die die Oberfläche eines Muskels überziehen. Sie geben dem Muskel äußeren Halt und vermindern die Reibung zwischen benachbarten Muskeln.

quergestreifte Muskulatur ▶ S. 119

Bezeichnung	Beweglichkeit	Schema	Beispiele	
Kugelgelenk	größter Bewegungsspielraum um drei Achsen		Schultergelenk, Hüftgelenk, Fingergrundgelenke	
Eigelenk	ähnlich dem Kugelgelenk, aber ohne Drehbewegung		Handgelenk	
Sattelgelenk	ähnlich dem Eigelenk, zweiachsig		Gelenk zwischen Handwurzelknochen und Mittelhandknochen des Daumens	
Scharniergelenk	nur um eine Achse		Ellbogengelenk, Fingergelenke	
straffes Gelenk	sehr gering wegen der unregelmäßigen Gelenkflächen und der straffen Bänder		Gelenke zwischen Kreuzbein und Darmbein im Becken, zwischen den Hand- und Fußwurzelknochen	
Zapfen- oder Radgelenk	nur um eine Achse		Gelenk von Elle und Speiche im Bereich des Ellbogengelenks	
flaches Gelenk	Verschiebungen		Gelenke zwischen benachbarten Wirbeln	

Tabelle 18 Gelenkformen.

Sehnenscheiden bilden Führungskanäle für Sehnen an Stellen, wo diese auf Knochen oder über Knochenvorsprünge verlaufen (Bild 36). Sehnenscheiden enthalten eine Flüssigkeit, die der Gelenkschmiere sehr ähnlich ist.

Muskeltätigkeit. Ein Muskel, der Arbeit verrichten soll, ist auf Energiezufuhr angewiesen. Diese erhält er über die Umsetzung von Traubenzucker mit Sauerstoff in den Muskelzellen. Für die Muskeltätigkeit sind vor allem Ca^{2+}- und Mg^{2+}-Ionen von großer Bedeutung. Bei einem Mangel dieser Ionen treten Muskelkrämpfe (Tetanie) auf.

Da Muskeln sich nur zusammenziehen (kontrahieren) können, ist immer mindestens ein Gegenmuskel nötig, um ihn wieder zu strecken. Ein Muskel, der eine bestimmte Bewegung bewirkt, wird als Agonist bezeichnet; sein Gegenspieler heißt Antagonist. Miteinander, also gleichsinnig, wirkende Muskeln heißen Synergisten (Bild 38).

> **Agonist** von gr. agonistes = Kämpfer;
> **Antagonist** (gr.) = Gegenspieler; Widersacher
>
> **Synergist** von gr. syn = zusammen und ergon = Werk

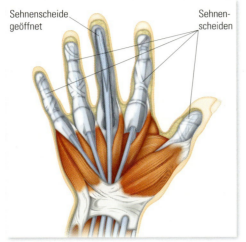

Bild 36 Sehnenscheiden der rechten Hand.

Schleimbeutel wirken dort als Polster und Druckminderer, wo Sehnen kräftiger Muskeln über Knochenenden hinwegziehen, z. B. am Ellbogen- und Kniegelenk (Bild 54, S. 145).

Sesambeine sind Verknöcherungen im Bereich von Sehnen. Sie verlagern die Sehnen weiter vom Drehpunkt des Gelenkes weg, verlängern den wirksamen Hebelarm des Muskels und machen dadurch seine Kraftwirkung günstiger (Bild 37). Das größte Sesambein ist die Kniescheibe (Patella; Bild 54, S. 145).

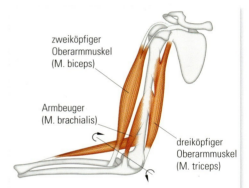

	Beugung	Streckung
zweiköpfiger Armmuskel	Agonist	Antagonist
Armbeuger	Synergist	Antagonist
dreiköpfiger Armmuskel	Antagonist	Agonist

Bild 38 Beuger und Strecker des Armes.

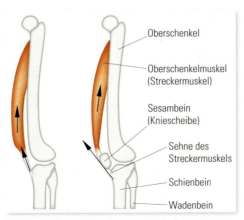

Bild 37 Wirkungsweise von Sesambeinen.

4.3 Einzelne Körperabschnitte

4.3.1 Schädel

Am Schädel unterscheidet man Gesichtsschädel und Gehirnschädel mit Schädeldach und Schädelbasis (Bild 39).

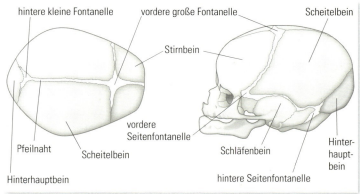

Bild 40 Kindlicher Schädel mit Fontanellen.

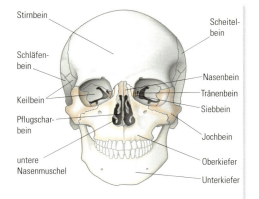

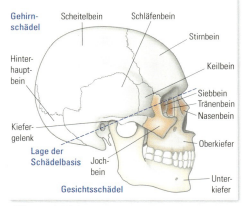

Bild 39 Schädel.

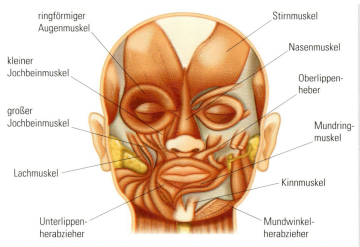

Bild 41 Mimische Muskulatur.

Die Schädelknochen sind durch die Schädelnähte bindegewebig miteinander verbunden. Bei Neugeborenen lassen sich noch breite Bindegewebsbrücken tasten, die Fontanellen (Bild 40). Sie ermöglichen während der Geburt ein Verschieben der Schädelknochen gegeneinander. Die Fontanellen schließen sich erst allmählich, sodass der Schädel in den ersten 1½ bis 2 Jahren noch wachsen kann. Durch das Hinterhauptsloch in der Schädelbasis werden Gehirn und Rückenmark verbunden.

Nasennebenhöhlen. Einige Schädelknochen enthalten mit Luft gefüllte Hohlräume, die mit den Nasenhöhlen in Verbindung stehen. Sie sind wie diese mit Schleimhaut ausgekleidet und werden als Nasennebenhöhlen bezeichnet.

Das Kiefergelenk setzt sich aus der Gelenkgrube des Schläfenbeins und dem Gelenkfortsatz des Unterkiefers zusammen.

Schädelmuskulatur. Die Muskulatur des Schädels wird unterteilt in die
- mimische Muskulatur. Sie liegt vor allem um Augen und Mund und verleiht dem Gesicht seine vielfältigen Ausdrucksmöglichkeiten (Bild 41).

- Kaumuskulatur. Sie ermöglicht das Öffnen und Schließen des Mundes. Besonders kräftig sind die Mundschließer, die seitlich am Unterkiefer (großer Kaumuskel) und in der Schläfenregion (Schläfenmuskel) zu tasten sind (Bild 42). Die Mundöffner sind deutlich schwächer ausgebildet. Sie liegen innerhalb des Unterkieferbogens und bilden einen Teil des Mundbodens.

4.3.2 Rumpfskelett

Das Rumpfskelett besteht aus der Wirbelsäule und dem Brustkorb (Thorax), der in Rippen und Brustbein (Sternum) untergliedert wird.

Die Wirbelsäule ist das bewegliche Stütz- und Trägersystem des Körpers. Die doppelt S-förmige Gestalt lässt sie in ihrer Längsrichtung federn und dadurch Stöße dämpfen, die z. B. beim Laufen oder Springen auftreten. Die Wirbelsäule setzt sich aus 32 bis 34 Wirbeln zusammen und wird in fünf Abschnitte gegliedert (Bild 43). Die Wölbungen der Hals- und Lendenregion, die zur Bauchseite hin gerichtet sind, heißen Lordose. Die Brust- und Kreuzbeinregion wölbt sich zum Rücken hin. Diese Krümmungen nennt man Kyphosen.

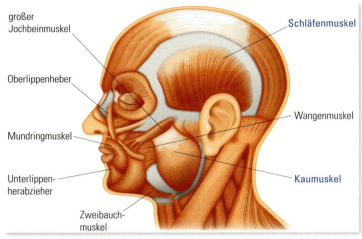

Bild 42 Kaumuskulatur.

Die Wirbelsäule eines Erwachsenen ist etwa 60 cm lang. Der recht einheitliche Grundbauplan eines Wirbels ist den unterschiedlichen Aufgaben und Belastungen in den Abschnitten der Wirbelsäule entsprechend abgewandelt (Bild 44). Die Wirbel der Hals-, Brust- und Lendenregion sind durch Bandscheiben (Zwischenwirbelscheiben) verbunden. Sie bestehen aus zähem Faserknorpel mit einem weichen, gallertigen Kern, der als Nucleus pulposus bezeichnet wird. Die Bandscheiben wirken als Stoßdämpfer und erlauben trotz der festen Verbindung der Wirbel die Beweglichkeit gegeneinander. Diese ist in der Hals- und Lendenregion sehr gut, in der Brustregion durch den Brustkorb eingeschränkt. Die Wirbel des Kreuzbeins und besonders des Steißbeins sind stark rückgebildet und miteinander verwachsen.

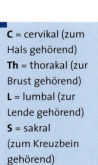

Nucleus pulposus ▶ S. 150

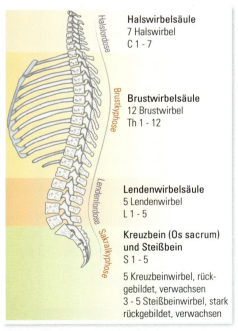

C = cervikal (zum Hals gehörend)
Th = thorakal (zur Brust gehörend)
L = lumbal (zur Lende gehörend)
S = sakral (zum Kreuzbein gehörend)

Bild 43 Gliederung der Wirbelsäule.

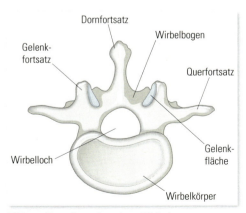

Bild 44 Grundbauplan eines Wirbels.

Halswirbel haben kleine Wirbelkörper und meist gespaltene Dornfortsätze. Besonders auffällig ist das Loch für die Wirbelarterien in den Querfortsätzen (Bild 45 a). Der 1. Halswirbel (Atlas) hat statt des Wirbelkörpers einen vorderen Atlasbogen. Auf seiner Oberseite liegen zwei große Gelenkflächen für den Schädel. Dieses Gelenk macht das Nicken möglich. Der 2. Halswirbel (Axis) trägt auf der Oberseite seines Wirbelkörpers einen Fortsatz, der als Zahn bezeichnet wird. Er ragt in den vorderen Atlasbogen hinein und bildet mit ihm ein Zapfengelenk. In diesem Gelenk findet die Hauptdrehbewegung des Kopfes statt. Bei Genickbruch dringt der Zahn des Axis in das Rückenmark ein.

Brustwirbel haben auffällig lange, schräg nach unten ragende Dornfortsätze (Bild 45 b). Am Wirbelkörper und Querfortsatz tragen sie Gelenkflächen für die Rippen. Diese Gelenke sind für die Atembewegungen von großer Bedeutung.

Lendenwirbel sind durch massige Wirbelkörper und kurze, stumpfe Dornfortsätze gekennzeichnet (Bild 45 c). Da die Abstände zwischen den Dornfortsätzen verhältnismäßig groß sind, ist es gut möglich, den Rückenmarkskanal zu erreichen. Hier kann Liquor (Rückenmarksflüssigkeit) zur Untersuchung entnommen werden oder Narkosemittel eingespritzt werden (rückenmarksnahe Narkose).

Bänder und Muskulatur der Wirbelsäule. Zwischen den Dornfortsätzen verlaufen – ebenso wie zwischen den Querfortsätzen – kurze Bänder. Andere Bänder ziehen die ganze Wirbelsäule entlang und stabilisieren sie in ihrer Längsrichtung.

Große und kleine Muskeln verbinden benachbarte Wirbel oder ziehen von der Wirbelsäule zum Kopf, zu den Rippen oder zum Becken. Sie stützen und stabilisieren die Wirbelsäule und ermöglichen gleichzeitig ihre Beweglichkeit.

Der Brustkorb (Thorax) besteht aus zwölf Brustwirbeln, zwölf Rippenpaaren und dem Brustbein (Bild 46). Die oberen sieben Rippenpaare sind durch eigene Knorpel mit dem Brustbein (Sternum) verbunden, während die folgenden drei Paare nur indirekt über den Knorpel der 7. Rippe Verbindung zum Brustbein haben. Die

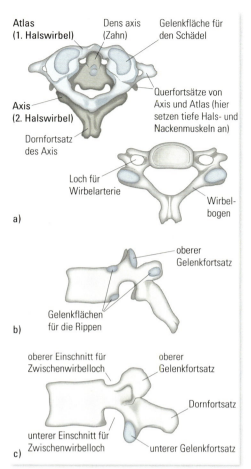

Bild 45 Unterschiedliche Wirbelformen.
a) Halswirbel, b) Brustwirbel, c) Lendenwirbel.

rückenmarksnahe Narkose ▶ S. 411

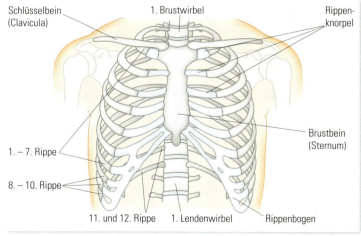

Bild 46 Brustkorb von vorne.

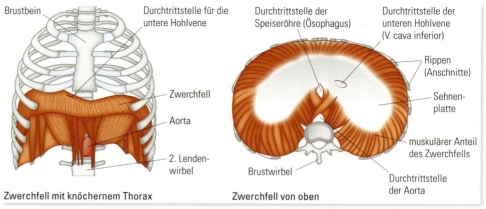

Bild 47 Zwerchfell.

Rippenknorpel der 7. bis 10. Rippe bilden den Rippenbogen. Die 11. und 12. Rippen sind sehr kurz. Sie haben keinen Kontakt zum Brustbein, sondern enden frei in der Brustwand. Am Brustbein unterscheidet man einen oberen, breiten Handgriff, den langen Brustbeinkörper und den kurzen Schwertfortsatz, der etwas zwischen die Rippenbögen hineinragt.

4.3.3 Rumpfmuskulatur

Die Brustmuskulatur der tieferen Schichten besteht vor allem aus Zwischenrippenmuskulatur. Dies sind Muskeln, die von der Wirbelsäule zu den Rippen ziehen und solche, die benachbarte Rippen verbinden. Die äußeren Schichten der Brustmuskulatur dienen den Bewegungen der oberen Extremität.

Atemmuskulatur besteht einerseits aus der Zwischenrippenmuskulatur, andererseits aus der Zwerchfellmuskulatur. Das Zwerchfell wölbt sich von unten her in den Brustkorb und trennt den Brustraum vom Bauchraum (Bild 47). Von der zentralen Sehnenplatte des Zwerchfells ziehen Muskeln zu den Rändern der unteren Thoraxöffnung.

Bauchmuskulatur. Die Bauchwand besteht zum größten Teil aus Muskulatur. Sie hat wichtige Stütz- und Schutzfunktion, da hier entsprechende knöcherne Strukturen fehlen. Sie spannt sich zwischen dem unteren Rippenbogen und dem Becken (Bild 48). Vorn wird die Bauchwand durch die beiden geraden Bauchmuskeln gebildet, die durch Zwischensehnen unterteilt sind. Bei kräftig entwickelter Bauchmuskulatur sind diese Zwischensehnen äußerlich erkennbar („Waschbrettbauch" oder „six pack"). Seitlich liegen die ebenfalls paarigen queren und schrägen Bauchmuskeln in mehreren Schichten übereinander.

Bindegewebsplatten und Muskulatur verschließen den Bereich des Beckenausgangs teilweise. Diese Beckenbodenmuskulatur hält die Beckenorgane in ihrer Lage, bildet die Schließmuskeln für Harnröhre und Darm und einen Teil des Dammes.

> Aus dem mittelhochdeutschen Wort twerch (= quer) entstand das Wort **zwerch**.

Schließmuskeln (Darm) ▶ S. 362

Damm ▶ S. 329

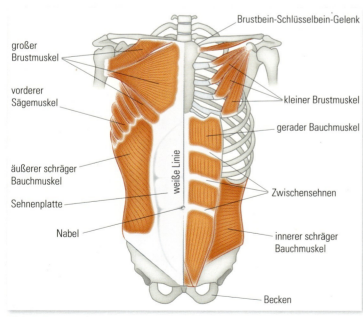

Bild 48 Bauchmuskulatur.

Rückenmuskulatur. Die Muskulatur, die die Wirbelsäule streckt und um ihre eigene Achse dreht, bildet die eigentliche Rückenmuskulatur. Sie hat in erster Linie Halte- und Stützfunktion. Ihr ist im Bereich des Beckens und des Oberkörpers die Muskulatur der Extremitäten aufgelagert (Bild 50, S. 144).

4.3.4 Skelett der oberen Extremität

Das Skelett der oberen Extremität besteht aus dem Schultergürtel mit Schlüsselbein (Clavicula) und Schulterblatt und der freien oberen Extremität. Diese gliedert sich in den Oberarm (Humerus), den Unterarm mit Elle (Ulna) und Speiche (Radius) sowie die Hand mit Fingern (Bild 49).

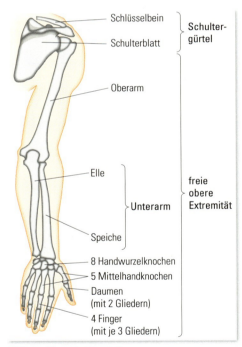

Bild 49 Obere Extremität.

Gelenke des Schultergürtels. Die Schlüsselbein-Brustbein-Gelenke stellen die einzigen Skelettverbindungen zwischen dem Rumpfskelett und der oberen Extremität her. Die hohe Beweglichkeit ist nur durch eine weite Gelenkkapsel und wenige Bänder möglich. Die Stabilisierung erfolgt fast ausschließlich durch zahlreiche große und kleine Muskeln, die in mehreren Schichten angeordnet sind.

Zwischen Schlüsselbeinen und Schulterblättern liegen dagegen Gelenke mit geringer Beweglichkeit. Sie werden durch eine enge Kapsel und straffe Bänder stabilisiert. Die Schulterblätter sind mit dem Rumpf nur durch Bänder und Muskeln verbunden.

Das Schultergelenk wird von Schulterblatt und Oberarmknochen gebildet. Es ist ein Kugelgelenk mit sehr großer Beweglichkeit. Diese wird bestimmt durch Muskeln zwischen Brustkorb und Schlüsselbein, Brustkorb und Schulterblatt, Brustkorb und Oberarm sowie zwischen Schultergürtel und Oberarm.

Ellbogengelenk. Hier wirken die drei Armknochen zusammen. Die Elle liegt auf der Kleinfingerseite des Unterarmes, die Speiche auf der Daumenseite. Oberarm und Elle bilden ein stabiles Scharniergelenk zum Beugen und Strecken des Armes. Die Speiche lässt sich in einem Gelenk mit dem Oberarm und einem Radgelenk mit der Elle im Ellbogengelenk drehen. Durch ein weiteres Radgelenk im handgelenknahen Bereich kann die Speiche über die Elle hinweggedreht werden:
- Pronation: Handflächen unten, Daumen innen, Unterarmknochen gekreuzt.
- Supination: Handflächen oben, Daumen außen, Unterarmknochen parallel.

Das Handgelenk, ein typisches Eigelenk, wird durch das breite Ende der Speiche und die erste Reihe der Handwurzelknochen gebildet.

Gelenke der Hand. Die Handwurzelknochen sind untereinander und mit den Mittelhandknochen durch straffe Gelenke verbunden. Die Beweglichkeit ist sehr gering. Nur der Mittelhandknochen des Daumens und der zugehörige Handwurzelknochen bilden ein gut bewegliches Sattelgelenk. Dadurch kann der Daumen den übrigen Fingern gegenüberstehen, sodass ein festes Greifen möglich wird.

Durch die Kugelgelenke zwischen Mittelhand und Fingern lassen sich die Finger spreizen und wieder zusammenführen und außerdem zur Faust schließen und wieder strecken.
Die Gelenke zwischen den Fingergliedern sind typische Scharniergelenke.

4 • Bei Diagnostik und Therapie von Erkrankungen des Bewegungsapparates assistieren

Muskel		Funktion
vorderer Sägemuskel	M. serratus anterior	Drehen des Schulterblattes aufwärts und zur Seite
Trapezmuskel (Kapuzenmuskel)	M. trapecius	Heben des Schlüsselbeines, Heben und Drehen des Schulterblattes
Deltamuskel	M. deltoideus	Abspreizen, Vor- und Zurückbewegen, Drehen des Oberarmes
zweiköpfiger Oberarmmuskel	M. biceps	Beugen des Unterarmes
Armbeuger	M. brachialis	Beugen des Unterarmes
dreiköpfiger Oberarmmuskel	M. triceps humeri	Strecken des Unterarmes
großer Brustmuskel	M. pectoralis major	Vorziehen, Heranziehen, Nach-Innen-Drehen des Oberarmes
breiter Rückenmuskel	M. latissimus dorsi	Zurückziehen, Heranziehen, Nach-Innen-Drehen des Oberarmes

Tabelle 19 Wichtige Muskeln der oberen Extremität.

4.3.5 Muskeln der oberen Extremität

Tabelle 19 und Bild 50 beschreiben die wichtigsten Muskeln der oberen Extremität.

Die zahlreichen Unterarmmuskeln können nach ihrer Funktion in vier Gruppen unterteilt werden:
- Pronatoren drehen den Unterarm um seine Längsachse nach innen,
- Supinatoren drehen den Unterarm um seine Längsachse nach außen,
- Hand- und Fingerbeuger sind über lange Sehnen mit den Knochen der Hand verbunden,
- Hand- und Fingerstrecker, deren Sehnen über den Handrücken verlaufen.

4.3.6 Skelett der unteren Extremität

Das Skelett der unteren Extremität besteht aus dem Beckengürtel (Bild 51) und der freien unteren Extremität. Diese gliedert sich in Oberschenkel (Femur) und Unterschenkel mit Schienbein (Tibia) und Wadenbein (Fibula) sowie den Fuß mit den Zehen (Bild 52). Die freie untere Extremität entspricht damit in ihrem Grundbauplan der freien oberen Extremität.

Im Gegensatz zum Schultergürtel bildet der untere Extremitätengürtel einen stabilen geschlossenen Ring. Er wird hinten durch das Kreuzbein und vorne durch die Symphyse geschlossen. Die Hüftbeine entstehen im Kindes-

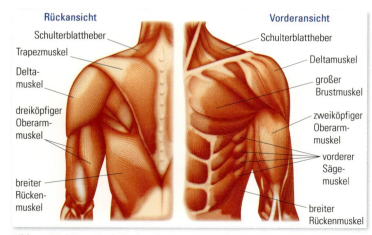

Bild 50 Wichtige Muskeln der oberen Extremität.

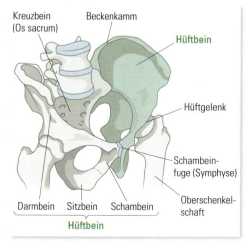

Bild 51 Beckengürtel.

Der Halte- und Bewegungsapparat

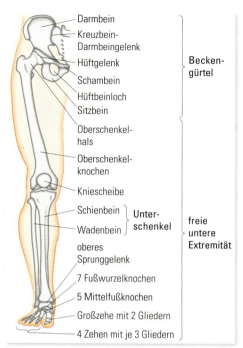

Bild 52 Untere Extremität.

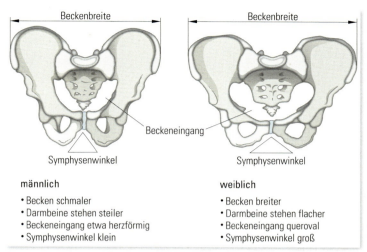

Bild 53 Vergleich von männlichem und weiblichem Becken.

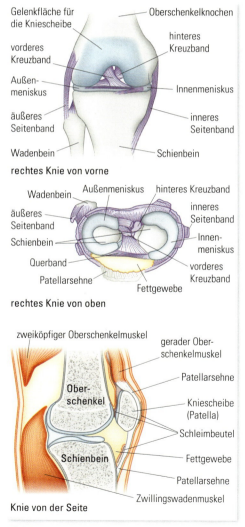

Bild 54 Kniegelenk.

alter durch Verwachsen aus drei Knochen (Bild 51): Darmbein (Os ilium), Sitzbein (Os ischii) und Schambein (Os pubis).

Der Teil des Beckens oberhalb der Schambeine, der vor allem durch die Darmbeine bestimmt wird, heißt großes Becken. Das kleine Becken wird durch die unteren Äste der Schambeine, Sitzbeine und Kreuzbein begrenzt. Das Becken zeigt einige typische Unterschiede zwischen den Geschlechtern (Bild 53).

Kreuzbein-Darmbein-Gelenke stellen die Verbindung zwischen den Beckenknochen und der Wirbelsäule her. Wegen der großen, unregelmäßigen Gelenkflächen und der sehr straffen Bänder ist ihre Beweglichkeit nur sehr gering. Ihre federnde Wirkung jedoch fängt Stöße von der Wirbelsäule ab.

Hüftgelenke sind sehr stabile Kugelgelenke mit tiefer Gelenkpfanne. Eine kräftige Kapsel und starke Bänder stabilisieren sie zusätzlich, schränken aber gleichzeitig ihre Bewegungsmöglichkeiten ein.

Das Kniegelenk ist ein Scharniergelenk, das nur bei angewinkeltem Knie eine leichte Drehung erlaubt (Bild 54). Das Wadenbein ist da-

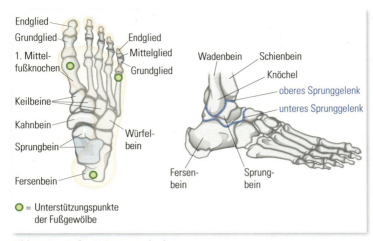

Bild 55 Der Fuß mit Sprunggelenken.

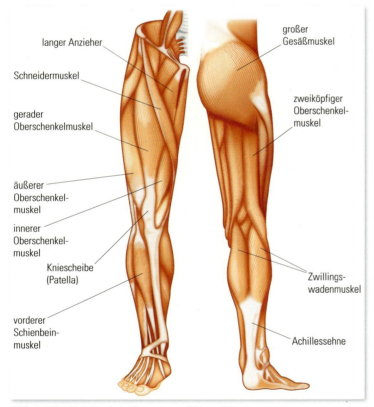

Bild 56 Wichtige Muskeln der unteren Extremität.

ran nicht beteiligt. Durch den aufrechten Gang entsteht eine physiologische X-Beinigkeit. Hufeisenförmige Faserknorpel, die Menisken, gleichen die unterschiedlichen Gelenkflächen von Oberschenkel und Schienbein einander an.

Die innerhalb des Gelenkes verlaufenden Kreuzbänder und die außen liegenden Seitenbänder sichern das Gelenk. Vorne verläuft die breite Sehne des geraden Oberschenkelmuskels zum Schienbein (Patellarsehne). Die Kniescheibe (Patella) ist ein verknöcherter Teil dieser Sehne.

Das obere Sprunggelenk entsteht durch das Zusammenwirken dreier Knochen: Die Enden von Schien- und Wadenbein bilden die beiden Knöchel; zwischen ihnen ist das Sprungbein eingespannt. Das obere Sprunggelenk ermöglicht Heben und Senken des Fußes (Bild 55).

Das untere Sprunggelenk zwischen Sprungbein, Kahnbein und Fersenbein lässt uns die äußere Fußkante heben (Pronation) und senken (Supination).

Gelenke des Fußes. Die Gelenke zwischen den übrigen Fußwurzelknochen und den Mittelfußknochen lassen wegen der straffen Bänder praktisch keine Bewegung zu. Dank der Kugelgelenke zwischen den Mittelfußknochen und den Zehen können wir die Zehen spreizen. Die Zehengelenke sind Scharniergelenke.

Straffe Bänder formen die Fußsohle zum Fußgewölbe. Es hat drei Unterstützungspunkte: die Zehenballen der großen und kleinen Zehe und das Fersenbein.

4.3.7 Muskulatur der unteren Extremität

Tabelle 20 und Bild 56 beschreiben die wichtigsten Muskeln der unteren Extremität.

Muskel		Funktion
großer Gesäßmuskel	M. gluteus maximus	Strecken des Oberschenkels
gerader Oberschenkelmuskel	M. rectus femoris	Beugen im Hüftgelenk, Strecken im Kniegelenk
äußerer Oberschenkelmuskel	M. vastus lateralis	Strecken im Kniegelenk
innerer Oberschenkelmuskel	M. vastus medialis	Strecken im Kniegelenk
Schneidermuskel	M. sartorius	Beugen im Hüftgelenk, Anziehen des Oberschenkels
zweiköpfiger Oberschenkelmuskel	M. biceps femoris	Beugen im Kniegelenk
Zwillingswadenmuskel (ist durch die Achillessehne mit dem Fersenbein verbunden)	M. gastrocnemius	Beugen im Knie- und Fußgelenk
vorderer Schienbeinmuskel	M. tibialis anterior	Heben der Fußspitze
Anziehermuskeln	Mm. adductores	Heranziehen des Oberschenkels

Tabelle 20 Wichtige Muskeln der unteren Extremität.

5 Erkrankungen des Halte- und Bewegungsapparates

Die Erkrankungen des Halte- und Bewegungsapparates werden von Ärzten aus verschiedenen medizinischen Fachgebieten behandelt.

Orthopädie befasst sich mit der Entstehung, Verhütung, Erkennung und Behandlung angeborener oder erworbener Form- und Funktionsstörungen des Halte- und Bewegungsapparates und der Rehabilitation der Erkrankten.

Rheumatologie, oft ein Teilgebiet der inneren Medizin, befasst sich mit nicht verletzungsbedingten Erkrankungen des Bewegungsapparates. Dabei können Gelenke, Sehnen, Bänder und Muskeln einzeln oder kombiniert betroffen

sein. Zur Rheumatologie gehören auch immunologisch bedingte Entzündungen des Bindegewebes und der inneren Organe und Gefäße.

Traumatologie befasst sich mit unfallbedingten Störungen des Halte- und Bewegungsapparates. Die Behandlung wird von einem Chirurgen durchgeführt, der die entsprechende Zusatzbezeichnung führt.

Traumatologie wird auch als Zweig der Orthopädie betrachtet. Die heute geltende ärztliche Weiterbildungsordnung sieht dafür den orthopädischen Unfallchirurgen vor.

> **orthos:** gerade, richtig und **paidea:** Erziehung

5.1 Gelenk- und Knochenverletzungen

Gemeinsame Symptome von Gelenk- und Knochenverletzungen sind
- Schmerzen,
- Schwellung,
- Blutergüsse (Hämatome).

Prellungen oder Quetschungen (Kontusionen) führen zu Blutergüssen, Schwellungen und Bewegungseinschränkungen. Behandlung: Kühlen.

4 Bei Diagnostik und Therapie von Erkrankungen des Bewegungsapparates assistieren

> Gipsverbände ▶ S. 200

Verstauchungen (Distorsionen) sind Überdehnungen und Zerrungen der Bänder, häufig verbunden mit Blutungen in die Gelenkhöhle, Schwellung und schmerzhafter Bewegungseinschränkung. Behandlung: Ruhigstellen und bei Bedarf schienen.

> **Reposition** (lat.): wieder in die ursprüngliche Stellung bringen
>
> MRT ▶ S. 171

Verrenkungen (Luxationen). Dabei tritt ein Gelenkende aus seiner physiologischen Stellung; häufig verbunden mit einem Riss der Kapsel.

Verrenkungen und Verstauchungen sind oft schwer zu unterscheiden. Eine eindeutige Diagnose ist mit einer MRT möglich.

Bei starken Schmerzen wird ein lokales Betäubungsmittel erforderlich. Behandlung: häufig konservativ durch Ruhigstellen, Kühlen und Bandagieren. In schweren Fällen muss operiert werden.

> PECH gehabt bei Verrenkungen – aber dies hilft:
> P = Pause
> E = Eis
> C = Compressionsbinde
> H = Hochlagern

> **Kompartment** (engl.): Abteilung, abgeschlossener Raum
>
> **Paul Sudeck**, Chirug 1896–1938

Knochenbrüche (Frakturen) können durch äußere Einwirkungen, z. B. Fehlbelastungen oder Unfälle, oder infolge einer Erkrankung entstehen, z. B. durch Knochentumore oder hormonelle Störungen. Eine Fraktur ohne entsprechende äußere Einwirkung wird als Spontanfraktur oder pathologische Fraktur bezeichnet. Bei einem geschlossenen Bruch bleibt das umgebende Gewebe unverletzt. Ein offener Bruch hat Verletzungen des umgebenden Gewebes zur Folge. An Knochen von Kindern können Frakturen auftreten, bei denen die Knochenhaut nicht zerstört wird. Man bezeichnet dies als Grünholzfraktur.

Eine Fraktur liegt vor bei:
- Fehlstellung,
- abnormer Beweglichkeit,
- Knochenreiben (Krepitation),
- sichtbaren Knochenteilen bei offener Fraktur.

Vorliegen und Art eines Bruches können nur durch eine Röntgenaufnahme sicher geklärt werden. Nach der Lage, der Art und der Schwere eines Bruches richtet sich seine Behandlung. Konservativ wird die Fraktur nach dem Zusammenfügen mit Gips- oder Kunststoffverbänden ruhiggestellt. Bei operativen Verfahren (Osteosynthesen) erfolgt die Fixierung durch Schrauben, Nägel, Drähte oder Metallplatten.

Der erste Schritt bei einer Frakturbehandlung ist die Reposition, d. h. das Einrichten der Fraktur, evtl. wird anschließend eine Streckbehandlung (Extension) notwendig.

Meist kommt es in der ersten Phase der Frakturheilung zur Kallusbildung. Dabei handelt es sich um Bindegewebe, das von der Knochenhaut ausgeht und die Frakturteile überbrückt. Sekundär wird es zu Knochen umgewandelt. Die Heilungsdauer einer Fraktur ist abhängig vom Alter des Erkrankten, von der Lokalisation des Bruches, der Durchblutungssituation und den Begleitverletzungen. Störungen und Komplikationen der Fraktur können sein
- Wachstumsstörungen (bei Kindern und Jugendlichen),
- Infektion,
- verzögerte Bruchheilung,
- Bildung von Falsch- oder Scheingelenken (Pseudoarthrosen),
- Muskelschädigung infolge von Durchblutungsstörungen (Kompartment-Syndrom),
- Sudeck-Syndrom, eine seltene Komplikation vor allem nach Unterarmfraktur bei älteren Frauen, die mit Schmerzen, Hautatrophie und Knochenveränderungen einhergeht. Die Symptomatik lässt sich auf eine neurovegetative Labilität zurückführen.

Bänderriss (Ruptur). Durch extreme, vor allem plötzliche Belastung reißt ein Gelenkband, z. B. im Bereich der Fußgelenke oder des Kniegelenkes. Behandlung: Ruhigstellen, in schweren Fällen operieren.

Die Gelenkspiegelung (Arthroskopie) ist ein endoskopisches Untersuchungsverfahren mit einem höheren Aufwand als bei Röntgenverfahren, es liefert aber im Einzelfall viel genauere Ergebnisse. Eine Gelenkspiegelung kann zur Abklärung anhaltender, ungeklärter Beschwerden in großen Gelenken, vor allem im Kniegelenk, vorgenommen werden.

5.2 Erkrankungen der Wirbelsäule

5.2.1 Skoliose

Skoliose ist eine seitliche Verkrümmung der Wirbelsäule. Ihre Entstehung ist vielfach ungeklärt. Ausgeprägte einseitige Belastungen können Skoliosen verursachen (Bild 57).

Leichtere Skoliosen sind nur in der Röntgenaufnahme zu erkennen. Schwere Skoliosen zeigen sich schon äußerlich in Haltungsauffälligkeiten.

Leichtere Skoliosen werden mit Korsett oder Krankengymnastik behandelt. Schwere Fälle müssen operiert werden, um Spätfolgen, z. B. Gelenkschäden, zu verhindern.

5.2.2 Degenerative Wirbelsäulenerkrankungen

Knochen, Knorpel, Bänder und Muskeln der Wirbelsäule bilden eine funktionelle Einheit (Bewegungssegment). Muskelverspannungen, z. B. durch einseitige beruflich oder sportlich bedingte Fehlhaltung oder Fehlbelastung oder infolge von Stress, führen zur Beeinträchtigung von Knorpel und Bändern.

Je nach Lokalisation wird dann von einem HWS-, BWS- oder LWS-Syndrom gesprochen, die mit Schmerzen, Bewegungseinschränkung und Fehlbelastungen verbunden sind.

Lumbago. Unter akuter Lumbago (Hexenschuss) werden plötzlich auftretende heftigste Lendenschmerzen verstanden, die sich bei plötzlicher Anstrengung, z. B. Heben oder Bücken, einstellen und bis zur Bewegungslosigkeit führen können (Bild 58). Strahlen die Schmerzen entlang des Ischiasnervs über die Außen- und Beugeseite des Oberschenkels bis in die Zehen aus, wird dies als Lumboischalgie oder Ischiassyndrom bezeichnet. Chronische Lumbago macht sich immer wieder bei falschen Bewegungen, Infekten oder auch bei Müdigkeit und Abgeschlagenheit bemerkbar. Die Ursachen dieser Schmerzsyndrome sind meist Bandscheibendegenerationen zwischen L4/L5 oder L5/S1 mit eingeengtem Rückenmarksnerv in verspannter Muskulatur.

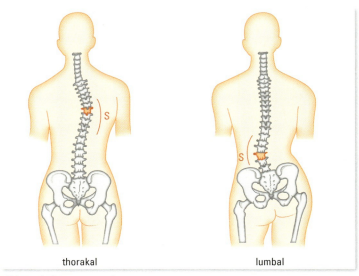

Bild 57 Skoliose.

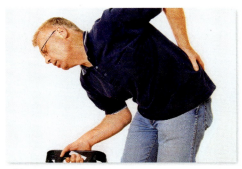

Bild 58 Hexenschuss.

Oft ist das Röntgenbild bei degenerativen Wirbelsäulenerkrankungen unauffällig, da die klinischen Beschwerden nicht unbedingt mit im Röntgenbild sichtbaren Veränderungen einhergehen. Röntgenologische Zeichen von degenerativen Wirbelsäulenerkrankungen (Spondylosis deformans) können sein

- Höhenminderung des Zwischenwirbelraumes,
- reaktive Knochenneubildung in Form von Randzacken durch veränderte Bewegungsreize.

HWS = Halswirbelsäule, **BWS** = Brustwirbelsäule, **LWS** = Lendenwirbelsäule

Lumbago von lumbus (lat.) = Lende oder Lumbalgie = Lendenschmerzen

Spondylosis deformans: Arthrose der Wirbelkörper

5.2.3 Bandscheibenvorwölbung und Bandscheibenvorfall

Die Bandscheibe besteht aus einem in Schichten fest miteinander verwobenen Faserring und einem druckelastischen Gallertkern (Nucleus pulposus). Der Wassergehalt des Gallertkernes nimmt im Laufe des Alterungsprozesses oder durch einseitige Fehlbelastung ab, wodurch die gleichmäßige Druckverteilung verloren geht. Der Faserring wird rissig und bekommt Lücken, durch welche der Gallerkern herausquellen kann. Es kommt zur Vorwölbung (Protrusio) oder Austritt (Prolaps) von Bandscheibengewebe in die Zwischenwirbellöcher oder in den Wirbelkanal (NPP) (Bild 59). Dadurch werden Rückenmarksnerven gequetscht oder eingeklemmt. Folgen sind Sensibilitätsstörungen, Schmerzen oder Lähmungen.

Nachdem der Patient die Symptome und den schmerzenden Bereich beschrieben hat, folgt eine Untersuchung von Reflexen, Störungen der Sensibilität oder Feststellung von Lähmungen. Da eine normale Röntgenaufnahme meist nur eine geringe Verschmälerung des Raumes zwischen den Wirbeln zeigt, schließt sich zur Absicherung eine Computer- oder Kernspintomografie an. Üblicherweise wird konservativ behandelt. Dazu gehören physikalische und medikamentöse Behandlungen. Schmerztherapie und vorsichtige Krankengymnastik erweisen sich oft als wirksam, da eine kräftige Rückenmuskulatur die Wirbelsäule entlastet. Bei Lähmungserscheinungen sind operative Maßnahmen nötig.

NPP = Nucleus pulposus Prolaps

CT ▶ S. 169
Kernspintomografie ▶ S. 171

5.2.4 HWS-Schleudertrauma

Durch plötzliche Beugung und Überstreckung der Halswirbelsäule z.B. bei einem stärkeren Auffahrunfall kommt es zu Schäden im Hals-Nackenbereich, die als HWS-Schleudertrauma bezeichnet werden (Peitschenhiebverletzung). Meist etwas verzögert treten Beschwerden wie Kopf- und Nackenschmerzen auf, evtl. begleitet von Schwindel und Übelkeit. Die Behandlung erfolgt krankengymnastisch oder eventuell mit einer Halskrawatte.

5.2.5 Morbus Scheuermann

Es handelt sich um eine jugendliche Verknöcherungsstörung der Wirbelsäule meist im Bereich der Brustwirbelsäule („jugendlicher Rundrücken"). Die Wirbel wachsen in ihren vorderen Anteilen langsamer als hinten und dadurch entstehen die typisch geformten Keilwirbel. Dies führt zur Ausbildung einer übermäßigen Kyphose. Mit Abschluss des Wachstums hört die Erkrankung auf. Therapeutisch sinnvoll ist es daher, während des Fehlwachstums durch krankengymnastische Übungen oder (selten) durch operative Verfahren das Fortschreiten der Deformierung zu verhindern.

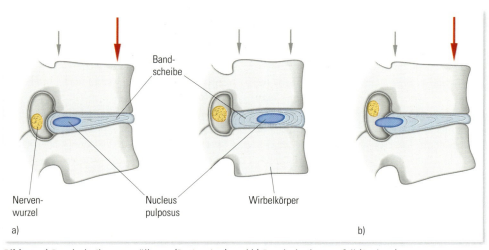

Bild 59 a) Bandscheibenvorwölbung (Protrusion) und b) Bandscheibenvorfall (Prolaps).

5.2.6 Wirbelfraktur

Tritt eine knöcherne Verletzung der Wirbelsäule z. B. durch Unfall oder pathologische Fraktur (Osteoporose, Knochenmetastasen) auf, kann dies oberhalb von L1 zu einer Rückenmarkschädigung mit einem Querschnittssyndrom führen. Die neurologischen Funktionsausfälle betreffen Lähmungen, Störungen der Wärme- und Gefäßregulation und der Blasen-Darmfunktionen. Je nach Art und Ausmaß der Verletzung ist die Rückbildung verzögert oder unvollständig.

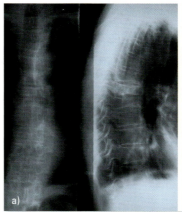
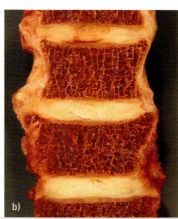

Bild 60 Knochen mit Osteoporose a) an der Brustwirbelsäule (Röntgenbild von vorn und von der Seite), b) an der Lendenwirbelsäule (Präparat).

5.3 Knochenerkrankungen

5.3.1 Osteoporose

Osteoporose (Knochenschwund) führt dazu, dass mehr Knochengewebe abgebaut als aufgebaut wird. Die Markräume des Knochens vergrößern sich (Bild 60). Infolge der geringer werdenden Knochenmasse besteht eine erhöhte Frakturgefahr. Schmerzen und Bewegungseinschränkung sind ebenfalls charakteristisch.

Die Ursachen sind alters- oder / und hormonell bedingt. Frauen in der Menopause leiden besonders häufig an dieser Erkrankung. Weitere bekannte Ursachen sind eine langfristig hoch dosierte Kortisontherapie, Schilddrüsenüberfunktion, längere Bettlägerigkeit, langjährige Nieren-, Bauchspeicheldrüsen- und Darmerkrankungen wie z. B. Morbus Crohn und Kolitis ulzerosa. Dies alles sind Krankheiten, die die Calciumaufnahme aus dem Darm verhindern.

Als Risikofaktoren für die Osteoporose gelten:
- das Geschlecht (Frauen sind häufiger betroffen),
- Vererbung,
- Körperbau (schlanke und zierliche Menschen),
- calciumarme Ernährung,
- Bewegungsmangel,
- Genussmittel wie Cola, Alkohol, Zigaretten, Kaffee.

Osteoporose ist eine schleichend verlaufende Erkrankung, die lange Zeit keine Beschwerden macht. Erst nach Jahren können chronische Rückenschmerzen auftreten, wenn die Wirbelsäule betroffen ist. Durch den Knochenschwund wird der Knochen instabil und kann leicht in sich zusammenbrechen. Folgen sind Verformungen und eine Fehlhaltung, die zu Muskelverspannungen und Rückenschmerzen führen. Sie treten zunächst eher bei Belastung, später aber auch als Dauerschmerzen auf. Die Veränderungen an der Wirbelsäule ziehen auch Änderungen der Körperstatur nach sich. Es entsteht zunehmend ein Buckel, besonders im Brustbereich, die Rippen können am Beckenkamm scheuern und die Körpergröße nimmt kontinuierlich ab. Die Haut bildet Falten, die an einen Tannenbaum erinnern (Bild 61).

Bei kleinsten Unfällen oder sogar spontan können Frakturen auftreten.

> **Menopause:** Ende der Regelblutungen in den Wechseljahren

> Morbus Crohn ▶ S. 367

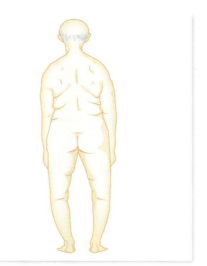

Bild 61 Tannenbaumphänomen.

Vorbeugen kann man durch viel Bewegung von den ersten Lebenstagen an und durch eine lebenslange ausreichende Versorgung mit calciumreichen Nahrungsmitteln, wie Milch und Milchprodukten sowie Verzicht auf phosphatreiche Nahrungsmittel, wie z. B. Cola.

Osteoporose wird durch eine Knochendichtemessung (Densitometrie) festgestellt.

Die Behandlung der Osteoporose kann medikamentös durch Biphosphonate, Vitamin D und eventuell Kalzitonin erfolgen. Linderung schaffen Krankengymnastik, Bewegungstherapie (Rückenschule) oder Massagen zur Kräftigung der Muskulatur. Weitere therapeutische Möglichkeiten sind Akupunktur zur Schmerzlinderung, Homöopathie, Elektrotherapie (z. B. Stanger-Bad).

Homöopathie ▶ S. 208

Stanger-Bad ▶ S. 183

5.3.2 Osteomalazie

Bei Osteomalazie (Knochenerweichung) kann der anorganische Anteil des Knochens bis auf etwa ein Drittel absinken. Ursachen können Vitamin-D-Mangel oder ein nicht ausreichendes Angebot an Calcium oder Phosphat in der Nahrung sein. Bei Kindern wird diese Krankheit Rachitis genannt. Sie führt zu schweren Knochenverbiegungen (Bild 62).

Szintigrafie ▶ S. 170

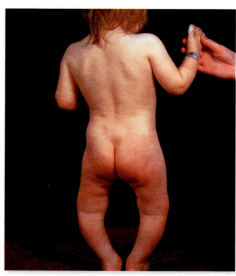

Bild 62 Rachitisches Kind.

5.3.3 Glasknochenkrankheit

Bei der Glasknochenkrankheit (Osteogenesis imperfecta) handelt es sich um eine erbliche Erkrankung, bei der die Fasern in der Zwischenzellsubstanz der Knochen nicht ausreichend ausgebildet sind. Dadurch sind die Knochen hochgradig bruchgefährdet.

5.3.4 Knochentumor

Ein Osteom ist ein gutartiger Knochentumor, ein Osteosarkom ist bösartig.

Das Ewing-Sarkom ist ein hochmaligner Knochentumor im Kindes- und Jugendalter. Häufig sind die Röhrenknochen betroffen. Es treten lokale Schwellung, Schmerzen und Funktionseinschränkungen auf. Bei einem Viertel der Fälle liegt bei der Diagnosestellung bereits eine Metastasierung in Lunge und Skelett vor.

Knochenmetastasen treten je nach Krebserkrankung mehr oder weniger häufig auf. Prostata- und Brustkrebs gehören zu den Krebsarten, deren Metastasen sich besonders häufig in den Knochen ansiedeln (Bild 63). Weitere Tumorarten, die im fortgeschrittenen Stadium mit Knochenmetastasen einhergehen, sind Lungen-, Nieren- und Schilddrüsenkrebs.

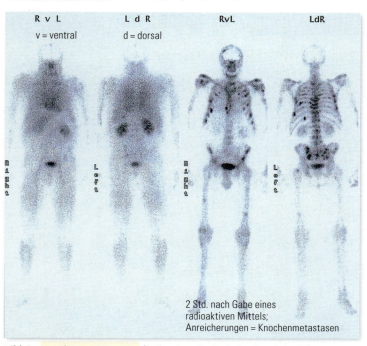

Bild 63 Knochenszintigramm (Befund: metastasiertes Prostata-Ca).

5.4 Arthrose (Rheumatisch degenerative Erkrankung)

Definition. Bei der Arthrose oder degenerativ rheumatischen Gelenkerkrankung handelt es sich um eine Degeneration des Knorpelgewebes mit nachfolgender Knochenschädigung und entzündlich bedingter Schrumpfung der Gelenkkapsel.

Vorkommen. Ab dem 40. Lebensjahr sind bei der Hälfte der Bevölkerung auf Röntgenbildern degenerative Gelenkveränderungen erkennbar, wobei jedoch nur etwa ein Viertel der Betroffenen subjektive Beschwerden angibt. In Deutschland sind etwa 5 Millionen Menschen betroffen. Es handelt sich volkswirtschaftlich um die bedeutendste chronische Erkrankung des Bewegungsapparates.

Ursachen. Die Arthrose entwickelt sich aus einem Missverhältnis zwischen Belastung und der Belastungsfähigkeit des Gelenkes. Bei der primären Arthrose liegt eine Minderwertigkeit des Knorpelgewebes vor, deren Ursache unbekannt ist. Sekundäre Arthosen können infolge von Stoffwechselstörungen, Fehlbelastungen, Übergewicht, Traumen, Entzündungen oder auch altersbedingt entstehen.

Verlauf. Die Arthrosen verlaufen langsam fortschreitend (progredient). Am Anfang steht der Elastizitätsverlust des Gelenkknorpels mit Spaltbildungen im Knorpel. Der darunter liegende Knochen verdichtet sich und es bilden sich Knochenausläufer und wulstartige Knochenvorsprünge, die die Gelenkfunktion beeinträchtigen und Schmerzen in den umgebenden Weichteilen hervorrufen. Durch die vom Knorpel abgeriebenen Teilchen entwickelt sich eine reaktive (sekundäre) Entzündung der Gelenkinnenhaut mit Ergussbildung (Bild 64).

Symptomatik. Zu Beginn der Erkrankung wird über belastungsabhängige Schmerzen geklagt, die vom Gelenkraum selbst oder von den umliegenden Weichteilen ausgehen. Typisch ist der sogenannte Einlaufschmerz, der sich nach einer kurzen Wegstrecke wieder zurückbildet. Im weiteren Verlauf der Erkrankung treten Ruheschmerzen auf. Am Gelenk entwickelt sich eine Achsenfehlstellung, die die Gebrauchsfähigkeit der Extremität vermindert, zu Gelenks-

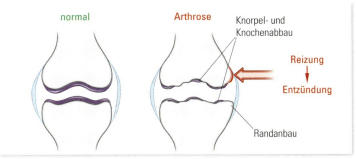

Bild 64 Vergleich normales und arthrotisches Gelenk.

zwangsstellung (Kontraktur) und zu einer Rückbildung der Muskulatur führt. Dies schränkt wiederum die Belastungsfähigkeit des betroffenen Gelenks weiter ein. Eventuell entstehen erheblich instabile Gelenke (Schlottergelenke, Bild 65).

Am häufigsten betroffen sind Knie (Gonarthrose), Hüfte (Coxarthrose), Wirbelsäule (Spondylarthrose) und Finger (Polyarthrose).

Therapie. Da Bewegungsarmut und Übergewicht wesentliche Förderer degenerativer Gelenkerkrankungen sind, spielt die Prävention eine wichtige Rolle. Die Behandlung selbst ist symptomatisch und umfasst physikalische und krankengymnastische Behandlung, Schmerzlinderung und operative Verfahren wie gelenkerhaltende Eingriffe oder Endoprothesen.

> **Kontraktur:** Fehlstellung eines Gelenks mit Bewegungseinschränkung

> **Endoprothese:** Ersatzstück aus Fremdmaterial im Körperinnern, z.B. künstliches Kniegelenk
>
> **TEP** = **T**otal**e**ndo**p**rothese

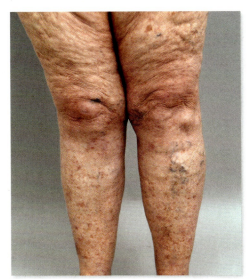

Bild 65 Kniearthrose.

5.5 Rheumatisch entzündliche Erkrankungen

5.5.1 Allgemeines

Rheumatismus ist ein Sammelbegriff für ziehende, reißende Schmerzen im Halte- und Bewegungsapparat, die oft begleitet werden von Bewegungsbehinderung und Beeinträchtigung des Allgemeinbefindens. Bei der Mehrzahl der Erkrankungen liegt eine genetische Disposition vor. Als Starter der rheumatischen Erkrankungen kommen offenbar mikrobielle Erreger oder Erregersubstanzen infrage, die zu einer immunologischen Antwort des Körpers führen, was sich dann bevorzugt an der Synovialmembran der Gelenke niederschlägt.

Rheumatisch entzündliche Veränderungen können sich auch an anderen Geweben – z. B. Bindegewebe (Kollagenosen) oder Organen (Nieren oder Haut) – äußern, denn diese Erkrankungen sind infolge der ablaufenden immunologischen Prozesse stets Allgemeinerkrankungen.

Der Gelenkbefall bei entzündlich rheumatischen Erkrankungen unterscheidet sich von dem degenerativer Erkrankungen durch die ausgeprägte entzündliche Veränderung der inneren Gelenkkapselschicht (Synovialmembran).

Verlauf. Im Frühstadium führen die entzündlichen Veränderungen am Gelenk zu wiederkehrenden schmerzhaften Ergussbildungen. Im weiteren Verlauf greift die Entzündung auf das Knorpelgewebe über, es bildet sich eine aufliegende Gewebeschicht (Pannus), die den Knorpel infiltrativ durchwächst. Die aggressiven Wucherungen überdehnen die Kapsel, das Gelenk wird instabil und es entsteht ein sogenanntes Schlottergelenk. Im fortgeschrittenen Verlauf wird der Knochen durch die entzündlichen Vorgänge angegriffen und damit die Zerstörung des gesamten Gelenkes eingeleitet. Nach und nach verschwinden die Entzündungen. Das Gelenk ist hochgradig deformiert, evtl. verrenkt (subluxiert) und bindegewebig und knöchern eingesteift.

5.5.2 Rheumatoide Arthritis (R.A.)

Rheumatoide Arthritis oder chronische Polyarthritis (c.P.) ist eine Erkrankung, die bevorzugt die kleineren Gelenke wie Hand-, Fußgrund-, und Mittelgelenke befällt. Charakteristisch sind der symmetrische Befall und der meist chronische Verlauf. Etwa 3 % der Bevölkerung leiden an dieser Erkrankung, Frauen sind viermal häufiger betroffen als Männer. Der Erkrankungsgipfel liegt zwischen dem 30. und 50. Lebensjahr. Bei Kindern und Jugendlichen beginnt die Erkrankung öfters akut und manifestiert sich an den großen Gelenken, z. B. am Kniegelenk. Häufig lässt sich im Blut von betroffenen Patienten der sogenannte Rheumafaktor, ein Autoantikörper, nachweisen.

Bei der R.A. des Erwachsenen treten zunächst Schwellungen an den zumeist kleineren Gelenken auf, die für den Erkrankten noch unbemerkt bleiben können. Sie rufen eine typische Morgensteifigkeit z. B. der Hände hervor, die sich nach deren Bewegung / Benutzung wieder zurückbildet. Im Weiteren können sich Sehnenscheiden und Schleimbeutel entzünden oder Rheumaknoten sind als derbe subkutane Knoten an den Streckseiten der Arme oder am Hinterkopf tastbar. Typisch für die R.A. sind Spindelfinger durch die Schwellung der Mittelhand- und Fingergrundgelenke. Später kommt es durch Kapsellockerung in den Mittelhandgelenken zur Ulnardeviation der Langfinger. Durch fortschreitende Zerstörung an den Fingergelenken und Sehnen entstehen typische Deformitäten wie zum Beispiel die Schwanenhalsdeformität (Bild 66).

Neben den Gelenken können auch innere Organe befallen sein, z. B. können eine Herzentzündung oder eine Entzündung der Speichel- und Tränendrüsen entstehen, die zu Trockenheit in Mund und Augen führen.

Kollagenosen ▶ S. 156

Autoantikörper von autos (gr.) = eigen: Antikörper, die gegen das eigene Gewebe gerichtet sind

Ulnardeviation: Abweichung der Finger zur Ellenseite

Erkrankungen des Halte- und Bewegungsapparates

Diagnostische Kriterien (American Rheumatism Association). Die Diagnose einer R.A. kann gestellt werden, wenn mindestens vier der folgenden Kriterien vorliegen:
- Morgensteifigkeit der Gelenke von mindestens einer Stunde vor maximaler Besserung,
- Arthritis in mindestens drei Gelenkregionen,
- Arthritis der Fingergrund-, Mittel- oder Handgelenke,
- symmetrischer Befall,
- Rheumaknoten,
- Rheumafaktor positiv,
- typische röntgenologische Veränderungen wie gelenknahe Osteoporose oder Knochendefekte unter dem Gelenkknorpel.

Die ersten vier Symptomgruppen müssen mindestens sechs Wochen bestehen, ehe man von einer R.A. spricht.

Um die Entzündung einzudämmen, werden Medikamente eingesetzt, vor allem nicht-steroidale Antirheumatika (NSAR), Kortison, sogenannte Basistherapeutika, u. a. Goldpräparate und Immunsupressiva. Daneben wendet man physikalische Therapien und Bewegungstherapien an. Im akuten Schub wird eher eine Kältetherapie bevorzugt, im chronischen Verlauf lokale Wärmeanwendung und Bädertherapie. Bei Therapieresistenz und ausgeprägten Gelenkfehlstellungen werden operative Eingriffe notwendig.

Da für Rheumapatienten viele Handgriffe und Bewegungsabläufe sehr schmerzhaft geworden sind, gibt es eine Reihe von Alltagshilfen, die es dem Betroffenen ermöglichen, sich selbstständig zu versorgen (Bild 67).

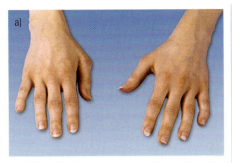
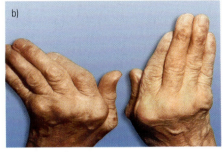

Bild 66 Rheumatoide Arthritis im Frühstadium (a) und Spätstadium (b).

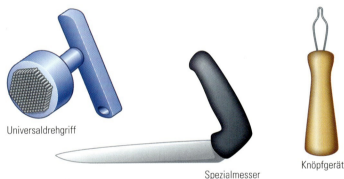

Bild 67 Alltagshilfen für Rheumapatienten.

5.5.3 Akutes rheumatisches Fieber

Etwa zwei Wochen nach einem Streptokokkeninfekt des Rachens (Scharlach oder Angina) kann es – in seltenen Fällen und meist bei Jugendlichen – zu einer Entzündung der Gelenke, des Herzens und der Haut kommen. Es handelt sich dabei nicht mehr um eine Infektion, sondern um eine immunologisch bedingte entzündliche Reaktion des Körpers auf diese Infektion. Weil die Oberfläche der Streptokokken mit körpereigenen Zellmembranen Ähnlichkeit hat, greifen die produzierten Antikörper Gelenke, Herz, Haut und Gehirn an. Gelenkschmerzen (Arthritis), Herzjagen, zuckende unkontrollierte Bewegungen (Chorea minor) oder Hautausschlag können die Folge sein. Eine gefürchtete Komplikation ist die zunächst nicht erkannte Zerstörung der Herzklappen.

Chorea minor (gr.-lat) = „kleiner Tanz"; ausgelöst durch Beeinträchtigung des ZNS ▶ S. 293 f.

Herzklappen ▶ S. 260

5.5.4 Morbus Bechterew

Es handelt sich bei M. Bechterew um eine chronisch entzündliche Erkrankung vor allem der Wirbelgelenke. Die Krankheit verläuft in Schüben und betrifft Männer wie Frauen gleichermaßen. Sie beginnt meist zwischen dem 15. und dem 30. Lebensjahr. Man vermutet genetische Faktoren (HLA-B-27) für die Entstehung. Typisch sind anfangs die nächtlichen Rückenschmerzen im Lenden-Kreuzbeinbereich.

Die Beweglichkeit der Wirbelsäule wird mit der Zeit immer eingeschränkter und es kann sich eine ausgeprägte Kyphose (Rundrücken) entwickeln, die bei dem Erkrankten zu einer charakteristischen „Begrüßungshaltung" führt (Bild 68). Die Thoraxbeweglichkeit und Atembreite nehmen ab. Die Erkrankung kann auf andere Gelenke und Organe übergreifen.

Um einer Versteifung der Wirbelsäule vorzubeugen, sind tägliche krankengymnastische Übungen notwendig. Unterstützend wirken entzündungshemmende Schmerzmittel.

> **Spondylitis ankylans, spondyl** = Wirbelgelenke
> **ankyl-** verknöchern

> HLA-System
> ▶ S. 241

> **SLE** = systemischer Lupus erythematodes

> **immunsuppressiv:** Reaktionen des Immunsystems werden unterdrückt

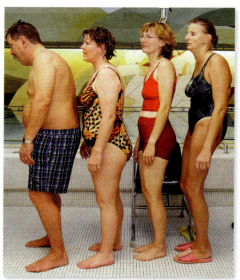

Bild 68 Patienten mit Morbus Bechterew.

5.5.5 Kollagenosen

Kollagenosen sind chronisch entzündliche Bindegewebserkrankungen, die durch immunpathologische Prozesse hervorgerufen werden und jedes Organ betreffen können. Es lassen sich oft Autoantikörper oder Immunkomplexe nachweisen.

Beispiele:
- Bei der Sklerodermie, die häufig Frauen ab 40 Jahren betrifft, kommt es zu einer massiven Verhärtung der Haut und der Lungen, was mit entsprechenden Funktionseinschränkungen einhergeht.
- Für den systemischen Lupus erythematodes (SLE) sind eine schmetterlingsförmige Gesichtsröte und Gelenkbefall wie bei einer rheumatoiden Arthritis charakteristisch. Lebensbedrohlich wird die Erkrankung vor allem dann, wenn die Nieren betroffen sind. Die Krankheit beginnt oft schon in jungen Jahren besonders bei Frauen.
- Bei der knotigen Gefässwandentzündung der Schläfenarterie (Arteriitis temporalis) kommt es zu starken Kopfschmerzen und es droht Erblindung, weil ein Arterienast der Schläfenarterie die Netzhaut ungenügend versorgt.

Die Behandlung erfolgt immunsuppressiv.

5.6 Weichteilrheumatismus

5.6.1 Allgemeines

Der Weichteilrheumatismus kann durch degenerative oder entzündliche Prozesse hervorgerufen werden. Er geht mit schmerzhaften Zuständen von Sehnen, Bändern, Schleimbeutel, Unterhautfettgewebe, Nerven und Muskeln einher (Tabelle 21). Psychische Faktoren und vegetative Fehlsteuerung spielen ebenfalls eine Rolle. Ausgelöst wird er durch vielerlei Reize, beispielsweise eine örtlich begrenzte Überbeanspruchung, Klimaeinflüsse, Infektionen und Nervenreizungen. Hervorstechendes Merkmal ist der bewegungs- und belastungsabhängige Schmerz, der wechselnd oder andauernd besteht oder nach längeren Ruhepausen besonders intensiv verspürt wird. In den meisten Fällen lassen sich umschriebene Schmerzpunkte und Gewebeverdichtungen tasten. Die benachbarten Gelenke können infolge schmerzhafter Schonhaltung sowie Funktionsausfall der dazugehörigen Sehnen und Muskelgruppen und durch Schrumpfung des gelenknahen Gewebes versteifen (Bild 69).

Therapiert wird mit entspannenden und durchblutungsfördernden Maßnahmen.

Erkrankungen des Halte- und Bewegungsapparates

Betroffenes Organ	Auswirkungen
Muskulatur	Muskelentzündung (Myositis)
Schleimbeutel	Schleimbeutelentzündung (Bursitis)
Sehnen	Sehnenentzündung (Tendinitis)
Sehnenscheiden	Sehnenscheidenentzündung (Tendovaginitis)
Ansätze der Sehnen	schmerzhafte Veränderungen an den Übergängen zwischen Sehnen und Knochen (Insertionstendopathie, z. B. Tennisellenbogen)
Gelenkinnenhaut	Gelenkinnenhautentzündung (Synoviitis)
Gelenk	degenerative und deformierende Gelenkveränderung (Arthrose)
Gelenkspalt	Gicht

Tabelle 21 Rheumatische Erkrankungen des Bewegungsapparates.

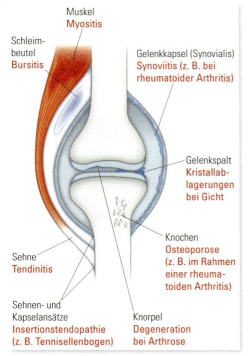

Bild 69 Krankheitsprozesse am Bewegungsapparat.

5.6.2 Tennisellenbogen

Beim Tennisellenbogen (Epicondylitis humeri lateralis) sind Sehnen geschädigt, die das Handgelenk von der Handfläche weg bewegen. Durch die Überbeanspruchung entstehen Abnutzungserscheinungen und entzündliche Reaktionen an den Sehnen (Tendopathie), an den Ansatzstellen (Insertionstendopathie) oder an deren Sehnenscheiden (Tendovaginitis). Typisch ist ein Druck- und Belastungsschmerz im betroffenen Sehnengebiet.

5.6.3 Fibromyalgie

Fibromyalgie ist eine Erkrankung unbekannter Ursache. Sie geht mit ständigen Schmerzen am ganzen Körper einher, wobei besonders Muskeln, Bänder und Sehnenansatzpunkte (Tenderpoints) symmetrisch betroffen sind (Bild 70). Dieses Schmerzsyndrom ist meist von vegetativen Symptomen und funktionellen Beschwerden wie diffusen Bauchschmerzen, Müdigkeit und Schlafstörungen begleitet. Die Laborparameter sind meistens unauffällig.

> **Fibro** = Faser, **my-** = Muskel, **algie** = Schmerz

> **Tenderpoints** = Sehnenansatzpunkte, von **tendo** (lat.) = Sehne, **point** (engl.) = Punkt

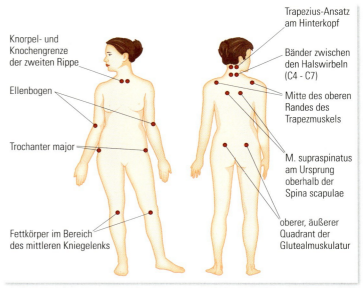

Bild 70 Tenderpoints.

Die Diagnose Fibromyalgie wird gestellt, wenn sich von den 18 möglichen Sehnenansatzpunkten 11 länger als 3 Monate schmerzhaft erweisen. Zusätzlich bestehen vegetative Beschwerden.

Fibromyalgie verläuft meistens chronisch. Die Betroffenen leiden über Jahre hinweg unter Schmerzen wechselnder Stärke und Dauer.

Therapeutisch sind Physiotherapie und Entspannungstechniken angezeigt.

5.7 Infektiöse Gelenkentzündung

Gelenke können mit Bakterien oder Viren infiziert werden und sich entzünden. Beispielsweise kann es im Rahmen einer Lyme-Borreliose oder Tuberkulose zu Gelenkentzündungen kommen, die zu Schmerzen und Bewegungseinschränkung führen.

5.8 Carpaltunnelsyndrom

Der Karpaltunnel ist eine von den Handwurzelknochen gebildete knöcherne Vertiefung, durch die der Nervus medianus und die Sehnenscheiden für die Fingerbeuger ziehen. Darüber gespannt liegt das quer verlaufende Handgelenkband (Bild 71). Das Carpaltunnelsyndrom (CTS) ist eine druckbedingte Schädigung des Nervus medianus im Karpaltunnel.

Es tritt bevorzugt bei Menschen mit Diabetes mellitus, Rheuma, Schilddrüsenunterfunktion, Gicht oder in der Schwangerschaft auf. Charakteristisch sind zunächst nächtliche Schmerzen, meist in Form von Missempfindungen (Parästhesien) in der Handinnenfläche und in den Fingern 1 bis 3, die sich durch Schütteln der Hand bessern. Im weiteren Verlauf kommt es zur Verminderung der Sensibilität der Finger und einer Atrophie der Daumenmuskulatur.

Die Behandlung erfolgt meist operativ.

Diabetes ▶ S. 379 ff.

Gicht ▶ S. 378

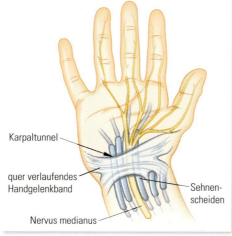

Bild 71 Carpaltunnelsyndrom (CTS).

5.9 Das Impingementsyndrom

Beim Impingementsyndrom der Schulter oder Schulterengpasssyndrom werden Anteile vom Schleimbeutel bzw. der Sehnen der Rotatorenmanschette (Schultermuskeln) zwischen Oberarmkopf und Schulterdach eingeklemmt. Das führt zu schmerzhaften Bewegungseinschränkungen, besonders beim Heben des Armes zwischen 60 und 180 Grad („schmerzhafter Bogen").

Mögliche Ursache sind die verkalkende Tendopathie (schmerzhafte Sehnen) oder andere degenerative Veränderungen in den Sehnen (Bild 72).

to impinge (engl.) = zusammenprallen, anstoßen

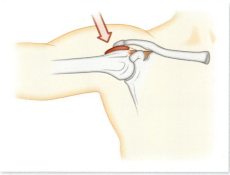

Bild 72 Impingementsyndrom.

5.10 Fußfehlbildungen und Fußfehlstellungen

Fußfehlbildungen und -fehlstellungen sind Abweichungen von der physiologischen Fußform. Sie können Beschwerden verursachen und sich auf die Statik des Skelettssystems auswirken.

Fußveränderung	Beschreibung	Abbildung
Spitzfuß	Mensch steht nur auf dem Vorfuß	
Hohlfuß	es besteht ein ausgeprägtes Quergewölbe des Fußes	
Klumpfuß	Kombination von Spitz-, Hohlfuß, Vorfußadduktion und Supination	
Plattfuß	abgeflachtes Längsgewölbe	
Spreizfuß	Einsinken des Vorfußgewölbes	
Knickfuß	vorderer medialer Tragstrahl sinkt ein und führt zur X-Stellung des Fußes	
Hallux valgus	Abwinkelung der Großzehe im Grundgelenk zur Seite hin	
Hammerzehe	Beugekontraktur im Endgelenk	
Krallenzehe	Beugekontraktur im Mittelgelenk	
Hühnerauge	Verhärtung an einer druckbelasteten Stelle des Fußes	

Supination: Hebung des inneren Fußrandes von **supinare** (lat.) = nach oben kehren

Hallux (lat.): Großzehe
valgus (lat.): krumm, nach innen gewölbt

Tabelle 22 Fußfehlbildungen und Fußfehlstellungen.

Andererseits können Wirbelsäulen- oder Beinveränderungen auch den Aufbau und die Funktion des Fußes beeinflussen. Fußfehlbildungen sind anatomisch bedingte Veränderungen des Fußaufbaues, die angeboren oder erworben sein können. Fußfehlstellungen sind falsche Haltungen des Fußes, die sich zu Fehlbildungen entwickeln können.

Fußfehlstellungen und -fehlbildungen werden in den meisten Fällen durch Verordnung von Einlagen, Schienen sowie Übungen zur Stärkung der Unterschenkel- und Fußmuskulatur behandelt.

Angeborene Deformitäten, wie z. B. ein Klumpfuß, werden durch schonendes Redressement behandelt. Dabei wird durch bestimmte Handgriffe eine Korrektur des Fußes erzeugt. Die erreichte Korrekturstellung wird im Gipsverband festgehalten. Ergänzt wird das Redressement durch krankengymnastische Übungen.

> **Redressement:** mechanische Korrektur, von **redresser** (frz.) = berichtigen

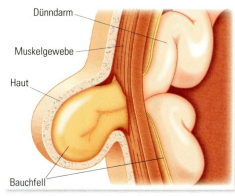

Bild 73 Hernie.

5.11 Eingeweidebrüche (Hernien)

Die bindegewebige oder muskulöse Umhüllung der Bauchhöhle hat eine Reihe von Schwachstellen. Das sind Bereiche, in denen Blutgefäße oder andere Strukturen in den Bauchraum hinein- oder herausführen oder Muskeln aneinander grenzen. Werden die Baucheingeweide durch extreme Belastungen unter Druck gesetzt, so können Teile von Baucheingeweiden durch die Schwachstellen der Bauchwand (Bruchpforten) heraustreten. Der Bruchinhalt, vor allem Teile des Dünndarms, ist von einem Teil des Bauchfells umgeben, dem Bruchsack (Bild 73).

Leistenbrüche treten vor allem bei Männern auf. Ein Teil des Dünndarms wird in den Leistenkanal oder weiter in den Hodensack (Hodenbruch) gepresst.

Schenkelbrüche kommen besonders bei Frauen vor. Hier bildet die Übergangsstelle Bauchhöhle-Oberschenkel die Bruchpforte.

Nabelbrüche sind vor allem bei Neugeborenen häufig, treten aber auch bei Übergewichtigen auf, bei denen die Bauchmuskulatur besonderen Belastungen ausgesetzt ist.

Wenn sich Eingeweidebrüche wieder zurückschieben lassen, so sind sie zwar schmerzhaft, aber unproblematisch. Ein Bruch, der sich nicht mehr zurückschieben lässt, wird als eingeklemmter Bruch bezeichnet. Er muss operativ zurückverlegt werden, weil mangelnde Durchblutung zu lebensbedrohender Schädigung des Gewebes führen kann. Meistens wird die Bruchpforte operativ verengt.

6 Apparative diagnostische Verfahren

6.1 Ultraschalldiagnostik

6.1.1 Schallentstehung

Schallwellen benötigen – im Gegensatz zu elektromagnetischen Wellen – ein Medium zur Übertragung, also Luft, Wasser oder feste Körper. Das menschliche Ohr kann Schwingungen in einem Frequenzbereich von 16 Hz (tiefer Ton) bis 20 000 Hz (hoher Ton) registrieren. Alle höheren Töne, die vom Menschen nicht mehr gehört werden können, werden als Ultraschall bezeichnet (Bild 74). In der medizinischen Diagnostik wird mit sehr hohen Schallfrequenzen zwischen 2 MHz und 10 MHz gearbeitet.

Schallwellen mit Frequenzen unterhalb 16 Hz, die z. B. bei Erdbeben auftreten, sind zwar für unser Ohr nicht mehr wahrnehmbar, wohl aber für unseren Gesamtorganismus als Vibration oder Zittern (Infraschall).

6.1.2 Verhalten des Ultraschalls im Körper

In der medizinischen Diagnostik werden die Ultraschallwellen von einem Schallkopf ausgesendet, der auf die Haut der zu untersuchenden Körperregion aufgesetzt wird. Zur besseren Schallübertragung benutzt man ein Kontaktgel. Die von verschiedenen Schichten und Gewebearten reflektierten (zurückgeworfenen) Schallwellen nennt man Echo. Der Ultraschallkopf arbeitet gleichzeitig als Empfänger und wandelt diese Echos in elektrische Impulse um, die von einem Computer als Bild dargestellt werden. Dies ermöglicht ein Abgrenzen und Erkennen von Organen. Der Ultraschall wird von weichen, stoffgefüllten Organen und Geweben sowie Flüssigkeiten weitergeleitet. Beim Übergang von Geweben auf Luft, also beispielsweise beim Auftreffen auf gasgefüllte Darmschlingen, wird der Schall fast total reflektiert, sodass darunter befindliche Gewebe nicht mehr ausreichend erkennbar sind.

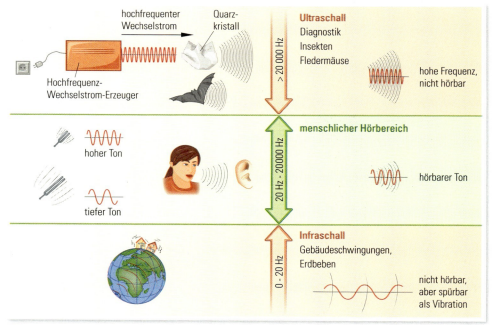

Bild 74 Spektrum der Schallwellen.

6.1.3 Ultraschall-Verfahren

Die Ultraschallwellen werden entweder als Impulse oder als Dauerschall ausgesendet.

Die Sonographie arbeitet mit Schallimpulsen nach zwei Verfahren:
- Das A-Bild (A-Mode, A-Scan, Amplituden-Scan) ist das einfachste Verfahren. Es ist eine eindimensionale Aufzeichnung; die Intensität des Signals wird über die Amplitude (Höhe des Signals) gemessen. Dieses Verfahren wird kaum noch angewendet (Bild 75 a).
- Beim B-Bild (B-Mode, B-Scan, Brightness-Scan) wird ein Schwarz-Weiß-Schnittbild erzeugt. Hier wird die Intensität der Signale durch unterschiedliche Helligkeit dargestellt (Bild 75 b).

> **to scan** (engl.) = abtasten
>
> **Brightness** (engl.) = Helligkeit

(a)
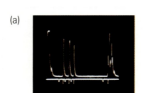

(b)
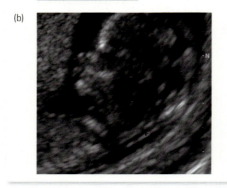

Bild 75 Ultraschallbilder. a) A-Bild, b) B-Bild.

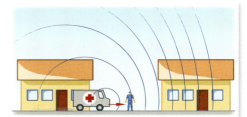

Der Notarztwagen nähert sich der Person; die Wellenfronten kommen in kürzeren Zeitabständen an (Ton wird höher).

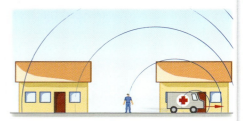

Der Notarztwagen entfernt sich von der Person; die zeitlichen Abstände zwischen den Wellenfronten werden größer (Ton wird tiefer).

Bild 76 Der Dopplereffekt.

Das Doppler-Verfahren ist eine abgewandelte Nutzung des Ultraschalls; es beruht auf dem Dopplereffekt (Bild 76), der z. B. auch bei Geschwindigkeitskontrollen im Straßenverkehr genutzt wird. Mit dem Dopplerverfahren kann man Geschwindigkeiten bewegter Teile messen. Ultraschall wird auf Blutkörperchen in einem Blutgefäß gerichtet und je nach Richtung und Geschwindigkeit des Blutstromes mit veränderter Frequenz reflektiert.

Bei den einfachsten Doppler-Geräten wird die Frequenzänderung in einen hörbaren Ton umgewandelt. Je schneller das Blut fließt, desto höher wird der abgestrahlte Ton. Auf diese Weise erhält der Arzt Informationen über Richtung und Geschwindigkeit des Blutflusses.

Diese Doppler-Geräte arbeiten im Dauerschallverfahren. Die bewegten Teilchen werden mit einem Dauerton beschallt und der reflektierte Schall misst alle Geschwindigkeiten im gesamten erfassten Bereich. Diese Methode besitzt deshalb keine große Trennschärfe.

Weiterentwickelte Dopplergeräte arbeiten wie bei der Sonographie mit Impulsen und können Blutgefäße in unterschiedlichen Tiefen getrennt untersuchen.

Dopplersonographie (Duplex-Sonographie) ist eine Kombination aus Ultraschallbild und Dopplermessung. Bei modernen Geräten werden Dopplersignale farbig und positionsgerecht in das Ultraschallbild eingeblendet.

Dopplerechokardiographie ist eine Anwendung der Dopplersonographie zur Untersuchung des Herzens.

> **Christian Doppler** (1803–1853), österreichischer Physiker
>
> Dopplersonographie ▶ S. 279

6.1.4 Vorteile einer Ultraschalluntersuchung

Ultraschalldiagnostik ist
- eine nichtinvasive, schmerzlose und aussagekräftige diagnostische Maßnahme,
- besonders gut als Übersichtsuntersuchung für viele Organe geeignet,
- jederzeit wiederholbar,
- eine schnelle und kostengünstige Untersuchung,
- ein nach bisherigen Erkenntnissen unschädliches Verfahren für Patient und Untersuchenden,
- während der Schwangerschaft anwendbar,
- direkt am Krankenbett einsetzbar,
- geeignet für schnelle und sichere ultraschallgeleitete Gewebeentnahmen mit feiner Nadel.

6.1.5 Anwendungen

Einen Überblick über die Organe, die zur schnellen Beurteilung von Form, Größe und Struktur in der Praxis mit Ultraschall untersucht werden, gibt Tabelle 23 auf S. 164. Magen und Darm können nicht beurteilt werden, da die enthaltene Luft zu Totalreflexionen führt.

> Halten Sie bei allen Ultraschalluntersuchungen Kontaktgel und Zellstoff zum Abwischen bereit.

6.1.6 Endosonographie

Die Endosonographie ist eine Kombination aus Endoskopie und Sonographie. Durch das Einführen einer Ultraschallsonde in Körperhöhlen gewinnt man wesentlich genauere Bilder als bei der Untersuchung durch die Bauchwand oder die Brustwand.
- Bei der transösophagealen Echokardiographie (TEE) wird die Ultraschallsonde an der Spitze eines Endoskopes in die Speiseröhre bis auf Herzhöhe geschoben.
- Die transrektale Sonographie wird von Urologen durchgeführt und dient zur besseren Beurteilung der Prostata.
- Bei der transvaginalen Sonographie wird eine Ultraschallsonde mit einer Gummihülle überzogen und in die Scheide der Patientin eingeführt. Diese Untersuchung ist schmerzlos. Durch die Nähe der Ultraschallsonde zu den Organen (Gebärmutter und Eierstöcke) kann man die Eireifung verfolgen, den Zeitpunkt des Eisprungs feststellen oder den Aufbau der Gebärmutterschleimhaut sehr genau beurteilen. Ovarialtumore, Endometriumtumore sowie selbst kleine Mengen von Aszites (Bauchwassersucht; freie Flüssigkeit im Bauchraum) können nachgewiesen werden.

> **endo-** (gr.) = innen
> **-skopie** (gr.) = anschauen, betrachten

> **TEE** = **t**rans**e**sophageal **e**chocardiography (engl.)

> **Adolf Kußmaul** (1822–1902), prakt. Arzt und Professor

6.2 Endoskopische Diagnostik

Unter Endoskopie oder Spiegelung versteht man die Ausleuchtung und Inspektion von Körperhohlräumen. Die erste erfolgreiche Magenspiegelung wurde im Jahre 1868 von Adolf Kußmaul bei einem Schwertschlucker durchgeführt. Er versuchte mithilfe eines Eisenrohres und einer Kerze den Magen auszuleuchten.

In der modernen Medizin können spezialisierte Ärzte mit unterschiedlichsten Instrumenten den Organismus bis fast in seine letzten Winkel ausleuchten.

6.2.1 Endoskope

Je nach optischem System unterscheidet man unterschiedliche Endoskope (Bild 77).

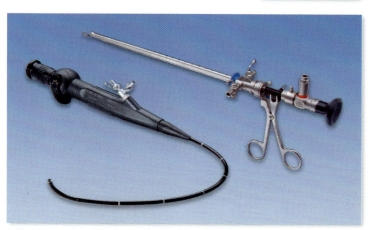

Bild 77 Starres und flexibles Endoskop für die Anwendung in der Zystoskopie.

Untersuchtes Organ	Befunde, mögliche Abklärungen	Bemerkungen
Leber	Lebergröße, Verdichtung des Lebergewebes (Hinweise auf Fettleber, Leberzirrhose), ultraschallgezielte Punktionen zur histologischen Untersuchung von Lebergewebe, Aszitesnachweis	Termin: morgens, nüchtern. Am Vortag keine blähenden Speisen essen, evtl. Gabe von entblähenden Medikamenten
Gallenblase	Hinweis auf Konkremente (Steine)	
Gallengänge	Abflussstau der Gallenflüssigkeit; Hinweis auf Steine	
Pankreas	Hinweis auf einen Tumor; Hinweis auf Abflussstau	
Milz	Beurteilung der Größe	
Bauch-Aorta	Kalkablagerungen, Hinweis auf Aneurysma (krankhafte Gefäßausbuchtung; platzt das Gefäß, drohen lebensgefährliche innere Blutungen)	
Nieren, Nierenbecken	Suche nach Tumor, Zyste; Doppelniere, Wanderniere, Ausschluss eines Abflussstaus im Nierenbecken; Steine im Nierenbecken	Harnblase soll vor der Untersuchung gefüllt sein
Harnleiter	gestauter Harnleiter; Hinweis auf Harnleiterstein	
Harnblase	Blasenfüllung; Ausschluss von Restharn nach Entleerung; Hinweis auf Tumor.	
Prostata	Größe; Hinweis auf Tumor, ultraschallgezielte Punktionen	
Hoden	Nachweis von Zysten oder Tumoren	
Uterus	Nachweis einer Schwangerschaft; regelrechte Entwicklung des Embryos bzw. Fetus; Amniozentese = ultraschallgezielte Fruchtwasserpunktion; Überwachung der Geburtsphase durch Cardiotokographie = CTG, dabei wird die Herztätigkeit des Kindes durch die Bauchwand der Mutter mit dem Doppler-Verfahren überwacht, gleichzeitig wird auch die Wehentätigkeit registriert.	
Eierstöcke	Hinweis auf Zyste oder Tumor	
weibliche Brust	Abklärung eines getasteten Knotens; Hinweis auf Zyste oder festen Tumor	
Schilddrüse	Größe, Hinweis auf Tumor oder Zyste	Nackenrolle
Halsschlagader	Nachweis von Carotis-Stenosen; Gefahr eines Schlaganfalles	
Gelenke	Nachweis von Ergüssen, Untersuchung der Hüftgelenke bei Säuglingen zur Früherkennung der Hüftluxation	
Herz	Sonographie des Herzens ohne Doppler = Echokardiographie: Beurteilung der Herzwanddicke, Größe der vier Herzhöhlen, Nachweis eines Perikardergusses. Dopplerechokardiographie: ermöglicht zusätzliche Beurteilung der Strömungsverhältnisse im Herzen, Nachweis eines Klappenfehlers oder Septumdefektes.	Schallzugang zwischen den Rippen und unter dem Rippenbogen
Blutgefäße	Verkalkungen und Einengungen, Nachweis eines Aneurysmas, Untersuchung des Strömungsverhaltens mit dem Doppler-Verfahren, Hinweise auf arterielle Verschlusskrankheit oder Thrombose	

Tabelle 23 Anwendungen der Ultraschalldiagnostik.

Starre Endoskope bestehen häufig aus einem Metallhohlzylinder; sie ermöglichen einen direkten Blickkontakt zum untersuchten Objekt.

Flexible Endoskope (Fibroskope) enthalten zur Bildübertragung ein flexibles geordnetes Bündel von Glasfasern.

Flexible elektronische Endoskope sind eine Weiterentwicklung des Fiberendoskops. Sie besitzen an der Spitze einen CCD-Bildwandlerchip als miniaturisierte Fernsehkamera, der die Bildwiedergabe auf einen Bildschirm ermöglicht (Bild 78).

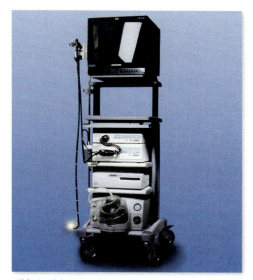

Bild 78 Elektronisches Video-Endoskop.

Videokapsel-Endoskopie. Eine 26 × 11 mm große und etwa 4 g schwere Videokapsel wird vom Patienten geschluckt, der Weitertransport durch den Magen-Darm-Trakt erfolgt durch peristaltische Bewegungen. Die etwa 500 € teure Kapsel wird auf natürlichem Wege ausgeschieden und kann nicht mehr wiederverwendet werden. Die Videokapsel ermöglicht eine nichtinvasive Abklärung unklarer Blutungen oder chronischer Darmentzündungen des sonst endoskopisch nicht zugänglichen Hauptanteils des Dünndarmes. Innerhalb weniger Stunden werden bis zu 50 000 Funkbilder aus dem Körperinneren gesendet. Die Kapsel kann nicht verwendet werden bei großen Darmdivertikeln, Darmverschluss, Herzschrittmacherträgern oder während der Schwangerschaft. Die endoskopischen Standardverfahren Gastroskopie und Koloskopie sind nach jetzigem Kenntnisstand der Kapsel in der Genauigkeit deutlich überlegen.

6.2.2 Anwendungen

Die Endoskopie wird in den unterschiedlichsten medizinischen Fachgebieten angewendet (Tabelle 24, S. 166).

6.2.3 Vorteile einer endoskopischen Untersuchung

Die Endoskopie kann diagnostische Eingriffe mit therapeutischen Anwendungen kombinieren. Folgende therapeutische Eingriffe werden mit Endoskopen durchgeführt:
- Abtragung von Polypen des Dickdarms oder an der Stimmbändern,
- Bougierung (Aufdehnen und Weiten von Verengungen, z. B. der Speiseröhre bei der Ösophagoskopie),
- Stenteinlage (Stents sind Röhrchen aus Kunststoff oder Metall zur Aufweitung von Engstellen oder Abflusshindernissen),
- Entfernung von Steinen aus der Harnblase bei der Zystoskopie oder aus dem Gallengang bei der ERCP,
- Verödung oder Lasern von Ösophagusvarizen bzw. blutenden Magengeschwüren während der Gastroskopie,
- kleinere Operationen wie z. B. eine Gallenblasenentfernung (Schlüssellochchirurgie bzw. minimal-invasive Chirurgie).

6.3 Röntgendiagnostik

6.3.1 Grundlagen

Im Jahre 1895 entdeckte der Würzburger Physiker Wilhelm Conrad Röntgen eine unsichtbare Strahlung, mit der das bisher verborgene Innere eines Organismus betrachtet werden konnte. Er nannte die neu entdeckten Strahlen X-Strahlen. In einer der ersten Aufnahmen stellte Conrad Röntgen das Handskelett seiner Frau mit über 20-minütiger Durchleuchtungszeit dar. Von Strahlenschutz war damals keine Rede. Die Gefährlichkeit der Röntgenstrahlen blieb lange Zeit unbekannt, sodass viele For-

> **CCD** (engl., charge coupled device) = lichtempfindliches elektronisches Bauteil

> Stents ▶ S. 267

> ERCP ▶ Tabelle 24

> **W.C. Röntgen** (1845–1923), deutscher Physiker und Nobelpreisträger

Bei Diagnostik und Therapie von Erkrankungen des Bewegungsapparates assistieren

Fachbegriffe	Anwendung am Patienten
Ösophagoskopie	Speiseröhrenspiegelung
Gastroskopie	Magenspiegelung
Duodenoskopie	Zwölffingerdarmspiegelung
ERCP	**e**ndoskopische **r**etrograde **C**holangio-**P**ankreatographie: Bei einer Duodenoskopie wird über das Endoskop Kontrastmittel in die Einmündung von Gallenwegen und Pankreas gespritzt und anschließend geröntgt.
Proktoskopie	Inspektion des Analkanals und des unteren Abschnitts des Rektums
Rektoskopie	Mastdarmspiegelung (Enddarmspiegelung)
Sigmoidoskopie	Spiegelung bis zum Colon sigmoideum
Koloskopie	Dickdarmspiegelung
Laryngoskopie	Inspektion des Kehlkopfes mit starren Endoskopen, entweder mit einfachem Spiegel oder mit aufklappbarem Instrument im Rahmen einer Intubation. Eine Inspektion mit flexiblem Endoskop ist ebenfalls möglich.
Tracheoskopie	Luftröhrenspiegelung
Bronchoskopie	Spiegelung des Bronchialsystems
Urethroskopie	Harnröhrenspiegelung
Zystoskopie	Blasenspiegelung
Kolposkopie	Scheidenspiegelung, Inspektion der Portiooberfläche und Scheidenschleimhaut
Arthroskopie	Gelenkspiegelung
Rhinoskopie	Nasenspiegelung, instrumentelle Untersuchung der Nasenhöhle mit Nasenspekulum und Lichtquelle oder flexiblem Endoskop
Otoskopie	Ohrenspiegelung, Untersuchung des Gehörganges und des Trommelfells
Ophthalmoskopie	Augenspiegelung, Betrachtung des Augenhintergrundes
Laparoskopie	Bauchhöhlenspiegelung mit einem starren Endoskop, Beurteilung der Bauchorgane nach Stichinzision durch die Bauchdecke und Aufblasen des Bauches mit Kohlendioxid wegen des besseren Überblicks

Tabelle 24 Anwendungen der Endoskopie.

Prokt-: Wortteil mit der Bedeutung After

Intubation: Einführen eines Rohres oder Schlauches durch den Mund in den Kehlkopf; bei drohender Erstickung oder zu Narkosezwecken

elektromagnetische Wellen ▶ S. 182

scher an den Folgen der unkontrollierten Röntgenbestrahlung schwer erkrankten oder verstarben.

Röntgenstrahlen. Dieser Name hat sich in Deutschland eingebürgert, während in anderen Sprachräumen der alte Name X-Strahlen geblieben ist (engl.: x-rays).

Röntgenstrahlen
- sind nicht sichtbar
- sind elektromagnetische Wellen,
- sind energiereicher als Licht,
- werden wie Licht reflektiert und gestreut,
- belichten Filme und Fotoplatten,
- lassen fluoreszierende Substanzen aufleuchten,
- können im Gegensatz zum Licht feste, undurchsichtige Substanzen durchdringen,

- durchdringen Fett besser als Muskeln und Muskeln besser als Knochen,
- werden im menschlichen Organismus am stärksten von Knochen und Zähnen absorbiert (verschluckt),
- werden sehr gut von Metallen insbesondere von Blei absorbiert,
- können durch Erzeugung von aggressiven Ionen in menschlichem Gewebe großen Schaden anrichten,
- können auch in niedriger Dosierung das Erbgut schädigen,
- führen ab einer bestimmten Strahlendosis zu Verbrennungen, Strahlenkrankheit (Übelkeit, Erbrechen, Durchfälle, innere Blutungen, Abwehrschwäche) und zum Tod.

Röntgenröhre. Röntgenstrahlen werden in einer luftleeren Röntgenröhre erzeugt (Bild 79). An der glühenden Kathode werden Elektronen freigesetzt. Wegen des sehr hohen Spannungsunterschiedes von mehreren hunderttausend Volt werden die Elektronen zwischen der negativ geladenen Kathode und der positiv geladenen Anode stark beschleunigt. An der Anode prallen die Elektronen hart auf. Beim Aufprall geht ihre Bewegungsenergie zu 99 % in Wärme über, der Rest regt die Atome des Anodenmaterials zur Röntgenstrahlung an. Die Anode muss ständig gekühlt werden. Sie besteht aus einem drehbar gelagerten Wolframteller, denn der genau auf eine Stelle auftreffende Elektronenansturm würde selbst Wolfram, das Metall mit der höchsten Schmelztemperatur (3 380 °C) zum Schmelzen bringen.

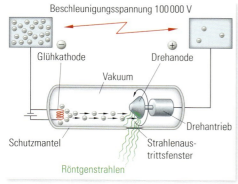

Bild 79 Röntgenröhre.

Röntgenfilm. Beim herkömmlichen Röntgen wird eine Filmfolie durch Röntgenstrahlen belichtet und dadurch geschwärzt. Die Bereiche des Filmes, auf die weniger Strahlen auftreffen, weil der durchleuchtete Körperteil die Strahlen absorbiert hat, werden weniger geschwärzt. Sie erscheinen deshalb hell. Einige Organe wie die Lunge lassen die Strahlen fast ohne Absorption passieren, während andere Strukturen wie Knochen und Zähne die Strahlen stark absorbieren. Deshalb erscheinen Knochen und Zähne auf dem Film als helle Strukturen.

Elektronische Chips. Beim modernen digitalen Röntgen werden zur Erzeugung von Röntgenbildern an Stelle der sonst üblichen Röntgenfilme viel empfindlichere CCD-Chips eingesetzt. Deshalb kann die für eine Aufnahme erforderliche Strahlendosis verringert werden. Die Bildinformation wird elektronisch gespeichert. Helligkeit und Kontraste können nachträglich bearbeitet sowie Vergrößerungen hergestellt werden.

6.3.2 Röntgenuntersuchungen ohne Kontrastmittel

Röntgen-Thorax. Eine Röntgenuntersuchung des Brustraumes wird vor allem in der Tuberkulosediagnostik oder bei unklaren internistischen Krankheitsbildern als orientierende Untersuchung durchgeführt. Die Untersuchung sollte möglichst im Stehen und mit eingeatmeter Luft stattfinden, damit sich die Lungen maximal entfalten und eine einwandfreie Beurteilung ermöglicht wird (Bild 80). Routinemäßig

absorbieren = aufsaugen, aufnehmen

Ionen ▶ S. 179

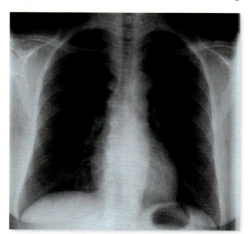

Bild 80 Röntgenaufnahme des Thorax.

werden die Strahlen von hinten auf den Brustkorb abgegeben und treffen vor dem Brustkorb auf den Röntgenfilm (Rö-Thorax p.a. bedeutet Strahlengang von posterior nach anterior, Rö-Thorax ⊥ bedeutet Röntgenuntersuchung in zwei Ebenen, Strahlengang p. a. und seitlich).

Röntgen-Abdomen wird routinemäßig zusammen mit der Sonographie zur Abdomendiagnostik eingesetzt. Beurteilt werden können die Darmgasverteilung, Luft-Flüssigkeitsspiegel bei Verdacht auf Darmverschluss, Nachweis von freier Luft bei Perforation des Darmes, kalkhaltige Steine der Gallenblase und Nieren, Weichteilkonturen und Knochen (Bild 81: keine freie Luft unter dem Zwerchfell, kein Flüssigkeitsspiegel im Darm).

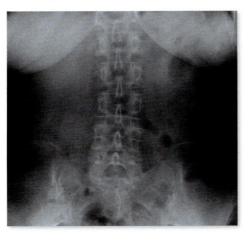

Bild 81 Röntgenaufnahme des Abdomens.

Die Röntgen-Beckenübersicht wird beispielsweise bei Hüftgelenkerkrankungen oder Unfallverletzungen im Beckenbereich angefertigt.

Mammographie ist die Röntgenuntersuchung der weiblichen Brust zur Früherkennung von Brustkrebs bei der Frau.

Röntgenuntersuchungen von Knochen und Gelenken. Bei jedem Verdacht auf eine Fraktur oder Luxation müssen zwei Röntgenaufnahmen aus verschiedenen Richtungen angefertigt werden (Röntgen in zwei Ebenen), um die räumliche Situation möglichst genau zu erfassen.

Röntgendurchleuchtung. Zur Darstellung von Bewegungsvorgängen (Herz, Magen-Darm-Trakt) stellt ein Röntgenapparat das Bild des untersuchten Körperteils auf einem Bildschirm dar. Da die Abbildungsqualität nicht so gut ist wie auf einem Röntgenbild, müssen zusätzlich noch einzelne Röntgenbilder angefertigt werden. Die Strahlenbelastung ist sehr hoch.

Nativaufnahmen, auch Leeraufnahmen genannt, sind alle Röntgenbilder, die noch ohne Kontrastmittel vor der eigentlichen Kontrastmittelaufnahme angefertigt werden.

6.3.3 Röntgenuntersuchungen mit Kontrastmittel

Kontrastmittel sind Substanzen, die Röntgenstrahlen stärker oder geringer (z. B. Luft) schwächen als ein Gewebe des menschlichen Organismus. Auf diese Weise wird es möglich, den Verdauungstrakt, Blut- und Lymphgefäße, die Gallenblase oder das harnableitende System röntgenologisch sichtbar zu machen. Bei einem Doppelkontrastverfahren werden Kontrastmittel und Luft zusammen angewandt, beispielsweise zur Darstellung des Verdauungstraktes. Die Luft entfaltet die Hohlorgane und sorgt gleichzeitig für einen gleichmäßig dünnen Wandbeschlag mit Kontrastmittel.

Magen-Darm-Passage. Der Patient muss unmittelbar vor der Untersuchung einen weißen dünnflüssigen Kontrastmittelbrei trinken. Anschließend wird beim Doppelkontrastverfahren zur Gasentwicklung Brausepulver verabreicht. Diese Untersuchung wird heute nur noch bei wenigen Fragestellungen durchgeführt, z. B. bei unklaren Transportstörungen des Speisebreies. Sie wurde weitgehend von der Endoskopie verdrängt.

Kolon-Kontrasteinlauf. Diese Untersuchung wird nur in besonderen Fällen durchgeführt, wenn z. B. eine Koloskopie nicht möglich ist (Bild 82). Unmittelbar vor der Röntgenuntersuchung wird ein dünnflüssiger Kontrastmittelbrei über einen Schlauch in den After eingebracht. Anschließend wird zusätzlich etwas Luft eingepumpt (Doppelkontrastverfahren).

Apparative diagnostische Verfahren

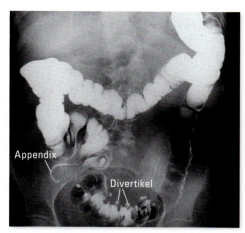

Bild 82 Kolon-Kontrasteinlauf.

Arthrographie. Ein Kontrastmittel wird zusammen mit Luft in ein Gelenk gespritzt. Dadurch wird der Gelenkinnenraum beurteilbar. Meist wird jedoch stattdessen eine Kernspintomographie durchgeführt.

Urographie. Die Nieren sind in einer Abdomenübersichtsaufnahme (Nativaufnahme) nur schwach gegen das umgebende Gewebe abgrenzbar, die ableitenden Harnwege wie das Nierenbecken oder die Harnleiter sind nicht erkennbar. Letztere können wenige Minuten nach der Kurzinfusion eines nierengängigen Kontrastmittels röntgenologisch deutlich dargestellt werden.

Angiographie ist ganz allgemein eine Kontrastmitteluntersuchung von Gefäßen (Lymphgefäße, Venen oder Arterien):
- Lymphographie ist die Bezeichnung für eine röntgenologische Darstellung von Lymphgefäßen mithilfe von Kontrastmittel,
- Phlebographie ist eine Kontrastmitteldarstellung von Venen,
- Arteriographie ist eine Kontrastmitteldarstellung von Arterien.

Digitale Subtraktionsangiographie (DSA) ist ebenfalls eine Röntgenkontrastdarstellung von Gefäßen. Bei diesem Verfahren werden eine Nativaufnahme und eine Kontrastmittelaufnahme digital gespeichert und die Bildinformationen durch einen Rechner so voneinander abgezogen, dass nur noch das kontrastmittelgefüllte Blutgefäß deutlich beurteilbar übrig-

bleibt. Andere störende Gewebe werden herausgerechnet.

Koronararteriographie. Bei diesem auch als Herzkatheteruntersuchung bezeichneten Verfahren wird bei örtlicher Betäubung über eine große Arm- oder Leistenarterie ein Katheter gegen den Blutstrom bis zur Mündungsstelle der Herzkranzgefäße in die Aorta geschoben. Dort wird Kontrastmittel in die Koronargefäße gespritzt und gleichzeitig werden die nur wenige Sekunden sichtbaren Gefäße gefilmt. Engstellen die zu einem Herzinfarkt führen können, werden eindeutig erkannt. Bereits während einer Herzkatheteruntersuchung kann mit einem weiteren Katheter bei kurzstreckigen Stenosen eine Ballonaufdehnung (PTCA) durchgeführt werden.

> Bei allen Kontrastmittelanwendungen kann es sehr schnell zu allergischen Reaktionen kommen, die die Anwesenheit eines Arztes erfordern und bei denen sofort Notfallmaßnahmen eingeleitet werden müssen.

6.3.4 Spezielle Anwendungen der Röntgenstrahlen

Computertomographie (CT). Eine Tomographie ist ein sogenanntes Schichtaufnahmeverfahren, bei dem Röntgenstrahlen fächerartig durch einen Körperquerschnitt geschickt werden. Auf der anderen Seite des Körpers werden die unterschiedlich abgeschwächten Strahlen von Detektoren aufgenommen und an einen Computer weitergeleitet (Bild 83, S. 170). Da sich die Röntgenstrahlenquelle und die Detektoren während der Untersuchung um die jeweilige Körperregion drehen, findet die Untersuchung in einer Röhre statt. Wie beim konventionellen Röntgen wird häufig mit Kontrastmitteln gearbeitet. Im Gegensatz zum konventionellen Röntgen können manche Organe und Weichteilgewebe wie Leber, Muskeln oder Gehirn gut beurteilt werden. Da die Strahlenbelastung bei der Computertomographie deutlich höher ist, sollte sie nur dann durchgeführt werden, wenn alle anderen Untersuchungsmöglichkeiten ausgeschöpft sind.

Koronarangiographie ▶ S. 267

Stenosen ▶ S. 267

PTCA = perkutane transluminale coronare Angioplastie

Notfallmaßnahmen ▶ S. 216 ff.

Tomo-: Wortteil mit der Bedeutung Schnitt

MRT ▶ S. 171

Osteodensitometrie (Knochendichtemessung) ist eine Untersuchung des Mineralgehaltes der Knochen zur Bestimmung der Knochenmasse und zur Abschätzung eines Frakturrisikos, z. B. bei Osteoporose. Es gibt sowohl MRT-Verfahren als auch sonographische und röntgenologische Verfahren.

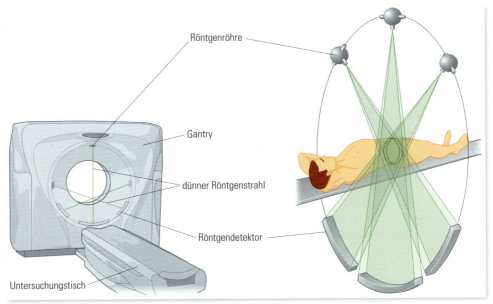

Bild 83 Schematische Darstellung einer CT.

6.4 Nuklearmedizinische Diagnostik

Schilddrüsenszintigramm ▶ S. 323

Die Nuklearmedizin beschäftigt sich mit der Anwendung von radioaktiven Substanzen in der Medizin.

6.4.1 Szintigraphie

szinti-: Wortteil mit der Bedeutung funkeln, glimmen

Bei der Szintigraphie werden radioaktive Stoffe intravenös verabreicht. Diese Stoffe reichern sich in bestimmten Geweben an, wo sie ihre radioaktive Strahlung abgeben. Mithilfe einer sogenannten Gammakamera werden die radioaktiven Signale aufgefangen und mit einem Computer in ein Bild, das Szintigramm, umgesetzt. Die geringen Mengen radioaktiver Stoffe werden schnell vom Körper ausgeschieden, die Strahlenbelastung ist somit meist geringer als beim Röntgen.

Schilddrüsenszintigraphie. Im Gegensatz zu den anderen bildgebenden Verfahren werden weniger die Struktur und Form der Schilddrüse beurteilt, sondern vielmehr der Funktionszustand, die Aktivität der Schilddrüse. Eine Schilddrüse, die an einer bestimmten Stelle übermäßig viele Hormone produziert, nimmt dort wesentlich mehr der verabreichten radioaktiven Substanz auf.

Skelettszintigrapie (Knochenszintigraphie). Eine radioaktive Verbindung wird dem Patienten intravenös verabreicht und gelangt über das Blut zu den Knochen. Der radioaktive Stoff lagert sich vermehrt in den Knochenbereichen an, die besonders stark durchblutet sind. Mit diesem Verfahren ist es möglich, Knochen- und Gelenkentzündungen, Knochentumoren, Knochenmetastasen, aber auch kleinere Knochenbrüche darzustellen.

Weitere wichtige Untersuchungen in der Nuklearmedizin sind die Herzszintigraphie und die Nierenszintigraphie.

6.4.2 Positronen-Emissions-Tomographie (PET) und Single-Photon-Emissions-Computertomographie (SPECT)

Wie beim Röntgen gibt es auch in der Nuklearmedizin tomographische Verfahren, bei denen die Gewebe im Querschnitt aufgenommen und als dreidimensionales Bild dargestellt werden. Dem Patienten werden radioaktiv markierte Aminosäuren, Fette oder Zucker intravenös verabreicht, die besonders von stoffwechselaktiven Zellen aufgenommen werden. Die radioaktiven Stoffe geben eine schwache Strahlung ab, die von mehreren um den Patienten kreisenden Detektoren aufgefangen wird. Durchblutung und Stoffwechselaktivität in einem Gewebe lassen sich so darstellen.

6.5 Kernspintomographie (MRT)

Die Kernspintomographie (auch Magnetresonanz-Tomographie, MRT, oder Nuclear Magnetic Resonance, NMR, genannt) ist ein bildgebendes Verfahren, das die elektromagnetischen Impulse aufzeichnet, die die Wasserstoffatomkerne des Gewebes unter Einwirkung eines starken Magnetfeldes aussenden. Aus diesen Informationen werden vom Computer Bilder mit kleinsten Details zusammengesetzt. Die MRT hat ihre Schwerpunkte in der Darstellung des Gehirns, des Rückenmarks in seiner ganzen Länge, der Weichteile und des Knorpels. Dieses Verfahren arbeitet ohne Röntgenstrahlung.

Die MRT-Untersuchungstechnik ist wegen der starken Magnetfelder nicht für Patienten mit Herzschrittmacher oder Patienten mit magnetisierbaren Implantaten geeignet. Allerdings ist metallisches OP-Material nach einiger Zeit soweit durch Narbengewebe fixiert, dass es keine Kontraindikation mehr darstellt.

Die MRT-Untersuchung wird von vielen Patienten als unangenehm empfunden, da man einige Zeit bewegungslos in einer engen Röhre verbringen muss. Zusätzlich belastend wirkt die Lautstärke des Gerätes trotz aufgesetztem Kopfhörer. Die Patienten sollten einfühlsam darauf vorbereitet werden. Sie stehen per Sprechfunk mit dem Personal in Kontakt und werden ständig überwacht.

6.6 Strahlenwirkung und Strahlenbelastung

Jeder vom Körper absorbierte Röntgenstrahl gibt zerstörerische Energie ab. Strahlen, die ungehindert durch den Körper dringen und das Bild erzeugen, haben nichts zerstört. Zellkerne sind besonders während ihrer Teilungsphase sehr sensibel für schädigende Einflüsse. Dies bedeutet, dass besonders an schnell wachsenden (Embryo, Fetus) und zellerneuernden Geweben (Lymphgewebe, Knochenmark, Gonaden) die größten Strahlenschäden verursacht werden. Tabelle 25 auf S. 172 zeigt die unterschiedliche Strahlensensibilität unterschiedlicher Gewebe.

Strahlenschäden sind schon bei kleinsten Strahlendosen möglich. Der Beginn von Leukämie, Karzinomen und genetischen Strahlenschäden kann durch einen einzigen Röntgenstrahltreffer ausgelöst werden.

Um die Dosis einer Röntgenstrahlung zu beurteilen, misst man in verschiedenen physikalischen Einheiten.

Energiedosis in Gray (Gy). Die Energiedosis charakterisiert die in der Materie absorbierte Strahlenmenge.

Äquivalentdosis in Sievert (Sv), früher: rem. Die Äquivalentdosis entspricht einer Abschätzung der Strahlenmenge unter Berücksichtigung ihrer biologischen Wirkung.

Gewebe	Strahlenwirkung
Embryo	Missbildung
Fetus	Missbildung
Lymphgewebe	Leukämie, Abwehrschwäche
Knochenmark	gestörte Blutbildung, Anämie, Leukämie
Gonaden (Hoden und Eierstöcke)	Erbgutschäden (genetischer Schaden, der erst in der nächsten Generation wirksam wird)
Dünndarm	Diarrhoe
Haut	Erythem (Rötung)
Augenlinse	Katarakt (Linsentrübung)
wachsender Knochen	Wachstumsschäden
Niere, Leber, Lunge	Funktionsstörungen
Muskeln	Funktionsstörungen
Bindegewebe	Funktionsstörungen

Tabelle 25 Abnehmende Strahlensensibilität von Gewebe.

Strahlenbelastung. Jeder Mensch ist ständig natürlichen und künstlich erzeugten Strahlen ausgesetzt (Strahlenexposition). Die Strahlung kommt aus dem Weltraum sowie von natürlichen radioaktiven Stoffen in Luft, Wasser und Boden (Bild 84). Künstliche Strahlenbelastungen erfolgen durch die Technik sowie durch medizinische Diagnostik und Therapie. Die Strahlenbelastung durch moderne Röntgengeräte ist deutlich niedriger als die natürliche Strahlenbelastung.

a = lat. annum = Jahr

Dosimeter sind Strahlendosismessgeräte. Das Filmdosimeter (Strahlenschutzplakette) enthält einen lichtdicht verpackten Film in einem mit Blei- und Kupferfiltern versetzten Kunststoffgehäuse. Dieser wird alle 4 Wochen von Überwachungsstellen ausgewertet. Daneben gibt es Stabdosimeter (Füllhalterdosimeter), die jederzeit abgelesen werden können (Bild 85).

6.7 Strahlenschutz

Der Strahlenschutz wird durch die „Verordnung über den Schutz vor Schäden durch ionisierende Strahlen" (Strahlenschutzverordnung, StrlSchV) geregelt (z. B. Strahlen aus radioaktiven Stoffen). Eine Ausnahme ist die Röntgenstrahlung, hier gilt die Röntgenverordnung (RöV; Tabelle 26, S. 174 f.).

> Die drei großen **A** des Strahlenschutzes:
>
> **A**bschirmung verwenden: alle Personen müssen im Röntgenraum Schutzkleidung tragen, soweit nicht Schutzwände vorhanden sind.
>
> **A**bstand halten: die Intensität der Strahlen nimmt mit dem Quadrat der Entfernung ab. Doppelter Abstand bedeutet nur noch ein Viertel der Strahlenbelastung, dreifacher Abstand nur noch ein Neuntel der Strahlenbelastung (Bild 86).
>
> **A**ufenthaltszeit verkürzen: je kürzer der Aufenthalt, desto geringer die Strahlenbelastung.

Apparative diagnostische Verfahren

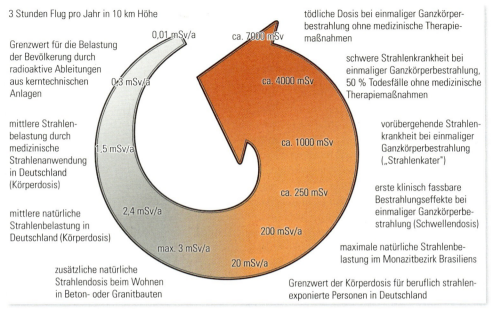

Bild 84 Strahlenbelastung im Alltag und in der Medizin.

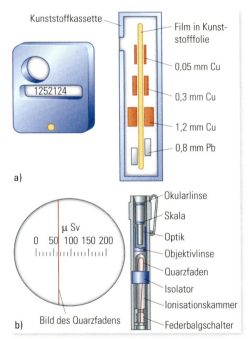

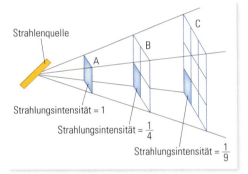

Bild 86 Abstandsschwächung (Abstands-Quadrat-Gesetz).

Bild 85 a) Filmdosimeter und b) Stabdosimeter.

Wichtige Fachbegriffe und Themenbereiche aus der RöV	Erläuterungen zu den ausgewählen Themenbereichen der Röntgenverordnung (RöV)
Technische Durchführung der Röntgendiagnostik	Einstellen der technischen Parameter an der Röntgeneinrichtung, Lagern des Patienten unter Beachtung der Einstelltechnik, Zentrieren und Begrenzen des Nutzstrahls, Durchführen von Strahlenschutzmaßnahmen und Auslösen der Strahlung
Berechtigte Personen (§ 24 RöV) dürfen Röntgenstrahlung am Menschen anwenden	1. Approbierte Ärzte, die die erforderliche Fachkunde im Strahlenschutz besitzen. 2. Approbierte Ärzte ohne die erforderliche Fachkunde im Strahlenschutz wenn sie unter ständiger Aufsicht und Verantwortung eines Arztes mit Fachkunde sind. 3. MTRA (Medizinisch Technische Radiologieassistenten / innen) mit staatlich anerkannter, abgeschlossener Ausbildung. 4. Auszubildende, die sich in einer Ausbildung befinden, welche die erforderlichen Voraussetzungen zur technischen Durchführung vermittelt wenn sie unter ständiger Aufsicht und Verantwortung eines Arztes mit Fachkunde sind; wenn sie die erforderliche Fachkunde im Strahlenschutz besitzen; wenn sie Arbeiten ausführen, die ihnen im Rahmen ihrer Ausbildung übertragen sind. 5. Personen mit einer abgeschlossenen medizinischen Ausbildung wenn sie unter ständiger Aufsicht und Verantwortung eines Arztes mit Fachkunde sind; wenn sie die erforderliche Fachkunde im Strahlenschutz besitzen.
Erforderliche Fachkunde und Kenntnisse im Strahlenschutz (§ 18a RöV)	werden erworben durch: 1. geeignete Ausbildung für den jeweiligen Anwendungsbereich der Röntgen-Diagnostik (Zeugnisse), 2. praktische Erfahrung (Nachweise), 3. erfolgreiche Teilnahme an einem Kurs über die erforderliche Fachkunde. Die Fachkunde muss mindestens alle fünf Jahre durch eine erfolgreiche Teilnahme an einem von der zuständigen Stelle anerkannten Kurs aktualisiert werden (Auffrischungskurs).
Sonstige Pflichten beim Betrieb einer Röntgeneinrichtung (§ 18 RöV)	Die beim Betrieb einer Röntgeneinrichtung beschäftigten Personen müssen anhand einer deutschsprachigen Gebrauchsanweisung durch eine entsprechend qualifizierte Person in die sachgerechte Handhabung eingewiesen werden.
	Der Text der Röntgenverordnung muss zur Einsicht ständig verfügbar gehalten werden.
Rechtfertigende Indikation (§ 23 RöV)	Röntgenstrahlung darf am Menschen nur angewendet werden, wenn ein Arzt mit der erforderlichen Fachkunde im Strahlenschutz den Auftrag gibt, in welcher Weise die Röntgenstrahlung angewendet wird. Die rechtfertigende Indikation erfordert die Feststellung, dass der gesundheitliche Nutzen der Anwendung am Menschen gegenüber dem Strahlenrisiko überwiegt.
Strahlenschutzbereiche (§ 19 RöV)	Nach der RöV wird je nach der Höhe der Strahlenexposition zwischen zwei Bereichen in einer Praxis unterschieden: • Überwachungsbereich ist der betriebliche Bereich, in dem Personen im Kalenderjahr eine Körperdosis zwischen 1mSv und 6mSv erhalten können (Röntgenpraxis). • Kontrollbereich ist der Bereich, in dem Personen im Kalenderjahr eine Körperdosis von mehr als 6 mSv erhalten können (Röntgenraum). Kontrollbereiche sind abzugrenzen und während der Betriebsbereitschaft und Einschaltzeit zu kennzeichnen. Die Kennzeichnung muss mindestens die Worte „Kein Zutritt – Röntgen" enthalten. Die Bereiche gelten nur während der Einschaltzeit des Röntgengerätes als Strahlenschutzbereiche. Der Aufnahmearbeitsplatz zählt nicht zum Kontrollbereich.

Tabelle 26 Ausgewählte Themenbereiche aus der Röntgenverordnung (Auszüge; gekürzt). ▶

Apparative diagnostische Verfahren

Wichtige Fachbegriffe und Themenbereiche aus der RöV	Erläuterungen zu den ausgewählen Themenbereichen der Röntgenverordnung (RöV)
Kategorien beruflich strahlenexponierter Personen (§ 31 RöV)	Personen, die in ihrem Beruf Strahlen ausgesetzt sind, werden zum Zwecke der Kontrolle und arbeitsmedizinischen Vorsorge in zwei Kategorien eingeteilt: • Beruflich strahlenexponierte Personen der Kategorie A sind im Kalenderjahr einer Körperdosis von mehr als 6 mSv ausgesetzt. • Beruflich strahlenexponierte Personen der Kategorie B können im Kalenderjahr einer Körperdosis zwischen 1 mSv und 6 mSv ausgesetzt sein.
Schutzvorkehrungen (§ 21 RöV)	Bei Personen, die sich im Kontrollbereich aufhalten, ist sicherzustellen, dass sie die erforderliche Schutzkleidung tragen.
Dosisgrenzwerte bei beruflicher Strahlenexposition (§ 31a RöV)	Für beruflich strahlenexponierte Personen darf die effektive Dosis den Grenzwert von 20 mSv im Kalenderjahr nicht überschreiten. Die zuständige Behörde kann im Einzelfall für ein einzelnes Jahr eine effektive Dosis von 50 mSv zulassen, wobei für fünf aufeinanderfolgende Jahre 100 mSv nicht überschritten werden dürfen.
	Für Personen unter 18 Jahren darf die Körperdosis den Grenzwert von 1 mSv im Kalenderjahr nicht überschreiten. Die zuständige Behörde kann aber für Auszubildende zwischen 16 und 18 Jahren festlegen, dass der Grenzwert für die Körperdosis auf 6 mSv erhöht wird, wenn dies zur Erreichung des Ausbildungszieles notwendig ist.
	Ab Bekanntwerden einer Schwangerschaft gilt der Grenzwert 1 mSv bis zum Ende der Schwangerschaft. Dies bedeutet, dass die schwangere Frau ab sofort nicht mehr im Kontrollbereich arbeiten darf.
Aufzeichnungspflichten, Röntgenpass (§ 28 RöV)	Über jede Anwendung von Röntgenstrahlung am Menschen sind Aufzeichnungen zu führen. Aufzeichnungen über Röntgendiagnostik sind 10 Jahre aufzubewahren, über Röntgentherapie 30 Jahre. Aufzeichnungen von Röntgenuntersuchungen einer Person, die das 18. Lebensjahr noch nicht vollendet hat, sind bis zur Vollendung des 28. Lebensjahres aufzubewahren.
	Der Röntgenpass ist ein von der untersuchten Person freiwillig geführtes Dokument. Bei Röntgenuntersuchungen sind Röntgenpässe bereitzuhalten und der untersuchten Person anzubieten. Es sind der Zeitpunkt, die Art der Anwendung, die untersuchte Körperregion sowie Angaben zum untersuchenden Arzt einzutragen.
zu überwachende Personen und Ermittlung der Körperdosis (§ 35 RöV)	Das medizinische Personal muss im Kontrollbereich ein Dosimeter tragen. Das Dosimeter ist an der Vorderseite des Rumpfes (unter der Schutzkleidung) zu tragen.
	Das Dosimeter ist der Messstelle jeweils nach Ablauf eines Monats einzureichen. Die zuständige Messstelle kann gestatten, dass Dosimeter in Zeitabständen bis zu 6 Monaten einzureichen sind. Es können auch kürzere Abstände angeordnet werden.
Unterweisung (§ 36 RöV)	Personen, die im Kontrollbereich arbeiten, sind vor dem erstmaligen Zutritt über die Arbeitsmethoden, die möglichen Gefahren, die Sicherheits- und Schutzmaßnahmen und den wesentlichen Inhalt der RöV zu unterweisen.
	Die Unterweisung ist mindestens einmal im Jahr zu wiederholen. Über den Inhalt und den Zeitpunkt der Unterweisung sind Aufzeichnungen zu führen, die von der unterwiesenen Person zu unterzeichnen sind. Die Aufzeichnungen sind fünf Jahre aufzubewahren und der zuständigen Behörde auf Verlangen vorzulegen.

Tabelle 26 Ausgewählte Themenbereiche aus der Röntgenverordnung (Auszüge; gekürzt).

7 Physikalische therapeutische Verfahren

Physikalische Anwendungen werden eingesetzt um
- Krankheiten vorzubeugen,
- Heilung zu unterstützen,
- Beschwerden zu lindern und
- um Patienten nach überstandener Krankheit wieder in die Gesellschaft einzugliedern.

Am häufigsten werden physikalische Verfahren bei Erkrankungen des Bewegungsapparates eingesetzt. Die physikalische Therapie ist ein Arbeitsbereich, in dem Medizinische Fachangestellte selbstständig die vom Arzt angeordneten Anwendungen durchführen müssen, insbesondere in den Bereichen Elektrotherapie, Wärmetherapie und Lichttherapie.

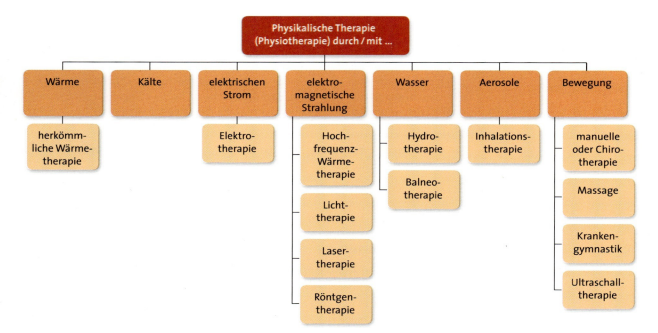

7.1 Herkömmliche Wärmetherapie

Schon immer wurde Wärme in der medizinischen Praxis eingesetzt, um Heilungsprozesse im Körpergewebe günstig zu beeinflussen. Der Dichter Wilhelm Busch beschrieb, wie mit Wärmetherapie das Magendrücken des Schneiders Böck zu behandeln war: „Denn ein heißes Bügeleisen, auf den kalten Leib gebracht, hat es wieder gut gemacht" (Bild 87). Heutzutage gibt es viel elegantere Methoden. Direkt auf die Haut aufgebrachte Wärme dringt nur sehr langsam und nicht sehr tief ein. Eine 20-minütige Anwendung kann die Temperatur in drei Zentimeter Tiefe nur um ein Grad erhöhen.

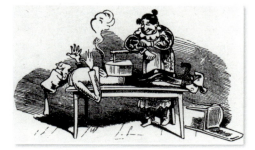

Bild 87 Wärmetherapie nach Wilhelm Busch.

7.1.1 Wärmewirkung

Je nach Körperregion und Organsystem zeigt der Einfluss von Wärme unterschiedliche Wirkungen.

Haut. Wärmeeinwirkung auf die Haut bewirkt eine Erweiterung der Hautgefäße (Vasodilatation). Daraus ergibt sich eine bessere Durchblutung (Hyperämie). Bei stärkerem Einwirken tritt ein Erythem auf. Über komplizierte Verschaltungen von Nervenbahnen (kutivisceraler Reflexbogen) geschieht im Körperinneren das Gleiche wie in der Haut. So können auch innere Organe durch äußerliche Wärmeanwendung beeinflusst werden.

Herz-Kreislauf. Wärme verursacht eine Erweiterung der Blutgefäße und somit eine Steigerung der Durchblutung; der Blutdruck wird eher sinken. Eine Erhöhung der Körpertemperatur um 1 °C führt zu einer Pulserhöhung von 15 bis 20 Schläge pro Minute.

Stoffwechsel. Wärme fördert die Versorgung des Gewebes mit Sauerstoff und Nährstoffen und beschleunigt die Entsorgung von schädigenden Stoffwechselprodukten. Wärme steigert die Geschwindigkeit der biochemischen Reaktionen.

Muskulatur. Wärme entspannt die Muskulatur (Relaxation), löst Spasmen und wirkt dadurch schmerzlindernd.

Nervensystem. Durch die Muskelentspannung wird der Druck auf beengte Nerven vermindert. Wärme fördert somit die psychische Entspannung.

Immunsystem. Wärme beschleunigt die Abwehrreaktionen des Körpers, sie führt zu einer vermehrten „Fresstätigkeit" der Abwehrzellen (Phagozytosesteigerung).

Die Stimulation des Immunsystems wird auch bei der Hyperthermie als entscheidender Effekt vermutet. Durch künstliche Überwärmung über die Normaltemperatur kann in manchen Fällen in Verbindung mit Chemotherapie oder Strahlentherapie Krebs bekämpft werden.

Temperaturempfindung. Die Haut besitzt sowohl Wärme- als auch Kälterezeptoren. Im Körperinneren kann keine Wärme empfunden werden. Die Bluttemperatur wird unbewusst im Hypothalamus (Zwischenhirn) registriert.

7.1.2 Indikationen zur Wärmetherapie

Wärmetherapie wird empfohlen
- bei Erkrankungen des Stütz- und Bewegungsapparates im chronischen Stadium (Arthrosen, Wirbelsäulensyndrome, Morbus Bechterew, muskuläre Verspannungen, chronische Gelenkentzündungen),
- als Begleittherapie zur Massage,
- bei psychosomatischen Erkrankungen, Nervosität und Erregungszuständen,
- bei beginnenden viralen Infekten; hier kann ein Überwärmungsbad die Abwehrkraft des Körpers steigern.

Kontraindikationen. Wärmetherapie ist kontraindiziert bei
- Menschen mit Sensibilitätsstörungen, weil sie nicht kontrollieren können, ob die Wärme zu intensiv ist,
- Herz-Kreislauf-Erkrankungen,
- Blutungen, Blutungsneigung, Bluterguss,
- Verschluss einer tiefen Vene durch Blutgerinnsel (Phlebothrombose),
- oberflächlicher Venenentzündung (Thrombophlebitis),
- hochfieberhaften Infekten,
- akut entzündlichen Vorgängen, denn die von der Wärme hervorgerufene gesteigerte Durchblutung kann zu einer verstärkten Schwellung und Schmerzzunahme führen.

Entzündungen der Nasennebenhöhlen sind davon ausgenommen, denn nach Gabe von abschwellenden Nasentropfen verbessert trockene Wärme die Durchblutung und führt so zu einer schnelleren Abheilung. Ebenso kann eine beginnende Mittelohrentzündung ohne Komplikationen wie Schwindel, Gesichtsnervenschwäche und Nackensteife mit trockener Wärme behandelt werden.

Erythem ▶ S. 391

Spasmen = Muskelkrämpfe

Immunsystem ▶ S. 251 ff.

7.1.3 Methoden der herkömmlichen Wärmetherapie

Trockene Wärme	Bemerkungen
Wärmflasche	Temperatur beachten, Stoffauflage zwischen Haut und Wärmflasche um Verbrennungen zu vermeiden.
Heizkissen	Isolation überprüfen, nicht knicken, Temperatur beachten, nicht unbeaufsichtigt lassen.
Heißluftkästen, Lichtkästen	Sie nutzen die Wirkung von Infrarotstrahlen der Glühlampen bzw. Heizwiderständen.
Infrarotstrahler (IR-Strahler)	Jeder heiße Körper gibt nicht sichtbare, aber spürbare Wärmestrahlung ab.
Rotlicht	Jede Glühbirne enthält Anteile von Rotlicht und Infrarotstrahlung. Rotlichtlampen filtern das normale Glühlampenlicht so, dass nur längerwelliges rotes Licht und IR-Strahlen austreten können.

Tabelle 27 Trockene Wärme.

Weitere, moderne Methoden zur trockenen Wärme werden in den Abschnitten Hochfrequenzwärmetherapie und Ultraschalltherapie beschrieben.

Hochfrequenzwärmetherapie ▶ S. 185

Ultraschalltherapie ▶ S. 191

Feuchte Wärme	Bemerkungen
heiße Wickel (Umschläge) von 45 °C mit unterschiedlichen Kräuterzusätzen oder 1 Teil Obstessig + 2 Teile Wasser	Körperteile werden in ihrem ganzen Umfang mit drei Wickeltüchern (1 feuchtes Innentuch aus Leinen, 1 Zwischentuch aus Baumwolle, 1 Außentuch aus Wolle oder Flanell) umwickelt, Liegedauer: solange der Wickel als warm empfunden wird, ca. ½ Stunde.
heiße Packungen	Mehr als die Hälfte des Körpers wird eingepackt bzw. eingewickelt, z. B. ¾ Packung, Ganzpackung.
Fangopackung	Fango (ital.: Schlamm) besteht aus vulkanischem Mineralschlamm, der die Wärme gut halten und abstrahlen kann.
Heublumensack	Ein mit getrockneten blühenden Gräsern und Wiesenblumen gefülltes Kissen wird unter fließendem Wasser angefeuchtet, 15 Minuten über Wasserdampf erhitzt und vorsichtig auf die Haut gelegt. Einwirkzeit bei 40–42 °C etwa 30 Minuten. Liegezeit bis zu 1 Stunde, danach ½ Stunde Bettruhe.
Überwärmungsbäder	Bei beginnenden grippalen Infekten oder bei chronischen Infektionen zur Abwehrsteigerung. Die Wassertemperatur wird langsam bis auf 41 °C gesteigert. Dauer bis 45 Minuten. Danach längere Ruhepause.
Sauna, Dampfbad	Kombination von starken Heiß- und Kaltreizen. Die Körpertemperatur wird erhöht. Stoffwechselvorgänge werden beschleunigt. Über den Schweiß werden Stoffwechselschlacken ausgeschieden.

Tabelle 28 Feuchte Wärme.

7.2 Kältetherapie

Kälte wurde schon von den griechischen Ärzten der Antike zu Heilzwecken angewandt. Der Fachausdruck heißt Kryotherapie. In der modernen Medizin arbeitet man mit niedrigen und extrem tiefen Temperaturen unter −20 °C.

7.2.1 Kältewirkung

Kälte dämpft Entzündungen aller Art. Kälte verengt Blut- und Lymphgefäße, der Flüssigkeitsaustritt wird verringert, die Haut wird spärlicher durchblutet, Schwellungen gehen zurück. Durch Kältebehandlung wird die Schmerzleitung der Nervenbahnen reduziert, was zusätzlich zur Schmerzminderung beiträgt. Durch die verringerte Körpertemperatur wird die Aktivität der körpereigenen Entzündungsstoffe gehemmt. Bei Verletzungen führen Kälteanwendungen zur Verringerung von Blutungen und Blutergüsse werden abgemildert.

Damit die Kälteanwendung von Nutzen ist, muss die Kälte tief genug in das Körpergewebe eindringen und deshalb über einen Zeitraum von 20 bis 30 Minuten durchgeführt werden. Nach einer Pause kann der verletzte Bereich erneut gekühlt werden. Direkt auf der Haut darf nur eine sehr kurzfristige Kühlung stattfinden. Kältepackungen dürfen wegen der Gefahr von Erfrierungen nie direkt auf die Haut einwirken, die Haut sollte mit einem Handtuch oder einer elastischen Binde abgedeckt sein. Eine zu kurze Kälteanwendung führt zu einem Rebound-Effekt mit überschießender Erweiterung der Blutgefäße und Zunahme der Schwellung.

Bei frischen Verletzungen wird die Kältetherapie durch Kompression und Hochlagerung unterstützt. Kurzzeitig regen Kältereize die Muskelaktivität an, die Muskelspannung steigt. Lang andauernde Kältereize vermindern die Muskelaktivität, die Muskelspannung wird gesenkt und Muskelverkrampfungen lockern sich.

7.2.2 Indikationen und Anwendungsmethoden

In der modernen Medizin gibt es sehr unterschiedliche Anwendungen von Kälte (Tabelle 29, S. 180).

Kontraindikationen. Kälte darf nicht bei Menschen angewendet werden, die besonders kälteempfindlich sind, z. B. bei

- Untergewicht,
- Schilddrüsenunterfunktion,
- Krebserkrankungen,
- Erkrankungen der Herzkranzgefäße oder
- Durchblutungsstörungen, bei denen das Gewebe unterernährt wird.

kryos (gr.) = Frost, Kälte

Rebound-Effekt = Zurückpralleffekt

7.3 Elektrotherapie

Im Jahre 1789 entdeckte der italienische Arzt und Naturforscher Luigi Galvani, dass frisch präparierte Muskeln von Froschschenkeln zusammenzucken, wenn sie mit zwei unterschiedlichen Metallen in Berührung kommen. Dies war der Anfang einer intensiven Forschung über die Wechselbeziehung zwischen Strom und Muskulatur, eine der Voraussetzungen für die heutige Elektrotherapie.

Bei der Elektrotherapie fließt elektrischer Strom durch den menschlichen Körper. Der Strom wird mithilfe von Elektroden in direkten Kontakt mit der Haut gebracht. Auch mit Voll- und Teilbädern kann der Strom über das Wasser an die Haut geleitet werden.

Andere Therapiegeräte, die zwar mit Strom betrieben werden, die aber keinen elektrischen Strom durch den Körper leiten, zählen definitionsgemäß nicht zu den Elektrotherapiegeräten.

7.3.1 Grundlagen der Elektrizitätslehre

Ionen sind elektrisch geladene Teilchen. In Flüssigkeiten können sie wandern und Ladungen transportieren. Sie bewegen sich aufgrund elektrischer Anziehungs- und Abstoßungskräfte.

Elektrode: elektrisch leitende metallische Kontaktplatte

Physiotherapie	Lokale Anwendung	Bemerkungen
• Sportverletzungen • Entzündungen • Schwellungen • Schmerzen • akuter Gichtanfall • Arthrose • schmerzfreie Mobilisierung von Arthrosen bei der krankengymnastischen Bewegungstherapie	Kältesprays	besitzen eine sehr starke Kältewirkung, der Kühleffekt ist jedoch nur solange vorhanden, wie das Spray angewendet wird. Es besteht die große Gefahr von Hauterfrierungen.
	Eisbeutel, Kältepackungen	Stoffauflage nötig
• Befindlichkeitsstörungen • zur Stärkung des Immunsystems • chronische Krankheiten	kalte Wickel (Brust- / Leib- / Arm- / Beinwickel)	In den ersten 5 Minuten Steigerung der Sympathikusaktivität, Gefäßverengung, danach bei abklingendem Wärmeentzug zunehmende Gegenreaktion des Körpers, erhöhte Parasympathikusaktivität, Entspannung im Bereich der Muskulatur und inneren Organe.
	Kneipp-Therapie wie kalte Güsse, Wassertreten	Wirkung ähnlich wie bei kalten Wickeln: Anregung der Selbstregulation bzw. Selbstheilung
• Fieber • Einschlafstörungen	kalte Wadenwickel	Leinentuch in Leitungswasser tauchen; Wickeln wie heiße Wickel (Tabelle 28). Bei Fieber den Wickel erneuern, wenn er nicht mehr als kalt empfunden wird.
Physiotherapie	Ganzkörperanwendung	
• chronische Polyarthritis • Psoriasis • Neurodermitis	Kältekammer, Lufttemperatur bis –110 °C	Aufenthalt in der Kammer maximal 1–3 Minuten. Der Patient ist bekleidet mit Badeanzug, Hand- Mund- und Nasenschutz.
Dermatologie	Lokale Anwendung	
• (Dell-) Warzen • Altersflecken • Narbenerhöhungen	flüssiger Stickstoff (–196 °C)	Das Gewebe wird schockgefroren. Nach einigen Tagen stößt der Körper das abgestorbene Gewebe ab, in der Regel völlig narbenfrei. Die Behandlung ist unblutig und schmerzfrei.
Chirurgie	Lokale Anwendung	
• Tumoren	Kryochirurgie –75 °C bis –180 °C	transurethrale Prostataresektion, chirurgisch nicht zu entfernende Lebermetastasen

Tabelle 29 Überblick über die Kältetherapie.

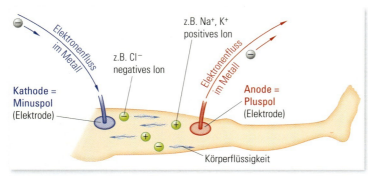

Es gibt
- positiv geladene Ionen (z. B. Na^+, K^+), sie wandern zum negativen Pol (Kathode) und
- negativ geladene Ionen (z. B. Cl^-, F^-), sie wandern zum positiven Pol (Anode).

In Körperflüssigkeiten kann sich ein von außen angelegter Stromfluss fortsetzen (Bild 88).

Bild 88 Stromfluss in Körperflüssigkeiten.

Physikalische therapeutische Verfahren

Stromstärke kann verstanden werden als die Anzahl der wandernden Ladungsträger pro Zeiteinheit. Das Ampere (A) ist die physikalische Messeinheit der Stromstärke.

Spannung. Damit ein Strom fließt, muss eine elektrische Spannung vorhanden sein. Im Bild 89 steht die linke Seite unter einem hohen Elektronendruck bzw. unter einer hohen Spannung, da sich gleichnamige Ladungen abstoßen. Auf der rechten Seite besteht ein geringerer Druck (eine niedrige Spannung). Die Seite mit dem höheren Elektronendruck wird als negativer Pol (Kathode), die rechte Seite als positiver Pol (Anode) bezeichnet. Nur solange ein Spannungsunterschied zwischen beiden Seiten besteht, fließt ein Strom, und zwar immer vom höheren Elektronendruck zur Seite der niedrigeren Spannung. Die physikalische Messeinheit für die Spannung heißt Volt (V).

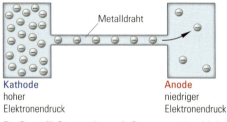

Kathode — hoher Elektronendruck
Anode — niedriger Elektronendruck

Der Strom fließt nur, solange ein Spannungsunterschied besteht.

Bild 89 Veranschaulichung der Spannung.

Gleichstrom. Beim Gleichstrom (Galvanisation, Stangerbäder, Iontophorese, niederfrequenter Reizstrom) fließt der Strom der Ladungsträger immer in einer Richtung (Bild 90).

Wechselstrom. Beim Wechselstrom fließen die Ladungsträger abwechselnd in beide Richtungen hin und her. Die Ladungsträger können nicht weit wandern, sie „zappeln auf der Stelle".

Reizstrom. Bei der Reizstromtherapie fließt ein Gleichstrom zerhackt durch Unterbrechungen (winzige Pausen) immer in eine Richtung. Es fließen also Gleichstromimpulse.

Die Frequenz mit der Messeinheit Hertz (Hz) gibt bei periodischen Vorgängen die Zahl der Vorgänge pro Sekunde an (Tabelle 30).

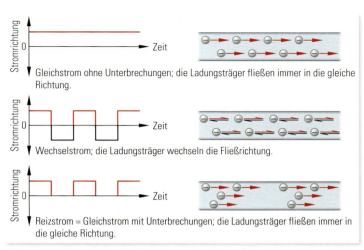

Gleichstrom ohne Unterbrechungen; die Ladungsträger fließen immer in die gleiche Richtung.

Wechselstrom; die Ladungsträger wechseln die Fließrichtung.

Reizstrom = Gleichstrom mit Unterbrechungen; die Ladungsträger fließen immer in die gleiche Richtung.

Bild 90 Gleichstrom, Wechselstrom, Reizstromimpulse.

Frequenz	bedeutet
0 Hz	es ändert sich nichts
1 Hz	1-mal pro Sekunde ändert sich etwas
1 000 Hz = 1 kHz	1 000-mal pro Sekunde ändert sich etwas
1 000 000 Hz = 1 MHz	1 000 000-mal pro Sekunde ändert sich etwas

Tabelle 30 Die physikalische Größe Frequenz.

Ein kontinuierlich fließender Gleichstrom hat die Frequenz 0 Hz. Gleichstromimpulse mit 500 Pausen pro Sekunde haben die Frequenz 500 Hz. Wechselströme, die 4 000-mal pro Sekunde die Richtung wechseln, haben die Frequenz 4 000 Hz = 4 kHz. Hochfrequente Wechselströme mit Frequenzen im Megahertz-Bereich (MHz) geben ihre Energie über Strahlerantennen als elektromagnetische Felder an die Umgebung ab.

Die elektromagnetischen Wellen haben die gleiche Frequenz wie der verursachende Wechselstrom. Alle elektromagnetischen Wellen breiten sich mit Lichtgeschwindigkeit (≈ 300 000 km/s) aus. Je nach Frequenz haben die elektromagnetischen Wellen sehr unterschiedliche Eigenschaften und Wirkungen auf den menschlichen Organismus (Bild 91, S. 182).

Allgemein gilt: Je niedriger die Frequenz ist, umso größer ist die Wellenlänge und umgekehrt. Eine hochfrequente Welle hat also eine sehr kurze Wellenlänge.

Galvanisation
▶ S. 182

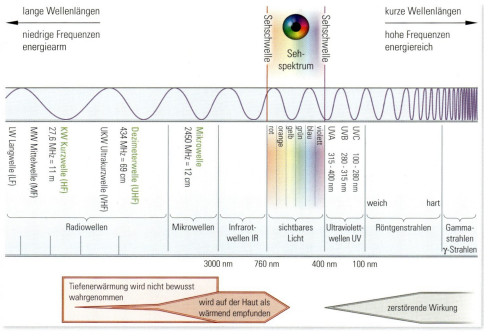

Bild 91 Spektrum der elektromagnetischen Wellen.

7.3.2 Wirkungen des elektrischen Stromes

In Abhängigkeit von elektrischer Spannung (V), elektrischer Stromstärke (A) und Stromfrequenz (Hz) kann man beim Menschen mit zunehmender Stromleistung unterschiedliche Symptome beobachten:
- leichtes Kribbeln (therapeutischer Bereich),
- Wärmegefühl,
- Schmerz,
- Muskelverkrampfungen, Verbrennungen,
- Krampfanfälle, Kammerflimmern.

Je nach Stromart sind im therapeutischen Bereich folgende Auswirkungen in der behandelten Körperregion erkennbar:
- durchblutungsfördernde (hyperämisierende) Wirkung,
- schmerzlindernde (analgesierende) Wirkung,
- Wanderung elektrisch geladener Teilchen (Ionen) im Körper. Bei der Gleichstromtherapie können chemische Hautveränderungen, z. B. Verätzungen im Bereich der Elektroden, auftreten. Bei Wechselstrombehandlungen kommt es an den Elektroden nicht zu hautreizenden Stoffentladungen, da die Stromrichtung ständig wechselt.

hydro (gr.) = Wasser

Die Ströme, die bei den Anwendungen der Elektrotherapie durch den Körper fließen, sind zu schwach um nennenswerte Wärme zu erzeugen; stärkere Stromflüsse wären schädlich. Deshalb wird die Elektrotherapie nicht zur Wärmetherapie gerechnet.

7.3.3 Galvanisation

Galvanisation verwendet einen stetig fließenden Gleichstrom (galvanischer Strom). Entweder wird der Strom dem Patienten über Plattenelektroden in direktem Hautkontakt oder über Teil- bzw. Vollbäder verabreicht (Wasserelektroden; Bild 92). Dabei kommt es im Bereich der Kathode (Minuspol) zu einer Steigerung der Nervenerregbarkeit und im Bereich der Anode (Pluspol) zu einer Herabsetzung der Erregbarkeit und Schmerzlinderung. Der Stromfluss fördert die Durchblutung von Haut und Muskulatur und verbessert dadurch die Versorgung des Gewebes mit Nährstoffen.

Hydrogalvanische Bäder sind Anwendungen der Galvanisation im Wasserbad. Hierbei stellt das Wasser die Elektrode dar und sorgt für einen optimalen Stromübergang. Beim hydrogalvanischen Vollbad, dem sogenannten

Stangerbad, liegt der Patient in einer Kunststoffbadewanne, am Kopf- und Fußende sind Metallelektroden eingelassen für eine elektrische Längsdurchflutung (Bild 92). Für eine Querdurchflutung befinden sich an den Seitenwänden ebenfalls Elektroden. Sogenannte ansteigende Bäder mit der Anode am Fußende und Kathode am Kopfende haben anregende Wirkung. Absteigende Bäder mit der Anode am Kopfende und Kathode am Fußende haben beruhigende Wirkung. Für Patienten, die den Wasserdruck nicht vertragen, werden hydroelektrische Teilbäder zur Behandlung einzelner Extremitäten angewendet.

Iontophorese heißt wörtlich übersetzt „geladene Teilchen transportieren". Hier werden mithilfe von Gleichstrom Medikamente durch die intakte Haut hindurch etwas tiefer in den Körper eingebracht als beim normalen Eincremen (Bild 93). Da das Prinzip auf der Wanderung von Ionen beruht, sind nur Medikamentenwirkstoffe geeignet, die in ionisierter Form vorliegen (Tabelle 31).

Folgende Punkte sollten bei der Durchführung einer Iontophorese beachtet werden:
- Haut mit Alkohol reinigen,
- Salbe auf die Haut aufbringen und Gaze darüber legen,
- feuchten Stoff oder Schwämmchen auflegen,
- Elektroden befestigen,
- konstante Durchflutung mit Gleichstrom.

Patienten, die unter Schweißhänden leiden, können mit der Leitungswasseriontophorese behandelt werden. Die Therapie dauert über mehrere Wochen, täglich jeweils 10 Minuten. Zur Wirkungsverstärkung kann dem Wasser etwas Haushaltsessig oder Salbeiextrakt hinzugefügt werden.

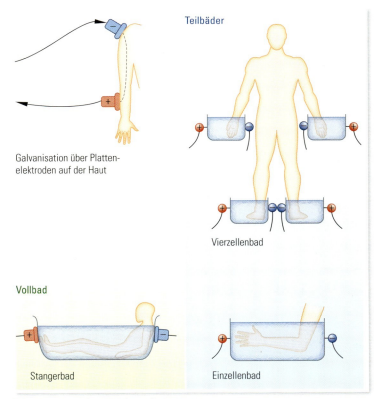

Bild 92 Anwendungen der Galvanisation.

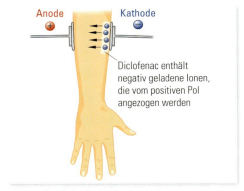

Bild 93 Das Prinzip der Iontophorese.

Wirkstoffe, die unter dem Pluspol (Anode) eingebracht werden	Wirkstoffe, die unter dem Minuspol (Kathode) eingebracht werden
• Lokalanästhetika wie Lidocain, Novocain • gefäßerweiternde Mittel wie 10 %ige Histamin-Lösung, Bienengift • Hydrocortison	• Antirheumatika, Antiphlogistika wie Diclofenac, Salicylate, Indometacin, Ammoniumbituminosulfat (Ichthyol®) • gerinnungshemmende Mittel wie Heparin, Hirudin

Tabelle 31 Für die Iontophorese geeignete Wirkstoffe.

7.3.4 Niederfrequenter Reizstrom

Die Impulse verursachen – je nach Stärke und Dauer – Muskelreize bis hin zu einer Dauerkontraktion der entsprechenden Muskeln (sogenannte faradische Ströme). In der Elektrotherapie umfasst der Niederfrequenzbereich alle Frequenzen zwischen 0 und 1 000 Hz.

Diadynamische Ströme, auch Bernard-Ströme genannt, entstehen als Kombination aus Gleichstrom (galvanischer Basisstrom) und Impulsstrom (Reizstrom). Eine diadynamische Stromtherapie erzielt eine besonders gute schmerzlindernde Wirkung.

TENS ist die Abkürzung für **t**ranskutane **e**lektrische **N**erven**s**timulation. Sie eignet sich nach ärztlicher Anleitung auch zur Selbstbehandlung, vor allem in der Schmerztherapie. Bei der TENS werden über Elektroden auf der Haut die dort verlaufenden Nerven gereizt. Dieser Reiz ist nicht schmerzhaft, der Patient spürt nur ein leichtes Kribbeln. Möglicherweise wird die Übertragung von Schmerzreizen an das Gehirn blockiert, weil das Rückenmark nicht unendlich viele Impulse an das Gehirn weiterleiten kann. Wahrscheinlich kommt es durch die Nervenstimulation zu einer Ausschüttung körpereigener Stoffe, die Schmerzen hemmen (Endorphine). Zur konventionellen Reizstrombehandlung bestehen folgende Unterschiede:
- Die Impulse sind wesentlich kürzer als bei konventionellen Reizströmen,
- der Patient benutzt die Geräte zur Eigenbehandlung,
- die batteriebetriebenen TENS-Geräte sind nicht größer als eine Zigarettenschachtel und die verwendeten Klebeelektroden sind nur wenige Quadratzentimeter groß.

7.3.5 Mittelfrequenter Reizstrom

Elektrotherapeutische Anwendungen in einem Frequenzbereich von 1 000 Hz bis 100 000 Hz werden als Mittelfrequenztherapie bezeichnet. Die schmerzstillende Wirkung bei der Mittelfrequenztherapie ist relativ gering, dafür entstehen aber im Muskel durch die hohen Anregungsfrequenzen kräftigende Muskelkontraktionen mit zusätzlich durchblutungsfördernder Wirkung.

> **Interferenz**
> (lat.) aus **inter** = zwischen und **ferre** = tragen

> **dia** (gr.) = durch

Interferenzstromtherapie nach Nemec. Um 1950 wurden von dem österreichischen Physiker Nemec zwei Wechselstromkreise überlagert. Die zwei Wechselströme unterscheiden sich in ihrer Frequenz nur geringfügig, z. B. 3 900 Hz und 4 000 Hz. Durch die teilweise Überlagerung ergibt sich ein schwebendes Wellenbild mit besserer Wirkung auf Muskulatur und Nerven. Ein Gewöhnungseffekt, wie er sonst bei der einfachen Mittelfrequenztherapie eintritt, scheint nicht stattzufinden.

7.3.6 Kontraindikationen der Elektrotherapie

Elektrotherapie darf nicht angewendet werden bei
- fieberhaften Erkrankungen,
- akuten Entzündungen, Verletzungen oder Hautkrankheiten an der zu behandelnden Stelle,
- metallischen Fremdkörpern im Therapiebereich (werden sehr heiß und erzeugen Verbrennungen),
- Schwangerschaft (relative Kontraindikation),
- sehr starker Blutungsneigung (Hämophilie).

7.3.7 Allgemeine Vorsichtsmaßnahmen bei der Therapie mit elektrischen Geräten

- Das Therapiegerät muss regelmäßig nach dem Medizinproduktgesetz (MPG) von Fachleuten gewartet werden.
- Die MFA muss von erfahrenen Kräften am Gerät eingewiesen werden.
- Die Bedienungsanweisung muss an jedem Gerät zur Einsicht bereit liegen.
- Vorsicht ist geboten bei Allergien auf das Elektrodengel.
- Eine längere Behandlung von Knochenwachstumszonen bei Jugendlichen sollte vermieden werden.
- Die MFA sollte sich während einer physikalisch-medizinischen Maßnahme nicht vom Patienten entfernen (Rufnähe).
- Patienten entspannt lagern.
- Ein feuchtes Schwämmchen zwischen Elektrode und Haut verbessert die Leitfähigkeit und vermindert Verätzungen der Haut.
- Vor dem Einschalten des Gerätes überprüfen, ob der Intensitätsregler auf Null steht.

- Gerät einschalten und die Intensität auf die gewünschte Stärke langsam hochregeln (einschleichen).
- Der Patient darf niemals unangenehme Hitze oder Schmerzen verspüren.
- Bei Missempfindungen ist die Stromstärke zu drosseln oder sofort zu unterbrechen.
- Der Patient sollte im Notfall den Strom selbst ausschalten können.
- Apparateeinstellung zwischendurch kontrollieren.
- Der Patient sollte nicht selbst an den Schaltern drehen.
- Patienten häufiger nach dem Befinden fragen.
- Bei Allgemeinreaktionen (Zwischenfälle wie Übelkeit oder Ohnmacht) muss der Arzt benachrichtigt werden.
- Am Ende der Behandlung den Strom langsam zurückdrehen (ausschleichen).
- Geräteteile, die mit dem Patienten in Berührung kommen, müssen nach der Anwendung gereinigt und desinfiziert werden.

> Grundsätzlich gilt immer und bei allen Therapien mithilfe von Geräten, dass Sie die vom Hersteller vorgeschriebenen Hinweise und Richtlinien beachten und einhalten müssen.

7.4 Hochfrequenz-Wärmetherapie (HF-Therapie)

Elektrotherapeutische Anwendungen mit Frequenzen über 100 000 Hz werden als Hochfrequenztherapie bezeichnet. Obwohl auch hier elektrische Geräte verwendet werden, zählt diese Therapieart nicht zur Elektrotherapie, denn es fließen keine Ströme über Hautelektroden in den Körper. Es besteht kein direkter Hautkontakt. Die HF-Therapiegeräte produzieren hochfrequente Wechselströme in einem Bereich von mehreren Millionen bis Milliarden Hertz, die über Antennen (Sender) in Form von elektromagnetischen Wellen abgestrahlt werden (Bild 94).

Tiefenwärme. Im Gegensatz zur Elektrotherapie erzeugen die elektrischen und magnetischen Felder der HF-Therapie Wärme. Die Wärme dringt nicht von außen durch alle Schichten, sondern sie entsteht tief im Körperinneren.

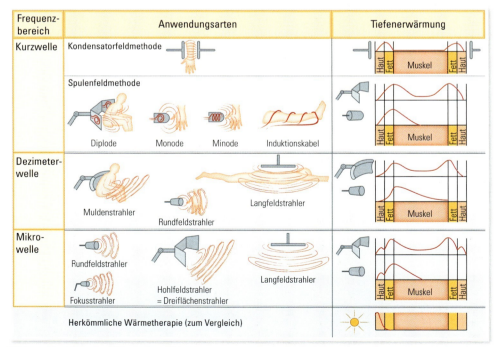

Bild 94 Hochfrequenz-Therapieverfahren.

Wärmeempfindung. Haut und Unterhautfettgewebe sind relativ wasserarm, sodass sie kaum erwärmt werden. Da der Mensch aber nur hier Wärmerezeptoren hat, merkt er nicht, wenn die Bestrahlung im Körperinneren Hitzeschäden erzeugt. Aus diesem Grund müssen Bestrahlungsdosis und Strahlerposition streng nach Herstellerangaben bzw. ärztlicher Anweisung beachtet werden.

Entsprechend den verschiedenen Frequenzen wird die Hochfrequenztherapie in drei Bereiche unterteilt:
- Kurzwellentherapie,
- Dezimeterwellentherapie,
- Mikrowellentherapie.

7.4.1 Kurzwellentherapie

In der Praxis werden die Kondensatorfeldmethode und die Spulenfeldmethode angewendet.

Kondensatorfeldmethode. Die Elektroden werden mit zwei Haltearmen ohne Körperkontakt über der Hautoberfläche platziert. Zwischen den Elektroden entsteht ein elektrisches Feld. Die korrekte Positionierung der beiden auch als Kondensatorplatten bezeichneten Elektroden muss genauestens beachtet werden (Bild 95). Je größer der Abstand (3 bis 5 cm) zwischen Kondensatorplatte und Haut ist, desto mehr kommt es zu einer Tiefenerwärmung. Ein kleiner Abstand (1 bis 2 cm) bewirkt lediglich eine Oberflächenerwärmung. Die Elektroden müssen immer parallel zur Hautoberfläche liegen, da es sonst aufgrund der erhöhten elektrischen Feldliniendichte zu Überhitzungen kommen kann.

In der Fettschicht unter der Haut entsteht der größte Wärmeeffekt, tiefere Regionen werden schlecht erreicht.

Spulenfeldmethode. Im Spulenfeldstrahler befindet sich ein spulenförmiger Stromleiter, der ein magnetisches Feld erzeugt. Je nach der zu bestrahlenden Körperregion werden unterschiedliche Strahlerformen verwendet. Muskeln und tiefere Körpergewebe werden besser erreicht als Haut- und Unterhautfettgewebe.

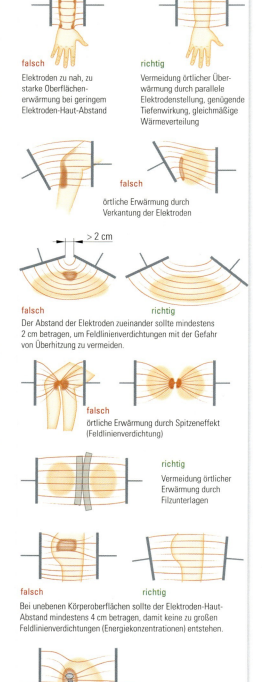

falsch — Elektroden zu nah, zu starke Oberflächenerwärmung bei geringem Elektroden-Haut-Abstand

richtig — Vermeidung örtlicher Überwärmung durch parallele Elektrodenstellung, genügende Tiefenwirkung, gleichmäßige Wärmeverteilung

falsch — örtliche Erwärmung durch Verkantung der Elektroden

> 2 cm

falsch **richtig** — Der Abstand der Elektroden zueinander sollte mindestens 2 cm betragen, um Feldlinienverdichtungen mit der Gefahr von Überhitzung zu vermeiden.

falsch — örtliche Erwärmung durch Spitzeneffekt (Feldlinienverdichtung)

richtig — Vermeidung örtlicher Erwärmung durch Filzunterlagen

falsch **richtig** — Bei unebenen Körperoberflächen sollte der Elektroden-Haut-Abstand mindestens 4 cm betragen, damit keine zu großen Feldlinienverdichtungen (Energiekonzentrationen) entstehen.

Metallteile (Implantate) führen zu Feldlinienverdichtungen mit Überhitzung

Bild 95 Elektrodenlage bei der Kondensatorfeldmethode.

7.4.2 Dezimeterwellentherapie (UHF-Therapie)

Der Dezimeterwellenbereich wird auch Ultra-Hochfrequenz-Bereich (UHF) genannt. Dezimeterwellentherapie ähnelt der Mikrowellentherapie. Bei beiden werden von speziell geformten Sendeantennen hochfrequente elektromagnetische Felder abgestrahlt. Jedes Dezimeterwellengerät besitzt ebenso wie ein Mikrowellen-Therapiegerät einen großen Strahlerarm mit einem mehr oder weniger großflächigen Sender, je nach zu behandelnder Körperregion und erwünschter Eindringtiefe (Bild 94, S. 185).

Im Vergleich zu anderen HF-Therapien wird die Haut mit ihren Thermorezeptoren fast nicht erwärmt. Das Wärmeempfinden des Patienten fehlt vollständig. Die Behandlung kleinerer Bereiche ist nicht gut durchführbar. Trotz guter Tiefenwirkung wird dieses Verfahren in Arztpraxen sehr selten angewendet.

7.4.3 Mikrowellentherapie

Elektromagnetische Felder werden mit noch höherer Frequenz als bei der Dezimeterwellentherapie abgestrahlt. Der Patient kann sich bei der Mikrowellentherapie an der Miterwärmung des Hautgewebes orientieren und die Dosis abschätzen. Es können Strahler fast jeder Größe verwendet werden (Bild 94, S. 185). Wegen ihrer Vielseitigkeit werden Mikrowellengeräte am häufigsten in den Praxen eingesetzt.

7.4.4 Indikationen der HF-Therapie

HF-Therapie ist dort angebracht, wo Wärme Linderung und Heilung verspricht, z. B. bei
- Erkrankungen des rheumatischen Formenkreises,
- Muskelschmerzen, Muskelverspannungen,
- Arthrosen,
- schmerzhafter Menstruation,
- chronischen Entzündungen, aber auch Sinusitis, Bronchitis, Cystitis, Prostatitis, Bursitis.

Bei akuten Entzündungen kann mit entsprechend schwacher Dosierung eine HF-Therapie sinnvoll sein, da der Abbau von Entzündungserregern beschleunigt wird. Je akuter das Stadium der Krankheit, desto niedriger die Dosis, desto kürzer die Behandlungszeit und desto kleiner die Behandlungsintervalle. Umgekehrtes Vorgehen erfolgt bei chronischen Krankheitsverläufen.

Kontraindikationen. Es gelten alle Kontraindikationen der Elektrotherapie sowie:
- elektronische Implantate, z. B. Herzschrittmacher oder Hörgeräte, können durch die Nähe eines HF-Gerätes gestört werden,
- es dürfen sich keinerlei Metallteile im Strahlungsfeld befinden, da sie sehr heiß werden (Hüftgelenksendoprothesen, Knochennägel, Spirale, Piercings, Schmuck usw.).

7.4.5 Vorsichtsmaßnahmen und Besonderheiten bei der HF-Therapie

- Feuchte Verbände im Behandlungsgebiet sind zu entfernen, da sie sehr heiß werden;
- auf trockene Haut achten, verschwitzte Bereiche gut abtrocknen, wegen Schweißbildung sollten prinzipiell alle Kleidungsstücke vom Behandlungsgebiet entfernt werden;
- die Augen dürfen von Mikrowellen und Dezimeterwellen nicht getroffen werden (Gefahr der Starbildung, bei Kontaktlinsenträgern Schädigung der Hornhaut), daher müssen bei Kopfbestrahlungen die Augen mit einer Schutzbrille aus Metallgeflecht (Teesiebgeflechtbrille) geschützt werden;
- die HF-Therapie darf nicht auf Liegen mit Metallrahmen angewendet werden.
- Im Prinzip sind HF-Therapiegeräte Radiosender, deshalb ist ihr Gebrauch nur für ganz bestimmte Frequenzen zugelassen, um den Funkverkehr nicht zu stören. Die Sendeenergie kann bei gleichzeitigen EKG-Aufzeichnungen im Nachbarzimmer Störungen hervorrufen.

> EKG ▶ S. 264 f.

7.5 Lichttherapie

Unter Lichttherapie (Phototherapie) versteht man die Anwendung von IR-Strahlung, sichtbarer Strahlung und UV-Strahlung zu Heilzwecken.

Schon seit Jahrtausenden ist bekannt, dass Licht heilen kann. Im antiken Griechenland wurde der Begriff Heliotherapie (Sonnentherapie) geprägt. Sie ist die ursprünglichste Form der Lichttherapie.

> **helios** (gr.) = Sonne

Das Sonnenlicht wird in der Behandlung von Hautkrankheiten, Rachitis, Tuberkulose, Müdigkeit, Schlaflosigkeit, Abwehrschwäche, Leistungsschwäche und Depressionen eingesetzt. Da z. B. in den Wintermonaten die natürliche Sonnenstrahlung sehr gering ist, versucht man das Sonnenlicht mit besonderen Lichtquellen möglichst gut zu imitieren.

7.5.1 Infrarottherapie (IR-Therapie)

Infrarotstrahlen sind nicht sichtbare Strahlen, die auf der Haut als wärmend empfunden werden. Die Strahlen haben eine nur geringe Eindringtiefe. Wenige Minuten nach Beginn der Bestrahlung kommt es bei ausreichender Strahlenstärke zu einer Hyperämie, d. h. einer gesteigerten Durchblutung und damit zu einem Erythem.

Wirkungen, Indikationen und Kontraindikationen der IR-Wärmetherapie entsprechen denen der herkömmlichen Wärmetherapie.

> herkömmliche Wärmetherapie
> ▶ S. 177 f.

7.5.2 Ultraviolettherapie (UV-Therapie)

Ultraviolettstrahlen sind wie IR-Strahlen nicht sichtbar, sie erzeugen aber keine Wärmeempfindung auf der Haut. Nach UV-Bestrahlung kommt es erst nach einigen Stunden zu einer Hautrötung (Erythem) als Folge einer Entzündung (Verbrennung ersten Grades).

Der zivilisatorisch bedingte Lichtentzug des modernen Menschen (Büroarbeit) schwächt das Immunsystem und den Biorhythmus und stört die Produktion von Hormonen. Eine vernünftige langsame Anpassung des Körpers an die natürliche UV-Strahlung ist gesund, vermeidet Vitamin-D-Mangel und Winterdepressionen. UV-Strahlen in Überdosis sind jedoch schädlich.

Der UV-Bereich wird üblicherweise in drei Bereiche unterteilt (Tabelle 32).

UV-Strahlung Teilbereich	Eigenschaften, Wirkungen	Anwendungen
UV-A niedriger UV-Frequenzbereich	Gelangt nahezu ungefiltert durch die Atmosphäre auf die Erdoberfläche, durchdringt Fensterscheiben, produziert kaum Sonnenbrände; kann Lichtüberempfindlichkeitsreaktionen auslösen. Langfristig bewirkt UV-A-Strahlung die vorzeitige Alterung der Haut mit Schädigung der Bindegewebsfasern und Pigmentflecken.	Wird in Solarien angewendet. Behandlung mit speziellen Wellenlängen aus dem langwelligen UV-A-Bereich = UV A_1 zur Therapie von Hautkrankheiten, z. B. Neurodermitis. PUVA-Therapie wird in Kombination mit dem Wirkstoff Psoralen zur verstärkten Behandlung der Psoriasis angewendet.
UV-B mittlerer UV-Frequenzbereich (FB)	Ist energiereicher als UV-A-Strahlung; wird etwa zu 90 % von der Atmosphäre (Ozonschicht) absorbiert; durchdringt Fensterscheiben nicht; ist für die Entstehung von Sonnenbrand und Krebsvorstufen der Haut verantwortlich. Im Gebirge ist der Anteil an UV-B-Strahlen höher als im Flachland, pro 1000 Höhenmeter nimmt die UV-B-Intensität um bis zu 20 % zu. Die Hemmung des Immunsystems nach plötzlicher, starker UV-B-Bestrahlung schwächt den Körper bei Infektionskrankheiten, z. B. bei Herpes-simplex-Infektionen. UV-B fördert die Bildung von Vitamin D im Körper.	UV-B-Strahlen werden zur Therapie von manchen entzündlichen Hauterkrankungen verwendet, da sie wachstumshemmend auf Zellen der oberen Hautschichten wirken und das Immunsystem hemmen. Die UV-B-Schmalspektrumtherapie mit speziellen Wellenlängen aus dem UV-B-Bereich wird zur Therapie der Psoriasis eingesetzt.
UV-C hoher UV-FB	Ist energiereicher als UV-B, sehr aggressiv, wird fast vollständig von der Ozonschicht absorbiert.	medizinisch nicht nutzbar

Tabelle 32 UV-Strahlenbereiche.

Physikalische therapeutische Verfahren

Vorsichtsmaßnahmen:
- Man sollte eine dunkle Schutzbrille verwenden, um Schäden der Netzhaut vorzubeugen.
- Überdosierungen sind wegen der Gefahr eines Sonnenbrandes zu vermeiden.
- Der Bestrahlungsabstand in Abhängigkeit von Bestrahlungsart und -stärke muss eingehalten werden.
- Keine plötzlichen aggressiven Sonnenbäder auf untrainierter Haut! Eine Bestrahlungsserie beginnt mit kurzer Behandlungsdauer, die langsam erhöht wird.

7.5.3 Lasertherapie

Laserstrahlen unterscheiden sich in mehreren Eigenschaften vom gewöhnlichen Licht der Sonne oder Glühlampen:
- Sie bestehen nur aus einer einzigen Wellenlänge,
- alle Strahlen schwingen an einer Stelle im gleichen Takt, damit ergibt sich eine sehr hohe Energie, d. h.,
- sie können eine sehr hohe Lichtenergie punktgenau konzentrieren.

Der Einsatz von Laser in der Medizin ist äußerst vielfältig. Energiereiche Laser werden als „Lichtskalpell" in der Chirurgie angewendet; es kommt zu einer Gewebekoagulation, einer Verkochung von Gewebe auf engstem Raum. Laserstrahlen werden benutzt zum Abtragen von Gewebe, zur Stillung von Blutungen und zum notfallmäßigen Durchdringen von Tumorengstellen in Hohlorganen. Dies ist auch endoskopisch möglich. Sie werden verwendet in der Urologie, Dermatologie oder in der Augenheilkunde, beispielsweise zum Anschweißen einer sich ablösenden Netzhaut.

Lasergeräte werden je nach Gefährdungspotential in die Klassen 1, 2, 3A, 3B und 4 unterschieden. Laser der Klasse 1 sind auch bei Fehlbedienung ungefährlich, ab der Klasse 3B jedoch kann es auch schon mit kurzen Einwirkungszeiten bei direktem Blick in den Strahl oder durch eine Spiegelung zu Augenschäden kommen. Bei Arbeiten mit Laserstrahlen ist eine geeignete Schutzbrille zu tragen.

Die Sicherheitshinweise in den Bedienungsanleitungen müssen selbstverständlich beachtet werden.

> **Koagulation** (lat.) = Ausflockung, Gerinnung eines Stoffes

> **Laser** = **l**ight **a**mplification by **s**timulated **e**mission of **r**adiation

7.6 Hydrotherapie und Balneotherapie

Die Balneotherapie beschäftigt sich mit Bädern aus natürlichen Heilquellen, Moorbädern oder Trinkkuren in einem Kurort oder Seebad.

Die Hydrotherapie umfasst die unterschiedlichsten Anwendungsformen von Wasser, also Waschungen, Güsse, Voll- und Teilbäder, Wickel, Packungen und Wassertreten. Ziel der Therapie ist es, mit Warm- und Kaltreizen das körperliche und geistige Gleichgewicht zu festigen und die Abwehrkräfte zu steigern.

Kneipp-Therapie. Ein bekannter Vertreter dieser Therapierichtung ist der Wörishofener Pfarrer Sebastian Kneipp (1821–1897), der seine Kneipptherapie auf fünf Behandlungsprinzipien aufbaute:
- Hydrotherapie,
- Bewegungstherapie,
- Ernährungstherapie,
- Pflanzentherapie sowie
- Ordnungstherapie.

> **balneum** (lat.) = Bad

7.7 Inhalationstherapie

Unter Inhalation versteht man das Einatmen von feinst verteilten flüssigen oder festen Schwebstoffen. Inhalationen gehören zur Standardbehandlung von Atemwegserkrankungen.

Aerosole sind feste oder flüssige in der Luft schwebende Teilchen, die kleiner als 0,01 mm sind.

4 Bei Diagnostik und Therapie von Erkrankungen des Bewegungsapparates assistieren

Anwendungsart	Tröpfchengröße	Indikation
Kopfdampfbad: der Kopf wird über eine Schüssel mit heißem Wasser gehalten und ein Badetuch darüber gedeckt	Erhitzen von Wasser erzeugt Wasserdampf, wobei relativ große Nebeltröpfchen entstehen	Nebeltröpfchen gelangen nicht in die tiefen Atemwege, sie eignen sich zur Therapie von Erkrankungen der oberen Atemwege, wie Schnupfen, Halsentzündung, Rachenentzündung, Nasennebenhöhlenentzündungen
Düsenvernebler (Druckluftkompressor oder Spraydose wie z. B. Dosieraerosol), Ultraschallvernebler	kleinere Partikel, die bis in die Bronchien oder sogar in die Lungenbläschen vordringen	eignen sich zur Therapie der unteren Atemwege; wirken unmittelbar auf die Schleimhäute der Bronchien ein, sinnvoll bei Bronchitis, Asthma bronchiale, Lungenemphysem, Mukoviszidose

Tabelle 33 Inhalationstherapie.

> **chir-** (gr.): Wortteil mit der Bedeutung Hand
> **manus** (lat.) = Hand

Man kann mit geeigneten Techniken so gut wie jede Substanz in den Aerosolzustand überführen (Aerosoltherapie). Manche Medikamente werden als Fest-Aerosol verabreicht, z. B. in der Asthmatherapie (Pulverinhalationen). Die meisten Aerosole sind allerdings Flüssig-Aerosole (Tabelle 33).

Die größten Teilchen entsprechen den Wassertröpfchen des natürlichen Nebels, die kleinsten Teilchen haben die Größe von Eiweißmolekülen.

Wirkungen einer Inhalationstherapie:
- Befeuchtung der Atemwege bei Schleimhautaustrocknung,
- Verflüssigung von zähem Schleim,
- Erleichterung des Abhustens,
- Erweiterung der Atemwege auch durch medikamentösen Wirkstoff,
- Rückgang von Schwellungen und Entzündungen der Atemwege.

Bei der Inhalationsbehandlung benötigt man oft nur einen Bruchteil der Dosis, die bei der Einnahme des Medikamentes in Tablettenform nötig wäre.

> Dosieraerosole
> ▶ S. 291

Dosieraerosole sind kleine handliche Spraydosen, die bei jedem Sprühstoß eine gleichgroße Dosis des jeweiligen Medikamentes abgeben.

Vorsichtsmaßnahmen:
- Der Patient sollte nach einem Kopfdampfbad eine Zeit lang im Warmen bleiben;
- nach der Inhalation müssen die Geräte gründlich gereinigt, bei Fremdgebrauch desinfiziert werden.

7.8 Chirotherapie

Chirotherapie, Chiropraktik, manuelle Therapie und Osteopathie sind ähnliche Behandlungsmethoden. Mithilfe unterschiedlicher Handgrifftechniken oder Massagebewegungen werden bei den verschiedenen Methoden Fehlfunktionen von Gelenken, Wirbelsäulenschmerzen, Bewegungsstörungen und damit auch Durchblutungsstörungen behandelt. So verkrampfen sich beispielsweise durch chronische Fehlhaltungen Muskeln, dadurch werden Nerven und Blutgefäße eingeengt, weiche Gewebe verhärten sich. Daraus können sich Schmerzen entwickeln, die ein Gelenk betreffen oder sich weiter ausbreiten. Mithilfe verschiedener Manipulationen sollen Blockierungen von Gelenken aufgehoben, die Durchblutung verbessert und die Selbstheilungskräfte mobilisiert werden.

7.9 Massage

Die Massage ist eine der ältesten physikalischen Therapiemethoden. Sie wird hauptsächlich bei Erkrankungen des Bewegungsapparates angewendet, z. B. bei rheumatischen Erkrankungen, Muskelverspannungen, Haltungsschäden, Rückenschmerzen sowie zur Durchblutungssteigerung von Haut und Gewebe oder zur Entstauung von Venen- und Lymphbereichen.

Für einen optimalen Behandlungserfolg sollte der Patient vor der Behandlung gut erwärmt sein. Dies kann durch Rotlicht-, Infrarot-, Fango- oder Lichtkastentherapie erreicht werden.

Vor der eigentlichen Behandlung muss der Therapeut durch Inspektion und Palpation eine Befunderhebung durchführen. Mit verschiedenen Verfahrenstechniken wie Streichen, Reiben, Kneten, Klopfen, Klatschen oder Erschüttern werden neben Haut, Unterhautgewebe und Muskulatur auch innere Organe über das Nervensystem beeinflusst.

Massageformen:
- Ganzkörpermassage, Teilkörpermassage.
- Bindegewebsmassage: Spannungsunterschiede im Bindegewebe werden auf Störungen innerer Organe zurückgeführt. Es wird versucht mit unterschiedlichen Massagetechniken die inneren Organe günstig zu beeinflussen und die Durchblutung zu verbessern.
- (Fuß-) Reflexzonenmassage: Innere Organe stehen über Nervenbahnen mit Hautzonen in Verbindung (Head'sche Zonen). Verspannungen, Schmerzen oder Überempfindlichkeit an Hautzonen können Hinweise auf eine Erkrankung des entsprechenden inneren Organes geben. Durch gezielte Massage versucht man reflektorisch auf das innere Organ positiven Einfluss zu nehmen.
- Bürstenmassage: verbessert Durchblutung von Haut und Bindegewebe, bringt den Kreislauf in Schwung und regt das Immunsystem an.
- Lymphdrainage: Mithilfe kreisender Bewegungen in Richtung des Lymphabflusses versucht man bei bestimmten Schwellungszuständen, gestaute Gewebeflüssigkeit und Lymphflüssigkeit in den Blutkreislauf zurückzuführen.
- Unterwasser-Druckstrahlmassage verbessert die Durchblutung, lockert verspannte Muskulatur und regt den Gewebestoffwechsel an.

Kontraindikationen. Massagen dürfen nicht durchgeführt werden bei akuten Entzündungen, Fieber, offenen Wunden, Bandscheibenvorfall, inneren Blutungen, Thrombose.

7.10 Krankengymnastik

Krankengymnastik ist der Oberbegriff für viele Methoden: Bewegungstherapien, manuelle Therapien, Wärme- und Kältebehandlungen. Physiotherapeuten – so die moderne Berufsbezeichnung – versuchen gestörte Funktionen des Organismus, vor allem des Stütz- und Bewegungsapparates, mit aktiven und passiven Trainingsmaßnahmen zu verbessern. Weitere Betätigungsfelder sind Koordinations-, Gleichgewichts- und Bewegungsstörungen bei Kindern, Wiederherstellung der Bewegungsfähigkeit nach einem Schlaganfall, Behandlungen nach Sportverletzungen, Mobilisierung nach längerer Ruhigstellung, bei Muskelatrophien.

physio (gr.) = körperlich

Für den Praxisalltag ist der Heilmittelkatalog für krankengymnastische Therapie hilfreich, in dem aufgeschlüsselt wird, was und wie oft bei einem bestimmten Krankheitsbild verordnet werden darf und wie das Rezept dazu korrekt ausgefüllt werden muss.

7.11 Ultraschalltherapie

Viele Patienten kennen die Ultraschalldiagnostik als bildgebende Maßnahme in der gynäkologischen Praxis oder von der Sonographie des Abdomens. Ultraschall kann aber auch zur Wärmetherapie eingesetzt werden. Die diagnostischen Ultraschallgeräte sind hierfür nicht geeignet; man benötigt eines mit etwa 100-fach größerer Schallintensität. Wie in der Diagnostik werden die Schallwellen mithilfe eines Kontaktgels auf der Haut in den Patienten geleitet.

Wirkung. Durch die Schallwellen werden tiefere Gewebsschichten zum Schwingen gebracht. Diese Mikrovibrationen erzeugen Reibung und dadurch Wärme im Gewebe. Die Vibrationen liegen im Bereich von 1 MHz. Ultraschall fördert die Durchblutung, löst Krampfzustände und Verklebungen, fördert die Dehnbarkeit von Fasern und entspannt die Muskulatur.

Indikationen. Anwendung bei chronisch entzündlichen und degenerativen Erkrankungen des Bewegungsapparates, also Erkrankungen des rheumatischen Formenkreises, Schulter-Arm-Syndrom, Tennisellenbogen, Sehnenscheidenentzündung oder Muskelschmerzen.

Gefahren. Für die Dosierung der Schallintensität gilt immer, dass der Patient während der Behandlung auf keinen Fall unangenehme Empfindungen verspüren darf. Der Schallkopf muss ständig in Bewegung sein, da sonst das Gewebe geschädigt werden kann. Ultraschall darf auch bei Metallimplantaten verwendet werden, die Dosis muss dann verringert werden.

Kontraindikationen. Einige Körperregionen sind von der Behandlung auszuschließen, z. B.
- große Gefäße in Kniekehle, Ellenbeuge und Leistenbeuge,
- Kopfbereich (Ausnahme Kiefergelenk),
- Herz-, Leber- und Milzbereich und
- Epiphysenfugen bei Kindern.

Weitere Kontraindikationen sind Blutgerinnungsstörungen, schwere Osteoporose, Thrombosen, fieberhafte Erkrankungen und maligne Tumoren.

7.12 Strahlentherapie

Die Strahlentherapie ist neben der Chirurgie (Operationen) und der Chemotherapie eine der wichtigsten Therapiemethoden bösartiger Erkrankungen. Im Gegensatz zur Chemotherapie, bei der ein Medikament in Tablettenform oder als Infusion im ganzen Körper verteilt wird, ist die Strahlentherapie meist örtlich begrenzt. So entsteht Haarausfall nur bei Bestrahlung des Kopfes.

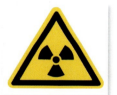

Internationales Warnzeichen für ionisierende Strahlung.

Die Strahlentherapie beruht auf der Anwendung ionisierender Strahlen. Ionisierende Strahlen sind entweder sehr energiereiche elektromagnetische Wellen (Röntgenstrahlen) oder die sogenannte Teilchenstrahlung aus radioaktiven Stoffen. Diese Strahlen sind in der Lage, Atome oder Moleküle zu ionisieren, das heißt Elektronen aus ihnen herauszuschlagen. Die dabei entstehenden Ionen sind meist sehr reaktiv, sodass sie, wenn sie in lebendem Gewebe entstehen, großen Schaden anrichten.

Strahlenwirkung. Ionisierende Strahlen sollen Tumorzellen zerstören. Hauptangriffsort ist die genetische Erbsubstanz DNS. Die Strahlung schädigt vor allem die Zellen, die sich gerade teilen, also Zellen, die sich schnell vermehren. Die Zellteilungen werden gestört und die Zellen sterben ab. Eine computerunterstützte Bestrahlungsplanung ist wichtig, um eine möglichst hohe Dosis am Tumor und eine möglichst niedrige Dosis im umgebenden gesunden Gewebe zu verabreichen.

Bestrahlungstechnik. Meist wird die Bestrahlung von außen (externe Strahlentherapie) durchgeführt, am häufigsten setzt man Linearbeschleuniger ein. Seltener wird eine innere Bestrahlung mit einer radioaktiven Strahlenquelle durchgeführt, die der Arzt in einer speziellen Kapsel in eine Körperhöhle (z. B. die Gebärmutter) einführt, wenn eine operative Therapie nicht möglich ist.

Röntgentherapie ist eine selten angewendete Form der externen Strahlentherapie mit Röntgenstrahlung. Die Strahlen dieser Energiestärke können den Körper zwar durchdringen, haben aber nur an der Körperoberfläche ausreichende Stärke um Tumorgewebe zu zerstören.

8 Injektionen

8.1 Injektionsverfahren

Die Injektion (Einspritzung) ist ein Verfahren, bei dem das Arzneimittel unter Umgehung des Magen-Darm-Traktes (parenteral) in den Körper eingebracht wird.

8.1.1 Vorteile der Injektion

Vorteile der Injektion sind:
- schneller und sicherer Wirkungseintritt,
- genaue Dosierung des Arzneimittels,
- Verabreichung des Arzneimittels ist unabhängig vom Zustand des Patienten, z. B. bei Bewusstlosigkeit,
- Medikation erfordert keine Mitarbeit des Patienten (Compliance), z. B. Depotpräparat.

8.1.2 Risiken der Injektion

Gefahren und mögliche Folgen einer Injektion müssen beachtet werden.
- Eine zu schnelle Injektion kann Übelkeit oder Schwindel verursachen, was meist schnell abklingt.
- Bei labilen, empfindlichen Personen oder bei Menschen mit Allergien können Ohnmacht oder Schock auftreten. Deshalb sollte der Patient vorher mit beruhigenden Worten aufgeklärt und nach einer Allergie befragt werden.
- Eine versehentliche i.v.-Injektion eines ölgelösten oder Kristalle enthaltenden Arzneimittels kann eine Lungenembolie auslösen. Lokale Risiken sind in Tabelle 34 aufgeführt.

8.1.3 Durchführung der Injektion

Vorbereitung einer Injektion. Vor jeder Injektion muss der Inhalt des Beipackzettels bekannt sein. Das Arzneimittel muss auf Haltbarkeit, Trübung, Ausflockung, Verfärbung und die Sterilität wahrende Verpackung kontrolliert werden.

parenteral ▶ S. 206

Beim Vorbereiten der Spritze für eine Injektion ist zu beachten:
- Das Arzneimittel muss kontrolliert werden.
- Im Ampullenkopf darf keine Injektionslösung mehr sein.
- Beim Öffnen einer Brechampulle legt man am besten einen Tupfer zwischen Ampullenhals und Zeigefinger, um sich vor einer Verletzung zu schützen.
- Zerbricht der Ampullenhals, dann muss die gesamte Ampulle weggeworfen werden.
- Spritze und passende Aufziehkanüle werden zusammengesteckt.
- Beim Aufziehen der Injektionslösung darf die Kanüle weder die Außenwand der Ampulle noch die Hand berühren.
- Eine Luftblase, die sich in der Spritze befindet, drückt man heraus, bis ein winziger Tropfen an der Kanülenspitze sichtbar wird. Dieser wird dann abgeschüttelt.
- Die Aufziehkanüle wird entsorgt und die Injektionskanüle auf die Spritze gesetzt.
- Falls nicht sofort injiziert wird, bleibt die Schutzkappe auf der Injektionskanüle. Die Originalampulle wird zu der aufgezogenen

Injektionsart	Verstoß / Fehler	Folgen
s. c.	s. c.-ungeeignetes Arzneimittel	Entzündung des Unterhautgewebes
i. m. / s. c.	Verletzung eines Gefäßes	Hämatom (kann aber auch Folge einer Gerinnungsstörung sein)
i. m.	ungenügende Asepsis	Spritzenabszess
i. m.	Injektion ins Fettgewebe	steriler Abszess durch Nekrose
i. m.	Verletzung von Nerven	Schmerzen, Bewegungseinschränkung
i. v.	paravenöse Injektion	Gewebeschädigung und Schmerzen
i. v.	venenreizendes Mittel	Rötung, Schwellung, Schmerzen

Tabelle 34 Lokale Risiken bei Injektionen.

Injektionsarten ▶ S. 195

paravenös = neben der Vene

Spritze gelegt oder über die Kanülenkappe gestülpt. Vor der Injektion muss das Arzneimittel nochmals kontrolliert werden.

Vorsichtsmaßnahmen bei jeder Injektion:
- Richtlinien der Hygiene, Desinfektion und Sterilisation müssen beachtet werden.
- Das zu verabreichende Arzneimittel muss in seiner Wirkung und Nebenwirkung genau bekannt sein.
- Für einen eventuellen Notfall muss alles vorbereitet sein.
- Niemals in infiziertes oder ödematöses Gewebe spritzen.
- Möglichst Ampullen statt Durchstechflaschen verwenden.
- Die Punkte der „5-R-Regel" (Bild 96) noch einmal durchgehen.

> **Konus** (lat.): kegelförmiger Körper

> **Injektionen**
> „5-R-Regel"
> ✔ Richtiger Patient?
> ✔ Richtiges Arzneimittel?
> ✔ Richtige Dosierung?
> ✔ Richtige Applikation (Verabreichungsart)?
> ✔ Richtiger Zeitpunkt?
>   ... nach der Injektion den Patienten nach seinem Befinden befragen.

Bild 96 Checkliste Injektion: 5-R-Regel.

8.2 Spritzenaufbau

Spritzen besitzen ein Gehäuse, innen einen Spritzenkolben mit Stempel und vorne einen Konus (Bild 97). Sie haben unterschiedliche Fassungsvermögen von 1 ml bis üblicherweise 20 ml, eventuell bis 100 ml. Die Teilstriche liegen je nach Größe der Spritze zwischen 0,1 ml und 0,2 ml. Besondere Graduierung haben Insulinspritzen (1 ml ≙ 40 I.E.) und Tuberkulinspritzen (1 Teilstrich = 0,01 ml).

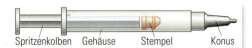

Spritzenkolben   Gehäuse   Stempel   Konus

Bild 97 Aufbau einer Spritze.

> Kleine Injektionsmengen in kleinen Spritzen aufziehen.

Die Kanüle (Hohlnadel) ist ein dünnes Rohr aus Metall. Auf der einen Seite hat sie einen Konusansatz und am anderen Ende ist sie schräg angeschliffen (Bild 98). Die Kanülen unterscheiden sich in Länge, Schliff und Durchmesser (Tabelle 35).

Farbe	Bezeichnung	Durchmesser (mm)	Länge (mm)
rosa	Blutentnahme Varizenverödung	1,20	38
ocker	intramuskulär	1,10	50
ocker	Blutentnahme	1,10	30
gelb	tief-intramuskulär	0,90	70
gelb	1	0,90	38
grün	intramuskulär	0,80	50
grün	2	0,80	38
schwarz	12	0,70	32
pink	14	0,65	32
blau	16	0,60	26
lila	17	0,55	25
braun	18	0,45	23
braun	Insulin	0,45	13
grau	20	0,42	22

Tabelle 35 Marktübliche Kanülen für die Praxis.

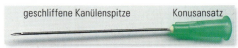

geschliffene Kanülenspitze   Konusansatz

Bild 98 Kanüle.

Entsorgung. Gebrauchte Einmalspritzen werden mit den aufgesteckten Kanülen in eine festwandige, verschließbare Abfallbox geworfen, damit sich niemand bei der Entsorgung verletzen oder infizieren kann.

8.3 Injektionsarten

Je nachdem, wohin gespritzt wird, unterscheidet man verschiedene Injektionsarten (Bild 99 und Tabelle 36).

Fachbegriff	Abkürzung	Beschreibung
intrakutan	i. c.	in die Haut
subkutan	s. c.	unter die Haut
intramuskulär	i. m.	in den Muskel
intravenös	i. v.	in die Vene
intraarteriell	i. a.	in die Arterie
intraartikulär	–	ins Gelenk

Tabelle 36 Injektionsarten.

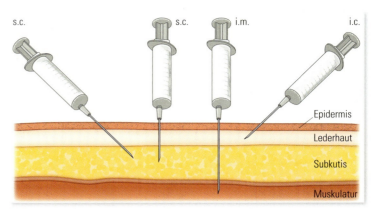

Bild 99 Injektion in verschiedene Hautschichten.

Intrakutane Injektion erfolgt mit einer Tuberkulinspritze oder einer kleinen Spritze mit dünner Kanüle (18 / 20). Nach der Hautdesinfektion wird die Kanüle annähernd parallel zur Oberfläche in die Haut eingestochen (Bild 100). Das Arzneimittel wird langsam injiziert, dabei bildet sich bei richtiger Lage der Kanüle eine blasse, leicht erhabene Quaddel mit vergrößertem Hautrelief. Dieses Quaddeln wird z. B. in der Neuraltherapie zur Schmerzbehandlung durchgeführt.

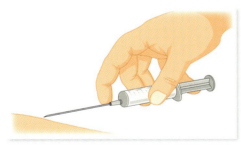

Bild 100 Halten der Spritze bei i.c.- und s.c.-Injektion.

Subkutane Injektion erfolgt mit kleinen Spritzen und verschiedenen Kanülen (14, 16, 12, 18). Bei der s.c.-Injektion wird die (nur wässrige) Arzneimittellösung in die Unterhaut gespritzt. Als Injektionsstellen kommen alle diejenigen Körperbereiche in Betracht, die ein nicht zu dünnes Unterhautgewebe aufweisen. Bevorzugt werden Vorder- und Außenseite von Oberschenkel, von Bauch- und eventuell Rückenhaut. Der Einstichwinkel von 90 Grad mit kurzer Kanüle, z. B. Heparin-Fertigspritze, ist heute gebräuchlicher als der Einstichwinkel von 45 Grad mit längerer Kanüle (Bild 99).

Die Einstichstelle wird desinfiziert. Man bildet mit Daumen und Zeigefinger oder Ringfinger eine Hautfalte und behält sie bis zum Ende der Injektion bei. Die Kanüle muss eindeutig subkutan liegen. Man injiziert das Arzneimittel langsam, verbleibt danach noch 10 Sekunden in der Subkutis, um einen Rückfluss zu vermeiden, und zieht die Kanüle in derselben Längsrichtung heraus. Mit dem Tupfer wird die Einstichstelle nur leicht gedrückt, damit sich kein Hämatom bildet.

> Bei s.c.-Injektion keine Aspiration, da durch Unterdruck in den Kapillaren Hämatome hervorgerufen werden können.

Aspiration: Ansaugen von Flüssigkeit oder Luft

Intramuskuläre Injektion erfolgt in die gut durchblutete Muskulatur (Bild 99). Die Injektion in die Gesäßmuskulatur wird nach der Technik von v. Hochstetter (ventroglutäale Injektion) durchgeführt, um keine großen Nerven und Gefäße zu treffen. Die ventroglutäale Injektion ist beim stehenden, auf dem Rücken oder seitlich liegenden Patienten möglich. Soll auf der rechten Seite injiziert werden, tastet man mit dem linken Zeigefinger nach dem oberen vorderen Darmbeinstachel und geht anschließend mit dem Mittelfinger am Beckenkamm entlang. Durch Zeige- und Mittelfinger wird nun ein Hautdreieck begrenzt, in dessen

ventroglutäal: bauchwärts (ventral) gelegener Teil des Gesäßmuskels (Musculus glutaeus)

Verweilkanüle
▶ S. 246

Punktion:
Entnahme von Körperflüssigkeit mithilfe einer Kanüle, z. B. Blutentnahme

untere Spitze injiziert wird (Bild 101). Die Methode nach v. Hochstetter ist nicht geeignet, wenn die Hand des Behandelnden zu groß oder zu klein ist, bei Kindern oder bei übergewichtigen Personen.

mitätenvene, die mit einer länger liegenden Kanüle (Verweilkanüle) für mehrmalige Injektions- und Punktionszwecke genutzt werden kann. Im Allgemeinen werden die Venen im Bereich der Arme bevorzugt (Bild 103).

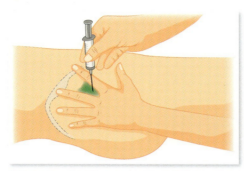

Bild 101 i.m.-Injektion nach v. Hochstetter.

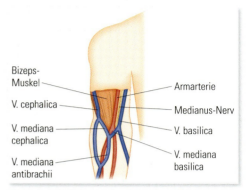

Bild 103 Möglicher Verlauf der oberflächlichen Venen in der Ellenbeuge.

Nach der Hautdesinfektion wird die wie ein Stift gehaltene Spritze fast senkrecht in den Muskel eingestochen (Bild 102). Durch kurzes Zurückziehen des Spritzenkolbens überzeugt man sich, dass kein Gefäß getroffen wurde (Aspirationsprobe). Man injiziert langsam und zieht die Kanüle danach schnell heraus.

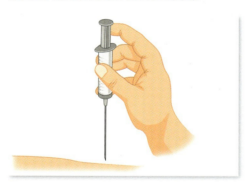

Bild 102 Halten der Spritze bei i.m.-Injektion.

Mit dem Tupfer werden kreisende Bewegungen ausgeführt, um den Stichkanal zu schließen und das Arzneimittel etwas im Gewebe zu verteilen.

> Bei Schockzuständen darf nicht s.c. oder i.m. injiziert werden.

Intravenöse Injektion. Jede einigermaßen gestreckt verlaufende Vene kann für eine Injektion, eine Punktion oder für einen peripher venösen Zugang genutzt werden. Ein peripher venöser Zugang ist eine Stelle an einer Extre-

Injiziert bzw. punktiert wird beim liegenden oder sitzenden Menschen. Die Staubinde wird ca. 5 cm oberhalb der Einstichstelle angelegt. Die vorgesehene Vene soll dann gut sichtbar und tastbar sein. Ist sie es nicht, soll der Patient den Arm hängen lassen oder die Faust schließen. Sonst hilft auch ein Beklopfen der Einstichregion oder lokale Wärmeanwendung. Der Arm wird auf einer stabilen Unterlage gelagert. Nach gründlicher Desinfektion fixiert man die Vene ca. 3 cm unterhalb der Einstichstelle mit dem Zeigefinger der linken Hand. Der Anschliff der Kanülenspitze zeigt nach oben. Die Kanüle weist bei mehr oder minder spitzem Winkel zur Hautoberfläche in die Richtung des Venenverlaufs. Die Haut wird unmittelbar über oder ca. 1 cm unterhalb der angestrebten Einstichstelle durchstochen. Man senkt die Kanüle weiter in die Haut und schiebt sie behutsam in das Gefäß vor. Sobald die Vene getroffen ist, wird die Staubinde nach Möglichkeit gelockert. Nach der Injektion oder Punktion zieht man die Nadel ruckartig heraus, drückt zur Blutstillung die Einstichstelle mit einem Tupfer und klebt anschließend ein Pflaster darauf.

Weitere Injektions- und Punktionsmöglichkeiten sind in der Notfall- und Intensivmedizin der zentralvenöse Zugang an der Vena jugularis (Halsvene) und Schlüsselbeinvene oder intraarterielle Zugangswege, z. B. an der Arteria femoralis (Schenkelarterie).

8.4 Rechtliche Grundlagen

Jede Injektion oder Punktion stellt juristisch den Tatbestand der Körperverletzung bzw. der Verletzung der körperlichen Integrität (Art. 2 Abs. 2 Grundgesetz) dar. Der Eingriff wird erst durch die Einwilligung des Patienten gerechtfertigt. Bei Minderjährigen muss das Einverständnis des gesetzlichen Vertreters vorliegen. Die Einwilligung ist nur dann rechtswirksam, wenn der Patient vorher aufgeklärt wurde.

> Die Injektion bzw. Punktion darf nur von jemand vorgenommen werden, der entsprechend angeleitet und ausgebildet wurde. Er muss die Technik dieser Maßnahmen sicher beherrschen.

9 Verbände

9.1 Aufgaben von Verbänden

Verbände erfüllen unterschiedliche Aufgaben:
- Schutz vor Infektionen,
- Halten von Wundauflagen bzw. Heilmittelauflagen,
- Druck auf Blutungen,
- Kompression und Entstauung bei Venenleiden,
- Stützung oder Ruhigstellung bei Gelenk- und Knochenverletzungen oder Entzündungen.

9.2 Verbandsmaterialien

Die Verbandsmaterialien unterscheiden sich in ihren Bestandteilen und Eigenschaften (Tabelle 37).

Art	Bestandteile	Eigenschaften	Verwendung
Verbandsmull	Baumwolle oder Zellstoff	saugfähig, schützend, luftdurchlässig	Binden, Kompressen, Tupfer, Tamponaden
Verbandswatte	Baumwolle, Zellstoff oder gemischt	druckausgleichend	Polsterwatte, Wattestäbchen
Zellstoff	Holzfasern	saugfähig, preiswert	Tupfer, Kompressen, Windeln, Vorlagen
Zellwolle / Viskose	wird durch chemische Bearbeitung aus Zellstoff hergestellt	weniger saugfähig, preiswert	Kompressen, Tupfer, Binden
synthetisches Verbandsmaterial	künstliche Fasern	zugfest, widerstandsfähig gegenüber Bakterien und Pilzen	elastische Binden, Wundauflagen, Polstermaterial
Vlies-Stoffe	nicht gewebte Textilien	vergleichbar mit Verbandsmull, preiswert	Wundauflagen, OP-Masken, Einmalhandtücher, ...
Gips- und Kunststoffverbände	aushärtendes Material auf Binden	stützend, ruhigstellend	

Tabelle 37 Verbandsmaterialien.

9.3 Anlegen von Verbänden

Bezeichnung	Beschreibung	Anwendungsbeispiel
Kreisgang	Jeder neue Bindengang wird auf den vorigen gelegt.	Fixieren eines Verbandes am Anfang und am Ende
Schraubengang	Einzelne Bindengänge liegen zur Hälfte oder zu 2/3 übereinander.	bei Körperstellen, die langsam ihre Dicke verändern: Unterschenkelverband
Achtergang, Kornährenverband, Schildkrötenverband	Wird bei Gelenkverbänden gewickelt. Mit der Führung der Binde wird eine 8 nachgeahmt.	Knieverband (Bild 105), Ellenbogenverband

Tabelle 38 Grundformen des Bindenverbandes.

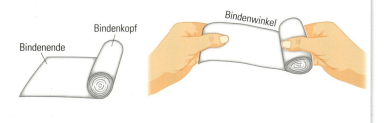

Bild 104 Binde.

Bindenverband. Die Bindenbreite entspricht dem Durchmesser des zu verbindenden Körperteils. Der Rechtshänder nimmt den Bindenkopf in die rechte Hand, das Bindenende in die linke Hand (Bild 104). Er wickelt in der Regel von links nach rechts und herzwärts. Der Verband wird so fest gewickelt, dass er nicht verrutscht, aber so locker, dass er nicht abschnürt (Tabelle 38). Jede abgewickelte Binde gilt als infiziert.

9.4 Einzelne Verbände

Beispiel: Anlegen eines Unterschenkel-Kompressionsverbandes (Bild 106). Er besteht aus Schraubengängen, die sich von unten nach oben langsam vorschieben. Man beginnt am Fuß mit einer 8 cm breiten Binde und wickelt ab dem Wadenansatz mit einer 10 cm breiten Binde. Die Kreuzungsstellen sollten in einer Linie über dem Schienbein verlaufen. Der Verband endet zwei Finger breit unterhalb der Kniekehle mit einem Kreisgang. Die Ferse muss mit gewickelt werden. Sonst besteht die Gefahr eines sogenannten Fensterödems, d. h. es kommt zu einer Flüssigkeitsansammlung und Stauung zwischen den Verbandslagen.

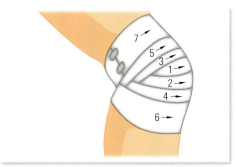

Bild 105 Knieverband (Schildkrötenverband).

Verbände

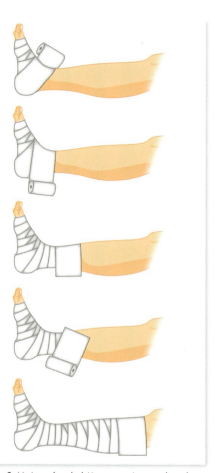

Bild 106 Unterschenkel-Kompressionsverband.

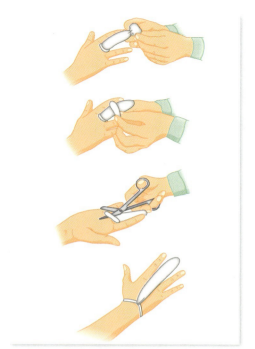

Bild 107 Fingerverband.

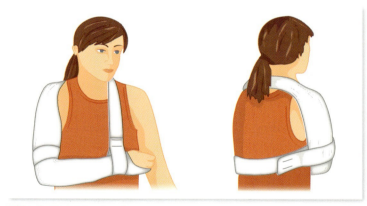

Bild 108 Gilchristverband.

Schlauchverband. Schlauchmaterial ist nahtlos rund gestrickt, es besteht überwiegend aus Baumwolle. Schlauchverbände lassen sich bis zur vierfachen Breite dehnen. Es gibt sie in verschieden Größen. Zu ihrer Fixierung genügt ein einfaches Spalten des Schlauches und das Verknoten der so entstandenen Bänder. Schlauchverbände sind als Vorratsrolle oder Fertigschlauchverbände lieferbar.

Der Fingerschlauchverband ist geeignet, um eine Wundauflage am Finger zu befestigen (Bild 107). Der Gilchristverband dient zum Ruhigstellen von Oberarm und Schulter nach Verletzungen (Bild 108). Er besteht aus zwei Schlaufen, von denen die eine vom Oberarm über den Nacken zum Handgelenk des gleichen Armes geführt wird; die andere wird am Oberarm befestigt und hinter dem Rücken entlang geführt.

> **Tape** (engl.) = Pflaster, Klebeband

Der Rucksackverband (Bild 109) wird bei Schlüsselbeinverletzungen angelegt. Dafür benötigt man einen Schlauchverband von vierfacher Schulterbreite, der gut mit Watte ausgefüllt werden muss. Der so gepolsterte Schlauch wird in den Nacken gelegt, straff durch die gepuderten Achselhöhlen gezogen und unter den Schulterblättern verknotet. Das Verbandsende wird mit der Nackentour verbunden und notfalls unterpolstert.

Tapeverbände. Ein Tapeverband wird nach Überdehnung und Zerrung von Gelenken, Bändern und Muskeln angelegt. Er entlastet und schont gezielt die verletzten Strukturen, gleichzeitig aber bleibt die Beweglichkeit nicht geschädigter Anteile erhalten. Die Behandlung mit Tapeverband bietet sich dort an, wo Salben- oder leichte Stützverbände eine zu geringe Entlastung bieten würden, eine starke Ruhigstellung, z. B. durch Gipsverband aber unerwünscht ist. Geeignete Verbandsstoffe für das „Tapen" sind unelastisch klebendes Pflasterband und längselastische Pflasterbinden, die sich von Hand abreißen lassen und ein zügiges Arbeiten ermöglichen (Bild 110).

Tapeverbände können einschnüren und müssen deshalb kontrolliert werden. Der Patient muss über die Gefahren aufgeklärt werden. Kontraindikationen sind Entzündungen, offene Wunden, ein starkes Hämatom und Knochenbrüche.

Gipsverbände dienen der Ruhigstellung eines Körperteils bei Gelenk- und Knochenverletzung oder bei Entzündungen.

Üblicherweise werden bei einer Fraktur die beiden der Verletzung benachbarten Gelenke in Funktionsstellung mit eingegipst. Druckempfindliche Stellen und druckgefährdete Knochenvorsprünge werden ausgepolstert. Der Gipsverband wird immer mit der flachen Hand gehalten und anmodelliert, denn Fingerabdrücke verursachen Druckstellen. Bei frischen Verletzungen oder Entzündungen muss der Gipsverband immer bis auf den letzten Faden (vollständig) gespalten werden, um Durchblutungsstörungen zu verhindern. Anschließend werden die Gipshälften mit einen Bindenverband umwickelt. Beispiel: Unterarmgipsverband (Bild 111).

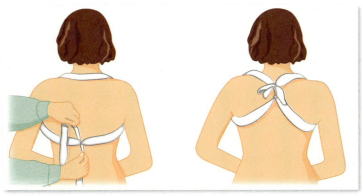

Bild 109 Rucksackverband.

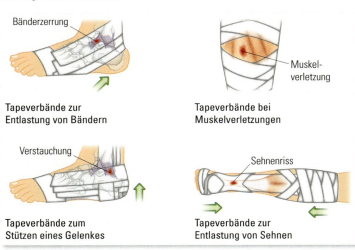

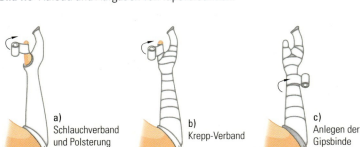

Bild 110 Aufbau und Aufgaben von Tapeverbänden.

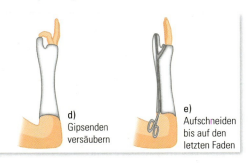

Bild 111 Anlegen eines Unterarmgipsverbandes.

Der Patient muss über mögliche Komplikationen aufgeklärt werden. Bei der ersten Gipskontrolle nach 24 Stunden wird sorgfältig geprüft, ob Motorik, Sensibilität und Durchblutung unauffällig sind (Bild 112).

Hat der Patient Beschwerden, wird der Gipsverband im Zweifelsfall abgenommen und neu angelegt.

9.5 Verbandsarten

Je nach Behandlungsziel sind unterschiedliche Verbände erforderlich (Tabelle 39).

Gipskontrolle

✔ Kann der Patient Finger oder Zehen im Gips noch bewegen?
✔ Hat der Patient Schmerzen, Taubheitsgefühl, Engegefühl oder verspürt ein Kribbeln im Bereich des Gipsverbandes?
✔ Sind Finger und Zehen geschwollen, bläulich verfärbt oder blass und kalt?
✔ Sind Pulse unterhalb des Gipsverbandes tastbar?

Bild 112 Checkliste Gipskontrolle.

Verbandsart	angestrebtes Behandlungsziel	Anwendung	Material	Vorgehensweise
Schutzverband	Wundabdeckung und Befestigung des Verbandes	als Wundverband	Schlauchverband, Verbandmull, Pflaster, Mullbinde, elastische Fixierbinde	gleichmäßigen Druck auf Wundauflage ausüben und fixieren
Kompressionsverband	Entstauung, Verbesserung des venösen Rückflusses durch Druck auf die Venenklappen	bei Venenleiden	elastische Binden	anfangs Kreisgang, dann Schraubengänge
Druckverband	Blutstillung	auf blutender Wunde	sterile Wundauflage, Druckpolster aus Mullmaterial, Binde	Kompressen auf Wunde legen, Druckpolster, Kreisgänge mit gleichmäßigem Druck wickeln
Stützverband	Verringerung eines Hämatoms, Entstauung und Stützung	bei Verstauchung, Bandschwäche	Pflaster zum Tapen oder elastische Binde	Tapestreifen dachziegelartig übereinander kleben
Gips- und Kunststoffverband	Ruhigstellung	bei Knochenbruch, Entzündung	Gips oder Kunststoff	auspolstern, anmodellieren, evtl. spalten
Heilmittelverband	Verabreichung von Heilmittel	als Alkoholverband zur Kühlung bei Entzündung, Salbenverband, Arzneimittelpflaster	alkoholgetränkte Mullplatten, Mullbinden oder Pflaster mit speziellen Arzneimitteln	auflegen und befestigen

Tabelle 39 Verbände in der Praxis.

10 Arzneimittellehre

10.1 Aufgaben und Wirkungen von Arzneimitteln

10.1.1 Aufgaben

Arzneimittel sind Produkte, die zum Heilen, Lindern, Verhüten oder Erkennen von Krankheiten dienen. Anders als noch vor einigen Jahrzehnten, als Apotheker die Arzneimittel meistens selbst herstellten, bietet heute die pharmazeutische Industrie eine Vielzahl von Fertigarzneimitteln an. Aufgabe des Arztes ist es, das für die jeweilige Erkrankung geeignete Arzneimittel zu finden und zu verordnen. Aufgaben der Apotheken sind die Herstellung, Prüfung und Abgabe der Arzneimittel sowie die Beratung der Kunden, da durch unangebrachte Eigenmedikation ernsthafte Erkrankungen übersehen oder verschleppt werden können. Darum dürfen die meisten Arzneimittel nur in Apotheken abgegeben werden.

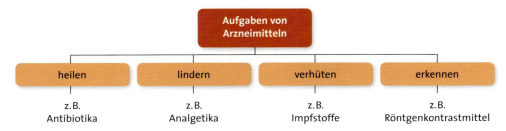

10.1.2 Wirkungen von Arzneimitteln

Hauptwirkungen sind die Wirkungen, die das Arzneimittel bei sachgerechter Anwendung erzielen soll.

Nebenwirkungen. Neben den gewünschten Hauptwirkungen eines Medikaments muss auch mit unerwünschten Wirkungen gerechnet werden, den sogenannten Nebenwirkungen. Sie können dazu führen, dass eine Therapie geändert oder abgesetzt werden muss. Viele Gebrauchsinformationen von Fertigarzneimitteln enthalten Angaben zur Häufigkeit der Nebenwirkungen (Tabelle 40). Die meisten Nebenwirkungen sind abhängig von der Höhe der Dosierung. Lediglich allergische Reaktionen treten dosisunabhängig auf. Mögliche Nebenwirkungen sind:
- Magen-Darm-Störungen (z. B. Übelkeit, Erbrechen, Durchfall, Verstopfung),
- Blutbildungsstörungen und Störungen bei der Blutgerinnung,
- Herz-Kreislauf-Störungen (z. B. Herzrhythmusstörungen, Hyper- oder Hypotonie),
- Nieren- oder Leberfunktionsstörungen,
- neurologische Störungen (z. B. Konzentrationsstörungen, Schwindel, Müdigkeit),

Angaben in der Gebrauchsinformation	%-Bereich
häufig	> 10 %
gelegentlich	1–10 %
selten	< 1 %
sehr selten (in Einzelfällen)	< 0,1 %

Tabelle 40 Häufigkeit von Nebenwirkungen.

- Schädigung des Kindes während der Schwangerschaft (z. B. Funktionsstörungen, Fehlbildungen),
- allergische Reaktionen (z. B. Hautausschlag, Atemnot).

Wechselwirkungen. Treten Nebenwirkungen bei gleichzeitiger Einnahme eines weiteren Medikaments auf, so ist dies unter Umständen die Folge einer Wechselwirkung mit anderen Medikamenten (Tabelle 41).

Wirkungen des Arzneimittelwirkstoffs Paracetamol (Beispiele)	
Hauptwirkungen	schmerzstillend, fiebersenkend
Nebenwirkungen	Hautrötungen, allergische Reaktionen
Wechselwirkungen	Bei gleichzeitiger Einnahme von bestimmten Hypnotika oder Antiepileptika können Leberschäden hervorgerufen werden.

Tabelle 41 Arzneimittelwirkungen von Paracetamol.

Indikation. Wenn eine bestimmte therapeutische Maßnahme (z. B. die Verordnung eines Medikaments) zur Behandlung oder Verhütung einer Erkrankung geeignet ist, so spricht man von einer Indikation für dieses Medikament. Zur Prophylaxe und Therapie des Asthma bronchiale sind beispielsweise Antiasthmatika indiziert.

Kontraindikation. Manche Erkrankungen oder besondere Lebensumstände erhöhen das Risiko, dass starke Nebenwirkungen auftreten. Dies ist besonders der Fall bei Patienten mit Leberschäden, Allergikern, Schwangeren oder während einer bereits laufenden Therapie mit bestimmten Arzneimitteln. In solchen Situationen ist der Einsatz eines Medikaments unter Umständen kontraindiziert. Eine Behandlung mit ihm muss unterbleiben.

10.2 Vertrieb von Arzneimitteln

10.2.1 Arzneimittelabgabe

Der Zugang zu Arzneimitteln ist im Gesetz über den Verkehr mit Arzneimitteln (Arzneimittelgesetz, AMG), im Betäubungsmittelgesetz (BtMG) und in der Betäubungsmittelverschreibungsverordnung (BtMVV) geregelt.

Freiverkäufliche Arzneimittel können sowohl in Apotheken als auch in Drogerien oder Supermärkten verkauft werden. Sie dürfen nur bestimmte, unbedenkliche Stoffe enthalten (z. B. Vitaminpräparate, pflanzliche Tees).

Apothekenpflichtige Arzneimittel dürfen ausschließlich in Apotheken verkauft werden. Für ihren Kauf benötigt der Patient kein Rezept. Es handelt sich um Medikamente zur Selbstmedikation (scheinbar) leichter Erkrankungen. Zu den apothekenpflichtigen Arzneimitteln zählen beispielsweise viele Schmerzmittel und fiebersenkende Medikamente. Obwohl sie für jedermann käuflich sind, können sie bei längerer Anwendung ernsthafte Gesundheitsschäden hervorrufen.

Verschreibungspflichtige Arzneimittel dürfen nur gegen Vorlage einer ärztlichen Verordnung (Rezept) an den Patienten abgegeben werden. Zu den verschreibungspflichtigen Medikamenten zählen beispielsweise alle Antibiotika.

Betäubungsmittel. Auch diese Arzneimittel sind rezeptpflichtig. BtMG und BtMVV regeln mit strengen Vorschriften, welche Betäubungsmittel verschrieben werden dürfen sowie die Art und Weise ihrer Verschreibung.

10.2.2 Arzneimittelkennzeichnung

Das AMG sowie das Sozialgesetzbuch (SGB) schreiben vor, welche Informationen die äußere Verpackung einer Fertigarznei enthalten muss:

- Name und Anschrift des pharmazeutischen Unternehmens,
- Bezeichnung des Arzneimittels,
- Zulassungsnummer mit der Abkürzung „Zul.-Nr.",
- Chargenbezeichnung,
- Darreichungsform,
- Inhalt nach Gewicht, Rauminhalt oder Stückzahl,
- Packungsgröße (N1, N2, N3),
- Anwendungsweise (z. B. intravenös, rektal),
- wirksame Bestandteile nach Art und Menge,
- Hinweis auf evtl. gentechnisch veränderte Zellen oder Mikroorganismen im Arzneimittel,
- Verfallsdatum mit dem Hinweis „verwendbar bis Monat / Jahr",
- Hinweis „Verschreibungspflichtig" oder „Apothekenpflichtig",

> **Indikation** (lat. indicatio) = Anzeige, Aussage

> **Kontra-** = Gegen-

> **Charge:** In einem Herstellungsgang produzierte Ware

4 • Bei Diagnostik und Therapie von Erkrankungen des Bewegungsapparates assistieren

- bei Mustern der Hinweis: „Unverkäufliches Muster",
- Hinweis, dass Arzneimittel für Kinder unzugänglich aufbewahrt werden müssen,
- sonstige Warn- und Aufbewahrungshinweise.

Für homöopathische Arzneimittel, Seren und Tierarzneimittel gelten besondere Bestimmungen.

Auf den meisten Arzneimitteln oder deren Verpackung ist eine Pharmazentralnummer (PZN) aufgedruckt. Mit ihr oder dem entsprechenden Strichcode wird das jeweilige Arzneimittel nach Bezeichnung, Packungsgröße sowie eventuell der Darreichungsform des Arzneimittels codiert. Die PZN dient Apotheken zur Abrechnung mit den gesetzlichen Krankenkassen. Apotheken und Großhandel nutzen die PZN außerdem für Bestellung und Lagerwesen.

> Homöopathie ▶ S. 208
>
> **Seren, Sera:** Plural von Serum

Gebrauchsinformation. Jeder Fertigarznei muss eine Gebrauchsinformation für den Patienten beiliegen, die festgelegte Angaben (u. a. zu Anwendungsgebieten, Gegenanzeigen und Nebenwirkungen) enthält.

Fachinformation. Sie gibt z. B. Ärzten und Apothekern bei Bedarf spezielle Informationen, die über die Gebrauchsinformation für Patienten hinausgehen. Die Fachinformation kann direkt beim Hersteller angefordert werden.

10.2.3 Generika

Generika sind weltweit gebräuchliche Namen für die Wirksubstanzen von Arzneimitteln, die nicht rechtlich geschützt sind. Neuentwicklungen unterliegen einem Patentschutz. Erst danach darf die Wirksubstanz unter einem anderen Namen als Generikum auf den Markt gebracht werden. Beispiel: Aspirin®; heute viele Generika z. B. unter dem Namen ASS (Acetylsalizylsäure).

10.3 Aufbewahrung von Arzneimitteln

In der Arztpraxis müssen alle Arzneimittel in einem verschließbaren Arzneimittelschrank untergebracht werden, damit Unbefugte nicht an sie gelangen. Einige Arzneimittel (z. B. Impfstoffe, Seren oder Lösungen zur Hyposensibilisierung) werden in einem verschließbaren Arzneimittelkühlschrank gelagert. Damit man sie bei Bedarf schnell findet, sollten sie systematisch eingeordnet werden.

> Ordnen Sie neue Medikamente hinter den älteren ein. So werden die älteren Medikamente zuerst benutzt und verfallen nicht.

Betäubungsmittel müssen in einem besonders gesicherten und fest verankerten Schrank aufbewahrt werden. Den Schlüssel für diesen Schrank darf nur der Arzt mit sich führen. Er ist verpflichtet, ein Betäubungsmittelbuch zu führen. So lassen sich Einkauf, Entnahme und Verbleib der Betäubungsmittel lückenlos nachvollziehen.

Alle Arzneimittel sind regelmäßig auf ihr Verfallsdatum und eventuelle Veränderungen zu überprüfen. Typische Veränderungen sind zum Beispiel:

- Geruchsveränderungen bei Salben,
- Trübungen oder Ausflockungen in sonst klaren Infusions- oder Injektionslösungen,
- geplatzte Oberflächen von Kapseln,
- verklebte Dragees,
- verformte Zäpfchen,
- Farbveränderungen, Flecken auf Tabletten.

Im Zweifelsfall sollte das Medikament nicht angewendet und zur Kontrolle in die beliefernde Apotheke gegeben werden.

> Füllen Sie Arzneimittel niemals in andere Gefäße um. Bewahren Sie das Medikament immer zusammen mit der Gebrauchsinformation in der Verpackung (mit Chargenbezeichnung und Verfallsdatum) auf.

Verfallene Arzneimittel müssen entsorgt werden. Man kann sie mit dem Hausmüll entsorgen, muss aber sicherstellen, dass Unbefugte keinen Zugang zu den Altarzneimitteln erlangen. Für Arztpraxen empfiehlt es sich, abgelaufene Arzneimittel zu sammeln und an die beliefernde Apotheke zurückzugeben, die dann die Entsorgung übernimmt.

10.4 Arzneimittelformen

Damit ein Wirkstoff überhaupt angewendet und vom Körper resorbiert werden kann, wird er meistens mit Hilfsstoffen gemischt oder in Flüssigkeiten gelöst. Für die verschiedenen Anwendungen stehen unterschiedliche Arzneimittelformen zur Verfügung (Tabelle 42).

> **resorbieren** = aufnehmen, aufsaugen;
> **Resorption** (lat.): Aufnahme gelöster Stoffe in die Blut- und Lymphbahnen

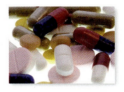

Arzneimittelform	Beschreibung
Tablette	Wirk- und Hilfsstoffe sind zusammengepresst.
Retardtablette	Gibt ihren Wirkstoff über einen längeren Zeitraum verteilt ab.
Manteltablette	Der äußere Mantel gibt seinen Wirkstoff früh ab, der innere Teil sorgt für eine Erhaltungsdosis.
Pulver	Feste Wirkstoffe werden fein zerkleinert.
Streukügelchen (Globulus, Globuli)	Wirkstoff wird mit dem Hilfsstoff Milchzucker vermischt und zu einer kleinen Kugel gepresst (Durchmesser 1–2 mm); wird in der Homöopathie eingesetzt.
Dragee	Die Tablette ist zur Verbesserung von Geschmack oder Gleitfähigkeit von einem Überzug umgeben.
Kapsel	Die Arznei befindet sich in einer löslichen Hülle, die sich erst in Magen oder Dünndarm zersetzt.
Zäpfchen (Suppositorium)	Die Arznei ist von einer Fettschicht überzogen, die im Enddarm bei Körpertemperatur schmilzt und dann den Wirkstoff freigibt.
Salbe	Der Wirkstoff ist in einer streichfähigen, meist fetthaltigen Masse verteilt.
Paste	Enthält einen hohen Pulveranteil (feste Salbe).
Creme	Enthält einen hohen Flüssigkeitsanteil (weiche Salbe).
Gel	Der Wirkstoff ist in einer Masse mit Geliermitteln und Quellstoffen verteilt.
Lösung	Der Wirkstoff ist in einem Lösungsmittel (z. B. Alkohol, Wasser) vollständig gelöst.
Suspension	Der Wirkstoff ist in einer Flüssigkeit aufgemischt.
Emulsion	Zwei nicht ineinander lösliche Flüssigkeiten sind so fein wie möglich gemischt (z. B. Öl-in-Wasser-Emulsion).
Sirup	Der Wirkstoff befindet sich in einer konzentrierten, wässrigen Zuckerlösung.
Tinktur	Pflanzliche oder tierische Wirkstoffe sind in Alkohol gelöst.
Gas	Verteilt sich gleichmäßig im Raum. Zu den medizinischen Gasen zählen u. a. Sauerstoff und Narkosegase.
Aerosol	Kleinste feste oder flüssige Wirkstoffteilchen schweben in der Luft.

Tabelle 42 Arzneimittelformen.

10.5 Applikationsarten

Je nachdem, ob ein Arzneimittel örtlich begrenzt (lokal) oder im gesamten Körper (systemisch) wirken soll, werden unterschiedliche Arten der Verabreichung (Applikation) gewählt (Bild 113).

Lokale Applikation. Diese liegt vor, wenn z. B. eine Wund- und Heilsalbe auf die Haut aufgetragen wird, um an dieser Stelle zu wirken.

Bei der systemischen Applikation unterscheidet man die enterale Gabe von der parenteralen Gabe.

Enterale Gabe. Hierzu zählt beispielsweise die Einnahme einer Tablette. Deren Wirkstoff wird über die Dünndarmschleimhaut aufgenommen und gelangt auf dem Blutweg zur Leber, wo bereits ein großer Teil der Wirkstoffmenge abgebaut wird. Der übrige Wirkstoff verteilt sich danach im ganzen Körper. Der Vorteil der enteralen Arzneimittelgabe liegt meistens in der einfachen Anwendung durch die orale Einnahme. Jedoch wirken enteral verabreichte Arzneimittel nur dann wunschgemäß, wenn der Verdauungstrakt normal funktioniert. Bei Durchfall oder anderen Erkrankungen des Verdauungstraktes wird das Arzneimittel nur unzureichend resorbiert. Außerdem können einige Arzneimittel die Magenschleimhaut reizen.

Parenterale Gabe liegt beispielsweise bei der intravenösen Injektion vor. Die Umgehung des Verdauungstraktes ist wichtig, wenn die Wirkung besonders schnell eintreten soll oder der Wirkstoff von Verdauungssäften zerstört würde.

Für die verschiedenen Applikationsarten stehen unterschiedliche Arzneimittel zur Verfügung (Tabelle 43).

> **enteral:** über den Verdauungstrakt
>
> **parenteral:** unter Umgehung des Verdauungstrakts

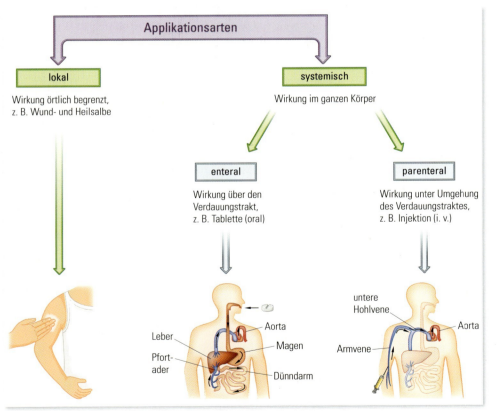

Bild 113 Applikationsarten.

Arzneimittellehre

Applikationsarten		
lokal	systemisch	
	enteral	parenteral
kutan = auf die Haut (Salbe, Creme, Gel, Paste, Lotion, Tinktur, Lösung, Spray, Pflaster)	oral = durch den Mund (Tablette, Kapsel, Dragee, Saft, Sirup, Tropfen u. a.)	intravenös (i. v.) = in die Vene (Injektions- und Infusionslösungen)
		intraarteriell (i. a.) = in die Arterie
konjunktival = über die Augenbindehaut (Augentropfen, Augensalbe)	rektal = über die Schleimhaut des Enddarms (Zäpfchen, Rektalkapseln)	intramuskulär (i. m.) = in den Muskel
		intraglutäal = in den Gesäßmuskel (Injektionslösungen)
vaginal = über die Scheidenschleimhaut (Zäpfchen, Creme)		subkutan (s. c.) = unter die Haut (Injektionslösungen)
		transdermal = durch die Haut in den Körper (transdermale Pflaster, TTS)

Tabelle 43 Applikationsarten und infrage kommende Arzneimittel (Beispiele).

TTS = **t**ransdermales **t**herapeutisches **S**ystem

10.6 Dosierung von Medikamenten

Damit Arzneimittel richtig wirken können, muss die in der Gebrauchsinformation empfohlene Dosierung eingehalten werden.

Depot-Präparate, die den Wirkstoff über einen längeren Zeitraum freigeben, verringern die täglichen Einnahmetermine und können gerade älteren Menschen mit Dauermedikation zur regelmäßigen Einnahme verhelfen.

Wenn ein Arzneimittel auf leeren Magen eingenommen wird, hat dies den Vorteil der schnelleren Resorption. Nachteilig ist jedoch die Gefahr von Magenbeschwerden bei empfindlichen Patienten. Für sie ist die Einnahme während der Mahlzeiten günstiger, jedoch kann es dann zu Wechselwirkungen mit anderen Nahrungsbestandteilen kommen.

Flüssige Arzneimittel. Ihre Einnahme erfolgt zum Teil mithilfe beiliegender Messlöffel. Andernfalls sind folgende Richtgrößen hilfreich:
- 1 Teelöffel ≈ 5 ml
- 1 Esslöffel ≈ 15 ml
- 1 Glas ≈ 200 ml

Feste Arzneimittel. Zu ihnen gehören beispielsweise Tabletten, Dragees oder Kapseln. Sie sollten mit ca. 100 ml Wasser eingenommen werden. Obstsäfte, Milch und alkoholische Getränke dürfen dabei nicht getrunken werden.

Bei der Einnahme verschiedener Antibiotika darf während und mindestens zwei Stunden nach der Einnahme keine Milch getrunken werden, um die Wirkung des Antibiotikums nicht zu verhindern.

Geteilte Tabletten. Veränderungen der Dosis im Laufe der Therapie oder die Senkung von Therapiekosten (100 Tabletten mit 5 mg Wirkstoff sind eventuell preiswerter als 200 mit 2,5 mg) machen in manchen Fällen das Teilen von Tabletten erforderlich. Deshalb haben viele Tabletten eine Bruchkerbe. Trotzdem kommt es bei der Teilung oft zu Abweichungen in der Größe und somit der Wirkstoffmenge zweier Tablettenhälften. Man sollte darauf achten, dass die motorischen Fähigkeiten der Patienten das Teilen der Tabletten zuverlässig ermöglichen. Tablettenteiler bieten eine gewisse Hilfe, jedoch benötigen die Patienten auch zum Bedienen dieser Geräte feinmotorisches Geschick. Zerkleinerte Tabletten müssen vor Licht geschützt gelagert werden.

Um Fehl- oder Überdosierungen zu vermeiden, dürfen folgende Arzneimittelarten nicht geteilt werden:
- Dragees,
- Kapseln mit Granulat- oder Pulverfüllung,
- Depot-Präparate (z. B. Retard-Kapseln),

4 Bei Diagnostik und Therapie von Erkrankungen des Bewegungsapparates assistieren

- Weichgelatinekapseln,
- magensaftresistente Kapseln,
- Manteltabletten.

Viele Patienten haben Schwierigkeiten, den Dosierungsanleitungen der Gebrauchsinformation zu folgen. In Einzelfällen kann darum eine Rücksprache mit der Apotheke erforderlich sein, um sicherzugehen, dass einem Patienten die Einnahme verständlich erklärt worden ist. Diese Maßnahme kann vor allem bei älteren Patienten sinnvoll sein. Viele von ihnen sind aufgrund unterschiedlicher Ursachen in ihrer Selbstständigkeit eingeschränkt. Diese Tatsache gewinnt zunehmend an Bedeutung, da ältere Menschen mit großem Abstand die meisten Medikamente einnehmen (Bild 114).

> Nutzen Sie als Medizinische Fachangestellte Ihr Vertrauensverhältnis zu den Patienten und informieren Sie vor allem ältere Menschen über die wichtigsten Regeln zur Einnahme von Medikamenten.

10.7 Arzneimittelgruppen

Ein Arzneimittel eignet sich je nach Wirkstoff für bestimmte Indikationen. Darum unterscheidet man eine Vielzahl von Arzneimittelgruppen, von denen im Folgenden die Wichtigsten – nach Organsystemen geordnet – genannt werden (Tabelle 44).

10.8 Alternative Arzneimittel

10.8.1 Homöopathie

> **Homöopathie** von homöo = ähnlich, gleich und -pathie = Erkrankung

Die Homöopathie ist eine Therapiemethode, die nicht bei den Symptomen ansetzt, sondern den Menschen ganzheitlich erfasst. Sie wurde von Samuel Hahnemann (1755–1843) begründet und beruht auf drei Prinzipien:
- Ähnlichkeitsregel,
- Arzneimittelbild,
- Potenzierung von Substanzen.

Ähnlichkeitsregel. Hahnemann entdeckte in Selbstversuchen mit der Chinarinde, die damals als Wirkstoff gegen Malaria eingesetzt wurde, dass er bei deren Einnahme als Gesunder malariaähnliche Symptome entwickelte. Er stellte die Regel auf, dass Ähnliches mit Ähnlichem geheilt werden kann. Heute wird in der Homöopathie beispielsweise das Gift der Biene (Apisinum) eingesetzt, um Schwellungen und Rötungen zu behandeln.

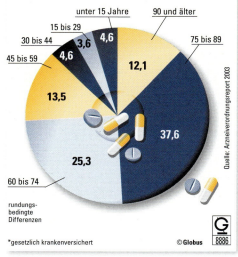

Bild 114 Arzneimitteleinnahme nach Altersgruppen.

Compliance bezeichnet die Bereitschaft von Patienten, sich bei diagnostischen und therapeutischen Verfahren kooperativ und korrekt zu verhalten. Es hat sich gezeigt, dass beispielsweise die Compliance bei der Einnahme von Medikamenten steigt, wenn die Patienten über die Art und Ursache ihrer Krankheit sowie die Regeln zur Einnahme ihrer Medikamente verständlich aufgeklärt wurden.

Arzneimittelbild. Nach der homöopathischen Lehre sind Symptome nicht als Folge einer Erkrankung zu verstehen, sondern als Zeichen der Selbstheilungsversuche des Körpers. Das homöopathische Medikament soll diese nicht unterdrücken, sondern leicht verstärken, um das Abwehrsystem zu kräftigen. Darum kann es nach der Einnahme von homöopathischen Mitteln zu einer Erstverschlimmerung der Symptome kommen.

Arzneimittellehre

Organsystem	Arzneimittelgruppe	Wirkung	Beispiele
Herz-Kreislauf	Herzglykoside	Mittel zur Steigerung der Herzleistung	Digitalis (Wirkstoff der Fingerhutpflanze)
	Antihypertonika	Mittel gegen Bluthochdruck	β-Blocker, Calcium-Antagonisten, ACE-Hemmer
	Antihypotonika	Mittel gegen zu niedrigen Blutdruck	Ergotaminpräparate
	Antiarrhythmika	Mittel gegen Herzrhythmusstörungen	
	Koronartherapeutika	Mittel zur Verbesserung der Herzmuskeldurchblutung	Nitrate
Blut	Antikoagulanzien	gerinnungshemmende Mittel	Heparin, Cumarinabkömmlinge, Acetylsalicylsäure (ASS)
Immunsystem	Immunsuppressiva	Mittel zur Unterdrückung einer Immunreaktion	Kortison
	Antiallergika	Mittel zur Behandlung allergischer Reaktionen	Antihistaminika, Cromoglicinsäure
Atmung	Antitussiva	hustenstillende Mittel	Codein
	Expektoranzien	schleimlösende Mittel	Acetylcystein (ACC)
	Antiasthmatika	Mittel zur Prophylaxe und Therapie von Asthma bronchiale	Antiallergika, Broncholytika, Kortikoide
Verdauung	Antacida	Mittel zur Neutralisierung von Magensäure	Aluminium-Magnesiumsalze
	Laxanzien	Abführmittel	Milchzucker
	Antiemetika	Mittel gegen Übelkeit und Erbrechen	Metoclopramid (MCP), z. B. Paspertin®
	Spasmolytika	Mittel zur Lösung von Verkrampfungen an der glatten Muskulatur	Butylscopolamin, z. B. Buscopan®
Harnsystem	Diuretika	harntreibende Mittel	Furosemid, z. B. Lasix®
Hormonsystem	Antidiabetika	Mittel zur Behandlung des Diabetes mellitus	siehe Tabelle 19, S. 383
	Kortikoide	Mittel gegen chronische Entzündungen, rheumatische Erkrankungen und allergische Reaktionen	Kortison und seine Abkömmlinge
	Kontrazeptiva	Mittel zur Verhütung einer Schwangerschaft	
Schwangerschaft, Geburt		Arzneimittel zur Wehenförderung	Oxytocin, Prostaglandine
	Tokolytika	Arzneimittel zur Wehenhemmung	

Tabelle 44 Wichtige Arzneimittelgruppen. ▶

Organsystem	Arzneimittelgruppe	Wirkung	Beispiele
Bewegungs-apparat	Muskelrelaxanzien	Mittel zur Entspannung der Skelettmuskulatur	
	Antirheumatika	Mittel gegen rheumatische Erkrankungen	nichtsteroidale Antirheumatika (NSAR), z. B. Diclofenac
	Antiphlogistika	entzündungshemmende Mittel	NSAR, Kortikoide
Nervensystem	Lokalanästhetika	Mittel zur vorübergehenden örtlichen Ausschaltung von Schmerzleitung und -empfindung	Lidocain
	Sedativa	Beruhigungsmittel	Promethazin, z. B. Atosil®
	Tranquilizer	Mittel gegen Angstzustände	Benzodiazepine, z. B. Valium® (Diazepam)
	Hypnotika	Mittel zur Förderung des Schlafs	Benzodiazepine, Baldrian, Hopfen
	Analgetika	Mittel zur Schmerzausschaltung	Acetylsalicylsäure (ASS), Paracetamol
	Psychopharmaka	Mittel, die auf das zentrale Nervensystem einwirken und psychische Vorgänge beeinflussen	Antidepressiva, Neuroleptika
Sinnessystem	Otologika	Mittel zur Behandlung von Ohrenkrankheiten	
	Ophthalmika	Mittel zur Behandlung von Augenkrankheiten	
	Mydriatika	Mittel zur Pupillenerweiterung	Atropin und seine Abkömmlinge
Haut	Antimykotika	Mittel gegen Pilzerkrankungen	
Sonstige	Antibiotika	Mittel, die Bakterien abtöten	Penicillin, Cefalosporine, Gyrase-Hemmer
	Zytostatika	Mittel, die schnell wachsende (Tumor-)Zellen hemmen	Methotrexat (MTX)

Tabelle 44 Wichtige Arzneimittelgruppen.

Potenzierung von Substanzen. Die Wirksubstanz des homöopathischen Arzneimittels wird in mehreren Schritten verdünnt (potenziert). Bei hohen Potenzen lassen sich keine Moleküle der ursprünglichen Wirksubstanz mehr nachweisen. Befürworter der Homöopathie gehen davon aus, dass der Organismus die „Information" der Wirksubstanz auch unter diesen Umständen empfangen kann. Hahnemann stellte fest, dass mit steigender Potenzierung die Wirkung sogar erhöht werden kann.

Die häufigsten Darreichungsformen homöopathischer Arzneimittel sind Streukügelchen (Globuli) und Tropfen.

Die passende homöopathische Wirksubstanz muss für jeden Patienten individuell gefunden werden. Im Rahmen einer ausführlichen Erstanamnese spielen nicht nur die Symptome, sondern auch Faktoren wie Stimmung, Lebensgewohnheiten und Konstitution des Patienten eine Rolle. Darum können in der Homöopathie für Menschen mit gleichem Krankheitsbild verschiedene Wirkstoffe zum Einsatz kommen.

Der Wirkmechanismus homöopathischer Arzneimittel konnte bisher naturwissenschaftlich nicht nachgewiesen werden.

10.8.2 Phytotherapie

In der Phytotherapie werden Krankheiten mithilfe von pflanzlichen Wirkstoffen behandelt. Diese werden z. B. in Tees, Kapseln, Tropfen, Tinkturen oder Salben weiterverarbeitet. Die Phytotherapie zählt zu den ältesten Lehren der Medizin. Bereits vor über 3 000 Jahren wurden in China und Indien Krankheiten mit Heilpflanzen behandelt. In den dreißiger Jahren des 20. Jahrhunderts begann die Arzneimittelindustrie, schnell wirksame und starke Medikamente synthetisch herzustellen. Die pflanzlichen Wirkstoffe wurden in den Hintergrund gedrängt. Heute stellen sie eine sinnvolle Ergänzung der „klassischen" Arzneimittel dar.

Heilpflanzen können auch als Frischpflanzen angewendet werden. Meistens werden sie aber zu Drogen oder Extrakten weiterverarbeitet.

Frischpflanzen. Safthaltige Teile (z. B. Stängel) werden ausgepresst, das Sekret wird verarbeitet. Ölige Auszüge entstehen, indem z. B. Blüten in Öl eingelegt werden, um die darin enthaltenen Wirkstoffe in das Öl „herüberzuziehen".

Drogen. Getrocknete Wurzeln, Blättern, Samen oder Blüten von Frischpflanzen werden in der Pflanzenheilkunde als Drogen bezeichnet. Sie werden vor allem als Tee im Rahmen der Selbstmedikation angewendet.

Extrakte. Zur Gewinnung wird den Drogen ein Extraktionsmittel (Wasser oder Alkohol) zugefügt. Die Inhaltsstoffe lösen sich darin. Durch spezielle Verfahren (z. B. Verdampfung) wird das Extraktionsmittel anschließend entfernt, das Extrakt bleibt übrig. Extrakte werden meist für die Weiterverarbeitung zu verschiedenen Darreichungsformen verwendet.

Anders als in der Homöopathie gilt in der Phytotherapie: Je höher die Dosis, desto stärker sind Wirkungen und Nebenwirkungen. Damit Phytotherapeutika genau dosiert werden können, muss ihr Wirkstoffgehalt genau angegeben sein. Bei ernsten Erkrankungen sollte unbedingt ärztlicher Rat eingeholt werden.

> **Phyto** (gr.): Vorsilbe im Zusammenhang mit Pflanzen, Pflanzlichem

> **Extrakte:** Auszüge, Hauptinhalte

> **synthetisch:** künstlich hergestellt; aus einfacheren Stoffen zusammengesetzt

10.9 Heil- und Hilfsmittel

Neben Arzneimitteln werden auch Heil- und Hilfsmittel zur Behandlung von Krankheiten und zur Unterstützung bei Behinderungen eingesetzt.

Heilmittel. Hierunter versteht man medizinische Leistungen oder Behandlungsverfahren die helfen Krankheiten zu heilen, zu verhüten oder deren Verschlimmerung zu vermeiden. Hierzu zählen beispielsweise:
- physikalische Therapien,
- Logopädie,
- Ergotherapie.

Hilfsmittel sollen den Behandlungserfolg sichern und Defizite durch Behinderungen ausgleichen. Hierzu zählen:
- Hörgeräte,
- Brillen (evtl. auch Kontaktlinsen),
- Gehhilfen (z. B. Unterarmgehstützen, Gehwagen, Rollstuhl),
- Prothesen und andere orthopädische Hilfsmittel,
- Pflegebetten, Antidekubitusmatratzen,
- Hilfsmittel zum einmaligen Gebrauch (z. B. Inkontinenzartikel),
- Hilfsmittel zur Medikamentenapplikation (z. B. Inhalationsgeräte, Spritzen),
- Desinfektionsmittel,
- Hausnotrufsysteme.

> **Logopädie:** Stimm- und Sprachheilkunde

> **Ergotherapie:** Therapie zur Verbesserung der motorischen und sensorischen Fähigkeiten

> Inkontinenz ▶ S. 312

4 Bei Diagnostik und Therapie von Erkrankungen des Bewegungsapparates assistieren

Zur Wiederholung

1. Was versteht man unter „Gewebe"?

2. Beschreiben Sie Form und Anordnungen von Epithelzellen und ihr Vorkommen.

3. Ordnen Sie die folgenden vier Aufgabenbereiche den vier Grundgewebearten zu:
   a) Bewegung, b) Schutz der Oberfläche, Resorption, Sekretion, Reizaufnahme, c) Reizverarbeitung, d) Haltefunktion.

4. Zu welcher Grundgewebeart gehören die Drüsengewebe?

5. a) Welche Drüsenarten besitzen einen Ausführungsgang?
   b) Welche Drüsenarten produzieren Hormone?

6. Nennen Sie die Fachausdrücke für: Deckzelle, Bindegewebszelle, Fettzelle, Knorpelzelle, Knochenzelle, Muskelzelle, Nervenzelle.

7. Aus welchen Gewebearten können sich Karzinome und aus welchen können sich Sarkome bilden?

8. Nennen Sie verschiedene Bindegewebsarten und ihr Vorkommen.

9. a) Was sind Osteoblasten und wann sind sie besonders aktiv?
   b) Was sind Osteoklasten und wann sind sie besonders aktiv?

10. Beschreiben Sie den Aufbau eines Osteons.

11. Welche drei verschiedenen Muskelzelltypen kennen Sie und wo kommen sie vor?

12. a) Welche Aufgaben hat eine Nervenzelle?
    b) Welche Aufgaben haben Synapsen?
    c) Welche Aufgaben haben Gliazellen?

13. Beschreiben Sie den Aufbau einer Synapse.

14. Eine 50-jährige Bekannte erzählt Ihnen in einem vertraulichen Gespräch, dass bei ihr Brustkrebs diagnostiziert wurde. Sie hat nun viele Fragen. Formulieren Sie angemessene und fachlich korrekte Antworten.
    - Ist das ein häufiger Krebs?
    - Wie kann Krebs entstehen?
    - Ist eine Krebserkrankung überhaupt eine gefährliche Krankheit?

15. Durch welche Merkmale unterscheiden sich der klinische und der biologische Tod?

16. Charakterisieren Sie die verschiedenen Arten von Krankheitsverläufen.

17. In welche Abschnitte wird das Skelett gegliedert?

18. Fertigen Sie eine Gegenüberstellung von Aufbau und Beweglichkeit der oberen und der unteren Extremität an.

19. Nennen Sie jeweils zwei Beispiele für platte Knochen, kurze Knochen und Röhrenknochen.

20. Wo verlaufen die Kreuzbänder?

21. Beschreiben Sie die Stellung der Hand und der Unterarmknochen bei der Pronation.

22. In welchen Bereichen der Wirbelsäule finden Sie eine Lordose?

23. Wo liegen an einem kindlichen Röhrenknochen die Bereiche für das Längenwachstum?

24. Welcher Muskel ist der Gegenspieler des zweiköpfigen Armmuskels und welche Aufgabe hat er?

25. Worauf müssen Sie beim Röntgen als Medizinische Fachangestellte achten? Wie heißen die drei großen „A" des Strahlenschutzes?

26. Nennen Sie Gemeinsamkeiten und Unterschiede zwischen Computertomographie und Kernspintomographie.

27. Wie entsteht ein Röntgenbild?

28. Womit beschäftigen sich ein Arzt für Radiologie und ein Arzt für Nuklearmedizin? Gibt es Gemeinsamkeiten?

Aufgaben

29. Welche Organe sind besonders strahlenempfindlich und wie können sie geschützt werden?

30. Was versteht man unter Elektrotherapie?

31. Worin besteht der wesentliche Unterschied zwischen der HF-Wärmetherapie und der herkömmlichen Wärmetherapie?

32. Tragen Sie alle Kontraindikationen zur HF-Wärmetherapie zusammen.

33. Nennen Sie Indikationen und Kontraindikationen von Wärmetherapie und Kältetherapie.

34. Beschreiben Sie das Prinzip der Interferenzstromtherapie und nennen Sie deren Anwendungsgebiet und die Vorteile.

29. Warum darf eine Manteltablette nicht geteilt werden?

Zur Vertiefung

1. Ein Patient berichtet, dass er seit zwei Tagen klopfende und heftige Schmerzen vorne am rechten Zeigefinger habe. Außerdem fühle sich der Finger heiß an und sei rot. Welches ist die wahrscheinlichste Diagnose? Welche Empfehlung geben Sie dem Patienten für sein Verhalten? Begründen Sie Ihre Antwort.

2. Bei einer Frau wird ein gynäkologischer Abstrich (Zellen vom Gebärmutterhalsbereich) entnommen und in die Pathologie geschickt. Beschreiben Sie, wohin das Untersuchungsmaterial gelangt, wie dort mit den Zellen umgegangen wird und warum dies so ist.

3. Führen Sie im Rollenspiel ein Beratungsgespräch zwischen Medizinischer Fachangestellten und Patientin vor einer Gewebeprobeentnahme durch.

4. Nennen Sie drei wichtige Unterschiede zwischen männlichem und weiblichem Becken und begründen Sie den Unterschied.

5. Ein Patient klagt über starke, austrahlende Rückenschmerzen, verbunden mit Störungen der Sensibilität oder Lähmungserscheinungen. Welche Erkrankung ist nach diesen Symptomen zu erwarten?

6. Ein Patient klagt über Schmerzen im Knie und ein Gefühl der Instabilität. Das Knie ist angeschwollen. Worauf deuten diese Symptome hin?

7. Ein Patient wird zur Ultraschalluntersuchung des Abdomens bestellt. Erklären Sie ihm, wie er sich vorbereiten muss und wie die Untersuchung abläuft.

8. Worauf müssen Patient und Röntgenassistentin achten, wenn ein Röntgen-Thorax-Bild angefertigt werden soll?

9. Versuchen Sie zusammen mit Ihren Kolleginnen auf einer Röntgen-Thorax-Aufnahme oder auf einer Röntgen-Abdomen-Aufnahme möglichst viele Strukturen zu erkennen und zu benennen. Überlegen Sie, welche krankhaften Befunde man theoretisch finden könnte.

10. a) Welche Organe sind besonders strahlenempfindlich?
    b) Diskutieren Sie mit Ihren Kolleginnen, wie man ängstlichen Patienten die „Strahlenangst" nehmen kann. Was gilt es bei jeder Strahlenanwendung abzuwägen?

11. Stellen Sie sich vor, Sie müssten selbst Ihr eigenes Kind röntgen. Worüber denken Sie nach? Diskutieren Sie mit Ihren Kolleginnen darüber.

12. Sammeln Sie Informationen zu den verschiedenen Untersuchungen in einer nuklearmedizinischen Praxis. Nutzen Sie die Kenntnisse von Mitschülerinnen, die dort arbeiten.

13. a) Erstellen Sie eine Checkliste für die Vorbereitung einer i.m.-Injektion.
b) Richten Sie ein Spritzentablett her.

14. Legen Sie bei Ihrer Kollegin Verbände für die folgenden Indikationen an:
- bei einem Venenleiden,
- bei einer genähten Wunde im Bereich des Handgelenks,
- bei einer stark blutenden Wunde am Unterarm,
- bei einer Bänderzerrung im Knie.

15. a) Suchen Sie im alphabetischen Verzeichnis (rot) die fünfstellige Kennziffer des Medikaments mit dem Namen „Adalat® 5 / 10 Kapseln".
b) Informieren Sie sich nun im Präparateteil (weiß) mit Hilfe der Kennziffer über den Namen des Wirkstoffs von „Adalat®" sowie die Nebenwirkungen dieses Medikaments. Handelt es sich bei „Adalat®" um ein freiverkäufliches, apothekenpflichtiges oder verschreibungspflichtiges Medikament?
c) Finden Sie im Wirkstoffverzeichnis (blau) weitere Medikamente mit demselben Wirkstoff.
d) Informieren Sie sich im Signaturverzeichnis (orange) darüber, zu welchen Wechselwirkungen es kommt, wenn der Wirkstoff aus „Adalat®" zusammen mit Nitraten eingenommen wird.
e) Suchen Sie im Unternehmerverzeichnis (grün) die Anschrift des Herstellers von „Adalat®".

16. Prüfen Sie den Medikamentenschrank in Ihrer Praxis. Welches Ordnungssystem wird in Ihrer Praxis angewendet? Halten Sie Änderungen für sinnvoll?

17. Erklären Sie die Begriffe „Indikation" und „Kontraindikation" anhand Ihnen bekannter Medikamente. Nutzen Sie dazu die Gebrauchs- oder Fachinformation.

18. Fallbeispiel
Die 52-jährige Ruth Lermantok kommt wegen anhaltender Schmerzen im Arm- und Schulterbereich in die Praxis. Sie hatte sich eine komplizierte Handgelenkfraktur rechts zugezogen, als sie beim Aussteigen aus ihrem Auto mit dem Fuß im Sicherheitsgurt hängen blieb und stürzte. Die Fraktur musste operativ versorgt werden und heilte schlecht. Bei den notwendig gewordenen Röntgenaufnahmen kam der Verdacht auf eine bestehende Osteoporose auf. Die Diagnose wurde durch entsprechende Untersuchungsverfahren gesichert. Um das Ausmaß der Osteoporose abzuschätzen, wurde auch die Wirbelsäule untersucht. Anamnestisch ist von Frau Lermantok bekannt, dass die sehr schlanke Frau seit vielen Jahren eine anstrengende Tätigkeit als Abteilungsleiterin einer großen Handelskette innehat. Sie leidet an einer chronischen Darmentzündung. Seit dem Tod ihrer Mutter, die mit 64 Jahren an den Folgen einer Oberschenkelhalsfraktur starb, lebt Frau Lermantok allein.

Sie übernehmen die Aufgabe, die Patientin über wichtige Grundkenntnisse und Zusammenhänge zu informieren, um Ihren Chef in seiner Beratungsfunktion zu unterstützen.

- Beschreiben Sie das Krankheitsbild Osteoporose.
- Erläutern Sie den Knochenaufbau und welche Knocheneigenschaften sich bei der Osteoporose verändern.
- Sie stellen Ursachen und Risiken der Osteoporose, auch im Bezug auf Frau L., zusammen.
- Beschreiben Sie, welche diagnostische Maßnahme zur Erkennung der Osteoporose von Bedeutung ist.
- Schildern Sie verschiedene Erkrankungen der Wirbelsäule.
- Unterscheiden Sie konservative und operative Frakturbehandlung (Indikation, Vorteile, Nachteile).
- Beschreiben Sie, welche schmerzlindernden Maßnahmen möglich sind (Arzneimittel und physikalisch therapeutische Verfahren).

Lernfeld 5
Zwischenfällen vorbeugen und in Notfallsituationen Hilfe leisten

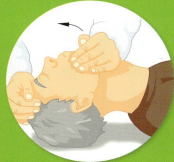

Sie lernen Notfälle zu erkennen und in Notfallsituationen angemessen, rasch und richtig zu handeln.

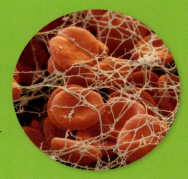

Sie erfahren, wie Blut zusammengesetzt ist und welche Funktionen die Blutbestandteile haben.

Aufbau und Funktion des Herz-Kreislauf-Systems werden Ihnen vorgestellt. Sie gewinnen Kenntnisse über die Arteriosklerose und ihre Folgen, z. B. die koronare Herzkrankheit.

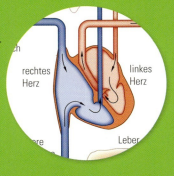

Sie lernen die Abwehrsysteme des Körpers kennen sowie Störungen des Immunsystems und deren Diagnostik, z. B. bei Allergien.

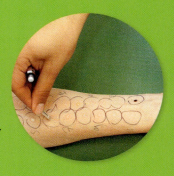

Störungen des Atmungssystems können lebensbedrohend sein. Nach dem Durcharbeiten sind Sie in der Lage, Patienten atemerleichternde Verhaltensweisen zu zeigen.

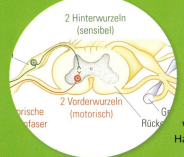

Sie verstehen, wie physische und psychische Funktionen vom Nervensystem gesteuert werden. Sie erhalten einen Überblick über die Erkrankungen und lernen, wie wichtig sicheres und schnelles Handeln z. B. beim Schlaganfall ist.

1 Notfälle

1.1 Überprüfung von Notfallpatienten

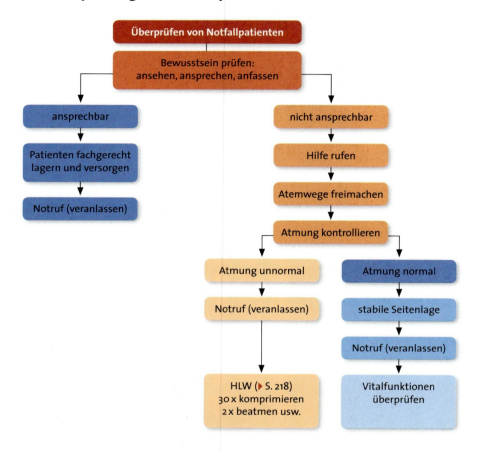

Um in Notfallsituationen angemessen und rasch reagieren zu können, sind Fachkenntnisse und eine schnelle Auffassungsgabe erforderlich.

Bewusstlosen Personen beispielsweise, deren Zunge in den Rachenraum zurückrutscht und so die Atemwege verschließt, kann das Leben nur durch schnelles Freimachen der Atemwege gerettet werden.

Auch wenn die Gesamtsituation bei jedem Notfall unterschiedlich ist, sollte stets das folgende Verfahren zur Überprüfung von Notfallpatienten durchgeführt werden. Bis zur Einleitung von Maßnahmen sollte möglichst wenig Zeit vergehen. Darum werden die ersten drei Schritte in der Realität gleichzeitig durchgeführt.

Patienten ansehen:
Wie sind Körperhaltung und Aussehen, bewegt sich der Patient spontan, krampft er, sind Verletzungen (Abschürfung, Quetschung, Fraktur usw.) oder Veränderungen der Haut (Blässe, Rötungen, Schweiß usw.) erkennbar?

Patienten ansprechen:
Reagiert der Patient? Kann er Personen und Umgebung wahrnehmen? Äußert sich der Patient zu Schmerzen, Beschwerden, Krankheitsgeschichte bzw. Unfallgeschehen?
(„Hallo, hören Sie mich? Wie heißen Sie? Wo haben Sie Schmerzen? Was ist passiert?")

Notfälle

Patienten anfassen:
Reagiert der Patient auf Berührung oder Schmerzreize?
Hierzu kann der Patient an den Schultern gefasst und gerüttelt werden.

Atemwege freimachen:
Mund kontrollieren auf Erbrochenes, Kaugummi o. ä. Gegebenenfalls mit einer um den Zeigefinger gewickelten Kompresse sauber wischen.

Eine Hand auf der Stirn drückt den Kopf leicht nach hinten. Die andere Hand hebt das Kinn des Patienten an (Bild 1).

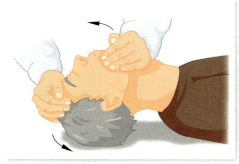

Bild 1 Freimachen der Atemwege.

Atmung kontrollieren:
- Hören – mit dem Ohr über Mund und Nase,
- Fühlen – des Luftstroms an der eigenen Wange,
- Sehen – ob sich der Brustkorb hebt und senkt (Bild 2).

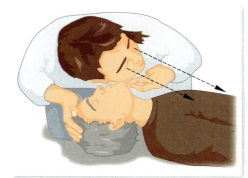

Bild 2 Kontrolle der Atmung.

Die Kontrolle der Atmung sollte nicht länger als 10 Sekunden dauern. Kurz nach einem Kreislaufstillstand setzt die Atmung aus. Es kann sein, dass der Patient kaum atmet oder nur wenige geräuschvolle oder schnappende Atemzüge macht. Solche Atemzüge sind nicht normal und ein Grund, mit der Herz-Lungen-Wiederbelebung zu beginnen.

Notruf:
Bei einem Notruf müssen immer die 5 W berücksichtigt werden:
- **W**as ist passiert?
- **W**o ist es passiert?
- **W**ie viele Personen sind verletzt / erkrankt?
- **W**elche Verletzung / Erkrankung liegt vor?
- **W**arten auf Rückfragen

> Sorgen Sie dafür, dass die Notrufnummer gut sichtbar am Telefon klebt!

Stabile Seitenlage:
Sie sorgt bei bewusstlosen, atmenden Patienten dafür, dass die Atemwege frei bleiben. Erbrochenes oder Blut werden nicht so leicht eingeatmet und die Zunge rutscht nicht in den Rachenraum zurück.

Es gibt mehrere Arten bewusstlose Personen in die stabile Seitenlage zu bringen. Der ERC empfiehlt den folgenden Ablauf (Bild 3, S. 218):
- Evtl. Brille des Patienten abnehmen.
- Den nahegelegenen Arm rechtwinklig zum Körper legen, Ellenbogen anwinkeln, Handfläche nach oben (Bild 3a).
- Den entfernt liegenden Arm über den Brustkorb legen und den Handrücken gegen die Wange des Patienten halten.
- Mit der anderen Hand das entfernt liegende Bein im Knie hochziehen, der Fuß bleibt dabei am Boden (Bild 3b).
- Weiterhin die Hand des Patienten an seiner Wange halten. Am entfernt liegenden Bein ziehen, um den Patienten zu sich herüber zu rollen (Bild 3c).
- Das obere Bein so ausrichten, dass Hüfte und Knie im rechten Winkel liegen.
- Kopf leicht nach hinten wenden, um die Atemwege freizuhalten (Bild 3d).
- Die Hand unter der Wange so ausrichten, dass der Kopf überstreckt bleibt (Bild 3e).

> **ERC** = European Resuscitation Council = Europäischer Rat für Wiederbelebung

Zirkulation = Kreislauf

irreversibel = nicht rückgängig zu machen

Herz-Lungen-Wiederbelebung = HLW = Cardiopulmonale Reanimation = CPR

Reanimation = Wiederbelebung

Defibrillator: Gerät zur Übertragung von Stromstößen über Elektroden auf den Herzmuskel

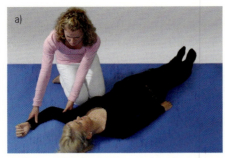
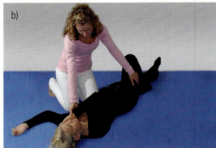
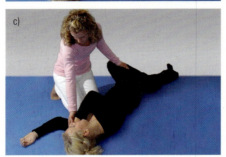
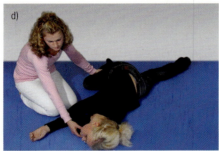
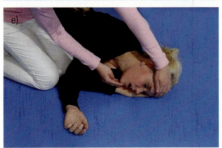

Bild 3 Stabile Seitenlage.

1.2 Herz-Kreislaufstillstand

Von einem Kreislaufstillstand spricht man, wenn durch ungenügende oder fehlende Herzaktionen das Blut nicht mehr im Körper zirkuliert. Ursache hierfür können u. a. alle Notfallsituationen sein, die in den Kapiteln 1.2 bis 1.7 beschrieben werden.

Etwa 10 bis 15 Sekunden nach Stillstand des Kreislaufs kommt es zur Bewusstlosigkeit, der Atemstillstand tritt nach etwa 30 Sekunden ein. Pupillenveränderungen können nach etwa einer Minute festgestellt werden. Schon wenige Minuten nach einem Atem- und Kreislaufstillstand treten irreversible Hirnschäden auf.

Die Prüfung des Pulses an der Halsschlagader (Arteria carotis) ist eine unsichere Methode, um festzustellen, ob ein Kreislauf vorhanden ist oder nicht. Wenn eine Person keine Lebenszeichen zeigt, also nicht ansprechbar ist, sich nicht bewegt, nicht hustet oder normal atmet, sollte sofort mit der Herz-Lungen-Wiederbelebung begonnen werden.

1.2.1 Herz-Lungen-Wiederbelebung

Ziel jeder HLW ist es, Schäden durch Sauerstoffmangel im Gehirn des Patienten weitestgehend zu vermeiden. Eine realistische Chance auf eine Wiederbelebung besteht nur in den ersten Minuten nach Eintritt des Herz-Kreislaufstillstandes. Bei guter Reanimationstechnik kann ein gerade noch ausreichender Blutfluss zum Herzen und zum Gehirn gesichert werden. Der frühzeitige Einsatz von Defibrillatoren erhöht die Überlebenschance.

1.2.2 Ablauf der Herz-Lungen-Wiederbelebung

Nach der Alarmierung des Rettungsdienstes durch den Notruf (s. S. 217) muss zunächst dafür gesorgt werden, dass der Patient auf einer harten Unterlage liegt (am besten auf dem Fußboden). Damit das venöse Blut der unteren Extremitäten besser zum Herzen fließen kann, werden die Beine leicht erhöht gelagert. Der Patient sollte möglichst von allen Seiten frei zugänglich sein. Nachdem der Oberkörper des Patienten entkleidet ist, beginnt der eigentliche Reanimationsvorgang (Bild 4):

Notfälle

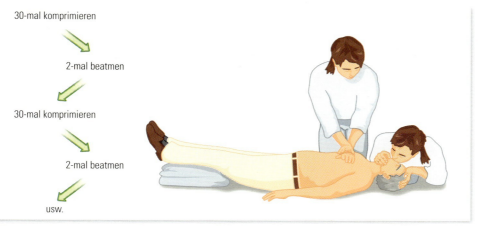

Bild 4 Arbeitsrhythmus bei der Reanimation von Erwachsenen.

- 30 mal komprimieren,
- 2 mal beatmen,
- 30 mal komprimieren,
- 2 mal beatmen usw.

komprimieren = zusammendrücken

Kompression. Der Rhythmus 30:2 gilt unabhängig davon, ob die Reanimation allein oder zu zweit durchgeführt wird. Der richtige Druckpunkt für die Thoraxkompression befindet sich in der Brustmitte. Während der 30 Kompressionen hält der Handballen ununterbrochen Kontakt zum Brustbein. Mit gestreckten Armen und übereinander gelegten Händen wird das Brustbein 4 bis 5 cm tief in Richtung Wirbelsäule gedrückt. Nach jeder Kompression wird der Brustkorb vollständig entlastet, aber der Handkontakt zum Druckpunkt bleibt bestehen. Druck- und Entlastungsphase sollen gleich lang sein. Die Kompressionen werden mit einer Frequenz von 100 pro Minute wiederholt, also etwas weniger als 2 Kompressionen pro Sekunde. Für die 2 Beatmungen wird die Kompression kurz unterbrochen.

Mund-zu-Nase-Beatmung. Dabei verschließt der Daumen des Helfers den Mund des Patienten, indem er bei überstrecktem Kopf die Unterlippe gegen die Oberlippe drückt (Bild 5). Erst dann wird die Luft in die Nase des Patienten geblasen. Danach wird unter Beobachtung des Brustkorbs die Ausatmung abgewartet und erneut beatmet. Wenn sich bei der ersten Beatmung der Brustkorb nicht wie üblich hebt, müssen der Mund- und Rachenraum überprüft und mögliche Behinderungen mit den Fingern entfernt werden.

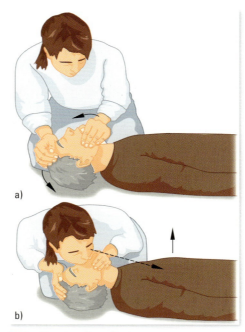

Bild 5 Mund-zu-Nase-Beatmung.

Mund-zu-Mund-Beatmung. Der Helfer überstreckt den Kopf wie beschrieben (Bild 1). Daumen und Zeigefinger der an der Stirn liegenden Hand verschließen die Nase. Zur Beatmung umschließen die eigenen Lippen den Mund des Patienten.

Wenn Helfer unfähig oder unwillig sind, die Beatmung vorzunehmen, sollten sie nur die Kompressionen durchführen und auf die Beatmung verzichten. Dies hilft dem Patienten mehr, als wenn auf Wiederbelebungsversuche völlig verzichtet würde.

Zwischenfällen vorbeugen und in Notfallsituationen Hilfe leisten

Lagerungsart	Bild	Indikation
Schocklage		• alle Schockarten außer dem kardiogenen Schock • Synkope
Oberkörperhochlagerung		• kardiogener Schock • Angina pectoris • Herzinfarkt • Lungenembolie
Lagerung mit angewinkelten Beinen		• akutes Abdomen
Oberkörperhochlagerung mit aufgestützten Armen		• Asthma bronchiale
kombinierte Oberkörperhoch- und Beintieflagerung		• Lungenödem
Beinhochlagerung		• venöser Gefäßverschluss
Beintieflagerung		• arterieller Gefäßverschluss
stabile Seitenlage	siehe Bild 3, S. 218	• Bewusstlosigkeit mit vorhandener Atmung und Puls

Tabelle 1 Wichtige Lagerungsarten.

> **Intubation:**
> Einführen eines Schlauches (Tubus) durch Mund oder Nase in Rachen und Luftröhre

Notfallkoffer. Im Verlauf einer Wiederbelebung in der Arztpraxis sollten parallel zum beschriebenen Reanimationsablauf weitere Maßnahmen vorbereitet werden, die einer intensiveren Therapie dienen. Stellen Sie hierzu den Notfallkoffer Ihrer Praxis bereit. Er sollte bestückt sei mit
- einem Beatmungsbeutel und Masken verschiedener Größen,
- Sauerstoff,
- Intubationsbesteck und Intubationstuben,
- Stethoskop und Blutdruckmanschette,
- Absauggerät,
- Materialien für venöse Zugänge,
- mehreren Infusionssystemen und Infusionslösungen,
- Blutzucker-Teststreifen,
- Notfallmedikamenten und
- Verbandsmaterialien.

> Überprüfen Sie alle zwei Monate den Inhalt des Notfallkoffers auf Vollständigkeit, Funktionsfähigkeit, Verfallsdaten und Sterilität.

Sobald wie möglich sollte die Beatmung auf Beutelbeatmung mit Sauerstoffzuleitung umgestellt werden. Mit dem Absauggerät kann Sekret aus dem Rachenraum abgesaugt werden. Von einer weiteren Person kann während der Reanimation ein EKG-Gerät angeschlossen werden. Defibrillationseinheit und Intubationsbesteck sind bereitzuhalten. Um Adrenalin und weitere Medikamente geben zu können, sollte ein intravenöser Zugang gelegt werden.

Die Wiederbelebung eines Patienten stellt eine körperlich und seelisch belastende Maßnahme dar. Erfahrungsgemäß wachsen Helfer in dieser Situation jedoch über sich hinaus und sind imstande, den Reanimationsvorgang so lange wie nötig durchzuführen. Eine begonnene Reanimation sollte fortgeführt werden, bis

- Atmung bzw. Kreislauf wieder einsetzen und die Hautfarbe wieder rosig wird,
- die Helfer durch andere (z. B. Ersthelfer oder Rettungsdienstpersonal) abgelöst werden,
- ein Arzt den Abbruch der Reanimation anordnet.

Unabhängig vom Ausgang der Wiederbelebung ist es wichtig, über das Erlebte zu sprechen. Suchen Sie dazu das Gespräch mit guten Freunden, Eltern oder Mitarbeitern im Praxisteam, um das Geschehen zu verarbeiten.

1.3 Blutungen

Eine Blutung ist der Austritt von Blut aus einem Gefäß nach außen oder in Organe und Weichteile. Ab einem Blutverlust von ca. einem Liter besteht für Erwachsene Schockgefahr. Neben der Blutstillung stehen die Kontrolle und Sicherung der Vitalfunktionen im Vordergrund der Maßnahmen, um den drohenden Volumenmangelschock frühzeitig zu erkennen. Bei jedem Kontakt mit blutenden Patienten sind Einmalhandschuhe zu tragen.

> Bei allen medizinischen Notfällen gilt: Handschuhe tragen, um Infektionen zu vermeiden.

Volumenmangelschock ▶ S. 223

Vitalfunktionen = Bewusstsein, Atmung, Kreislauf

1.3.1 Äußere Verletzungen

Symptome	• blutende Wunde • Schmerzen
Ursachen	• Einwirkung äußerer Gewalt (Schnitt, Stoß usw.)
Gefahren	• zunächst: hoher Blutverlust mit Volumenmangelschock • später: Infektionen
Sofortmaßnahmen	• bei schwach blutenden Wunden an Arm oder Bein: Extremität hochlagern Wunde mit keimfreier Wundauflage abdecken und Verband anlegen • bei stark blutenden Wunden: Schocklage (Tabelle 1) Arterie abdrücken und Druckverband anlegen
assistierende Maßnahmen	vorbereiten: • Infusion
Hinweise	• Wenn nur ein Helfer anwesend ist: Bis zum Anlegen eines Druckverbandes an Hand oder Unterarm eine Blutdruckmanschette am Oberarm aufpumpen, bis die Blutung steht. Danach Druckverband anlegen und Manschette wieder entfernen.

Infusion: Flüssigkeit (z. B. Kochsalzlösung) in den Blutkreislauf fließen lassen

1.3.2 Nasenbluten

Symptome	• plötzlich beginnende Blutung aus der Nase
Ursachen	• Blutung aus den Gefäßen der Nasenscheidewand, häufig bei Menschen mit hohem Blutdruck
Gefahren	• hoher Blutverlust mit Volumenmangelschock • Erbrechen durch verschlucktes Blut
Sofortmaßnahmen	• Oberkörper hochlagern • Kopf nach vorne beugen • kalte Umschläge oder Eisbeutel an Nacken und Stirn legen
assistierende Maßnahmen	• Wenn die Blutung nach 15 Min. nicht aufhört: Watte und abschwellende Nasentropfen zur Herstellung einer Nasentamponade bereitlegen. • evtl. Bereitlegen eines Nasenspekulums
Hinweise	• Blutbefleckte Papiertücher und Kleidungsstücke lassen das Nasenbluten oft dramatisch erscheinen. Bewahren Sie Ruhe. Meistens wird das Ausmaß des Blutverlustes überschätzt.

Spekulum ▶ S. 408

1.3.3 Ösophagusvarizenblutung

Ösophagus = Speiseröhre
Varizen = Krampfadern

Anämie ▶ S. 242

Symptome	• schwallartiges, kaffeesatzartiges Bluterbrechen mit plötzlichem Beginn • meist Anzeichen eines Volumenmangelschocks • Anzeichen einer Anämie: Schwindel, Schwäche, Luftnot, Blässe • schwarz glänzender, klebriger Stuhl (Teerstuhl) ab 5 Std. nach Beginn der Blutung
Ursachen	• Geplatzte Krampfadern im Bereich von Speiseröhre und Magen, die meist aufgrund einer Leberzirrhose durch den Blutrückstau aus dem Pfortaderkreislauf entstanden sind.
Gefahren	• Schock, Kreislaufstillstand
Sofortmaßnahmen	• Oberkörper hochlagern • bei Volumenmangelschock: Schocklagerung • Hilfe beim Erbrechen
assistierende Maßnahmen	vorbereiten: • Infusion • Sauerstoffgabe • Absauggerät • Intubation und Beatmung
Hinweise	• Befindet sich Blut im Magen, so wird es durch die Magensäure in Aussehen und Beschaffenheit so verändert, dass es „Kaffeesatz" ähnelt. • Junge Patienten ertragen Blutverluste von über einem Liter zunächst fast symptomfrei. Ihr Zustand verschlechtert sich danach aber umso schneller.

1.4 Schock

Jeder Schock stellt eine Störung der Regulation von Herz und Kreislauf dar. Dabei ist die Menge des zur Verfügung stehenden Blutes geringer als die benötigte Blutmenge. Die Symptome des Schocks sollten unbedingt ernst genommen werden. Je stärker sich die Symptome ausprägen, umso schwieriger wird deren Behandlung im Rahmen der Ersten Hilfe.

1.4.1 Volumenmangelschock

Symptome	• Tachykardie • Hypotonie • Blässe • Zyanose	• kaltschweißige Haut • Unruhe • Kältezittern • Durst
Ursachen	hoher Flüssigkeitsverlust durch: • innere oder äußere Blutung • Durchfall oder Erbrechen • Verlust von Blutplasma bei großflächigen Verbrennungen • starkes Schwitzen (Hitzeerschöpfung)	
Gefahren	• Kreislaufstillstand	
Sofortmaßnahmen	• Schocklagerung • evtl. Blutung stillen • bei Verbrennungen: kühlen • bei Hitzeerschöpfung: Patienten in kühle Umgebung bringen	
assistierende Maßnahmen	vorbereiten: • Infusion • Sauerstoffgabe	
Hinweise	• Auch bei Gewalteinwirkung auf den Bauch und bei Frakturen muss wegen der Gefahr der Verletzung von inneren Organen oder Blutgefäßen mit der Entwicklung eines Volumenmangelschocks gerechnet werden.	

Tachykardie ▶ S. 263

Hypotonie ▶ S. 272

Zyanose: bläuliche Verfärbung der Haut / der Lippen durch Sauerstoffmangel

% Blutvolumen	Blutverlust ml	Symptome	Schweregrad
0–10	0–500	keine	kein Schock
10–20	500–1000	• Tachykardie • Zyanose	leichter Schock
20–35	1000–1800	• s.o. • Schockindex > 1,0 • Hypotonie • Angst • Schwitzen • Unruhe	Schock
35–50	1800–2500	• s.o. • Schockindex > 1,5	schwerer Schock mit Lebensgefahr

Tabelle 2 Die Schweregrade eines Volumenmangelschocks durch Blutverlust.

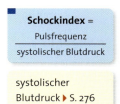

$$\text{Schockindex} = \frac{\text{Pulsfrequenz}}{\text{systolischer Blutdruck}}$$

systolischer Blutdruck ▶ S. 276

Zwischenfällen vorbeugen und in Notfallsituationen Hilfe leisten

1.4.2 Kardiogener Schock

kardiogen = durch das Herz verursacht

Arrhythmie ▶ S. 263

Herzinfarkt ▶ S. 226
Herzinsuffizienz ▶ S. 261

Lungenembolie ▶ S. 235

Symptome	• Arrhythmie • Hypotonie • gestaute Halsvenen • Schmerzen, Atemnot (oft als Anzeichen einer Herzerkrankung) • Zyanose
Ursachen	akut verminderte Pumpleistung des Herzens durch: • Herzinfarkt • Herzinsuffizienz • Herzrhythmusstörungen • Lungenembolie
Gefahren	• Kreislaufstillstand
Sofortmaßnahmen	• Lagerung mit erhöhtem Oberkörper
assistierende Maßnahmen	vorbereiten: • Infusion • Sauerstoffgabe
Hinweise	• Patienten mit kardiogenem Schock werden meistens sitzend und unter Einsatz ihrer Atemhilfsmuskulatur vorgefunden. Sie können darum zunächst in dieser Position belassen werden.

Atemhilfsmuskulatur ▶ S. 284

1.4.3 Anaphylaktischer Schock

anaphylaktisch = allergisch

Hyposensibilisierung ▶ S. 257

Symptome	mit zunehmendem Schweregrad: • warme, rote Haut, evtl. mit Quaddeln, Juckreiz, Niesen • Schwindel, Erbrechen, Schüttelfrost, Tachykardie, Blutdruckabfall • Bronchospasmus, Atemnot
Ursachen	allergische Reaktion auf : • Medikamente (z. B. Antibiotika, Röntgenkontrastmittel, Lokalanästhetika) • Fremdeiweiße (z. B. Insektengifte, Lösungen zur Hyposensibilisierung) • andere Fremdstoffe (z. B. in Nahrungsmitteln)
Gefahren	• Atem- und Kreislaufstillstand
Sofortmaßnahmen	• Zufuhr des allergieauslösenden Stoffes beenden • Schocklagerung • evtl. Hilfe beim Erbrechen
assistierende Maßnahmen	vorbereiten: • Infusion • Sauerstoffgabe • Intubation und Beatmung
Hinweise	• Wegen der Gefahr eines anaphylaktischen Schocks muss jeder Patient in den ersten Minuten nach der Gabe von Medikamenten oder Infusionen sorgfältig beobachtet werden. • Trotz nachlassender Symptome ist in den ersten 24 Stunden jederzeit ein spontanes Wiederauftreten der Schocksymptomatik möglich.

1.5 Schmerzen

Schmerz ist eine sinnvolle, lebenserhaltende Empfindung und somit eine Schutzeinrichtung. Mit wenigen gezielten Fragen an den Patienten lassen sich Rückschlüsse über die Schmerzursache und Konsequenzen für die Notfallbehandlung ziehen:

- „Wo spüren Sie den Schmerz?"
- „Wie empfinden Sie den Schmerz (dumpf, hell, brennend, stechend, krampfartig, ausstrahlend…)?"
- „Wie lange haben Sie schon Schmerzen"?

1.5.1 Angina pectoris

Angina pectoris ▶ s. auch S. 262

Symptome	- anfallsartiger Brustschmerz, Gefühl der „Brustenge" - evtl. Schmerzausstrahlung in Hals, Schulter, linken Arm oder Bauch - Schmerzdauer weniger als ca. 15 Minuten - Dyspnoe (Atemnot) - Zyanose - Unruhe - Angst - evtl. Hypotonie
Ursachen	- Durch verengte **Herzkranzgefäße** kommt es unter Belastung zu einer vorübergehenden Sauerstoffunterversorgung des Herzmuskels. Die Mangeldurchblutung verursacht Schmerzen der Herzmuskelzellen.
Sofortmaßnahmen	- Lagerung mit leicht erhöhtem Oberkörper - enge Kleidungsstücke öffnen - Beruhigung
assistierende Maßnahmen	Falls der Patient ein Nitratpräparat (Dosieraerosol oder Kapseln) zur Linderung der Beschwerden besitzt: - Hilfe bei der Medikamenteneinnahme vorbereiten: - EKG - Infusion - Sauerstoffgabe
Hinweise	- Außerhalb der Klinik können Angina-pectoris-Beschwerden nicht sicher von Infarkt-Symptomen unterschieden werden. Darum ist jeder Angina-pectoris-Patient wie ein Infarktpatient zu behandeln. - Bessert sich die Symptomatik nach der Gabe von Nitraten nicht, liegt wahrscheinlich ein Infarkt vor.

Herzkranzgefäße ▶ S. 259

EKG ▶ S. 264

Herzinfarkt ▶ S. 226 und S. 262

Herzinfarkt ▶ s. auch S. 262

1.5.2 Herzinfarkt

Symptome	- schwerste Schmerzen im Brustkorb, Gefühl der Brustenge
- evtl. Schmerzausstrahlung in Hals, Schulter, linken Arm oder Bauch
- flache Atmung
- Zyanose
- kaltschweißige Haut
- Unruhe
- Todesangst
- evtl. Hypotonie
- evtl. Bewusstlosigkeit
- bei Frauen: oft Übelkeit und Erbrechen
Ursachen	- Der Verschluss von einem oder mehreren Herzkranzgefäßen führt zum äußerst schmerzhaften Absterben von Herzmuskelgewebe.
Gefahren	- Kreislaufstillstand
Sofortmaßnahmen	- Lagerung mit leicht erhöhtem Oberkörper
- enge Kleidungsstücke öffnen
- Beruhigung
- Patienten nicht bewegen oder gehen lassen
assistierende Maßnahmen	vorbereiten:
- Infusion
- Sauerstoffgabe
- EKG
- Absauggerät
- Intubation und Beatmung
- Defibrillator
Hinweise	- Beim Vorliegen von Brustschmerz-Symptomen sollte schnellstmöglich eine Klärung durch Arzt oder Klinik erfolgen. Je früher ein Infarkt erkannt und behandelt wird, umso eher kann das weitere Absterben von Herzmuskelgewebe verhindert werden.
- 10 % aller Infarkte verlaufen ohne die infarkttypischen Symptome, vor allem bei älteren Patienten sowie Diabetikern.

1.5.3 Akutes Abdomen

Symptome	• akuter, evtl. krampfartiger Schmerz im Bauch- oder Beckenbereich, evtl. in Rücken oder Schulter ausstrahlend • Abwehrspannung der Bauchdecke • schlechter Allgemeinzustand bis hin zum Schock • evtl. oberflächliche, schmerzhafte Atembewegungen mit Zyanose • evtl. Übelkeit mit Erbrechen
Ursachen	• durchgebrochenes Magen- oder Zwölffingerdarmgeschwür • Ileus (Darmverschluss) • akute Appendizitis • Gallen- oder Nierenkolik • Nieren-, Leber- oder Milzriss • gynäkologische Erkrankungen, z. B. innere Blutungen bei Eileiterschwangerschaft
Gefahren	je nach Ursache verschieden, z. B.: • Blutverlust • Schock
Sofortmaßnahmen	• Flach- oder Seitenlagerung mit angewinkelten Beinen • evtl. Schockbekämpfung • Erbrochenes oder Stuhl für weitere Untersuchungen aufbewahren
assistierende Maßnahmen	vorbereiten: • Infusion
Hinweise	• Der Patient darf weder Getränke noch Nahrung zu sich nehmen. Dies kann zu Spasmen der Gallen- und Bauchspeicheldrüsengänge führen. • Patienten mit akutem Abdomen dürfen keine Schmerzmittel einnehmen, damit die Symptomatik nicht „verschleiert" wird. • Auch undramatisch erscheinende Bauchschmerzen können lebensbedrohlich sein.

---

akutes Abdomen: plötzliche einsetzende Symptomatik bei Erkrankungen im Bereich von Bauchhöhle und Unterleib

Appendizitis ▶
S. 368

Spasmen = Krämpfe

1.6 Bewusstseinsstörungen

Im Verlauf einer Bewusstseinsstörung ist es möglich, dass sich Phasen der Bewusstseinstrübung mit Phasen der Bewusstlosigkeit abwechseln. Häufig jedoch nimmt die Tiefe der Bewusstlosigkeit mit der Dauer des Notfallgeschehens zu. Eine grobe Orientierung über die Tiefe der Bewusstlosigkeit erhält man mit folgendem „Bewusstseins-Check":

Sehen:
- Sind die Augen des Patienten geöffnet?
- Reagiert der Patient auf Berührung und Schmerz?
- Reagieren die Pupillen auf einen Lichtreiz (Augenlampe)?
- Krampft der Patient?
- Sind Schädel- oder Hirnverletzungen zu erkennen?

Hören:
- Spricht der Patient klar und verständlich?

Fragen:
- „Hallo! Hören Sie mich? Wie heißen Sie? Wo haben Sie Schmerzen? Was ist passiert?"

> Synkope = kurzzeitige Bewusstlosigkeit

1.6.1 Synkope (Ohnmacht)

Symptome	vor der Synkope: • Schwindel, Übelkeit • Schwarzwerden vor Augen • Gähnen • Blässe • Schwitzen
Ursachen	• langes Stehen und Sauerstoffmangel, z. B. in warmen oder überfüllten Räumen • plötzlicher Lagewechsel (z. B. vom Liegen zum Stehen) • Schmerzen, Angst und Schreck • Herzrhythmusstörungen
Gefahren	• Folgeverletzungen durch den Sturz (Kopfplatzwunde, Gehirnerschütterung)
Sofortmaßnahmen	• Schocklagerung
assistierende Maßnahmen	vorbereiten: • Infusion • Sauerstoffgabe

1.6.2 Großer epileptischer Anfall

Symptome	während des Krampfanfalls: • plötzliche Bewusstlosigkeit mit anschließendem Sturz • für wenige Sekunden Anspannung aller Muskeln, dadurch kurzzeitiger Atemstillstand mit Zyanose • minutenlange Muskelzuckungen am ganzen Körper • Speichelfluss • evtl. Abgang von Urin oder Stuhl • evtl. Zungenbiss nach dem Krampfanfall: • Desorientierung, Bewusstseinsstörung • Müdigkeit, evtl. mit Nachschlafphase • fehlende Erinnerung an den Anfall (Amnesie)
Ursachen	• plötzliche Aktivitätssteigerung des ZNS
Gefahren	• Entwicklung eines Status epilepticus • Verletzungen durch den Krampfanfall an Kopf und Extremitäten • Zungenbiss
Sofortmaßnahmen	während des Krampfanfalls: • Umgebende Gegenstände und Möbel entfernen oder abpolstern, um den Patienten vor Verletzungen zu schützen. nach dem Krampfanfall: • nach Möglichkeit stabile Seitenlage und Kontrolle der Vitalfunktionen • Freimachen und Freihalten der Atemwege • Erstversorgung von evtl. aufgetretenen Verletzungen
assistierende Maßnahmen	vorbereiten: • Infusion • Sauerstoffgabe
Hinweise	• Das Einführen eines Zungenkeils zur Prophylaxe des Zungenbisses sollte unterbleiben, da hierbei die Verletzungsgefahr für den Helfer groß ist.

Epilepsie ▶ s. auch S. 299

ZNS ▶ S. 293

Status epilepticus: Serie von epileptische Anfällen ohne Erholungsphase für den Patienten

1.6.3 Fieberkrampf bei Säuglingen und Kleinkindern

Symptome	- Krämpfe am ganzen Körper, Dauer meist 1–2 min, selten länger als 15 min - Fieber > 39 °C (Fieberbeginn meist wenige Stunden vor Krampfbeginn) - Bewusstseinsstörung, evtl. Bewusstlosigkeit oder Nachschlaf - Tachykardie - evtl. flache Atmung mit Zyanose - evtl. starrer Blick
Ursachen	- Infekt mit Fieber - oft genetische Veranlagung zu Fieberkrämpfen (ca. 50 % der Fälle)
Gefahren	Entwicklung eines Krampfanfalls nach mehr als 15 min mit: - verringertem Atemantrieb - vorübergehender Lähmung einer Extremität - Folgekrämpfe - Hirnschädigung
Sofortmaßnahmen	- Decken und warme Kleidung entfernen - kalte Umschläge auf die Stirn, lauwarme auf den Rumpf - bei Bewusstsein: Flüssigkeitsgabe - bei Bewusstlosigkeit: stabile Seitenlage
assistierende Maßnahmen	vorbereiten: - Infusion - Sauerstoffgabe - Beatmung (mit Kindermaske)
Hinweise	- Fieberkrämpfe treten bei 3 bis 5 % aller Kinder auf, meistens im 2. Lebensjahr. - Mehr als die Hälfte der Eltern hatte Angst, dass ihr Kind während des Krampfanfalls sterben würde. Helfen Sie den Eltern, das Geschehen zu verarbeiten, indem Sie nach der Behandlung in Ruhe mit ihnen reden.

1.6.4 Hypoglykämie

Symptome	- Blutzucker < 50 mg/dl - kaltschweißige Haut - auffälliges Verhalten wie Zittern, Unruhe, Verwirrtheit oder Aggressivität - Bewusstseinsstörungen, evtl. Bewusstlosigkeit - erhöhte Krampfneigung - Hunger - Kopfschmerzen - Tachykardie - evtl. Tachypnoe (beschleunigte Atmungsfrequenz) - evtl. Hypertonie
Ursachen	Abnahme der Blutzuckerkonzentration bei Diabetikern durch: - körperliche Anstrengung - ausgelassene Mahlzeit trotz Insulingabe - Überdosierung von Insulin - übermäßigen Alkoholkonsum
Gefahren	- Bewusstlosigkeit - Hirnschäden durch längerdauernde Hypoglykämie
Sofortmaßnahmen	bei Bewusstsein: - Flachlagerung - Gabe von Traubenzucker oder süßen Getränken bei Bewusstlosigkeit: - stabile Seitenlage - wegen Aspirationsgefahr wird Glucose nur i.v. gespritzt
assistierende Maßnahmen	- Blutzuckerkontrolle vorbereiten: - Infusion - Sauerstoffgabe - Injektion von Glucose oder Glukagon
Hinweise	- Patienten mit einer Hyperglykämie erkennt man im Unterschied zur Hypoglykämie vor allem an ihrem Durstgefühl.

> Hypoglykämie ▶ s. auch Diabetes mellitus S. 379 ff.

> Hypertonie ▶ S. 272

> **Aspiration:** Eindringen flüssiger oder fester Stoffe in die Atemwege

1.7 Atemnot

Eine Atemnot kann unterschiedliche Ursachen haben. Häufig sind es Herz-Kreislauf-Störungen, manchmal aber werden diese erst durch eine schwere Atemnot ausgelöst. Einen Überblick über Ursache und Schwere der Atemnot verschafft man sich mit dem folgenden „Atmungs-Check":

> **Sputum:**
> Auswurf, Sekrete der Luftwege

Sehen:
- Ist die Hautfarbe rosig?
- Sind Atembewegungen sichtbar?
- Ist der Atemrhythmus gleichmäßig?
- Hustet der Patient Sputum ab?

Fühlen:
- Ist der Luftstrom an der eigenen Wange spürbar?

Hören:
- Sind pfeifende Atemgeräusche hörbar?

Sonstige Erkenntnisse:
- Sind Gehirn und Thorax unverletzt?

1.7.1 Fremdkörper in den Atemwegen

Symptome	- akut einsetzende Atemnot, Sprechen unmöglich - evtl. pfeifende Atemgeräusche - Zyanose - starker Hustenreiz - Angst - Bewusstseinsstörung bis hin zur Bewusstlosigkeit - Tachykardie
Ursachen	- Kleinteile wie Knöpfe, Erdnüsse, Bonbons, rohe Möhren- oder Apfelstücke u.s.w. gelangen in die Luftröhre, evtl. bis in die Bronchien und verschließen so die Atemwege.
Gefahren	- Atemstillstand
Sofortmaßnahmen	bei Kindern: - Kind mit dem Kopf nach unten halten und mit flacher Hand zwischen die Schulterblätter schlagen. bei Erwachsenen: - Patienten mit gesenktem Kopf hinknien lassen und mit flacher Hand zwischen die Schulterblätter schlagen. - Wenn diese Maßnahme erfolglos ist: versuchen, den Fremdkörper aus dem Rachenraum zu entfernen.
assistierende Maßnahmen	vorbereiten: - Infusion - Injektion - Sauerstoffgabe - Absaugung - Intubation
Hinweise	- Die Fremdkörperaspiration bei Kindern geschieht meist, wenn das Kind mit Nahrung im Mund erschrickt oder läuft und dabei fällt. Darum Kindern während des Spielens nichts zu essen geben und bis zum 3. Lebensjahr keine Erdnüsse anbieten.

1.7.2 Asthma bronchiale

Symptome	• plötzliche Atemnot (oft früh morgens) mit verlängerter Ausatemphase und pfeifenden Ausatemgeräuschen • Zyanose • Einsatz der Atemhilfsmuskulatur • evtl. zäher Auswurf • Tachykardie • evtl. Hypertonie • Angst
Ursachen	• Meist bedingt durch Allergie, Infekte, körperliche Anstrengung, Stress oder kalte Luft kommt es zu einer Verengung der Atemwege.
Gefahren	• Entwicklung eines Status asthmatikus • Atemstillstand
Sofort- maßnahmen	• Beruhigung • Lagerung mit erhöhtem Oberkörper • Aufstützen der Arme ermöglichen • Anleitung zur dosierten Lippenbremse
assistierende Maßnahmen	Falls der Patient ein Bronchospasmolytikum als Dosieraerosol zur Linderung der Beschwerden besitzt: • Hilfe bei der Dosierung des Aerosols vorbereiten: • Sauerstoffgabe • Infusion • Injektion
Hinweise	• Bei der dosierten Lippenbremse soll der Patient durch die Nase einatmen und zum Ausatmen die Luft langsam zwischen den aufeinander liegenden Lippen ausströmen lassen. Durch das langsame und bewusste Ausatmen wird ein Kollabieren (Zusammenfallen) von Bronchiolen und Alveolen verhindert.

> Asthma bronchiale
> ▶ s. auch S. 286

> **Status asthmatikus**: lang anhaltender Asthma bronchiale Anfall

> **Bronchospasmolytika**: Medikamente, die die Verkrampfung der Bronchialmuskulatur vermindern

> dosierte Lippenbremse ▶ S. 286

> Bronchiolen, Alveolen ▶ S. 282

1.7.3 Akutes Lungenödem

Symptome	- zunehmende Atemnot - evtl. Reizhusten - rasselndes oder brodelndes Atemgeräusch - Tachypnoe - Zyanose - Tachykardie - gestaute Halsvenen - Unruhe, Angst
Ursachen	- Beim kardialen Lungenödem staut sich das Blut aufgrund einer akuten Linksherzinsuffizienz bis in die Lungenkapillaren zurück. Dadurch tritt Blutplasma aus den Kapillaren in die Alveolen über und behindert den Gasaustausch in der Lunge. - Beim toxischen Lungenödem wird die Durchlässigkeit der Lungenkapillaren durch das Einatmen giftiger Dämpfe erhöht (z. B. bei Rauchvergiftung), sodass Blutplasma in das Lungengewebe übertritt. Dadurch wird der Gasaustausch in der Lunge behindert.
Gefahren	- Atemstillstand
Sofortmaßnahmen	- Oberkörper hochlagern, Beine tief lagern - enge Kleidungsstücke öffnen - Beruhigung
assistierende Maßnahmen	vorbereiten: - Sauerstoffgabe - Absaugung - Infusion - Injektion - EKG - Intubation und Beatmung beim toxischen Lungenödem: - Hilfe bei der Gabe eines Dosieraerosols mit dem kortisonähnlichen Wirkstoff Dexamethason

1.7.4 Lungenembolie

Symptome	• plötzliche, starke Atemnot • Tachypnoe (beschleunigte Atmungsfrequenz) • Thoraxschmerz • Symptome des kardiogenen Schocks
Ursachen	• Eine Lungenembolie entsteht, wenn sich ein Thrombus aus einer großen Bein- oder Beckenvene löst, dann als Embolus die rechte Herzhälfte passiert und danach einen Ast der Lungenarterie verschließt. Dies führt zur Minderversorgung des betroffenen Lungengewebes und zu einer Druckerhöhung im kleinen Kreislauf mit nachfolgendem Herzversagen.
Gefahren	• Bewusstlosigkeit • Atem- und Kreislaufstillstand
Sofortmaßnahmen	• Oberkörper hochlagern • Öffnen beengender Kleidung • Beruhigung
assistierende Maßnahmen	vorbereiten: • Sauerstoffgabe • Infusion • Injektion
Hinweise	• Die Symptome der Lungenembolie sind umso stärker ausgeprägt, je größer die vom Embolus verschlossene Arterie ist.

Thorax = Brustkorb

kardiogener Schock
▶ S. 224

2 Das Blut

2.1 Aufbau und Aufgaben des Blutes

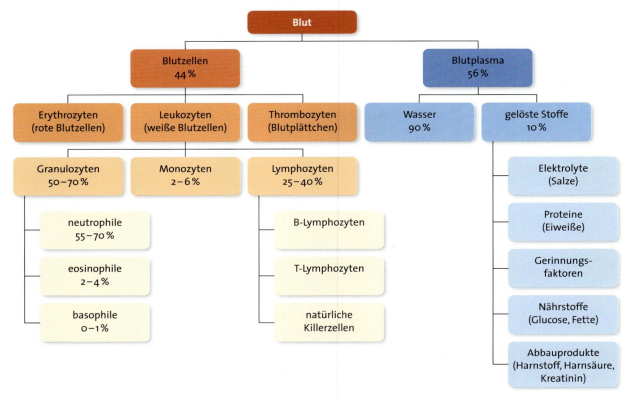

Die gesamte Blutmenge eines Menschen beträgt etwa 8 % des Körpergewichts, d. h. eine 62 kg schwere Frau hat ca. 5 l Blut.

Das Blut besteht aus einem flüssigen und einem zellulären Anteil (Bilder 6 und 7):

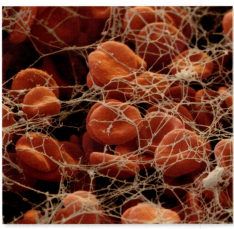

Bild 6 Blut unter dem Elektronenmikroskop: Erythrozyten und Fibrin auf einer frischen Wunde.

Blutplasma ist der flüssige Anteil. Es setzt sich überwiegend aus Wasser und aus den darin gelösten Stoffen (z. B. Salze und Eiweiße) zusammen.

Blutzellen stellen den festen Anteil des Blutes dar; es gibt sehr unterschiedliche Blutzellen. Das Blut hat vielfältige Aufgaben:
- Es transportiert die Atemgase Sauerstoff und Kohlendioxid.
- Es wehrt Mikroorganismen und Fremdstoffe ab; dient der Unterscheidung von „körpereigen" und „körperfremd".
- Es verhindert durch seine Gerinnungsfähigkeit Blutverluste, die bei Verletzungen drohen.
- Es transportiert Nährstoffe zu den Körperzellen und Abbauprodukte zu den Nieren.
- Es dient als Lösungsmittel für die Blutsalze, die wichtig für den Wasserhaushalt und die Herzfunktion sind.
- Es ist beteiligt an der Regulierung der Körpertemperatur.

Das Blut

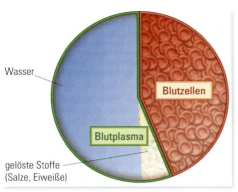

Bild 7 Blutplasma und Blutzellen.

2.1.1 Blutzellen

Erythrozyten (rote Blutzellen) sind scheibenförmige Zellen ohne Zellkern mit einem Durchmesser von etwa 7 μm (Bild 8). Sie entstehen wie alle anderen Blutzellen aus den Stammzellen („Mutterzellen", aus denen sich alle Blutzellen entwickeln) im Knochenmark.

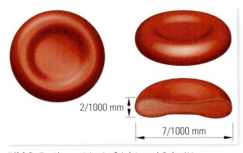

Bild 8 Erythrozyt in Aufsicht und Schnitt.

Wichtigster Bestandteil der Erythrozyten ist der rote Blutfarbstoff, das eisenhaltige Protein Hämoglobin (Hb). Es ist in der Lage Sauerstoff zu binden, sodass die Erythrozyten Sauerstoff von der Lunge zu den Körperzellen transportieren können. Dieses sauerstoffreiche Blut ist hellrot.

In den Kapillaren geben die Erythrozyten den Sauerstoff an die Zellen ab und das Plasma nimmt dafür Kohlendioxid auf. Das Kohlendioxid wird zurück zur Lunge transportiert. Dieses kohlendioxidreiche Blut ist dunkelrot. In der Lunge findet der Gasaustausch statt: Kohlendioxid wird abgegeben und neuer Sauerstoff aufgenommen (Bild 9).

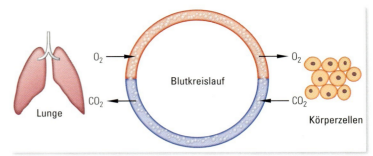

Bild 9 Transport von Sauerstoff und Kohlendioxid.

Die Erythrozyten tragen die Blutgruppenmerkmale auf ihrer Zellmembran. Nach einer Lebensdauer von ca. 120 Tagen werden die gealterten Erythrozyten hauptsächlich in Milz und Leber abgebaut.

Leukozyten (weiße Blutzellen). Die drei Arten von Leukozyten (Bild 10, S. 238) dienen alle der körpereigenen Abwehr.

Granulozyten erkennt man an den typischen Körnchen (lat. Granula) im Zellleib. Granulozyten werden in den Stammzellen im Knochenmark gebildet. Sie sind farblos; mit Farbstoffen kann man sie anfärben und dann drei Formen unterscheiden:
- neutrophile (mit neutralen, sauren und basischen Farbstoffen anfärbbar),
- eosinophile (mit dem sauren Farbstoff Eosin anfärbbar) und
- basophile (mit basischen Farbstoffen anfärbbar) Granulozyten.

Die Form des Zellkerns dieser Blutzellen ist von ihrem Alter abhängig:
- stabkernige sind junge,
- segmentkernige sind ältere Granulozyten.

Neutrophile Granulozyten sind die häufigste Form der Leukozyten. Sie können die verschiedensten Krankheitserreger in sich aufnehmen und dadurch unschädlich machen. Diese Fähigkeit wird als Phagozytose bezeichnet und die Granulozyten nennt man deswegen Mikrophagen (kleine Fresszellen). Nach der Phagozytose sterben die Granulozyten und werden über die Lymphkapillaren abtransportiert.

Bei einer massiven Infektion mit Bakterien sammelt sich Eiter an. Eiter besteht aus abgestorbenen und lebenden Granulozyten, Bakterien, Zelltrümmern und Gewebsflüssigkeit.

> Blutgruppen
> ▶ S. 240

> **Phagozyten** (gr.) = Fresszellen

> Gasaustausch
> ▶ S. 282 f.

5 Zwischenfällen vorbeugen und in Notfallsituationen Hilfe leisten

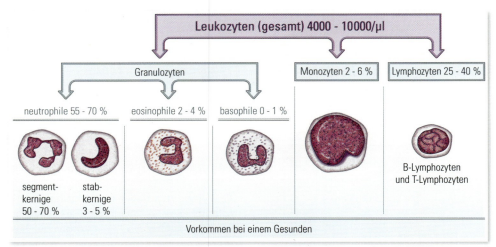

Bild 10 Arten der Leukozyten und ihr prozentualer Anteil.

Die selteneren Formen der eosinophilen und basophilen Granulozyten spielen eine Rolle bei allergischen Reaktionen.

Monozyten sind seltener und sehr viel größer als die Granulozyten. Sie haben eine ähnliche Aufgabe, deshalb nennt man sie Makrophagen (große Fresszellen).

Da Granulozyten und Monozyten die verschiedensten Erreger bekämpfen, dienen sie zusammen der unspezifischen zellulären Abwehr.

Lymphozyten. Nach ihren Reifungsorten werden zwei Arten unterschieden:
- B-Lymphozyten und
- T-Lymphozyten.

B-Lymphozyten reifen im Knochenmark (engl. **b**one marrow) heran. Sie entwickeln sich nach Kontakt mit einem körperfremden Stoff (Antigen) zu Plasmazellen oder Gedächtniszellen. Die Plasmazellen produzieren Antikörper, die im Blut zirkulieren. Diese Antikörper können sich nur an ganz bestimmte Antigene (z. B. nur an Röteln-Viren oder nur an Tetanus-Toxin) binden und sie so unschädlich machen. Man spricht deshalb von der spezifischen humoralen Abwehr.

T-Lymphozyten wandern aus dem Knochenmark in den Thymus ein und reifen dort heran. Dabei differenzieren sie sich in zahlreiche Untergruppen aus.

Die T-Lymphozyten werden bei Kontakt mit Antigenen selbst als Abwehrzellen aktiv. Sie benötigen mit 48 Stunden mehr Zeit als die sofort reagierenden Antikörper. Zytotoxische T-Zellen (T-Killer-Zellen) können virusinfizierte Zellen und Krebszellen abtöten oder transplantierte Organe abstoßen. Man nennt sie die spezifische zelluläre Abwehr.

Natürliche Killerzellen nehmen eine Sonderstellung unter den Lymphozyten ein: sie machen keine Reifung wie die B- und T-Lymphozyten durch, haben aber „Killer"-Eigenschaften.

Thrombozyten (Blutplättchen) sind kernlos, flach und unregelmäßig geformt. Sie werden von ihren Stammzellen im Knochenmark als kleine Zellbruchstücke von 1 bis 4 μm Größe abgeschnürt. Nach ca. 10 Tagen werden sie vor allem in Leber und Milz abgebaut. Sie spielen eine wichtige Rolle bei der Blutstillung.

Tabelle 3 zeigt die Zusammenstellung aller Blutzellen.

2.1.2 Blutplasma

Das Blutplasma besteht zu 90 % aus Wasser, den übrigen Anteil bilden die darin gelösten Stoffe:
- Elektrolyte (Salze),
- Proteine (Eiweiße),
- Gerinnungsfaktoren,
- Nährstoffe,
- Abbauprodukte.

Marginalien:
- allergische Reaktionen ▶ S. 256
- Abwehr ▶ S. 253
- Blutstillung ▶ S. 240
- **Plasma:** Blutflüssigkeit mit Fibrinogen
- **humoral** = Körperflüssigkeit betreffend
- Thymus ▶ S. 255

Blutzellen	Aussehen / Besonderheit / Ort der Bildung	Anzahl (altersabhängig) / Lebensdauer	Funktion
Erythrozyten	rund, eingedellt, kernlos aus Stammzellen im Knochenmark	4,5 bis 5,5 Millionen / µl beim Mann 4,0 bis 5,0 Millionen / µl bei der Frau ca. 120 Tage, dann Abbau in Leber und Milz	Transport von O_2, Träger der Blutgruppen (AB0, Rhesus)
Leukozyten	alle mit Zellkern aus Stammzellen im Knochenmark	4000 bis 10 000 / µl	Abwehr
• Granulozyten	segmentierte Zellkerne, Körnchen im Zellleib (neutrophile, eosinophile, basophile)	50 bis 70 % 10 Stunden	unspezifische Abwehr, kleine Fresszellen
• Monozyten	große, nierenförmige Zellkerne	2 bis 6 % 7 bis 10 Tage	unspezifische Abwehr, große Fresszellen
• Lymphozyten	große, runde Zellkerne, schmaler Zytoplasmasaum	25 bis 40 % 10 Tage bis zu mehreren Jahren	spezifische Abwehr: B-Lymphozyten (humoral) T-Lymphozyten (zellulär)
Thrombozyten	kernlose, kleine, flache, unregelmäßige Zellbruchstücke aus Stammzellen im Knochenmark	150 000 bis 400 000 / µl ca. 10 Tage, dann Abbau in Leber und Milz	Blutstillung

Tabelle 3 Übersicht über die Blutzellen.

Elektrolyte (Salze) liegen als positive und negative Ionen vor (z. B. Natrium, Kalium, Chlorid, Calcium). Diese Elektrolyte haben Einfluss auf den Wasserhaushalt des Körpers. Wichtige Vorgänge sind von einer ganz bestimmten Ionenkonzentration abhängig, z. B. das Herz-Reizleitungssystem von der Kaliumkonzentration.

Proteine (Eiweiße). In 100 ml Blutplasma sind ca. 6 bis 8 g Proteine enthalten, deren Aufgaben die Wasserbindung und der Transport von Stoffen sind. Bluteiweiße (Albumin und Globuline) können mithilfe der Serum-Elektrophorese gemessen werden (Bild 11).

Albumine halten das Flüssigkeitsvolumen im Blut und in den Zellen konstant. Im Bereich der Kapillaren presst der Blutdruck Wasser durch die durchlässige Kapillarwand in den Zwischenzellraum. Durch das Wasserbindungsvermögen der Albumine wird das Wasser wieder in die Kapillaren zurückgesaugt. Enthält das Blut zu wenig Albumin (z. B. bei Leberzirrhose), kommt es zu Ödemen (Wasseransammlungen im Gewebe).

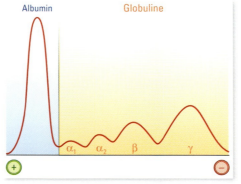

Bild 11 Serum-Elektrophorese.

Alpha- und Beta-Globuline haben eine wichtige Funktion beim Transport von Stoffen (z. B. von Hormonen oder Cholesterin). Gamma-Globuline werden auch als Immunglobuline bezeichnet. Dies sind die Antikörper, die im Immunsystem eine wichtige Funktion bei der spezifischen Abwehr spielen.

Ionen = elektrisch geladene Teilchen

Herz-Reizleitungssystem ▶ S. 260

Serum: Blutflüssigkeit ohne Fibrinogen

Elektrophorese: Auftrennung mithilfe von elektrischem Strom

spezifische Abwehr ▶ S. 253

Gerinnungsfaktoren sorgen zusammen mit den Thrombozyten für den Verschluss von verletzten Gefäßen. Es gibt 13 unterschiedliche Gerinnungsfaktoren.

Nährstoffe. In 100 ml Blutplasma sind ca. 80 mg Glucose (Traubenzucker) gelöst. Außerdem finden sich Fette für den Stoffwechsel der Zellen.

Abbauprodukte. Das Blut transportiert eine Reihe von Stoffen nach ihrer Entgiftung in der Leber zu den Nieren (z. B. Harnstoff, Harnsäure, Kreatinin), wo sie dann ausgeschieden werden.

2.1.3 Gerinnungssystem

Verletzte Gefäße werden in drei Phasen wieder abgedichtet (Bild 12):
- Gefäßreaktion,
- Blutstillung,
- Blutgerinnung.

Gefäßreaktion. Die Muskelzellen der Gefäßwand ziehen sich blitzschnell zusammen; im verengten Gefäß strömt das Blut langsamer.

Blutstillung. Thrombozyten haften an der verletzten Gefäßwand nach wenigen Sekunden fest. Der gebildete Thrombus (Blutpfropf) verschließt die verletzte Gefäßwand in wenigen Minuten.

Blutgerinnung. Es gibt 13 Gerinnungsfaktoren, die innerhalb von Minuten aktiviert werden. Das Thrombin (Faktor II) wandelt unter Zusammenwirkung mit Calciumionen (Faktor IV) das gelöste Fibrinogen (Faktor I) des Blutplasmas in feste Fibrinfasern um. Ein Netz aus Fibrin legt sich über den gebildeten Thrombus, in den neben Thrombozyten auch Erythrozyten eingelagert werden (Bild 6, S. 236). Die Fibrinfasern ziehen sich zusammen und der Thrombus wird schließlich fest.

Man spricht von der „Gerinnungskaskade": Wie fallende Dominosteine aktivieren sich die Gerinnungsfaktoren einer nach dem anderen – fehlt ein einziger Faktor, kann das ganze Gerinnungssystem nicht optimal funktionieren.

> EDTA und Citrat binden Calciumionen – so gerinnt Blut nicht und gelangt flüssig ins Labor.

HLA (engl.) = **H**uman **L**eukocyte **A**ntigen oder deutsch: **h**umanes **L**eukozyten-**A**ntigen

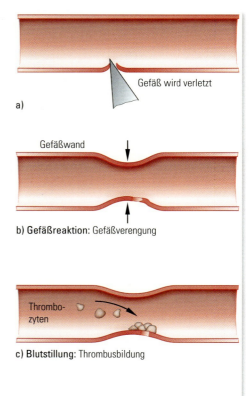

a) Gefäß wird verletzt

b) **Gefäßreaktion**: Gefäßverengung

c) **Blutstillung**: Thrombusbildung

d) **Blutgerinnung**: Aktivierung der Gerinnungsfaktoren

Bild 12 Vorgänge beim Verschluss eines verletzten Gefäßes.

2.1.4 Blutgruppen und das HLA-System

Auf der Oberfläche fast aller Zellen befinden sich charakteristische Proteine, die der Unterscheidung von „körpereigen" und „körperfremd" durch das Immunsystem dienen. Auf der Oberfläche von Erythrozyten sitzen die Proteine des AB0- und des Rhesussystems, auf der Oberfläche von Leukozyten und anderen Zellen findet man die Proteine des HLA-Systems.

AB0-System. Zwei verschiedene Proteine auf der Erythrozytenmembran (Oberflächenantigene) wurden willkürlich mit den Buchstaben A und B bezeichnet. Fehlen diese Oberflächenantigene, so spricht man von der Blutgruppe 0 (Null). Im Blutserum der Blutgruppenträger findet man Antikörper, die der Abwehr einer fremden Blutgruppe dienen (Tabelle 4). Beispielsweise findet man bei Blutgruppe A nur Antikörper gegen Gruppe B. Antikörper gegen Gruppe A würden mit den eigenen Blutzellen reagieren und zur Verklumpung (Agglutination) führen.

Rhesusfaktor. Rhesus-positiv bedeutet, dass die menschlichen Erythrozyten das Rhesusantigen auf ihrer Oberfläche tragen; rhesus-negativ heißt, dass sie dieses Oberflächenantigen nicht besitzen. 85 % aller Europäer sind Rhesus-positiv.

Rhesusunverträglichkeit. Bei Schwangerschaften kann eine Rh(esus)unverträglichkeit auftreten. Beispiel: Ein Rh-positiver Vater zeugt mit einer rh-negativen Mutter ein Rh-positives Kind. Wenn während der Geburt etwas kindliches Blut in den Kreislauf der Mutter übertritt, kann die Mutter Antikörper gegen Rh-positive Erythrozyten bilden. Bei einer zweiten Schwangerschaft mit einem Rh-positiven Kind können diese mütterlichen Antikörper durch die Plazenta (Mutterkuchen) treten und dadurch das ungeborene Kind schwer schädigen (Bild 13).

Durch Gabe von Rhesus-Antikörpern bei jeder Schwangerschaft (Rhesus-Prophylaxe) kann diese Schädigung verhindert werden.

Bluttransfusion. Vor der Übertragung von Blut von einem Blutspender auf einen Empfänger müssen die Blutgruppen bestimmt werden. Würde man Erythrozyten der Gruppe B auf einen Empfänger der Gruppe A übertragen, käme es zur lebensgefährlichen Verklumpung (Agglutination): Die Spender-Erythrozyten der Gruppe B würden sich mit den B-Antikörpern des Empfängers verbinden.

Deshalb überträgt man bei einer Bluttransfusion prinzipiell nur gruppengleiches Blut. Um eine bestmögliche Verträglichkeit zu garantieren, wird vorher die Kreuzprobe durchgeführt. Dabei werden Proben von Erythrozyten und Blutseren sowohl vom Empfänger als auch vom Spender vermischt und es darf nicht zur Agglutination kommen.

Das HLA-System (Gewebeverträglichkeitsantigen) ermöglicht, dass das Immunsystem die körpereigenen Zellen erkennen kann. Dazu befinden sich auf der Oberfläche der Leukozyten und auf allen anderen Zellen des Körpers entsprechende Proteine. Vor jeder Transplantation von Organen wird die Gewebeverträglichkeit durch eine HLA-Typisierung bestimmt. Je ähnlicher die Proteine des HLA-Systems bei Spenderorganen sind, desto geringer ist das Risiko einer Abstoßung durch das Immunsystem des Empfängers.

> **Rhesusfaktor:** wurde zuerst beim Rhesusäffchen entdeckt (als Labortier); gegen seine Erythrozyten bilden Kaninchen Antikörper.

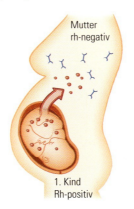 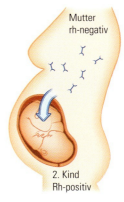

1. Schwangerschaft: Die Mutter bildet gegen die unter der Geburt übergetretenen Rh-positiven Erythrozyten des Kindes Antikörper.

2. Schwangerschaft: Antikörper gegen Rh-positive Erythrozyten treten durch die Plazenta; die Erythrozyten des Ungeborenen werden zerstört.

Bild 13 Rhesusunverträglichkeit in der Schwangerschaft.

Blutgruppe des Patienten	Oberflächenantigen der Erythrozyten	Antikörper im Blut des Patienten	Häufigkeit in Deutschland
A	A	Anti-B	ca. 46 %
B	B	Anti-A	ca. 7 %
AB	A und B	keine Antikörper	ca. 4 %
0	keine	Anti-A und Anti-B	ca. 43 %

Tabelle 4 Blutgruppen.

2.2 Erkrankungen des Blutes und ihre Behandlung

2.2.1 Erkrankungen der Erythrozyten

Man unterscheidet zwischen der Verminderung der Erythrozyten (Anämie) und deren Vermehrung (Polyglobulie).

Anämie. Bei dieser Erkrankung sind die Zahl der Erythrozyten (rote Blutkörperchen) und das Hämoglobin (Blutfarbstoff) vermindert. Typische Symptome einer Anämie sind
- blasse Haut und Schleimhäute,
- Schwindel, Schwäche und Müdigkeit,
- Atemnot bei Belastung.

Hämoglobin von haima (gr.) = Blut und globus (lat.) = Kugel

Für eine Anämie gibt es verschiedene Ursachen.

Eisenmangel. Eisen ist einer der wichtigsten Bestandteil des Hämoglobins (Hb, Blutfarbstoff).

Eine hypochrome Anämie kann auftreten z. B. bei Eisenverlust durch chronische Blutungen (Regelblutung), bei einseitiger, eisenarmer Ernährung (Vegetarier) oder bei erhöhtem Eisenbedarf (Schwangerschaft).

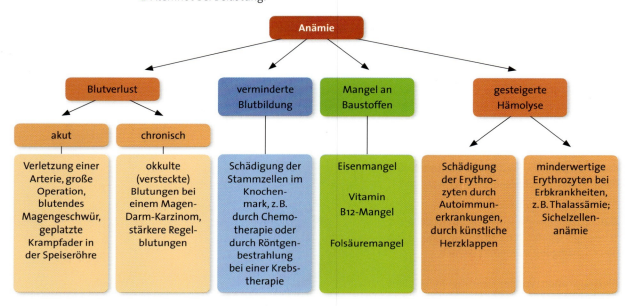

Die orale Gabe von Eisen ist eine häufige und wirksame Therapie. Da Eisen die Magenschleimhaut reizen kann, sollten die Tabletten nach dem Essen genommen werden. Der Stuhl kann sich durch das Eisen schwarz verfärben, was harmlos ist (Tabelle 5).

Vitamin-B12-Mangel. Vitamin B12 ist wichtig für die Reifung der Erythrozyten. Eine hyperchrome Anämie kann z. B. bei gestörter Vitamin-B12-Aufnahme im Darm infolge einer Magenentfernung auftreten.

Bei einem Mangel wird das Vitamin i.m. gespritzt. Dies macht man, weil Vitamin B12 vom Dünndarm nur aufgenommen wird, wenn es sich vorher mit dem von der Magenschleim-

intrinsic factor ▶ S. 359

Thalassa (gr.) = Meer

i.m. = intramuskulär (in den Muskel)

haut gebildeten „intrinsic factor" verbindet. Bei Patienten mit Magenschleimhautentzündung ist die Vitamin-B12-Aufnahme unsicher, deshalb ist die i.m.-Injektion wirksamer.

Thalassämie ist eine vererbte Störung der Hämoglobinbildung. Sie kommt bei Menschen vor, deren Geburtsland am Mittelmeer liegt. Die mischerbige Form zeigt meist keine klinischen Symptome. Bei der reinerbigen Form haben die Patienten bereits nach der Geburt eine vergrößerte Leber und Milz, später sind das Wachstum, der Knochenbau und andere Organe gestört. Wegen der schweren Anämie sind die Patienten auf Bluttransfusionen angewiesen.

Eisenmangel	Erythrozyten-Zahl leicht vermindert, Hb stark vermindert	Hb-Gehalt pro Erythrozyt ist erniedrigt	Erythrozyten sind klein, blass (hypochrom)	
Vitamin-B12-Mangel	Erythrozyten-Zahl stark vermindert, Hb leicht vermindert	Hb-Gehalt pro Erythrozyt ist erhöht	Erythrozyten sind groß, dunkelrot (hyperchrom)	
Thalassämie	Erythrozyten-Zahl normal, Hb stark vermindert	Hb-Gehalt pro Erythrozyt ist erniedrigt	Erythrozyten sind klein, blass mit dunkelroter Mitte: sog. „Target-Zellen"	

Tabelle 5 Vergleich von Anämien.

Polyglobulie. Hierbei sind die Erythrozyten vermehrt. Ursachen können eine Anpassung an Sauerstoffmangel sein (z. B. bei Herz-Lungen-Erkrankungen oder beim Höhentraining von Sportlern) oder eine ungehemmte Neubildung im Knochenmark. Da eine Vermehrung der Erythrozyten die Fließeigenschaften des Blutes verschlechtert, kann dies einen Schlaganfall auslösen. Zur Vorbeugung kann man das Blut durch einen Aderlass verdünnen.

2.2.2 Erkrankungen der Leukozyten

Leukämie. Bei dieser Erkrankung handelt es sich um eine bösartige Wucherung der Leukozyten (weiße Blutkörperchen) und ihrer Vorstufen im Knochenmark („Blutkrebs", Tabelle 6).

Als Symptome treten auf:
- Abgeschlagenheit, Fieber, Infektanfälligkeit,
- erhöhte Blutungsneigung,
- Lymphknotenschwellungen,

- Blässe, Atemnot, Müdigkeit (als Folgen einer Anämie).

Die schnelle Vermehrung der unreifen Vorstufen der Leukozyten im Knochenmark kann durch Zytostatika unterdrückt werden. Zytostatika sind Zellgifte, die die Zellteilung hemmen – sie sind besonders wirksam bei Zellen, die sich häufig teilen. Daher kommt es zu Nebenwirkungen wie Schädigung der Darmschleimhaut mit Durchfall, Haarausfall oder Hautausschlägen.

Leukopenie ist die Verminderung der Leukozyten unter 4000 / µl, z. B. durch verminderte Bildung im Knochenmark im Rahmen eine Zytostatikatherapie.

Leukozytose bezeichnet die Vermehrung der Leukozyten über 10000 / µl. Die Leukozytose selbst ist keine Erkrankung, sie ist die Antwort des Körpers z. B. bei einer Entzündung und dient der Abwehr.

Target (engl.) = Zielscheibe

	Erkrankung	betroffene Zellart	Lebensalter	Verlauf
akute Verlaufsformen	akute myeloische Leukämie (AML)	Vorstufen der Granulozyten	v. a. bei Erwachsenen	verläuft oft tödlich
	akute lymphatische Leukämie (ALL)	Vorstufen der Lymphozyten	v. a. bei Kindern	mit Zytostatikatherapie gute Heilungschancen
chronische Verlaufsformen	chronische myeloische Leukämie (CML)	Vorstufen der Granulozyten	v. a. bei Erwachsenen	trotz Knochenmarkstransplantation nur Heilung in einem Teil der Fälle
	chronische lymphatische Leukämie (CLL)	Vorstufen der Lymphozyten	v. a. alte Menschen	schreitet nur sehr langsam voran

Tabelle 6 Formen der Leukämie.

Agranulozytose ist die massive, schnell einsetzende Verminderung der Granulozyten, z. B. durch eine allergische Reaktion auf bestimmte Medikamente oder durch Virusinfektionen.

Lymphom ist ein Sammelbegriff für Lymphknotenvergrößerungen. Jeder schmerzlos vergrößerte Lymphknoten muss abgeklärt werden. Bei den bösartigen Lymphomen unterscheidet man den Morbus Hodgkin (Bild 14) mit recht guten Heilungschancen von den Non-Hodgkin-Lymphomen.

> **Morbus** = Krankheit
>
> **Hodgkin, Thomas** (1798–1866), Pathologe in London
>
> **Leiden:** niederländische Stadt

2.2.3 Störungen des Gerinnungssystems

Die Blutgerinnung kann vermindert oder gesteigert sein.

Bei Patienten mit verminderter Blutgerinnung kommt es häufig zu Blutungen in die Weichteilgewebe mit Hämatomen (Blutergüssen). Demnach kann man unterscheiden:
- **Thrombozytopenie** liegt vor bei einer Verminderung der Thrombozyten unter 150 000 / µl, z. B. durch vermehrten Thrombozytenabbau bei einer allergischen Reaktion auf Medikamente.
- **Hämophilie (Bluterkrankheit)** ist ein vererbter Mangel der Gerinnungsfaktoren VIII oder IX, der fast nur bei Männern auftritt.

Bei erhöhter Gerinnungsneigung kommen Thrombosen viel häufiger vor:
- Die **Faktor-V-Leiden-Mutation** ist der am weitesten verbreitete erbliche Thrombose-Risikofaktor. Fünf Prozent der Europäer sind mischerbige Träger dieser Mutation.
- **Thrombozytose** liegt vor bei einer Vermehrung der Thrombozyten über 1 000 000 / µl, z. B. verursacht durch ein bösartige Wucherung von Vorstufen im Knochenmark.

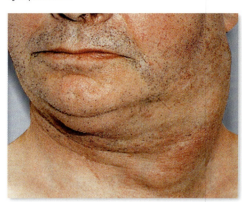

Bild 14 Massive Lymphknoten-Schwellung bei Morbus Hodgkin.

2.3 Untersuchungsverfahren

2.3.1 Blutbild

Die laborchemische Untersuchung des Blutes spielt im Praxisalltag eine große Rolle. In den Tabellen 7 bis 9 sind die wichtigsten zusammengefasst. Dabei ist zu beachten, dass sich die angegebenen Werte auf Erwachsene beziehen.

Hämoglobinkonzentration (Hb)	Normalwert 14–18 g / dl beim Mann, 12–16 g / dl bei der Frau; eine erniedrigte Konzentration des Blutfarbstoffes findet man bei fast allen Anämieformen.
Erythrozytenzahl	Normalwert 4,5 bis 5,5 Millionen / µl beim Mann, 4,0 bis 5,0 Millionen / µl bei der Frau; die Erythrozytenzahl verändert sich meist entsprechend dem Hb-Wert.
Hämatokrit (Hk)	Durch Zentrifugieren werden die Blutzellen von der Blutflüssigkeit getrennt; der Volumenanteil der roten Blutzellen am gesamten Blutvolumen wird Hk-Wert genannt. Normalwert 36–48 % beim Mann, 35–45 % bei der Frau. Bei Anämien ist der Hk-Wert erniedrigt, bei Polyglobulie erhöht.
mittleres korpuskuläres Volumen (MCV)	bezeichnet das mittlere Volumen eines einzelnen Erythrozyten; Normalwert 80–96 fl (Femtoliter = 10^{-15} l)
mittleres korpuskuläres Hämoglobin (MCH)	bezeichnet den mittleren Hämoglobingehalt eines einzelnen Erythrozyten; Normalwert 28–33 pg (Pikogramm = 10^{-12} g)

Tabelle 7 Das rote Blutbild.

Leukozytenzahl	gibt die Gesamtzahl der weißen Blutkörperchen an; Normalwert 4000 bis 10 000 / µl. Ist diese Zahl zu niedrig oder zu hoch, muss ein Differenzialblutbild angefertigt werden.
Differenzialblutbild	das zahlenmäßige Verhältnis der einzelnen weißen Blutkörperchen wird bestimmt: • neutrophile Granulozyten (55–70 %) • eosinophile Granulozyten (2–4 %) • basophile Granulozyten (0–1 %) • Monozyten (2–6 %) • Lymphozyten (25–40 %) Man gewinnt damit Hinweise auf bakterielle (Vermehrung der neutrophilen Granulozyten) bzw. virale (Vermehrung der Lymphozyten) Infektionen, Tumorerkrankungen und Allergien.

Tabelle 8 Das weiße Blutbild.

Blutkörperchensenkungsgeschwindigkeit (BSG oder BKS)	0,4 ml Natriumcitratlösung und 1,6 ml Blut werden in einer Spritze aufgezogen, damit wird ein senkrechtes Glasröhrchen befüllt. Nach 1 Stunde wird abgelesen, um wie viele mm sich die Blutzellen abgesetzt haben. Normalwert unter 15 mm / 1 Std. beim Mann, unter 20 mm / 1 Std. bei der Frau. Bei Entzündungen, Anämien, Schwangerschaft oder Tumoren ist die BSG beschleunigt.
C-reaktives Protein (CRP)	ist ein universeller Marker besonders bei entzündlichen Prozessen und besser geeignet als die BSG, weil er eine differenziertere Aussage zulässt, z. B. die Unterscheidung zwischen viraler und bakterieller Infektion; Normalwert unter 5 mg / l.

Tabelle 9 Feststellung von Entzündungsprozessen.

2.3.2 Gerinnungsdiagnostik

Für die wichtigsten Gerinnungstests wird oft Citratblut genommen. Citrat verhindert die Gerinnung des Blutes auf dem Weg ins Labor (Tabelle 10).

> **Citratblut:** Blutprobe für Untersuchungen mit Zugabe von Natriumcitrat

Quick-Test (Thromboplastinzeit)	Man benötigt 1 ml Citratblut. Der Quick-Wert wird bezogen auf eine Standardzeit in Prozent angegeben. Normalwert 70–100 %. Ursachen für einen erniedrigten Wert sind: Marcumartherapie, Leberentzündung und -zirrhose, Vitamin K-Mangel, Mangel an Gerinnungsfaktoren.
INR	international vergleichbarer und methodenunabhängiger Wert, der aus den Werten des Quick-Tests und der Reinheit des verwendeten Reagenz errechnet wird; wichtig bei der Überwachung einer Marcumartherapie. Therapeutischer Bereich: 2,0–4,5 Normalwert: ca. 1
Partielle Thromboplastinzeit (PTT)	An 1 ml Citratblut wird nach Zugabe von Gerinnungsstoffen die Zeitdauer bis zur Gerinnung ermittelt. Normalwert unter 40 Sekunden. Die PTT ist wichtig vor Operationen und zur Abklärung einer Blutungsneigung.
Thrombozytenzahl	Normalwert 150 000–400 000 / µl

Tabelle 10 Gerinnungsdiagnostik.

2.4 Blutentnahme

2.4.1 Blutentnahmesysteme

Für die Blutentnahme gibt es in der Arztpraxis zwei verschiedene Systeme:
- Monovetten® (Bild 15) und
- Vacutainer® (Bild 16).

Beide Systeme bestehen aus Blutentnahmeröhrchen mit verschiedenen Kappenfarben und verschiedenen Zusätzen für die unterschiedlichen Untersuchungen (Tabelle 11). Dazu gibt es die passenden starren Sicherheitskanülen, Butterflykanülen und Adapter. Ein Adapter ist ein Verbindungsstück, das man benötigt, damit z.B. eine Butterflykanüle mit Luer-Ansatz am Schlauchende auf die Kappe eines Monovetten-Röhrchens passt (Bild 17).

Beide Blutentnahmesysteme halten die Infektionsgefahr durch Blutkontakt gering, vermeiden die Hämolyse nach der Blutentnahme, sorgen für sicheren Transport und sind für die maschinelle Analyse im Labor geeignet.

> **Hämolyse:**
> Platzen der roten Blutkörperchen

2.4.2 Venöse Blutentnahme

Venen führen das Blut zum Herz zurück und haben keinen Blutdruck, bei ihnen kann also kein Puls getastet werden. Um Venen vor der Blutentnahme tasten zu können, muss man den Blutrückfluss mit einer Staubinde verhindern. Die Venen füllen sich mit Blut und können dann punktiert werden.

Oberflächliche Venen. Neben den tiefen Venen gibt es die oberflächlichen Venen, die unter der Haut eingebettet im subkutanen Fettgewebe liegen. Aus diesen oberflächlichen Venen erfolgt die Blutabnahme. Bevorzugte Entnahmestellen sind die Armbeuge oder der Handrücken. Bei manchen Menschen ist das subkutane Fettgewebe sehr ausgeprägt, sodass man die Venen trotz Staubinde nur sehr schwer tasten kann.

Durchführung mit dem Monovetten-System. Vor dem Einstich drehen Sie die Kanüle auf das Monovettenröhrchen. Das Blut wird langsam in den Spritzenkolben gesaugt, der vollständig gefüllt sein muss. Der Kolben muss einrasten, erst danach drehen Sie eine neue Monovette auf. Bevor Sie die Kanüle herausziehen, drehen Sie die letzte gefüllte Monovette ab, da sonst das Blut aus der Monovette fließen kann. Vor dem Versand ins Labor werden die Kolben der Monovetten abgebrochen.

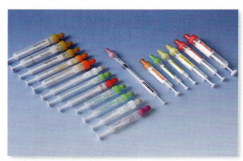

Bild 15 Monovetten®.

Durchführung mit dem Vacutainer-System. Erst schrauben Sie die Kanüle in den Halter. Dann legen Sie das Vacutainerröhrchen locker in den Halter und punktieren so die Vene. Sobald die Kanüle in der Vene liegt, drücken Sie das Vacutainerröhrchen vorsichtig auf den Stopfen – dann strömt das Blut von selbst in das Röhrchen, weil im Röhrchen ein geringer Unterdruck herrscht (Vakuumsystem).

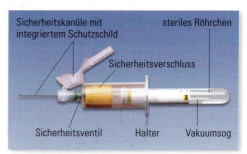

Bild 16 Vacutainer®

Starre Kanülen und Butterflykanülen. Eine Butterflykanüle (Flügelkanüle) kann man nach der Punktion mit einem Pflaster fixieren und in der Vene stecken lassen (Bild 17). So ist ein Verrutschen der Kanülenspitze beim Umstecken der Röhrchen ausgeschlossen, was bei starren Einmalkanülen durchaus vorkommen kann. Butterflykanülen sind sehr bequem in der Anwendung und erleichtern die Blutentnahme.

Das Blut

Monovetten®	Inhaltsstoffe	Vacutainer®	Untersuchungen
Kappe braun	mit Trenngel	Verschluss goldgelb	Enzyme, Elektrolyte, Serologie, Hormone
Kappe weiß	ohne Trenngel	Verschluss rot	Blutgruppen, Kreuzprobe, Antikörper
Kappe violett	Citrat 1:5	Verschluss schwarz	Blutsenkung
Kappe rot	EDTA	Verschluss violett	Blutbild
Kappe grün	Citrat 1:10	Verschluss hellblau	Gerinnung: Quick / INR, PTT
Kappe gelb	Na-Fluorid	Verschluss grau	Glucose, Homocystein
Kappe orange	Heparin	Verschluss grün	Mineralstoffe, HLA-Typisierung

Tabelle 11 Vergleich Monovetten und Vacutainer.

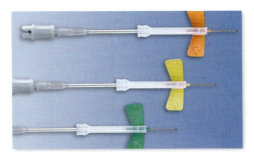

Bild 17 Butterflykanülen und Adapter.

Materialien, die man für die venöse Blutentnahme benötigt:
- Mehrere Kanülen (Größe 1 = gelb oder Größe 2 = grün) oder Butterflykanülen, falls man mehrmals stechen muss,
- beschriftete Röhrchen (Name, Vorname, Geburtsdatum oder mit Barcode – bei Blutgruppenbestimmungen ausnahmslos mit Namen und Geburtsdatum); auch hier ein Ersatzröhrchen in jeder Farbe bereithalten,
- ein Unterarmkissen zur besseren Lagerung,
- einige Tupfer,
- eine Staubinde,
- ein Spray mit Hautdesinfektionsmittel, z. B. Ethanol 70 %,
- ein Pflaster (am besten hypoallergen, um Hautreaktionen zu vermeiden).

Schutzhandschuhe in passender Größe zum Einmalgebrauch sind vorgeschrieben.

Nur sichere Kanülensysteme schützen verlässlich vor Nadelstichverletzungen (Bild 18). Deshalb fordert die TRBA 250, dass grundsätzlich sichere Arbeitsgeräte bei Tätigkeiten einzusetzen sind, bei denen Körperflüssigkeiten in infektionsrelevanter Menge übertragen werden

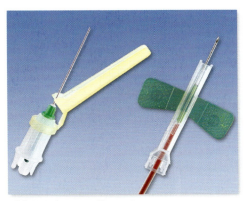

Bild 18 Sichere Kanülensysteme.

können. Die Blutentnahme gehört zu diesen Tätigkeiten.

Das gilt insbesondere für Infektionen mit Hepatitis B-, Hepatitis C- oder HI-Viren. Lediglich Patienten mit bekannt negativem Infektionsstatus dürfen weiterhin mit konventionellen Instrumenten behandelt werden.

Durchführung. Wenn das Material bereit liegt, holt man den Patienten und vergewissert sich, dass die Röhrchen passend zum Patienten beschriftet sind. Man nimmt sich Zeit und gestattet sich einen Fehlversuch – so setzt man sich nicht selbst unter Erfolgsdruck. Man braucht den Mut zum Stechen und soll nicht versuchen, dem Patienten nicht wehzutun. Der Patient sitzt in einem sicheren Stuhl mit Lehne, sodass er im Falle eines Kollapses nicht auf den Boden stürzt. Dann wird der Arm des Patienten so gelagert, dass man selbst optimale Arbeitbedingungen hat. Noch besser ist die Blutentnahme im Liegen.

TRBA = Technische Regeln für biologische Arbeitsstoffe dienen dem Arbeitsschutz. Sie werden von den Berufsgenossenschaften erarbeitet.

Das Vorgehen bei der venösen Blutentnahme:
- Die Staubinde am Oberarm anlegen und eine geeignete Vene suchen.
- Dann die Staubinde lösen.
- Hautdesinfektionsmittel aufsprühen und mit Tupfer einreiben. Mindestens 30 Sekunden einwirken lassen bis das Mittel eingetrocknet ist.
- Staubinde wieder zuziehen. Dabei den eigenen Finger unter die Staubinde legen, damit man nicht zu fest zuzieht.
- Die Kanülenspitze (Schliff nach oben) durch die Haut nach schräg unten in die Vene einstechen. Das Nachtasten der Vene ist zu vermeiden.
- Sobald Blut fließt, die Staubinde leicht lockern.
- Die Entnahmeröhrchen langsam füllen. Das Blut darf nicht hineinschießen, sonst platzen die Erythrozyten (Hämolyse).
- Die Röhrchen vollständig füllen, dann behutsam ablegen. Röhrchen mit Inhaltsstoffen (Citrat, EDTA, Heparin und Na-Fluorid) vorher leicht hin- und herschwenken, aber nicht schütteln.
- Die Kanüle herausziehen und dann erst mit dem Tupfer auf die Punktionsstelle drücken.
- Der Patient soll fünf Minuten lang drücken, sonst kann es Blutergüsse geben. Zum Schluss noch ein Pflaster aufkleben.

2.4.3 Durchführungshinweise für die venöse Blutentnahme

Blut muss unter vergleichbaren Bedingungen gewonnen, gelagert und transportiert werden. Deshalb müssen Blutentnahme und Lagerung in der Praxis immer gleich erfolgen. Andernfalls könnten sich einige Laborwerte vom Normbereich in den pathologischen Bereich verändern, ohne dass eine Erkrankung vorliegt (Tabelle 12).

Rollvenen kommen oft bei älteren Patienten vor, weil die Venen nicht mehr so fest im subkutanen Bindegewebe verankert sind. Mit der freien Hand zieht man die Haut unter dem Arm des Patienten straff und erreicht so eine Fixierung der Vene.

Fehler	Veränderung der Laborwerte
Patient ist nicht nüchtern gewesen (12 Stunden vorher nichts essen)	Glucose ↑ Cholesterin ↑ Triglyceride ↑
größere Menge Alkohol an den vorausgegangen Tagen	Gamma-GT ↑
schwere körperliche Arbeit am Vortag	Muskelenzym CK ↑ Kreatinin ↑ Leukozyten ↑
Hämolyse durch starkes Ziehen oder langes Stehen des Röhrchens	Kalium ↑ LDH, GOT, saure Phosphatase ↑
Blut wurde nicht innerhalb von 30 min. zentrifugiert und vom Serum getrennt	Glucose (Erythrozyten verbrauchen Glucose) ↓ Kalium (weil Erythrozyten Kalium abgeben) ↑
außerhalb der optimalen Abnahmezeit 7 bis 8 Uhr abgenommen	Cortisol hat höchsten Wert am Morgen; Eisen hat höchsten Wert am Nachmittag
starke Angst des Patienten	Hormonwerte (Adrenalin, Cortisol, TSH) ↑
Nikotin oder Koffein	Thrombosemarker Homocystein ↑
Medikamente, z. B. L-Thyroxin, vor Blutentnahme eingenommen und nicht danach	freies Thyroxin FT4 ↑

Tabelle 12 Fehler bei der Blutentnahme (↑ = erhöht; ↓ = erniedrigt).

Das Blut

Verwirrte Patienten, Kinder. Eine zweite Person sollte den Arm festhalten, weil dieser vom Patienten oft unbeabsichtigt weggezogen wird.

Gelähmter Arm. Nach einem Schlaganfall sollte man am gelähmten Arm kein Blut abnehmen. In diesem Arm ist der Stoffwechsel des Gewebes gestört, sodass die Wundheilung verzögert ist. Außerdem ist durch mangelnde Beweglichkeit das Thromboserisiko erhöht.

Shunt eines Dialyse-Patienten. Der Shunt ist eine operativ gelegte Verbindung zwischen Arterie und Vene, durch die der Patient an das Dialysegerät angeschlossen wird. Hier sollte ebenfalls kein Blut abgenommen werden. Dieses Gefäß muss unbeschädigt der Dialyse vorbehalten bleiben.

Brustamputation. Wenn die Brust wegen Krebs mit den Achsellymphknoten entfernt wurde, ist der Abfluss der Gewebeflüssigkeit (Lymphe) häufig gestört. Durch die Staubinde kann dies noch schlimmer werden.

Marcumar-Patienten nehmen ein gerinnungshemmendes Medikament ein. Deshalb sollte man vor der Blutentnahme beim Arzt rückfragen. Marcumar-Patienten sollten mindestens fünf Minuten auf die Punktionsstelle drücken. Die Blutung muss gestillt sein, wenn nötig mit Druckverband – vorher darf der Patient die Praxis nicht verlassen.

2.4.4 Kapilläre Blutentnahme

Die Kapillaren (Haargefäße) sind so dünne Blutgefäße, dass ein Erythrozyt gerade eben durchpasst. In den Kapillaren werden Sauerstoff und Nährstoffe an die Körperzellen abgegeben, im Austausch dafür geben die Zellen Kohlendioxid und Abbauprodukte ans Blut ab. Es gibt drei Entnahmestellen (Tabelle 13).

Kapillaren ▸ S. 268

Die kapilläre Blutentnahme ist beliebt, weil man Messungen vor Ort durchführen kann, z. B. bei einem Hausbesuch. Die Technik ist leicht, benötigt nur wenig Blut und liefert schnelle Ergebnisse. Die Selbstkontrolle der Diabetiker, die hunderte von Glucosewerten im Jahr bestimmen müssen, wurde so erst möglich. Mit der Lanzette ist die kapilläre Blutentnahme ziemlich schmerzhaft, aber mit den modernen Stechhilfen wurden Verbesserungen erreicht.

Dialyse ▸ S. 312

Mit dieser Methode kann man bei weitem nicht so viele Messwerte bestimmen wie beim venösen Blut, aber Glucose, Hämoglobin, Leukozyten, Blutgase, Bilirubin, Cholesterin und Leberenzyme sind möglich.

Materialien, die man für die kapilläre Blutentnahme benötigt:
- sichere Einstichhilfe oder Lanzette,
- Spray mit Hautdesinfektionsmittel,
- mehrere Tupfer,
- Pflaster,
- Schutzhandschuhe.

Am Fingerendglied	Am Ohrläppchen	An der Ferse
Seitlich an der Fingerbeere einzustechen ist weniger schmerzhaft; bei Rechtshändern die linke Hand bevorzugen.	Man sticht in die Unterkante des Ohrläppchens (evtl. 5 min vorher mit durchblutungsfördernder Salbe, z. B. Finalgon®, einreiben).	Nur bei Neugeborenen und Säuglingen: an der Fußsohle im mittleren Bereich des Fersenbeins einstechen.

Tabelle 13 Entnahmestellen bei der kapillären Blutentnahme.

Durchführung der kapillären Blutentnahme:
- Punktionsstelle desinfizieren und so lange (ca. eine Minute) warten, bis sie trocken ist.
- Mit der sicheren Lanzette 2 mm tief (mit der Einstichhilfe entsprechend Gebrauchsanweisung) einstechen.
- Den ersten Blutstropfen mit einem trockenen Tupfer abwischen, denn er enthält noch viel Gewebeflüssigkeit. Außerdem könnten Reste des alkoholischen Desinfektionsmittels die Messergebnisse verfälschen.
- Folgendes Blut mit der Pipette aufsaugen und sofort weiterverarbeiten bzw. auf Teststreifen auftragen und ins Messgerät einführen.
- Der Patient kann währenddessen einen Tupfer auf die Einstichstelle drücken.
- Bei Bedarf mit Pflaster versorgen.

> Der Blutfluss ist ungenügend, wenn Sie nicht tief genug eingestochen haben oder die Durchblutung der Finger wegen Kälte oder Angst zu gering war. Mit einem 40 °C warmen, feuchten Handtuch als Umschlag können Sie für eine bessere Durchblutung sorgen.
>
> Finalgon®-Salbe sollte nur mit Einmalhandschuhen eingerieben werden. Warnen Sie den Patienten und hüten Sie sich selbst davor, diese Salbe ins Auge zu bringen, denn es ist sehr schmerzhaft.
>
> Wenn Sie zu stark gedrückt haben, enthält das Blut viel Gewebewasser; ebenso, wenn Sie den ersten Blutstropfen nicht abgewischt haben – in beiden Fällen kann man falsche Messwerte erhalten.

2.4.5 Arterielle Blutentnahme

Arterien führen im Körperkreislauf sauerstoffreiches Blut vom Herzen weg und stehen unter hohem Druck.

Um echtes arterielles Blut zu entnehmen, punktiert man die Arteria radialis am Handgelenk. Man tastet dazu den Puls der Arterie und sticht dann senkrecht ca. 1 cm tief ins Gewebe. Die Spritzen für diese Blutentnahme füllen sich durch den hohen Druck in der Arterie von selbst. Diese Entnahmetechnik ist sehr schmerzhaft, liefert aber exakte Werte über den Gasgehalt (O_2 und CO_2). So kann man Rückschlüsse auf die Herz- und Lungenfunktion ziehen.

Im Rahmen einer Herzkatheteruntersuchung kann man ebenfalls die Blutgase bestimmen, da man hier die Arteria femoralis punktiert hat, um den Katheter bis zu den Koronargefäßen vorschieben zu können.

Beide Methoden sind schmerzhaft und das Risiko einer Nachblutung ist hoch. Deshalb wird in der Praxis üblicherweise eine kapilläre Blutentnahme aus dem Ohrläppchen mit einer durchblutungsfördernden Salbe vorgenommen.

3 Immunsystem und lymphatisches System

3.1 Teilsysteme der Abwehr

Täglich versuchen Millionen von Mikroorganismen über die Atemwege, den Verdauungstrakt oder durch Verletzungen von Haut und Schleimhäuten in unseren Körper einzudringen und sich dort zu vermehren (Tabelle 14).

Um dies zu verhindern, besitzt der Mensch ein Immunsystem (Abwehrsystem).

> Man unterscheidet beim Immunsystem eine unspezifische und eine spezifische Abwehr. Die Abwehrstoffe können sich in Körperflüssigkeiten befinden (humorale Abwehr) oder die Abwehr wird von Zellen wahrgenommen (zelluläre Abwehr).

Danach werden vier Teilsysteme der Abwehr unterschieden:

Humorale unspezifische Abwehr. Manche Körperflüssigkeiten, z.B. Tränenflüssigkeit oder Magensaft, können die verschiedensten Erreger zerstören.

Zelluläre unspezifische Abwehr. Körpereigene Fresszellen, die Granulozyten und Monozyten, können die verschiedensten Erreger in sich aufnehmen und unschädlich machen.

Humorale spezifische Abwehr. Verschiedene Antikörper in Blut- und Lymphflüssigkeit können jeweils nur eine ganz bestimmte Erregerart binden und ihre Vermehrung verhindern.

Zelluläre spezifische Abwehr. Zytotoxische T-Zellen können als Killerzellen nur gegen ganz bestimmte körperfremde Gewebe vorgehen.

> Teilsysteme der Abwehr s. auch Tabelle 15 ▶ S. 254

> **spezifisch** = gezielt
> **unspezifisch** = ungezielt

	Bakterien	Viren	Pilze	Protozoen (Einzeller)
Beispiele für Krankheiten	Tetanus Tuberkulose Salmonellose Scharlach Keuchhusten Diphtherie	Grippe Masern Mumps Röteln Kinderlähmung Hepatitis A, B, C AIDS	Befall der Haut (z.B. Füße), Nägel, Befall der Mundschleimhaut (Soor)	Malaria Amöbenruhr Scheidenentzündung durch Trichomonaden

Tabelle 14 Mikroorganismen und Krankheiten.

3.2 Ablauf des Abwehrvorganges

Äußere Schutzbarriere. Bereits beim Versuch, in den Körper einzudringen, stoßen die Mikroorganismen auf Hindernisse. So tötet das Enzym Lysozym in der Tränenflüssigkeit und im Speichel Bakterien ab (daher das Lecken von Wunden), das Flimmerepithel und der Schleim der Atemwege filtern eingeatmete Erreger, die Magensäure vernichtet Keime in der Nahrung. Auch nützliche Bakterien (z.B. Dickdarm- und Scheidenflora) verhindern, dass sich schädliche Bakterien einnisten (Bild 19, S. 252).

Gelingt es Keimen, diese Barriere zu durchbrechen, werden sie von Antikörpern und Fresszellen angegriffen.

Antikörper. In einem Milliliter Blut schwimmen bis zu einer Billion Proteinmoleküle, die beim Erkennen von Fremdkörpern eine wichtige Rolle spielen. Diese Antikörper haben eine charakteristische Y-förmige Gestalt. Sie werden von Plasmazellen gebildet, die sich aus B-Lymphozyten entwickelt haben.

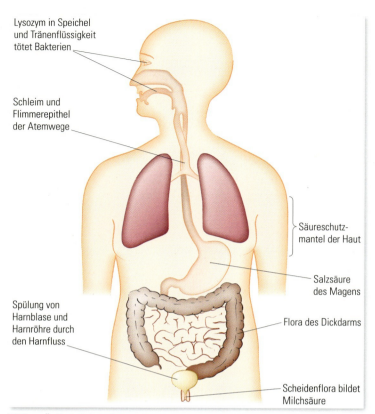

Bild 19 Äußere Schutzbarrieren.

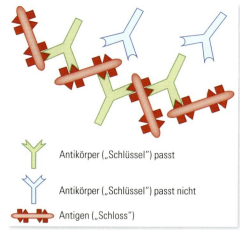

Bild 20 Das Schlüssel-Schloss-Prinzip bei Antigenen und Antikörpern.

Antigene sind die Gegenstücke zu den Antikörpern. Man zählt dazu alle Oberflächenstrukturen, z. B. auf der Zellwand einer Bakterie, an die sich die Antikörper binden können. Ein Erreger kann nur dann von Antikörpern vernichtet werden, wenn die Antikörper genau zu den Antigenen auf der Oberfläche des Erregers passen (Antigen-Antikörper-Komplex). Die Immunologen nennen dies „Schlüssel-Schloss-Prinzip" (Bild 20). So erkennen Antikörper gegen das Masernvirus nur dieses Virus, ein Grippevirus oder ein Tetanusbakterium entkommt ihnen unerkannt.

> Komplement = Ergänzung

Komplementsystem. Um ein eingedrungenes Bakterium zu zerstören und um die Bekämpfung der zahlreichen anderen miteingedrungenen Bakterien einzuleiten, wird von diesen Antigen-Antikörper-Komplexen das Komplementsystem aktiviert. Es besteht aus vielen Eiweißmolekülen, die sich z. B. an Bakterien anlagern und deren Zellwände durchlöchern können. Gleichzeitig werden Fresszellen und Lymphozyten angelockt.

Fresszellen (Granulozyten und Monozyten) können Bakterien oder Viren umschließen und verdauen. Sie haben die Funktion der „Müllabfuhr" im Immunsystem. Ein neutrophiler Granulozyt kann bis zu 100 Mikroorganismen verschlingen, bis er selbst zugrunde geht und von den Monozyten weggeräumt wird.

Die wenigen hundert passenden Antikörper würden es kaum schaffen, Hunderttausende von Bakterien zu vernichten, die bei einer Infektion in den Körper eindringen. Woher kommt so schnell die große Menge der passenden Antikörper?

B-Lymphozyten besitzen auf ihrer Zelloberfläche Antikörper. Wird von solch einem Antikörper ein Antigen (z. B. auf einer Bakterienzellwand) gefangen, ist dies ein starker Reiz für den B-Lymphozyten. Innerhalb von 5 Tagen entwickelt er sich zur Plasmazelle.

Plasmazellen können in einer Sekunde 2000 Antikörper freisetzen. Um die Abwehrreaktion noch wirksamer zu machen, produziert das Immunsystem mithilfe der T-Helferzellen Millionen von Plasmazellen gegen das gleiche Antigen. Jetzt haben die Antikörper leichtes Spiel mit den eingedrungen Erregern.

B-Gedächtniszellen bleiben nach dem Abklingen der Infektion zurück. Aus ihnen können sich beim nächsten Angriff schnell Plasmazellen und damit Antikörper bilden. Die B-Lymphozyten bilden die spezifische humorale Abwehr.

T-Lymphozyten gehören zur spezifischen zellulären Abwehr des Immunsystems. Auch die T-Lymphozyten reagieren nur auf ein ganz bestimmtes Antigen. Dabei sind sie im Vergleich zu den B-Lymphozyten aber etwas „kurzsichtig". Denn sie erkennen ein Antigen nur, wenn es ihnen von einem Makrophagen (große Fresszelle) präsentiert wird. Dazu muss ein Makrophage einen Erreger aufnehmen und verdauen. Bruchstücke dieses verdauten Erregers zeigt er dann auf seiner Oberfläche.

T-Helferzellen stimulieren die B-Lymphozyten, damit sie zu Plasmazellen reifen. Wenn HI-Viren (HIV) die T-Helferzellen vernichten, dann bricht das gesamte Immunsystem zusammen.

Zytotoxische T-Zellen (T-Killerzellen) können fremde Zellen ohne Beteiligung von Antikörpern vernichten. Sie haben eine wichtige Funktion bei der Bekämpfung von virusinfizierten Zellen und Tumorzellen. Die zytotoxischen T-Zellen sind auch für die Abstoßungsreaktion nach Organtransplantationen verantwortlich.

T-Suppressorzellen hemmen die Abwehrreaktion. Nach Beseitigung der eingedrungenen Erreger sorgen sie dafür, dass sich das Immunsystem wieder beruhigt.

T-Gedächtniszellen sind langlebige Zellen, die aus den T-Helferzellen hervorgehen. Bei erneutem Kontakt mit dem gleichen Antigen sorgen sie für eine schnelle Abwehrreaktion.

HIV ▶ S. 256

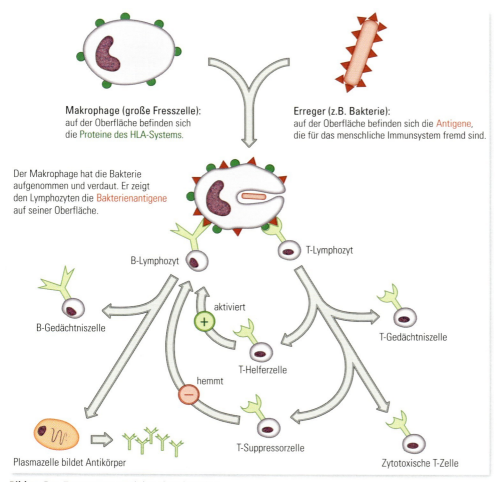

Bild 21 Das Zusammenspiel der Abwehrzellen.

	humorale Abwehr	zelluläre Abwehr
unspezifische Abwehr	**Lysozym** in der Tränenflüssigkeit und im Speichel tötet Bakterien ab. **Das Komplementsystem** löst die Zellwände von Bakterien auf und lockt Fresszellen an.	**Fresszellen** (Granulozyten und Monozyten) können verschiedenste Krankheitserreger in sich aufnehmen und unschädlich machen. **Natürliche Killerzellen** vernichten virusinfizierte Zellen und Tumorzellen.
spezifische Abwehr	**Antikörper:** **Plasmazellen** sind umgewandelte B-Lymphozyten, die gegen ganz bestimmte Erreger Antikörper bilden. **B-Gedächtniszellen** überdauern die Infektion.	**T-Lymphozyten:** **T-Helferzellen** aktivieren die Plasmazellen. **Zytotoxische T-Zellen** vernichten virusinfizierte Zellen, Tumorzellen und Organtransplantate. **T-Suppressorzellen** dämpfen das Immunsystem. **T-Gedächtniszellen** speichern den Antigenkontakt.

Tabelle 15 Die vier Teilsysteme der Abwehr.

3.3 Lymphatisches System

Lymphe (lat.) = Wasser

Das lymphatische System (Bild 22) setzt sich zusammen aus
- Lymphgefäßen,
- lymphatischen Organen (Bild 24) und
- lymphatischem Gewebe der Organe.

Das lymphatische System hat drei Aufgaben:
- Es sammelt und filtert die Lymphe (Zwischenzellflüssigkeit) und führt sie in den venösen Blutkreislauf zurück.
- Es arbeitet bei den Abwehrvorgängen des Immunsystems mit. Dies erklärt seinen hohen Gehalt an Lymphozyten.
- Es transportiert die Nahrungsfette, nachdem diese vom Darm aufgenommen wurden.

Im Bereich der Kapillaren presst der Blutdruck ständig Flüssigkeit durch die durchlässigen Kapillarwände. Durch das Bluteiweiß Albumin werden 90 % wieder in den venösen Blutkreislauf zurückgesaugt (Bild 23). Jedoch verbleiben 10 % dieser Flüssigkeit zwischen den Zellen; pro Tag entstehen so etwa 2 Liter Lymphe. Die Lymphe ist ähnlich zusammengesetzt wie das Blutplasma, nur enthält sie deutlich weniger Eiweiß.

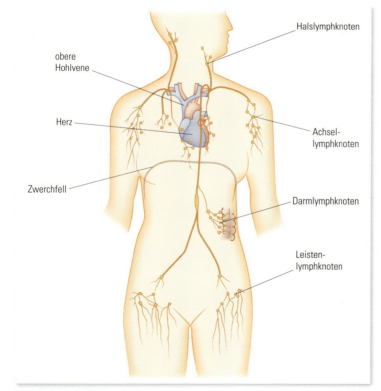

Bild 22 Lymphatisches System.

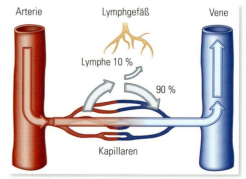

Bild 23 Entstehung der Lymphe.

Lymphgefäße. Hier sammelt sich die Lymphflüssigkeit, die dann durch die Lymphknoten fließt. Die einzelnen kleinen Lymphgefäße vereinigen sich zu größeren, die schließlich im venösen Körperkreislauf münden.

Lymphknoten bestehen aus netzartigem Bindegewebe. Sie enthalten viele Lymphozyten und arbeiten als Filterstationen. Hier wird die Lymphe von Erregern und anderen Fremdstoffen befreit. Deshalb schwellen bei einer Rachenentzündung die Halslymphknoten schmerzhaft an. Die Lymphknoten können auch die Zellen eines bösartigen Tumors aufhalten, der in die Lymphgefäße eingebrochen ist. Deshalb werden z. B. bei einem Mammakarzinom (Brustkrebs) auch die benachbarten Achsellymphknoten mit entfernt.

Die Milz besteht aus lymphatischem Gewebe, sie erfüllt die gleichen Aufgaben wie die Lymphknoten. Außerdem erkennt sie alte Erythrozyten und baut diese ab. Die Milz wiegt ca. 150 g und liegt im linken Oberbauch. Sie kann ohne große Nachteile für den Organismus nach dem 4. Lebensjahr entfernt werden; ihre Aufgaben werden dann von der Leber und den anderen lymphatischen Organen übernommen.

Thymus. In den Thymus wandern Lymphozyten aus dem Knochenmark ein, reifen dort zu T-Lymphozyten heran und differenzieren sich in Untergruppen aus. Der Thymus liegt hinter dem Brustbein. Bei Jugendlichen ist der Thymus wegen der Differenzierungsvorgänge voll ausgebildet und wiegt ca. 40 g, beim Erwachsenen bildet er sich zu einem Fettkörper zurück.

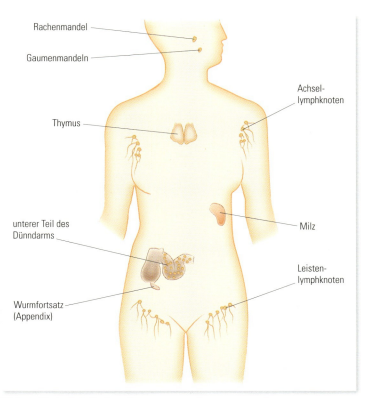

Bild 24 Die lymphatischen Organe.

Rachen- und Gaumenmandeln (Tonsillen) wehren Erreger ab, die über Mund oder Nase in die Atemwege eindringen wollen.

Tonsillen ▶ S. 281

Lymphatisches Gewebe des Darms befindet sich im Bereich des unteren Dünndarms und im Wurmfortsatz (Appendix), da aus dem Dickdarm Bakterien einwandern können. Der obere Dünndarm ist durch die Magensäure fast bakterienfrei und braucht diesen Schutz nicht.

3.4 Erkrankungen des Immunsystems

Beim Immunsystem, das unseren Körper vor Erregern und körperfremden Substanzen schützen soll, unterscheidet man verschiedene Störungen:
- Immunmangelkrankheiten,
- allergische Reaktionen,
- Autoimmunkrankheiten.

3.4.1 Immunmangelkrankheiten

Bei Immunmangelkrankheiten kann das Immunsystem die Erreger nur noch schwach abwehren.

AIDS ist hierfür das bekannteste Beispiel. Verursacht wird es durch das HI-Virus (HIV), das die T-Helferzellen vernichtet. Ausführlich vorgestellt wird AIDS in Lernfeld 3 auf den Seiten 83 ff.

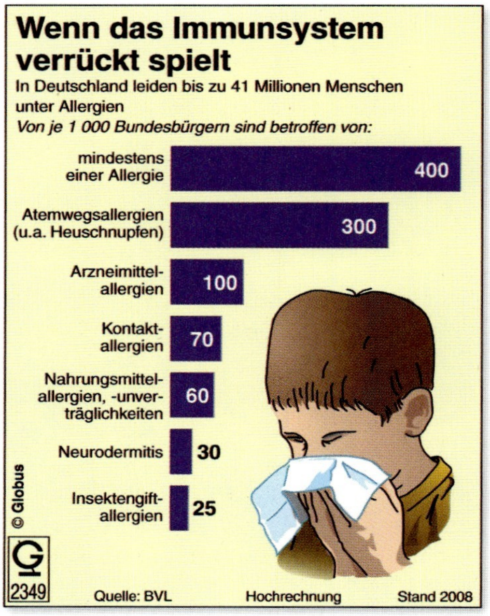

3.4.2 Allergische Reaktionen

Das Immunsystem kann auch überempfindlich reagieren. Dann spricht man von einer Allergie (Bild 25).

Allergische Rhinitis (Allergischer Schnupfen). Diese Allergie wird ebenso wie die Immunität durch einen früheren Kontakt mit dem Antigen (Allergen) erworben. Man nennt dies Sensibilisierung. Nach einiger Zeit kommt es zur Bildung von Antikörpern und dadurch zur Allergie.

Beispiel: Nach dem ersten Kontakt mit Birkenpollen bildet das Immunsystem zu viele IgE-Antikörper, die sich auf die Mastzellen setzen. Gefüllt sind die Mastzellen mit dem Entzündungsstoff Histamin.

Kommt es im folgenden Jahr wieder zum Kontakt mit Birkenpollen, binden sich diese an die IgE-Antikörper auf den Mastzellen. Die Mastzellen platzen und Histamin wird frei (Bild 26).

Typische Symptome sind die Schwellung der Nasenschleimhaut, wässriger Schleim und Konjunktivitis (Bindehautentzündung). Ca. 10 bis 20 % der Bevölkerung haben einen allergischen Schnupfen, der verschiedene Auslöser haben kann (Bild 27).

> **IgE** = Immunglobulin (bestimmte Antikörper) der Klasse E; man kennt weiter IgA, IgD, IgG, IgM
>
> **Mastzellen** (Mastozyten): besondere Zellen der körpereigenen Abwehr, die Botenstoffe speichern, z. B. Histamin

Bild 25 Häufigkeit von Allergien.

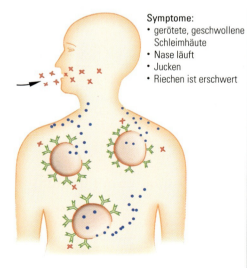

Erster Kontakt:
Das Immunsystem bildet nach dem ersten Kontakt mit einem Allergen (z.B. Birkenpollen) fälschlicherweise IgE-Antikörper.

Erneuter Kontakt:
Der Mensch hat im folgenden Jahr wieder mit diesem Allergen (Birkenpollen) Kontakt. Die Allergene binden sich an die IgE-Antikörper, dabei platzen die Mastzellen und Histamin wird frei.

Bild 26 Ablauf einer allergischen Rhinitis.

Der allergische Schnupfen kann wie folgt behandelt werden:
- Vermeiden des Allergens; z. B. bei Hausstaubmilbenallergie waschbare Synthetikbettwäsche, feucht zu wischende Böden statt Teppichboden.
- Hyposensibilisierung bedeutet die subkutane Injektion des Allergens in starker Verdünnung. Dadurch bilden sich IgG-Antikörper, die IgE-Antikörper verdrängen.
- Medikamente; Cromoglicinsäure stabilisiert die Mastzellen, sodass sie kein Histamin mehr freisetzen können. Antihistaminika verhindern, dass sich das Histamin aus den Mastzellen an die Rezeptoren von anderen Zellen bindet und dort Entzündungsreaktionen auslöst.

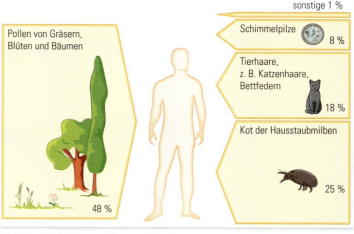

Bild 27 Ursachen einer allergischen Rhinitis.

> Ein seltenes, gefährliches Risiko bei der Hyposensibilisierung ist der anaphylaktische Schock. Deshalb muss ein Notfallbesteck bereitstehen und der Patient muss nach der Injektion des Allergens eine halbe Stunde in der Praxis bleiben.

Allergisches Asthma bronchiale ist eine anfallsweise Atemnot der tiefen Luftwege, die durch ein Allergen (z. B. Pollen) ausgelöst wird. Asthma kann auch durch eine Infektion oder durch psychische Belastungen entstehen. Typische Symptome sind Atemnot durch eine Verengung der Bronchiolen und zäher, weißer Schleim.

Das allergische Kontaktekzem ist eine juckende flächige Entzündung der Oberhaut, die durch den Kontakt des Allergens mit der Haut entsteht (Bild 28). Ursachen können sein: Kosmetika, Schmuck aus Nickel oder Chrom, Latex (Pflaster und Schutzhandschuhe).

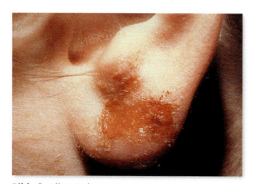

Bild 28 Allergisches Kontaktekzem.

Anaphylaktischer Schock. Dieser Schock ist die stärkste allergische Reaktion. Er geht mit einem lebensgefährlichen Blutdruckabfall einher. Verursacht wird der Schock durch die Ausschüttung von Entzündungsstoffen wie Histamin und anderen gefäßerweiternden Stoffen. Bereits ein Bienenstich kann bei einem Menschen mit Bienengiftallergie der Auslöser sein. In der Praxis muss man bei der Injektion von jodhaltigen Kontrastmitteln oder bei der Hyposensibilisierung mit diesem Schock rechnen. Die lebensrettende Therapie besteht in der Injektion der Hormone Kortisol und Adrenalin.

> Anaphylaktischer Schock ▶ S. 224

> Jeder Patient mit einer Allergie erhält einen Allergiepass, den er immer bei sich tragen sollte.

3.4.3 Autoimmunerkrankungen

Antikörper können prinzipiell jeden Eiweißstoff vernichten. Bei Autoimmunkrankheiten greifen die Antikörper körpereigenes Gewebe an. Man vermutet diese Ursache bei einer Reihe von Erkrankungen, wie Typ-1-Diabetes, chronischer Polyarthritis oder bei den seltenen Kollagenosen (Bindegewebserkrankungen, z. B. Lupus erythematodes, Sklerodermie).

> **auto** (gr.) = selbst

Kortikoide. Bei schweren Allergien der Haut, beim allergischen Asthma oder bei Autoimmunerkrankungen werden unter anderem Kortikoide eingesetzt. Diese Substanzen haben eine ähnliche Struktur wie das körpereigene Hormon Kortisol und können die Reaktionen des Immunsystems unterdrücken. Sie haben eine gute und schnelle Wirkung, jedoch bei hoher Dosierung und längerer Anwendung ernste Nebenwirkungen, unter anderem:
- erhöhtes Infektrisiko,
- Hautausschläge,
- Knochenschwund,
- Diabetes,
- Bluthochdruck.

Werden die Kortikoide abgesetzt, können die allergischen Reaktionen wieder aufflammen, denn Kortikoide unterdrücken nur die Symptome.

3.5 Diagnostik bei Allergien

Zum Nachweis von allergieauslösenden Stoffen gibt es verschiedene Allergietests (Tabelle 16).

> Beim Prick-Test darf es nicht bluten! Wenn es blutet, hat man die Haut zu tief eingeritzt. Wechseln Sie zu einem neuen Hautfeld.

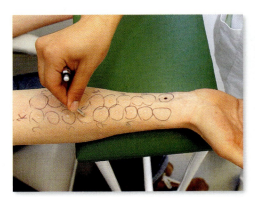

Bild 29 Prick-Test.

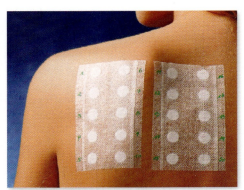

Bild 30 Epikutantest.

Gesamt-Immunglobulin E	In 1 ml Serum wird die Menge an IgE-Antikörpern gemessen. Normalwert (bei Erwachsenen) unter 150 kU / L
Prick-Test (engl. Stichtest, Bild 29)	Verschiedene Allergenlösungen werden am Unterarm aufgebracht und die Haut wird etwas eingeritzt. Die Hautrötung gibt Hinweise auf eine allergische Reaktion.
Epikutantest (Pflastertest, Bild 30)	Das vermutliche Allergen wird mit einem Pflaster auf die Haut am Rücken aufgebracht. Nach 48 und 72 Stunden wird die Haut auf entzündliche Rötungen untersucht.

Tabelle 16 Allergiediagnostik.

4 Das Herz

4.1 Aufbau und Aufgaben des Herzens

4.1.1 Aufgabe und Lage des Herzens

Das Herz ist der Motor des Blutkreislaufs: es pumpt ca. 5 l Blut in der Minute. Hört das Herz auf zu pumpen, verliert der Mensch innerhalb von Sekunden sein Bewusstsein. Gelingt es nicht, den Kreislauf innerhalb von wenigen Minuten wieder in Gang zu bringen, erleidet das Gehirn bleibende Schäden, weil der Blutkreislauf keinen Sauerstoff mehr herantransportiert – nach ungefähr 10 Minuten tritt dann der Hirntod ein.

Das Herz ist ein faustgroßer Hohlmuskel, der hinter dem Brustbein liegt und ca. 300 g wiegt. Es liegt zwischen den beiden Lungenflügeln im Brustkorb und ist dabei leicht nach links verlagert (Bild 31). Deshalb hat der linke Lungenflügel nur zwei Lappen statt drei wie der rechte Lungenflügel. Direkt unter dem Herzen befindet sich das Zwerchfell.

Das Herz hat nur eine einzige, wichtige Aufgabe:
- Es pumpt das Blut durch das Gefäßsystem.

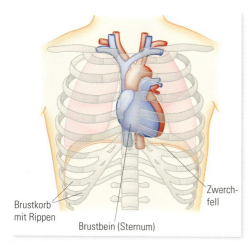

Bild 31 Die Lage des Herzens.

4.1.2 Aufbau des Herzens

Koronararterien (Herzkranzgefäße). Das Herz hat seine eigene Blutversorgung. Diese Herzkranzgefäße versorgen den Herzmuskel mit sauerstoffreichem Blut. Sie entspringen als erste Gefäße aus der Aorta (Körperschlagader), legen sich kranzförmig oberflächlich um das Herz und treten dann in den Herzmuskel ein (Bild 32a).

corona (lat.) = Kranz, Krone

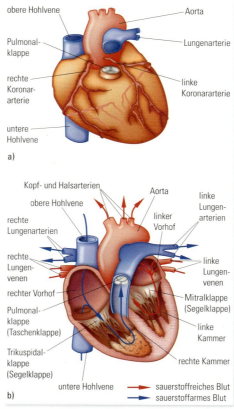

Bild 32 a) Herz mit Koronararterien, b) Herz im Längsschnitt.

Am besten erkennt man den Aufbau des Herzens, wenn man es der Länge nach aufschneidet (Bild 32b).

Die Herzscheidewand (Septum) trennt das Herz in eine linke und rechte Hälfte.

Rechte Herzhälfte. Sie besteht aus rechtem Vorhof und rechter Herzkammer. Diese ist weniger muskulös als die linke Herzhälfte, da sie das Blut nur in den Lungenkreislauf pumpen muss, in dem mit 10 bis 20 mmHg ein geringerer Druck herrscht.

> mmHg sprich: „Millimeter Quecksilbersäule"

Linke Herzhälfte. Sie besteht aus linkem Vorhof und linker Herzkammer. Diese besitzt eine dicke Muskelwand, da sie das Blut mit 120 bis 140 mmHg in den Körperkreislauf (Kopf, Arme, Beine, Rumpf mit Organen) drücken muss.

Herzklappen. Die vier Herzklappen wirken wie Ventile, die einen Rückstrom des Blutes verhindern. Man unterscheidet je zwei
- Segelklappen und
- Taschenklappen.

Zwischen den Vorhöfen und den Herzkammern befinden sich die Segelklappen. In der rechten Herzhälfte ist dies die Trikuspidalklappe (Dreizipfelklappe), in der linken Herzhälfte die Bikuspidalklappe (Zweizipfelklappe oder Mitralklappe). Die Taschenklappen trennen die Kammern von den Gefäßen. Die Pulmonalklappe trennt die rechte Kammer von der Lungenarterie, die Aortenklappe die linke Kammer von der Aorta.

Die Herzwand ist aus drei Schichten aufgebaut (Bild 33):
- Endokard. Diese glatte Schicht kleidet alle Vorhöfe und Kammern des Herzens innen aus. Auch die Herzklappen sind vom Endokard überzogen.

> Stethoskop ▶ S. 25

- Myokard. Die mittlere Schicht besteht aus spezialisiertem Muskelgewebe, welches sich unwillkürlich und schnell zusammenziehen kann. Es kommt nur im Herzen vor.
- Epikard. Die äußere Schicht ist mit der Muskelschicht fest verwachsen.

Das Herz liegt im Perikard (Herzbeutel), der die Schutz- und Gleithülle des Herzens darstellt. Zwischen Epikard und Perikard befindet sich ein Flüssigkeitsfilm, der die reibungslosen Herzbewegungen ermöglicht.

> autonom = unabhängig, selbstständig

4.1.3 Funktion des Herzens

Das Herz zieht sich rhythmisch zusammen und erschlafft anschließend wieder.

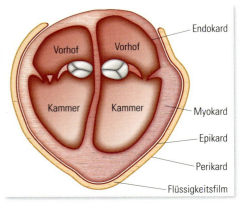

Bild 33 Herzwand und Herzbeutel.

Diastole (Erschlaffen der Herzkammer). In der Diastole fließt das Blut aus den Venen (obere und untere Hohlvene / Lungenvene) in die Vorhöfe und durch die geöffneten Segelklappen in die Herzkammern. Die Taschenklappen sind geschlossen.

Systole (Zusammenziehen der Herzkammer). In der Systole wird das Blut durch die geöffneten Taschenklappen in die Arterien (Lungenarterie / Aorta) gepresst. Die Segelklappen sind nun geschlossen.

Die Herzklappen haben dabei die Aufgabe von Ventilen, die sich passiv entsprechend dem Druckanstieg und Druckabfall öffnen und schließen. So ist der Blutstrom nur in eine einzige Richtung möglich (Tabelle 17).

Herztöne. Bei jeder Herzaktion kann man mit einem Stethoskop auf dem Brustkorb zwei Herztöne hören. Der erste, dumpfe Ton entsteht durch die Anspannung der Kammermuskulatur und das Zuschlagen der Segelklappen zu Beginn der Systole. Der zweite, hellere Ton entspricht dem Schließen der Taschenklappen.

Reizleitungssystem. Ein transplantiertes Herz schlägt nach der Einpflanzung im Brustkorb des Empfängers, obwohl es nicht mit dessen Nervensystem verbunden wird. Dies beweist, dass die elektrischen Nervenimpulse, die jeder Muskel zur Kontraktion benötigt, im Herzen selbst entstehen müssen. Deshalb spricht man vom autonomen Reizleitungssystem des Herzens. Es steuert Systole und Diastole ohne Verbindung zum Nervensystem.

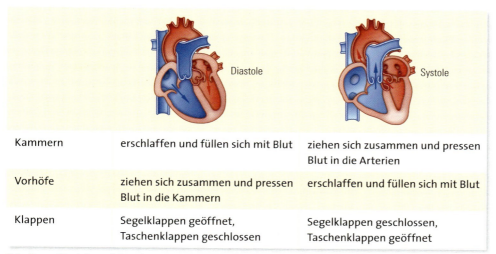

	Diastole	Systole
Kammern	erschlaffen und füllen sich mit Blut	ziehen sich zusammen und pressen Blut in die Arterien
Vorhöfe	ziehen sich zusammen und pressen Blut in die Kammern	erschlaffen und füllen sich mit Blut
Klappen	Segelklappen geöffnet, Taschenklappen geschlossen	Segelklappen geschlossen, Taschenklappen geöffnet

Tabelle 17 Diastole und Systole.

Das Reizleitungssystem besteht aus Zellen, die sich auf diese Aufgabe spezialisiert haben. Im rechten Vorhof liegt als Schrittmacher der Sinusknoten. Dessen Erregungen werden zum AV-Knoten weitergeleitet, der zwischen den Vorhöfen (Vorhof = **A**trium) und den Kammern (Kammer = **V**entrikel) liegt. Von dort laufen die Erregungen über das His-Bündel und die zwei Tawara-Schenkel bis in die feinen Purkinje-Fasern, die die Erregungen zu den Herzmuskelzellen der Herzkammern bringen. Durch diesen Verlauf des Reizleitungssystems kontrahieren zuerst die Vorhöfe und dann die Kammern (Bild 34).

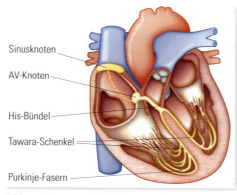

Bild 34 Autonomes Reizleitungssystem des Herzens.

AV-Knoten = **A**trio**v**entrikularknoten

Das Elektrokardiogramm (EKG) zeichnet diese elektrischen Erregungen am Herzen auf.

EKG ▶ S. 264

4.2 Erkrankungen des Herzens und ihre Behandlung

4.2.1 Herzinsuffizienz

Bei der Herzinsuffizienz (Herzleistungsschwäche) kann der Herzmuskel bei Belastung oder sogar in Ruhe die notwendige Blutmenge nicht mehr in den Kreislauf pumpen. Dadurch kommt es zum Rückstau von Blut in den Gefäßen vor dem Herzen.

Je nach betroffener Herzhälfte kennt man eine Rechtsherzinsuffizienz, eine Linksherzinsuffizienz oder eine Globalinsuffizienz (rechts und links; Bild 35).

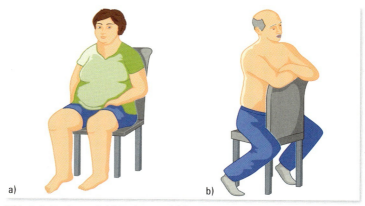

Bild 35 Patienten mit (a) Rechts- und (b) Linksherzinsuffizienz.

Rechtsherzinsuffizienz. Hier staut sich das Blut in die obere und untere Hohlvene zurück. Dadurch kommt es zu den Symptomen:
- gestaute Halsvenen,
- Aszites (Ansammlung von Flüssigkeit im Bauch),
- Beinödeme (Ansammlung von Flüssigkeit in den Beinen).

Linksherzinsuffizienz. Hier staut sich das Blut in den Lungenvenen. Durch die gestörte Sauerstoffaufnahme in der Lunge treten als Symptome auf:
- Zyanose (blaue Lippen),
- Dyspnoe (Atemnot),
- Lungenödem (Ansammlung von Flüssigkeit in der Lunge),
- Leistungsminderung.

Bei beiden Formen der Herzinsuffizienz muss der Patient durch die tagsüber ins Gewebe eingelagerte Flüssigkeit bei Nacht häufig Wasser lassen und es kommt zur Herzvergrößerung.

Ursachen für eine Herzinsuffizienz können sein:
- jahrelange Hypertonie (Bluthochdruck),
- koronare Herzkrankheit (Herzinfarkt, Angina pectoris),
- Myokarditis (Entzündung des Herzmuskels) z. B. bei einer Grippe,
- Kardiomyopathie (Herzmuskelschwäche) z. B. durch jahrelangen Alkoholmissbrauch.

4.2.2 Koronare Herzkrankheit

Im Lauf der Zeit kann eine Arteriosklerose die Herzkranzgefäße (Koronararterien) verengen. In diesen Fällen spricht man von der koronaren Herzkrankheit (KHK).

Die Schwere der Verengungen lässt sich mit einer Koronarangiographie feststellen.

Angina pectoris („Brustenge"). Bei teilweiser Verengung der Herzkranzgefäße kommt es bei Belastung des Patienten zu einer Minderdurchblutung und damit zu einem Sauerstoffmangel des Herzmuskels. Die Symptome sind:
- Schmerz oder Engegefühl in der Brust (typischerweise strahlt der Schmerz in den linken Arm aus) und
- Atemnot.

Eine schnelle Besserung dieses Zustands bringt Nitroglyzerin. Als Spray oder Zerbeißkapseln verbessert es die Sauerstoffversorgung des Herzmuskels. Zur Abklärung wird ein Belastungs-EKG durchgeführt, in dem sich ST-Senkungen zeigen (Bild 42, S. 266).

Herzinfarkt. Sind die Koronararterien sehr stark verengt, können sie durch ein Blutgerinnsel völlig verschlossen werden. Es findet keine Durchblutung und damit auch keine Versorgung des Herzmuskels mit Sauerstoff statt. Die betroffenen Herzmuskelzellen sterben ab. Der Patient klagt über folgende Symptome:
- heftige Schmerzen oder Engegefühl hinter dem Brustbein, oft in den linken Arm ausstrahlend; keine Besserung bei Gabe von Nitroglyzerin,
- Atemnot,
- kalter Schweiß,
- starke Angst (Todesangst).

Der Patient wird halbsitzend gelagert, ein venöser Zugang wird gelegt, er bekommt Sauerstoff und wird beruhigend betreut. Der Arzt verabreicht starke Schmerzmittel, Herzmedikamente und Nitroglyzerin (zur Abgrenzung gegenüber Angina pectoris). Für eine sichere Diagnose wird ein Ruhe-EKG abgeleitet, in dem sich hohe T-Wellen und Hebungen der ST-Strecke zeigen (Bild 42, S. 266). Im Blutserum steigt das Herzmuskelenzym Creatinkinase CK-MB an. Der Anstieg des herzmuskelspezifischen Proteins Troponin T sichert die Diagnose Herzinfarkt.

Der Patient muss sofort mit dem Notarzt in eine Klinik gebracht werden. Auf der Intensivstation wird man versuchen, den Verschluss der Herzkranzarterie zu beseitigen. Dort kann man auch lebensbedrohliche Komplikationen, z. B. Kammerflimmern, durch ständige Beobachtung erkennen und behandeln (Defibrillation).

Nach 1 bis 2 Wochen Klinikaufenthalt beginnt die Rehabilitation mit der Anschlussheilbehandlung (AHB). Der Patient wird medizinisch, beruflich und sozial wiedereingegliedert. Zur Prävention weiterer Infarkte erhält er Medikamente, z. B. ASS. Die Lebensweise sollte positiv verändert werden, z. B. durch gesunde Ernährung, angepassten Sport und das Vermeiden jeglicher Risikofaktoren (z. B. Rauchen).

Arteriosklerose ▶ S. 270

Koronarangiographie ▶ S. 267

Angina (gr.) = Enge

4.2.3 Entzündungen

Eine Entzündung kann alle Schichten des Herzens treffen: Endokard, Myokard und Perikard.

Endokarditis. Nach Streptokokken-Infekten oder z. B. nach einem Eingriff an einem vereiterten Zahn kann es zur Entzündung der Herzinnenhaut kommen. Sie ist sehr gefürchtet, weil die Entzündung auf die Herzklappen übergreifen und diese schädigen kann.

Myokarditis. Im Rahmen einer Virusinfektion (z. B. Grippe) kann eine Entzündung des Herzmuskelgewebes auftreten. Dadurch kann es zu lebensgefährlichen Herzrhythmusstörungen kommen, die auch bei jungen Menschen zum Sekundenherztod führen können.

Perikarditis. Bei der Herzbeutelentzündung kommt es am Anfang zu schmerzhaften Reibungen bei jeder Herzaktion. Später kann sich ein Erguss bilden, der die Herzleistung einschränken kann.

4.2.4 Herzfehler

Beim Herzklappenfehler können die Herzklappen ihre Ventilfunktion nicht mehr erfüllen.

Herzklappeninsuffizienz. Die Klappen schließen nicht mehr richtig, dadurch kommt es zum Rückfluss des Blutes.

Herzklappenstenose. Die Klappen öffnen sich nicht mehr weit genug und der Herzmuskel muss einen höheren Druck aufbringen.

Bei allen Klappenfehlern muss das Herz mehr arbeiten. Herzklappen können operativ ersetzt werden durch künstliche Klappen (aus Kunststoff und Edelstahl oder vom Schwein). Patienten mit vorgeschädigten Herzklappen gibt man bei kleinen Operationen (z. B. beim Zahnarzt) prophylaktisch Antibiotika. Dadurch werden eine Entzündung der Herzklappen und Folgeschäden vermieden.

Septumdefekte (Löcher in der Herzscheidewand) können als Folge einer Entwicklungsstörung des ungeborenen Kindes auftreten. Je nach Größe des Defektes kann der Blutfluss massiv gestört sein. Dann ist eine Operation notwendig.

4.2.5 Herzrhythmusstörungen

Störungen des Herzrhythmus sind sehr häufig. Bei jungen Menschen sind sie meistens harmlos, bei älteren Menschen können sie das Symptom einer schwerwiegenden Herzerkrankung sein.

Arrhythmie (unregelmäßige Schlagfolge). Der Patient spürt ein Herzstolpern. Entweder liegen Extrasystolen (Extraschläge; Bild 42, S. 266) vor oder das Herz setzte für einen Schlag aus.

Tachykardie (schnelle Schlagfolge). Der Ruhepuls liegt bei über 100/min, was der Patient als Herzrasen wahrnimmt.

Bradykardie (langsame Schlagfolge). Der Ruhepuls liegt unter 60/min, was zu Ohnmachtsanfällen führen kann. Bei Hochleistungssportlern ist ein niedriger Ruhepuls völlig normal.

> Ohnmacht ▶ S. 228

> Zählen Sie bei der Pulsmessung im Fall von Herzrhythmusstörungen eine ganze Minute lang.

Herzschrittmacher. Manchmal funktionieren die natürlichen Schrittmacher (Sinusknoten, AV-Knoten) nicht mehr, dann erhält der Patient einen Herzschrittmacher. Ein Aggregat mit Batterie und Steuerelektronik wird unter der Haut des Brustkorbs eingepflanzt (Bild 36). Von dort wird eine Elektrode (Kabel) über eine Vene in den Herzvorhof oder in die Herzkammer verlegt. Der Schrittmacher zeichnet seinen Stromverbrauch auf und die aufgetretenen Rhythmusstörungen. Die Funktion des

> **Stenose** von gr. stenos = eng, schmal

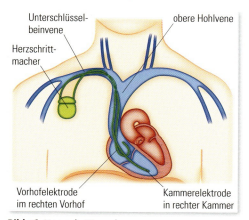

Bild 36 Herzschrittmacher.

Elektrode: Kontaktfläche zur Leitung von elektrischen Strömen

Schrittmachers wird regelmäßig telemetrisch (d. h. von außen) durch den Arzt kontrolliert. Zur Kontrolle muss der Patient seinen Schrittmacher-Ausweis mitbringen, in dem wichtige Daten vermerkt werden. Ungefähr alle zehn Jahre ist ein Batteriewechsel nötig.

4.3 Untersuchungsverfahren

4.3.1 Elektrokardiogramm (EKG)

Durch die elektrischen Erregungen bei jeder Herzaktion kommt es zu minimalen Spannungsschwankungen, die sich im ganzen Körper ausbreiten. Diese Spannungsschwankungen kann man mit Elektroden ableiten, die auf der Haut des Brustkorbs und an Armen und Beinen angebracht werden. Bei der Auswertung des Elektrokardiogramms (EKG) überprüft man, ob alle Zacken, Wellen, Komplexe und Strecken im Normbereich liegen (Bild 37). Aus Störungen kann man Rückschlüsse auf Erkrankungen des Herzens ziehen.

Ruhe-EKG. Für ein Ruhe-EKG werden die Elektroden an den Extremitäten (Arme und Beine) und an der Brustwand angebracht.

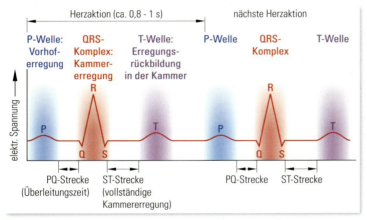

Bild 37 Wellen, Komplexe und Strecken im EKG (Ableitung II).

So wird ein Ruhe-EKG durchgeführt:
- Der Patient liegt ruhig und entspannt auf dem Rücken. Er darf nicht sprechen.
- Vor Beginn wird eine Eichzacke (1 mV = 10 mm) geschrieben. Bei modernen Geräten geschieht das automatisch.
- Die Elektroden benötigen gute elektrische Leitfähigkeit. Sie müssen mit Elektrodenspray oder -gel befestigt werden.
- Das Papier läuft üblicherweise mit 50 mm/s (für längere Aufzeichnungen des Herzrhythmus wählt man 25 mm/s).
- Das geschriebene EKG wird beschriftet (Name, Datum, Ableitungen) und mit früheren EKGs dem Arzt vorgelegt.

Extremitätenableitungen. Die Elektroden werden im Uhrzeigersinn an der Innenseite der Handgelenke und oberhalb der Fußknöchel angebracht (Bild 38):
- Rechter Arm ▶ Rot
- Linker Arm ▶ Gelb
- Linker Fuß ▶ Grün
- Rechter Fuß ▶ Schwarz

Denken Sie bei den Farben der Extremitätenableitungen an eine Ampel (rot – gelb – grün).

Die Elektroden an den Extremitäten sind für die Ableitungen I, II, III und aVR, aVL, aVF. Es bedeuten:
- a = augmented (engl.) = verstärkt,
- V = Voltage (engl.) = Spannung,
- R = rechter Arm,
- L = linker Arm,
- F = Fuß.

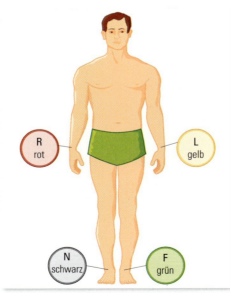

Bild 38 Lage der Elektroden für die Extremitätenableitungen.

Brustwandableitungen. Sechs Elektroden werden auf der Brustwand angebracht für die Ableitungen V_1 bis V_6 (Bild 39):
- V_1 im 4. Zwischenrippenraum rechts neben dem Brustbein,
- V_2 im 4. Zwischenrippenraum links neben dem Brustbein,
- V_3 auf der 5. Rippe zwischen V_2 und V_4,
- V_4 im 5. Zwischenrippenraum in der Verlängerung der Mitte des linken Schlüsselbeins,
- V_5 auf gleicher Höhe wie V_4 am Vorderrand der Achselhöhle,
- V_6 auf gleicher Höhe wie V_4 in der Mitte der Achselhöhle.

> Beim Abzählen der Zwischenrippenräume ist wichtig: Der 1. Zwischenrippenraum ist gleich unterhalb des Schlüsselbeins tastbar, da die 1. Rippe normalerweise nicht ertastet werden kann.

Mit den zwölf verschiedenen Ableitungen wird das Herz von verschiedenen Seiten betrachtet. Deshalb sehen die Ableitungen je nach Lage der Elektroden unterschiedlich aus (Bild 40).

Bei der Aufzeichnung eines EKGs können Fehler auftreten (Tabelle 18, S. 266).

Belastungs-EKG. Viele Herzbeschwerden treten nur bei Anstrengungen auf, z. B. Angina pectoris beim Treppensteigen. Um diese belastungsabhängigen Beschwerden besser festzustellen, wird ein Belastungs-EKG geschrieben. Dazu sitzt der Patient auf einem Fahrradergometer (Bild 41). Begonnen wird mit einer Belastung von 25 bis 50 Watt, die dann schrittweise bis zu einem bestimmten Puls (Faustregel: 220 minus Alter) erhöht wird. Ständig werden Puls, Blutdruck und EKG aufgezeichnet.

Bei einem Belastungs-EKG können manchmal lebensgefährliche Situationen, z. B. Kammerflattern oder -flimmern (Bild 42, S. 266) auftreten. Deshalb müssen Notfallkoffer, Defibrillator und Sauerstoff bereitstehen. Ein Belastungs-EKG muss stets in Anwesenheit des Arztes durchgeführt werden.

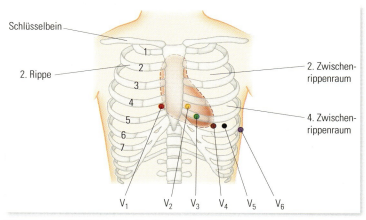

Bild 39 Lage der Elektroden für die Brustwandableitungen.

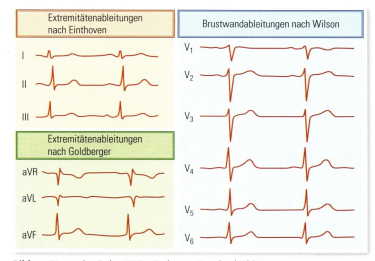

Bild 40 Normales Ruhe-EKG mit den 12 Standard-Ableitungen.

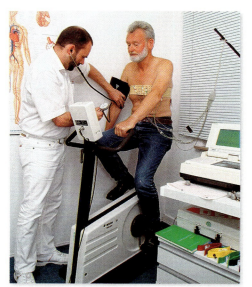

Bild 41 Belastungs-EKG.

> **Watt:** Einheit der physikalischen Leistung

> **ergo** (gr.) = Arbeit, Werk

Zwischenfällen vorbeugen und in Notfallsituationen Hilfe leisten

Fehler	Ursachen	Veränderungen im EKG	EKG-Streifen
Muskelzittern	Der Patient liegt nicht entspannt, ist aufgeregt. Der Patient friert. Der Patient hat Tremor (Muskelzittern).	Die elektrischen Erregungen der Skelettmuskulatur überlagern die des Herzmuskels. Im EKG zeigen sich unregelmäßige kleine Zacken.	
Wechselstrom	Das Wechselstromfilter des EKG-Geräts ist defekt. Ein Elektrogerät in der Nähe, z. B. eine Mikrowelle, ist eingeschaltet. Ein Stromkabel liegt in der Nähe.	Die Spannungsschwankungen des Wechselstroms (Frequenz: 50 Hz) überlagern das EKG. Im EKG sieht man regelmäßige (50 Hz) kleine Zacken.	
wandernde Grundlinie	Der Patient hat sich bewegt. Elektroden haben sich gelockert, weil sie nicht fest genug angelegt wurden.	Die Grundlinie verläuft normalerweise gerade; in diesen Fällen wandert sie auf und ab.	

Tabelle 18 Fehler bei der EKG-Aufzeichnung.

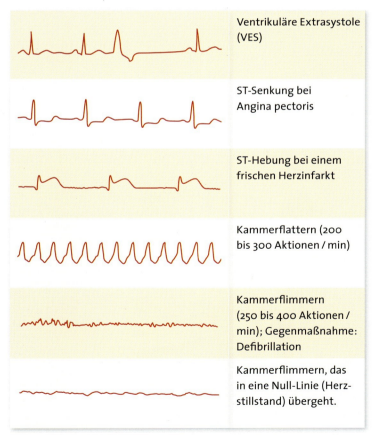

Bild 42 Pathologische EKGs.

Langzeit-EKG. Manche Störungen, z. B. Extrasystolen (Bild 42), treten nur wenige Male am Tag oder nur in der Nacht auf. Bei einem Praxisbesuch sind diese Störungen eventuell nicht feststellbar. Mit einem Langzeit-EKG ist dies möglich. Die Elektroden werden festgeklebt und über 24 Stunden wird von einem kleinen, tragbaren Gerät das EKG aufgezeichnet (Bild 43). Dabei geht der Patient ungestört seinem normalen Tagesablauf nach. In einem Tagesprotokoll notiert er wichtige Ereignisse, die dem Arzt bei der Auswertung des Langzeit-EKGs helfen können.

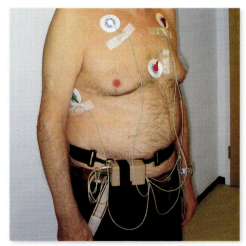

Bild 43 Langzeit-EKG.

4.3.2 Koronarangiographie

Bei dieser Röntgenuntersuchung werden die Herzkranzgefäße sichtbar gemacht (Bild 44). Dazu spritzt man mittels eines langen Katheters, der in die Leistenarterie oder Armarterie eingeführt wird, ein jodhaltiges Kontrastmittel. So lassen sich gut Engstellen (Stenosen) oder Gefäßverschlüsse der Kranzarterien erkennen. Im Anschluss an die Untersuchung ist evtl. eine Behandlung der Engstelle möglich, indem z. B. eine Aufdehnung mit einem Ballonkatheter und das Einsetzen eines Stents vorgenommen werden (Bilder 45 bis 47). In seltenen Fällen kann der Patient dabei einen Herzinfarkt erleiden.

4.3.3 Echokardiographie

Mit dieser risikoarmen Ultraschalluntersuchung kann der Arzt die Herzkammern und die Herzklappen untersuchen. Mit der Doppler-Echokardiographie kann zudem die Strömungsrichtung des Blutes dargestellt werden. Der Schallkopf wird – wie bei anderen Ultraschalluntersuchungen auch – von außen auf den Brustkorb gesetzt. Für besondere Diagnosezwecke (z. B. eine Herzklappenentzündung) kann ein sehr kleiner Ultraschallkopf über die Speiseröhre eingeführt werden. Dies nennt man transösophageale Echokardiographie (TEE).

> Doppler-Verfahren
> ▶ S. 162

> **Stent**: röhrenförmiges Implantat zum Offenhalten verengter Gefäße (Bild 46)

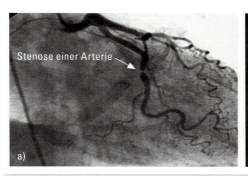
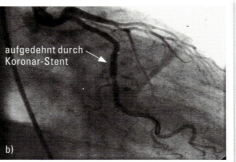

Bild 44 Koronarangiographie bei schwerer KHK.

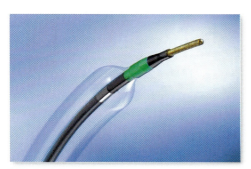

Bild 45 Ballonkatheter.

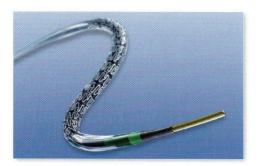

Bild 46 Koronar-Stent (noch nicht aufgedehnt).

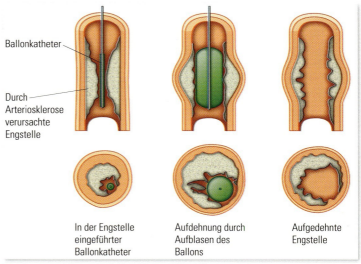

Bild 47 Aufweitung von verengten Koronararterien.

5 Kreislauf

5.1 Aufbau und Aufgaben des Kreislaufs

Der Kreislauf ist ein System von Blutgefäßen (Arterien, Kapillaren, Venen). In diesen Gefäßen fließt das Blut wie in Röhren zu den Zellen der Organe. Dort findet zwischen Zellen und Kapillaren ein Austausch von Atemgasen (Sauerstoff und Kohlendioxid) sowie von Nährstoffen und Abfallstoffen statt. Nach diesen Austauschvorgängen fließt das Blut wieder zum Herzen zurück – der Kreislauf schließt sich.

5.1.1 Gefäße

Alle Gefäße, die das Blut vom Herzen wegführen, nennt man Arterien (Schlagadern). Alle Gefäße, die das Blut zum Herzen zurückführen, nennt man Venen (Blutadern). Während Arterien und Venen das Blut durch den Körper leiten, dienen die feinen Kapillaren (Haargefäße) dem Austausch von Atemgasen sowie von Nähr- und Abfallstoffen mit den Zellen.

Die unterschiedlichen Aufgaben der Gefäße lassen sich bereits an ihrem Wandaufbau erkennen (Bild 48 und Tabelle 19).

Herznahe Arterien dämpfen die Druckwellen, die bei jeder Systole (hier herrscht ein hoher Druck) und Diastole (hier herrscht ein niedriger Druck) des Herzen entstehen. Die dicke Wand der Arterien mit vielen elastischen Fasern dehnt sich bei der Systole etwas aus, um sich in der Diastole wieder zusammenzuziehen (Bild 49). So werden die großen Druckunterschiede zwischen Systole und Diastole geringer.

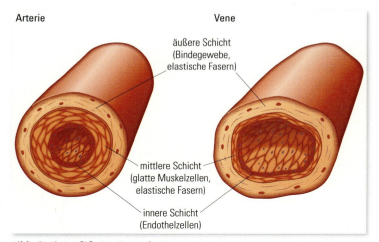

Bild 48 Blutgefäße im Querschnitt.

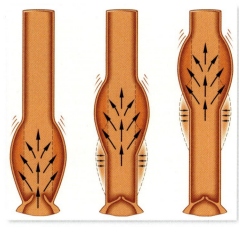

Bild 49 Elastische Arterien dämpfen Druckwellen.

Herzferne Arterien und Arteriolen (kleine Arterien) können den Blutfluss regulieren, indem sie sich weiter und enger stellen. Diese Eigenschaft verdanken sie dem hohen Anteil an glatten Muskelzellen in ihrer Wand. Läuft ein Mensch die Treppe hoch, dann werden die Arterien und Arteriolen der Beinmuskeln weiter gestellt und so werden die Beinmuskeln mit mehr Sauerstoff und Nährstoffen versorgt.

Kapillaren. Durch die Wände der Kapillaren treten Sauerstoff und Nährstoffe in den Zwischenzellraum und von dort in die Zellen der Organe; aus den Zellen der Organe gelangen dafür Kohlendioxid und Abfallstoffe in das

	Arterien	Venen
Fließrichtung	führen vom Herzen weg	führen zum Herzen hin
Wandaufbau	dicke Wand	dünne Wand
Druckverhältnisse	Hochdruckgefäße	Niederdruckgefäße
Verhalten bei Verletzungen	Blut „spritzt" (Schlagader)	Blut „fließt" (Blutader)

Tabelle 19 Vergleich Arterien – Venen.

Blut. Diese Austauschvorgänge sind möglich, weil die Wände der Kapillaren sehr dünn sind und weil das Blut in den Kapillaren langsam und mit geringstem Druck fließt.

Venolen (kleine Venen) sammeln das Blut aus dem Kapillarnetz und führen es über die Venen zum Herzen zurück.

Venen sind dünnwandig, denn in ihnen herrscht nur ein geringer Druck. Die Venen tragen selbst nichts für den Rückstrom des Blutes zum Herzen bei. Der nötige Druck entsteht hauptsächlich durch das Zusammenspiel von drei Mechanismen:
- Muskelpumpe,
- Venenklappen,
- Arterienpumpe.

Muskelpumpe. Bei jeder Kontraktion eines Skelettmuskels werden die benachbarten Venen zusammengedrückt und das Blut in den Venen strömt eine kurze Strecke in Richtung Herz. Beim Erschlaffen des Skelettmuskels würde das Blut aber wieder nach unten, also vom Herz weg, strömen.

Venenklappen im Innern der Venen verhindern diesen Rückfluss, weil sie sich nun schließen (Bild 50). Bewegung (Laufen) fördert durch die Muskelbewegung im Zusammenspiel mit den Venenklappen den Rückstrom von Blut aus den Beinvenen.

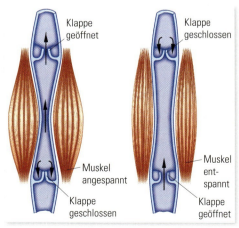

Bild 50 Zusammenwirken von Muskelpumpe und Venenklappen.

Die Arterienpumpe sorgt dafür, dass auch im Sitzen oder Liegen das Blut in den Venen zum Herzen transportiert wird. Bei jeder Systole des Herzens dehnen sich durch die Pulswelle die elastischen Wände der Arterien ein wenig. Da Arterien und Venen oft nebeneinander liegen, drückt die Pulswelle auf die benachbarte Vene (Bild 51). Auch hier sorgen die Venenklappen für einen Blutstrom in Richtung Herz.

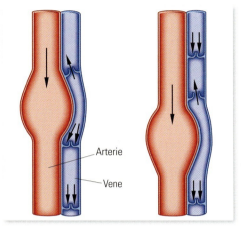

Bild 51 Zusammenwirken von Arterienpumpe und Venenklappen.

5.1.2 Aufbau des Blutkreislaufs

Die beiden Herzhälften pumpen das Blut durch zwei Kreisläufe (Bild 52, S. 270):
- Die rechte Herzhälfte pumpt das Blut mit 10 bis 20 mmHg durch den kleinen Lungenkreislauf; die Kammermuskulatur ist deshalb weniger dick.
- Die linke Herzhälfte pumpt das Blut mit 120 bis 140 mmHg durch den großen Körperkreislauf; die linke Herzkammer ist deshalb besonders muskulös.

Lungenkreislauf. Er hat folgenden Verlauf:
Rechte Herzkammer ▶ Lungenarterien ▶ Lungenkapillaren ▶ Lungenvenen ▶ linker Herzvorhof

Die Lungenarterien führen sauerstoffarmes, kohlendioxidreiches Blut von der rechten Herzkammer zum Gasaustausch in die Lunge. Die Lungenkapillaren geben Kohlendioxid an die Lungenbläschen (Alveolen) ab, im Austausch dafür wird Sauerstoff aufgenommen. Die Lungenvenen bringen dann sauerstoffreiches, kohlendioxidarmes Blut zum linken Herzvorhof.

Alveolen ▶ S. 282

5 Zwischenfällen vorbeugen und in Notfallsituationen Hilfe leisten

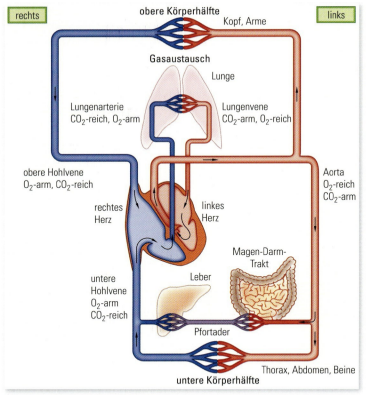

Bild 52 Schema des Kreislaufs.

Lungenarterie ▶ sauerstoffarmes, kohlendioxidreiches Blut
Lungenvene ▶ sauerstoffreiches, kohlendioxidarmes Blut

Körperkreislauf. Er hat folgenden Verlauf:
Linke Herzkammer ▶ Aorta (Körperschlagader) ▶ Arterien der Organe ▶ Kapillarnetze der Organe ▶ Venen der Organe ▶ obere / untere Hohlvene ▶ rechter Herzvorhof

Die Arterien des Körperkreislaufs bringen sauerstoffreiches, kohlendioxidarmes Blut zu den Kapillarnetzen der Organe der oberen und unteren Körperhälfte. Die Zellen der Organe nehmen Sauerstoff auf und geben dafür Kohlendioxid ab. Die Venen sammeln das sauerstoffarme, kohlendioxidreiche Blut und bringen es zum Herzen. Im Lungenkreislauf wird das Blut wieder mit Sauerstoff angereichert.

Die Pfortader ist eine besondere Vene. Sie sammelt das Blut der Kapillarnetze der unpaarigen Bauchorgane (Magen, Darm, Milz), in dem sich die aufgenommenen Nahrungsbausteine (z. B. Glucose oder Aminosäuren), aber auch körpereigene Stoffe wie z. B. Bilirubin und Fremdstoffe wie Alkohol oder Arzneiwirkstoffe befinden. Diese werden zu den Kapillarnetzen der Leber gebracht. Von den Leberzellen werden die Nahrungsbausteine zu körpereigenen Stoffen (z. B. Glycogen, Eiweiße) aufgebaut, das Bilirubin und die Fremdstoffe werden entgiftet und abgebaut. Die Leber als „Chemiefabrik des Körpers" kontrolliert sämtliche Stoffe im Blut, die aus dem Magen-Darm-Trakt stammen.

Pfortader ▶ sauerstoffarmes, nährstoffreiches Blut

5.2 Kreislauferkrankungen und ihre Behandlung

5.2.1 Arteriosklerose

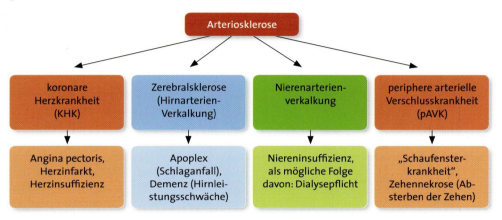

An der Arteriosklerose und ihren Folgeerkrankungen sterben über 50 % aller Menschen in den Industriestaaten.

Eine ganze Reihe von Faktoren begünstigen die Entstehung von Arteriosklerose:
- Diabetes mellitus,
- Hypertonie,
- Rauchen,
- erhöhte Blutfette (besonders Cholesterin),
- Übergewicht und Bewegungsmangel,
- genetische Veranlagung.

Metabolisches Syndrom. So bezeichnet die WHO einen Symptomenkomplex aus vier Faktoren (deshalb auch „tödliches Quartett"), die das Risiko der Arteriosklerose besonders fördern:
- bauchbetonte Fettleibigkeit,
- veränderte Blutfette (Triglyceride ↑, HDL ↓),
- erhöhter Blutdruck,
- erhöhter Blutzucker (nüchtern).

Liegen drei dieser vier Faktoren vor, spricht man vom metabolischen Syndrom. Schätzungsweise ein Viertel aller Menschen der westlichen Industriestaaten weist dieses Syndrom auf.

Die Arteriosklerose beginnt mit einer Schädigung des Endothels (Innenschicht) der Arterien. Cholesterin aus dem Blut wird an den geschädigten Stellen in der Gefäßwand eingelagert. Abwehrzellen versuchen, den Fremdstoff Cholesterin aufzunehmen, es kommt zu Entzündungsreaktionen. Als Folge davon vermehrt sich das Bindegewebe in der Gefäßwand, in die sich zusätzlich noch Kalksalze einlagern können (Bild 53). Die Arterienwand wird härter und der Gefäßdurchmesser enger. Dieser Prozess läuft lange Zeit unbemerkt ab. Erst wenn eine Arterie durch die Plaques (Ablagerungen) zu 90 % verschlossen ist, treten Beschwerden auf.

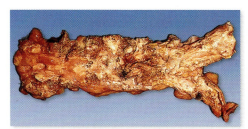

Bild 53 Schwere Arteriosklerose der Bauchaorta (Längsschnitt).

Bei einzelnen Stenosen (Verengungen), z. B. der Herzkranzarterien oder der Beinarterien, kann ein Bypass gelegt oder eine Ballondilatation vorgenommen werden.

Eine zentrale Rolle bei der Therapie spielt die Behandlung der Ursachen:
- Diabetes gut einstellen,
- Blutdruck normalisieren,
- das Rauchen aufgeben,
- Blutfette durch Ernährung oder Medikamente senken,
- Gewicht normalisieren und mehr Bewegung.

5.2.2 Arterielle Verschlüsse

Periphere arterielle Verschlusskrankheit (pAVK). Bei starker Arteriosklerose kommt es nicht nur zu einer Verengung, sondern sogar zum Verschluss von Arterien, vor allem der Beine. Durch die geringere Durchblutung kommt es beim Gehen zu Sauerstoffmangel, was starke Schmerzen im Bein verursacht. Nach einer Ruhepause verschwinden die Schmerzen wieder, der Patient kann weitergehen (wie beim Einkaufsbummel, daher der Name „Schaufensterkrankheit").

Wenn die Krankheit fortschreitet, tritt der Schmerz auch ohne Belastung auf. Schließlich sterben die Zehen ab und müssen amputiert werden („Raucherbein").

Das kann verhindert werden durch Verzicht aufs Rauchen, durch Gehtraining, mit durchblutungsfördernden Medikamenten oder durch einen Eingriff (Ballondilatation, Bypass).

Arterielle Embolie. Manchmal entwickeln sich im linken Herzen, z. B. bei Vorhofflimmern oder Herzinfarkt, Thromben (Blutgerinnsel). Wird so ein Thrombus mit dem Blutstrom fortgerissen, kann er z. B. eine Beinarterie verschließen. Die Symptome sind:
- plötzlich einsetzender, „peitschenartiger" Schmerz,
- Blässe des Beins,
- taubes, pelziges Gefühl im Bein,
- kein Puls tastbar,
- Bewegung eingeschränkt, Lähmung.

Innerhalb der ersten sechs Stunden kann das verschließende Blutgerinnsel mit einem Ballonkatheter entfernt werden. Gelingt das nicht,

---

Bypass: Umgehen der Verengung durch Einsetzen eines neuen Gefäßes

Diabetes ▸ S. 379 ff.

Hypertonie ▸ S. 272

Cholesterin ▸ S. 353 f.

Metabolismus = Stoffwechsel

Blutzucker ▸ S. 380 f.

Ballondilatation: Aufdehnen des Gefäßes durch einen Ballonkatheter (Bild 47)

muss das Bein entfernt werden, sonst kann der Patient im Schock sterben.

5.2.3 Hypertonie

Bei der Hypertonie (Bluthochdruck) liegen nach Definition der WHO mehrere Werte, die in Ruhe gemessen wurden, über 140 / 90 mmHg. Dabei genügt es, wenn schon einer der beiden Werte erhöht ist.

Als normal wird ein Blutdruck bis 139 / 89 mmHg eingestuft. Werden höhere Werte gemessen, ist der Blutdruck des Patienten behandlungsbedürftig (Tabelle 20).

Die Hypertonie ist eine sehr häufige Erkrankung. Die Deutsche Hochdruckliga schätzt, dass in Deutschland 16 bis 20 Millionen Menschen daran leiden. Die meisten dieser Patienten haben keinerlei Beschwerden, nur ein kleiner Teil spürt Kopfschmerzen, Sehstörungen, Nasenbluten oder Schwindel. Zugleich kann eine jahrelang bestehende Hypertonie gefährliche Folgeerkrankungen nach sich ziehen. Deshalb spricht man von der Hypertonie als dem „lautlosen Killer".

> **ortho** (gr.) = gerade, aufrecht

Man unterscheidet zwei Formen der Hypertonie:
- die primäre und die
- sekundäre Hypertonie.

Primäre (essentielle) Hypertonie ist die häufigste Form (über 90 % der Fälle), ihre direkte Ursache ist unbekannt. Begünstigt wird sie durch Erbfaktoren, Stress und falsche Ernährung.

Die Basis der Therapie ist bei allen Patienten eine Veränderung der Lebensweise (Gewicht reduzieren, Stress vermeiden, salzarm essen). Dazu kommen dann Diuretika, Beta-Rezeptorenblocker, ACE-Hemmer und Calciumantagonisten, einzeln oder in Kombination. Bei schweren Fällen wird ein weiteres blutdrucksenkendes Medikament verordnet. Besonders wichtig ist, dass der Patient seine Medikamente regelmäßig einnimmt und dass er seinen Blutdruck selbst misst.

Sekundäre Hypertonie. Sie ist selten (unter 10 % der Fälle) und wird durch eine Grunderkrankung ausgelöst, z. B. durch die Verengung einer Nierenarterie oder durch eine Hormonstörung (Schilddrüsenüberfunktion, Nebennierenmarktumor). Bei Behandlung der Grunderkrankung normalisiert sich der Blutdruck.

5.2.4 Hypotonie

Bei einer Hypotonie (zu niedriger Blutdruck) liegen die gemessenen Werte unter 105/60 mmHg. Aber nur bei gleichzeitigen Beschwerden des Patienten muss die Hypotonie behandelt werden.

Kommt es beim Aufstehen (Orthostase) zum Absinken des Blutdrucks, dann liegt eine orthostatische Hypotonie vor. Dies kann mit einem Schellong-Test bestätigt werden (Bild 54).
Die Symptome der Hypotonie sind:
- Schwindelgefühl,
- Kollaps,
- Schwarzwerden vor den Augen,
- Kopfschmerzen,
- Konzentrationsstörungen.

Die Hypotonie an sich ist ungefährlich, trotzdem können die Symptome den Patienten schwer belasten oder bei Stürzen gefährden. Behandelt wird sie durch Kreislauftraining (z. B. Sport), mit Wassergüssen (Kneipp) oder mit Medikamenten.

5.2.5 Venenerkrankungen

Varizen sind geschlängelte und erweiterte oberflächliche Venen, die am häufigsten an den Beinen auftreten. Sie entstehen durch eine Schwäche der Venenwand (Bild 55). Dadurch liegen die Venenklappen so weit auseinander, dass sie nicht mehr schließen. Es kommt zum Rückfluss von Blut, was die Vene noch weiter dehnt. Schließlich entstehen Varizen (Krampfadern).

Einteilung	systolisch	diastolisch
normal	< 130	< 85
„noch" normal	130– 139	85– 89
leichte Hypertonie	140–159	90– 99
mittelschwere Hypertonie	160–179	100–109
schwere Hypertonie	> 180	> 110

Tabelle 20 Einteilung der Blutdruckbereiche (Werte in mmHg).

Kreislauf

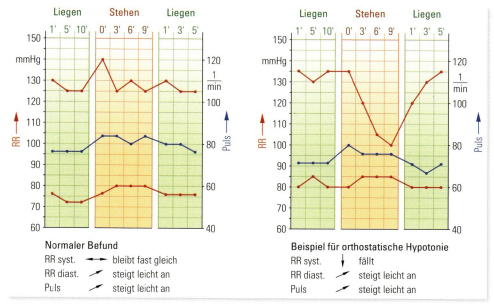

Bild 54 Schellong-Test: Normaler Befund und Befund bei orthostatischer Hypotonie.

Varizen sind nicht nur ein kosmetisches Problem, denn es können Komplikationen auftreten:
- Thrombophlebitis,
- Ödemneigung,
- Hautschäden bis zum Ulkus (Geschwür).

Durch kalte Wassergüsse kann die Spannung in der Venenwand erhöht werden. Ein Kompressionsverband oder Kompressionsstrümpfe drücken die Venenwand zusammen, sodass die Venenklappen wieder funktionieren. Dadurch verbessert sich der venöse Rückstrom (Bild 55).

Varizen können auch verödet oder operativ entfernt werden.

Thrombophlebitis. Die Entzündung der oberflächlichen Venen ist im Gegensatz zu der Venenthrombose eine harmlose Erkrankung. Die Symptome der Thrombophlebitis sind:
- geröteter, geschwollener Venenstrang,
- Druckschmerz.

Mit kühlenden Verbänden verschwinden die Beschwerden nach wenigen Tagen.

Phlebothrombosen sind Venenthrombosen, die häufig die tiefen Bein- und Beckenvenen betreffen. Dabei gerinnt das Blut in den Gefäßen. Es entsteht ein Blutpfropf (Thrombus), der das Gefäß verschließt.

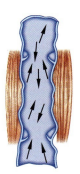
Die Vene ist erweitert; dadurch können sich die Venenklappen nicht mehr schließen.

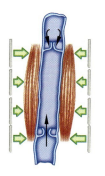
Der Kompressionsverband drückt die Venenwand zusammen; dadurch können sich die Venenklappen wieder schließen.

Bild 55 Varize ohne und mit Kompressionsverband.

Drei Risikofaktoren begünstigen die Entstehung einer Thrombose:
- raue Gefäßwände (durch Venenentzündung, Nikotin),
- langsamer Blutstrom (durch Bettlägerigkeit, Ruhigstellung durch Gips, Krampfadern, Schwangerschaft),
- zu „dickes" Blut (durch wenig Trinken, Einnahme der „Pille", Gerinnungsstörungen).

5 Zwischenfällen vorbeugen und in Notfallsituationen Hilfe leisten

Lungenembolie
▶ S. 235

Die Symptome sind:
- Schweregefühl oder muskelkaterartige Schmerzen im Bein,
- das betroffene Bein ist dicker (Beinödem),
- bläuliche Verfärbung durch den Blutstau.

Die Diagnose der körperlichen Untersuchung kann durch eine Dopplersonographie der Beinvenen gesichert werden (Bild 56).

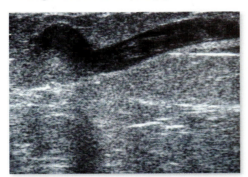

Ulcus cruris
▶ Bild 37, S. 414

Bild 56 Sonographie einer Beinvenenthrombose.

Lungenembolie. Eine gefährliche Komplikation droht, wenn sich der Thrombus löst. Dann wandert er mit dem Blutstrom zum rechten Herzvorhof, dann in die rechte Herzkammer und schließlich bleibt er in der Lungenarterie stecken (Lungenembolie). Der betroffene Teil der Lunge wird nicht mehr durchblutet (Bild 57), was zu Atemnot, Herzrasen und bis zum Kreislaufversagen führen kann. Bei einer Blutuntersuchung erkennt man, dass das D-Dimer, ein Fibrinspaltprodukt, erhöht ist.

Wegen der lebensbedrohlichen Gefahr einer Lungenembolie muss jede Venenthrombose sofort behandelt werden:
- strenge Bettruhe,
- gerinnungshemmende Medikamente (Heparin),
- Kompressionsstrümpfe, um den venösen Rückstrom zu verbessern.

Postthrombotisches Syndrom. Durch die venöse Abflussbehinderung treten später Komplikationen am betroffenen Bein auf. Zuerst neigt das Bein zu Ödemen, dann sieht man eine Verhärtung, bräunliche Verfärbung und Entzündung der Haut, schließlich kommt es meist am Knöchel zum Geschwür (Ulcus cruris venosum).

5.3 Untersuchungsverfahren

Die wichtigsten Verfahren zur Untersuchung des Kreislaufs sind die Messung des Pulses und die Blutdruckmessung. Beides sind tägliche Aufgaben in der Arztpraxis

5.3.1 Messung des Pulses

Der Puls. Das Herz pumpt das Blut rhythmisch in die Aorta. Dabei wird eine Druckschwankung erzeugt, die sich als Druckpulswelle über das arterielle Gefäßsystem fortpflanzt. An oberflächlich gelegenen Arterien ist sie als Puls fühlbar (Bild 58 und Tabelle 21).

Alter	Schläge / min
Säugling	120–140
Schulkinder (10 Jahre)	~ 90
Erwachsene	60–90

Tabelle 21 Pulsnormalwerte (in Ruhe).

Da der Puls durch die Systole des Herzens erzeugt wird, erhält man durch das Zählen des Pulses die Herzfrequenz. Gleichzeitig stellt man fest, ob das Herz regelmäßig schlägt (Tabelle 22).

Die Pulsmessung. Der Puls wird normalerweise am Handgelenk an der Arteria radialis (Speichenarterie) gemessen. Der Radialispuls ist an der Innenseite des Unterarms in der Verlänge-

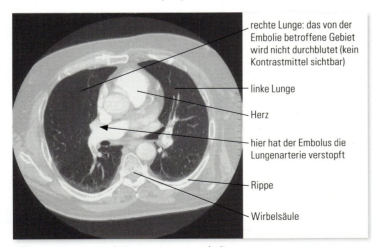

Bild 57 Kontrastmittel-CT einer Lungenembolie.

Kreislauf

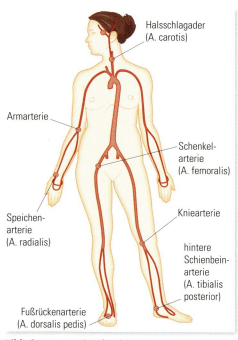

Bild 58 Messpunkte für den Puls.

> Ist der Puls unregelmäßig, langsam oder schlecht tastbar, muss eine Minute lang gemessen werden.

Bei Kreislaufversagen ist der Radialispuls häufig nicht mehr fühlbar und man muss den Puls an der Halsschlagader (Arteria carotis) messen.

5.3.2 Messung des Blutdrucks

Der Blutdruck ist der Druck, den das strömende Blut auf die Gefäßwände ausübt. Die Höhe des Blutdrucks verändert sich ständig und ist von vielen Faktoren abhängig (Bild 60). Im medizinischen Sprachgebrauch ist mit dem Begriff Blutdruck der Druck in den größeren Arterien gemeint. Er wird üblicherweise indirekt am Oberarm gemessen und in Millimeter Quecksilbersäule (mmHg) angegeben. Die Druckeinheit Kilopascal (kPa) hat sich bisher nicht durchgesetzt.

> 1 mmHg = 0,133 kPa

rung des Daumens zu finden. Dafür legt der Untersuchende Zeige- und Mittelfinger auf die Stelle, an der der Puls spürbar ist (Bild 59). Hat man den Puls sicher getastet, werden 15 Sekunden lang die Pulsschläge gezählt. Das Ergebnis wird mit 4 multipliziert, was die Pulsschläge pro Minute ergibt.

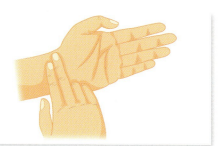

Bild 59 Pulsmessung an der Arteria radialis.

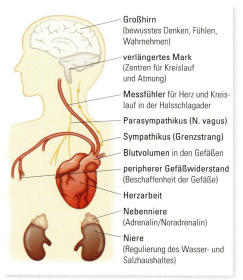

Bild 60 Faktoren, die den Blutdruck beeinflussen.

Bezeichnung	Beschreibung	Bewertung / abweichende Befunde
Frequenz	Häufigkeit der Herzschläge	Tachykardie: > 100 / min Bradykardie: < 60 / min
Rhythmus	Gleichmäßigkeit der Herzschlagfolge	rhythmisch arrhythmisch, z. B. Extrasystole
Stärke	Pumpleistung des Herzens	gut fühlbarer Puls fadenförmiger, „dünner" Puls, z. B. beim Schock

Tabelle 22 Pulsqualitäten.

5 Zwischenfällen vorbeugen und in Notfallsituationen Hilfe leisten

Beim Blutdruck werden zwei Werte unterschieden (Tabelle 23). Der obere (systolische) Wert entsteht in dem Augenblick, wenn das Herz das Blut in die Arterien pumpt. Er stellt den höchsten Wert der Druckkurve dar. Der untere (diastolische) Wert entsteht, wenn sich das Herz entspannt. Er entspricht dem Druck im arteriellen Gefäßsystem. Gewöhnlich werden beide Werte angegeben, z. B. 120/80 mmHg (sprich: 120 zu 80). Die Blutdruckamplitude ist die Differenz zwischen systolischem und diastolischem Wert.

Alter	mmHg
Säugling	80–90 / 60
Kinder bis 10 Jahre	90 / 60
Erwachsener	120–140 / 80–90

Tabelle 23 Blutdrucknormwerte (in Ruhe).

> Keine RR-Messung am Arm
> - nach Brustamputation,
> - bei Dialyse-Shunt,
> - bei Halbseitenlähmung.

Die Blutdruckmessung kann mittels verschiedener Techniken erfolgen. Das in der Praxis zugelassene indirekte Messverfahren funktioniert nach dem Manschetten- oder Riva-Rocci-Prinzip. Üblicherweise wird es mit „RR" abgekürzt.

Korotkow
(1874–1920), russischer Arzt, der die RR-Methode verbesserte

Riva-Rocci
(1863–1937), ital. Arzt, entwickelte die moderne Blutdruckmessung

In einer aufblasbaren Manschette, die eine Extremität umschließt, wird ein Druck erzeugt. Dieser unterbricht den Blutstrom in der Arterie ganz oder teilweise. Dadurch entstehen Strömungsgeräusche, die Korotkow-Geräusche genannt werden. Sie werden durch ein Stethoskop oder Mikrofon hörbar.

Der Druck in der Manschette kann an einem angeschlossenen Druckmessgerät (Manometer) abgelesen werden. Der Untersuchende pumpt die Manschette mit dem Pumpball auf, bis kein Strömungsgeräusch mehr zu vernehmen ist. Der Spitzendruck, auf den maximal aufgepumpt wird, sollte etwa 30 mmHg höher sein, als der zu erwartende systolische Wert. Anschließend wird das Druckventil geöffnet und die Luft langsam aus der Manschette abgelassen. Wenn die Korotkow-Geräusche mit dem Stethoskop oder Mikrofon erstmalig wieder zu hören sind, entspricht der angezeigte Manschettendruck dem systolischen Blutdruckwert. Der diastolische Wert ist der Druck, bei dem die Korotkow-Geräusche verschwinden bzw. deutlich leiser werden, da das Blut nun in der Arterie ungehindert fließen kann (Bilder 61 und 62).

Je dicker der Oberarm, desto breiter wird die Manschette ausgewählt (Tabelle 24).

Bei der Blutdruckmessung an der Hand oder am Finger wird überwiegend die oszillometrische Methode angewendet. Dabei nutzt man die Druckschwankungen, die durch den pulsierenden Blutstrom in der Manschette messbar sind.

Seitendifferenzen des Blutdrucks. Bei jeder Erstuntersuchung eines Patienten sollte der Blutdruck an beiden Armen nacheinander ermittelt werden. Werden an den beiden Seiten unterschiedliche Werte gemessen (Differenzen systolisch > 20 mmHg, diastolisch > 15 mmHg), dann werden gleichzeitige Messungen an beiden Armen durch zwei Personen notwendig. Ursachen für Seitendifferenzen können Gefäßverengungen (Stenosen) sein, die den Blutdruck auf der einen Seite herabsetzen.

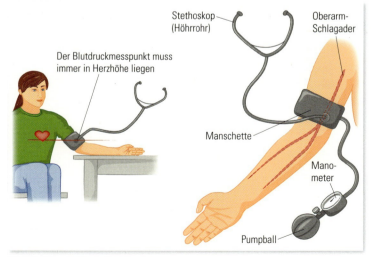

Bild 61 Messtechnik Blutdruck.

Blutdruckmessung

- 3 bis 4 Minuten Ruhe im Sitzen, Arm in Herzhöhe lagern, Beine nebeneinander.
- Immer am gleichen Arm messen (bei der Erstuntersuchung an beiden Armen)
- Blutdruckmanschette anlegen, Unterrand 2,5 cm über der Ellenbeuge, Rechtshänder in der Regel am linken Arm.
- Mikrofon an der Innenseite des Oberarms über der Schlagader platzieren.
- Manschette bis 30 mmHg über den systolischen Druck aufpumpen (beim systolischen Druck verschwindet der Puls am Handgelenk).
- Manschettendruck langsam um 2 bis 3 mmHg pro Sekunde ablassen.
- Beobachten, bei welchem Druck der erste Ton bzw. das erste Blinkzeichen erscheint (= systolischer Blutdruck) und bei welchem Druck der letzte Ton bzw. das letzte Blinkzeichen (= diastolischer Blutdruck) wahrzunehmen ist. Werte auf 2 mmHg genau ablesen. Bei automatischen Geräten werden die Blutdruck- und Pulswerte als Ziffern angezeigt.
- Werte im Blutdruckpass eintragen.
- Wiederholungsmessung frühestens nach einer halben Minute.

Bild 62 Checkliste Blutdruckmessung.

Patient	Oberarmumfang (cm)	Manschettenbreite (cm)
Kleinkind		ca. 5
Kind		ca. 8
Erwachsener	< 33	ca. 13
Erwachsener	> 33	ca. 16

Tabelle 24 Empfohlene Manschettenmaße.

Außerdem erfolgt die Messung in der Praxis in Ruhe. Diese Messung zeigt nicht, wie der Körper sich den ständig wechselnden Erfordernissen eines Tages anpasst. Beim Sport beispielsweise brauchen die Muskeln mehr Blut als in Ruhe; deshalb ist es völlig normal, wenn Blutdruck und Puls ansteigen. So kann auch ein Gesunder auf systolische RR-Werte von 200 mmHg kommen.

Der Blutdruck weist normalerweise auch eine tageszeitabhängige Rhythmik auf. Ein fehlender Blutdruckabfall während des Nachtschlafes oder sogar ein Blutdruckanstieg werden besonders bei Patienten mit sekundärer Hypertonie beobachtet.

	systolisch	diastolisch
Tagesmittelwert	135	85
Nachtmittelwert	120	75
24-Std.-Mittelwert	125	80
Werte in mmHg		

Tabelle 25 Blutdruck-Grenzwerte bei der Langzeit-RR-Messung.

Blutdruckselbstmessung. Empfehlenswert ist ein Gerät, das die Manschette automatisch aufpumpt. Damit wird vermieden, dass die Aufpumparbeit den Blutdruck steigert. Eine korrekt vorgenommene Selbstmessung bietet eine ausgezeichnete Möglichkeit zur Therapiekontrolle. Vollautomatische Messgeräte können neben Blutdruckwerten auch die Herzfrequenz anzeigen und speichern.

Langzeit-RR-Messung. Der in der Praxis gemessene Blutdruck entspricht sehr oft nicht dem Blutdruck unter Alltagsbedingungen. In über 20 % wird eine Praxishypertonie („Weißkittel-Hochdruck") festgestellt.

Ein Arzt möchte weder von einer Praxishypertonie getäuscht werden, noch will er eine fehlende RR-Nachtabsenkung übersehen. Deshalb gibt es die Langzeit-RR-Messung: an einem normalen Arbeitstag wird dem Patienten die RR-Manschette angelegt. Dann werden über 24 Stunden von einem kleinen tragbaren Gerät in regelmäßigen Zeitabständen der Blutdruck und der Puls aufgezeichnet. Der Patient schreibt ein Tagesprotokoll, in dem er wichtige Ereignisse notiert, z. B. Kopfschmerz, Ärger während der Arbeitszeit oder sportliche Betätigung. Später vergleicht der Arzt die Messwerte mit dem Tagesprotokoll: so kann er Zusammenhänge besser erkennen und wenn nötig eine medikamentöse Therapie einstellen und kontrollieren (Bild 63, S. 278).

5 • Zwischenfällen vorbeugen und in Notfallsituationen Hilfe leisten

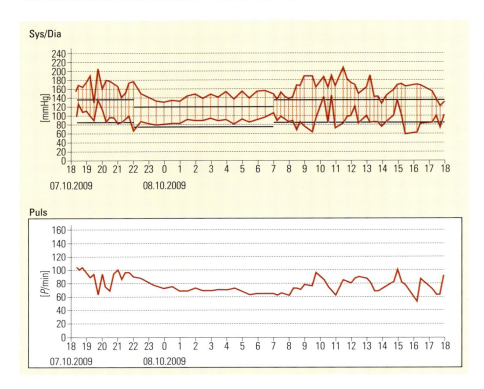

Profil

| Patient | männlich, 60 Jahre, Beruf Metzger |

Statistik

	systolisch	diastolisch	Puls
Tagesmittelwert	161,8	94,2	80,3
Nachtmittelwert	144,3	85,8	72,7
24-Std.-Mittelwert	157,3	92,1	78,3

Medikation	bisher keine
Beurteilung	erhöhte systolische und diastolische RR-Werte während des Tages und in der Nacht, Nachtabsenkung vorhanden; Puls im Normbereich
Therapie	[medikamentös]

Bild 63 Langzeit-RR-Messung (vereinfacht) bei einem Patienten mit Hypertonie.

Messung unter körperlicher Belastung. Mit der Blutdruckmessung unter festgelegten Belastungsbedingungen erhält man gut vergleichbare Werte. Überhöhte systolische Blutdruckwerte können z. B. auf eine Hochdruckkrankheit hinweisen. Diese Art von Messung gibt auch für die Hochdruckbehandlung wertvolle Hinweise. Eine gleichzeitige EKG-Ableitung informiert über eventuelle koronare Mangeldurchblutung.

Zuverlässigkeit. Voraussetzungen für eine zuverlässige Blutdruckmessung sind:
- Die Manschettenbreite muss dem Oberarmumfang angepasst sein.
- Der aufblasbare Gummiteil der Manschette oder ein eventuell eingebautes Mikrofon müssen auf die Arterie an der Innenseite des Oberarmes zentriert sein.
- Unmittelbar vor der Messung sollte der zu Untersuchende nicht körperlich schwer belastet oder psychisch erregt sein.
- Er sollte keine größere Menge Flüssigkeit getrunken und seine Blase weitgehend entleert haben.
- Alkohol und Nikotin sollten ebenfalls innerhalb von 1 Stunde vor der Messung vermieden werden.
- Der Arm muss von einschnürender Kleidung frei sein.
- Unabhängig von der Körperlage sollen sich Ellenbeuge und der leicht im Ellbogengelenk gebeugte Oberarm in Herzhöhe befinden.
- Bei Seitendifferenzen immer am Arm mit dem höheren Blutdruckwert messen.

5.3.3 Dopplersonographie

Trifft Ultraschall, den ein Schallkopf aussendet, auf eine sich bewegende Grenzfläche (z. B. strömendes Blut) wird ein Teil des Schalls mit veränderter Frequenz reflektiert (**Dopplereffekt**). Das Ergebnis dieser Messung kann als hörbares Signal (fauchendes, peitschendes Geräusch), als Kurve oder als Farbe (auf einem Monitor) dargestellt werden (Bild 64).

> Dopplereffekt
> ▶ S. 162

Häufig werden mit dieser Methode in Kombination mit einer Blutdruckmanschette die Strömungsverhältnisse in den Beinarterien (A. tibialis posterior, A. dorsalis pedis) gemessen.

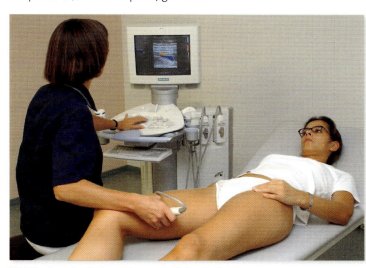

Bild 64 Doppler-Untersuchung von Beinarterien.

6 Atmungssystem

6.1 Aufbau und Aufgaben des Atmungssystems

Die Bedeutung eines funktionierenden Atmungssystems wird jedem klar, der schon einmal versucht hat, den Atem anzuhalten. Nach wenigen Sekunden tritt ein starkes Gefühl der Atemnot ein, das einen zwingt, sofort wieder Luft zu holen. Durch Training kann dieser Zeitraum zwar verlängert werden, aber nach wenigen Minuten erleiden die Körperzellen einen so großen Sauerstoffmangel, dass sie Schaden nehmen. Das Atmungssystem bei Mensch und Tier hat die Aufgabe, Sauerstoff in den Körper zu bringen, der über das Blut zu allen Körperzellen transportiert wird. Daher besteht eine enge funktionelle Verbindung zwischen dem Atmungssystem und dem Herz-Kreislaufsystem. Bild 65 zeigt eine Übersicht über die Atemwegsorgane.

6.1.1 Äußere und innere Atmung

Äußere Atmung. Sie entspricht der Lungenatmung und umfasst die Belüftung der Lungen, den Austausch der Atemgase in den Lungenbläschen und den Gastransport im Blut. Bei Störungen der äußeren Atmung gelangt der Sauerstoff nicht zu den Zellen, ebenso ist der Abtransport des Kohlendioxids gestört (Tabelle 26).

Innere Atmung geschieht in den Körperzellen: In den Mitochondrien wird Zucker mithilfe des Sauerstoffs verbrannt; es entstehen Kohlendioxid und Wasser sowie Energie, die als chemische Energie gespeichert werden kann. Bei Störungen der Zellatmung kann ein Mensch ersticken, obwohl die Lungenatmung völlig intakt ist (Tabelle 26).

> Mitochondrien
> ▶ S. 108

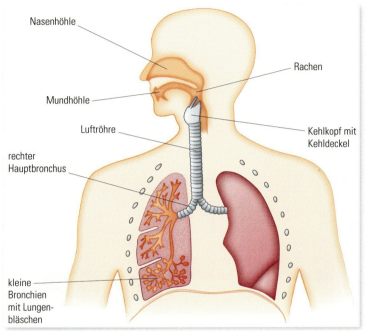

Bild 65 Übersicht über die Atemwegsorgane.

6.1.2 Obere Luftwege

Nase und Nasennebenhöhlen (Bild 66). Die Nase besteht aus einem knöchernen oberen Anteil, der durch das Nasenbein und die Fortsätze der Schädelknochen gebildet wird und einem knorpeligen Anteil, der aus den Nasenknorpeln und dem knorpeligen Anteil der Nasenscheidewand (Septum) gebildet wird. Ins Innere der Nasenhöhle wölben sich die drei Nasenmuscheln. Die gesamte Nasenhöhle sowie die mit ihr verbundenen Nasennebenhöhlen sind mit einer gut durchbluteten Schleimhaut ausgekleidet, die mit Flimmerhärchen besetzt ist. Die Aufgaben der Nase sind:

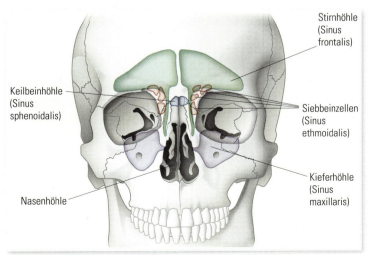

Bild 66 Nasenhöhle und Nasennebenhöhlen.

Atmungssystem

Betroffene Region	Ursache der Störung
Atemwege	• Blockade der Atemwege durch Fremdkörper • Verminderter Sauerstoffgehalt in der Atemluft, z. B. bei CO_2-Erstickung in Silos oder Gärkellern • Atemlähmung: zentral durch fehlenden Antrieb aus dem Gehirn, z. B. bei Opiatvergiftung, oder peripher durch Lähmung der Atemmuskulatur, z. B. bei Kinderlähmung (Poliomyelitis)
Sauerstofftransport im Blut	• Verstopfte Blutgefäße durch einen Thrombus, z. B. bei Lungenembolie • Verminderte Zahl der Sauerstoffträger bei Anämie
Zelle	Sauerstoffverwertung in den Mitochondrien ist blockiert, z. B. durch eine Vergiftung mit Zyankali (Blausäure)

Tabelle 26 Ursachen von Sauerstoffmangel.

- anfeuchten und anwärmen der Atemluft,
- reinigen der Atemluft,
- Geruchsprüfung: Riechzellen auf der oberen Muschel und den oberen Anteilen des Septums werden durch Duftstoffe gereizt. Die Information wird über den Riechnerv zum Riechzentrum des Gehirns weitergeleitet.

Die Nase hat Verbindung zu den Nasennebenhöhlen. Dies sind knöcherne Hohlräume, deren Ausführungsgänge in der Nasenhöhle enden und die – mit Ausnahme der Kieferhöhle – in enger Nachbarschaft zur Schädelhöhle liegen. Entzündungen der Nasenschleimhaut greifen oft auf die Nasennebenhöhlen über (Sinusitis). Der sich dabei in den Nebenhöhlen bildende Schleim kann aus der Kieferhöhle schlecht abfließen, weil der Ausgang oberhalb des Höhlenbodens liegt. Dies muss bei der Therapie beachtet werden.

Rachen. Nach der Passage durch die Nase gelangt die Luft durch die hinteren Nasenöffnungen (Choanen) in den Rachen und von dort zum Kehlkopf (Bild 67). Im oberen Abschnitt der Rachenhinterwand befindet sich lymphatisches Gewebe. Dies ist die Rachenmandel, die – wenn sie vergrößert ist – im Volksmund „Polypen" genannt wird. Dieses Gewebe kann während eines Infektes anschwellen und den Atemweg behindern. Hier liegt auch beidseitig die Öffnung der Ohrtrompete (Eustachische Röhre), sodass Schleimhautschwellungen im Nasenrachenraum zu einer Belüftungsstörung des Mittelohrs führen. Auch Mikroorganismen gelangen über diesen Weg ins Mittelohr.

Ohrtrompete: Verbindungsgang zum Mittelohr; dient dem Druckausgleich

Im mittleren Rachenabschnitt liegen zwischen den Gaumenbögen die beiden Gaumenmandeln (Tonsillen, Bild 68), die häufig von Infektionen betroffen sind (Tonsillitis, eitrige Tonsillitis: Angina lacunaris).

Angina (gr) = Enge (im Hals durch Entzündung der Gaumenmandel)

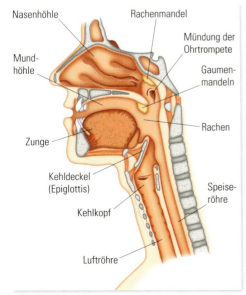

Bild 67 Obere Atemwege im Längsschnitt.

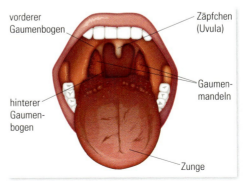

Bild 68 Blick auf die Gaumenmandeln.

Auch an der Rachenhinterwand befindet sich lymphatisches Gewebe. Diese sog. Seitenstränge können sich vor allem nach Entfernung der Gaumenmandeln entzünden.

Kehlkopf. Er bildet den Eingang in die Luftröhre und wird beim Schluckakt durch den knorpeligen Kehldeckel (Epiglottis) verschlossen, damit Speisen nicht hineingelangen. Er besteht aus
- dem Schildknorpel, dessen vorderer Anteil als Adamsapfel beim Mann zu tasten ist,
- dem Ringknorpel, der die Form eines Siegelrings hat und
- den beiden Stellknorpel, an denen die Stimmbänder befestigt sind. Der Raum zwischen den Stimmbändern heißt Stimmritze (Bilder 69 und 70).

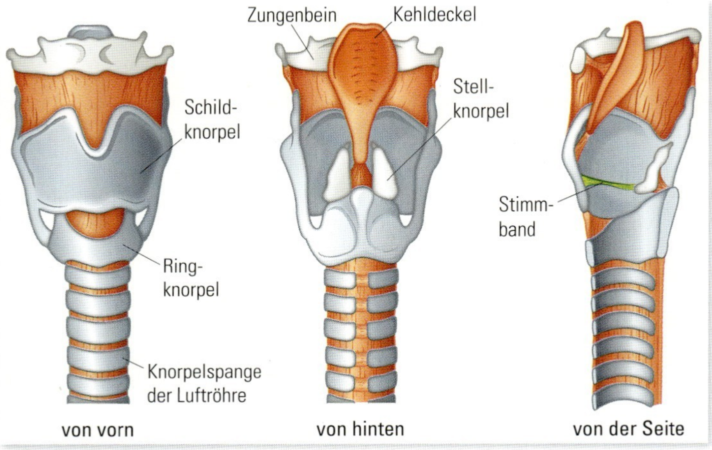

Bild 69 Kehlkopfskelett.

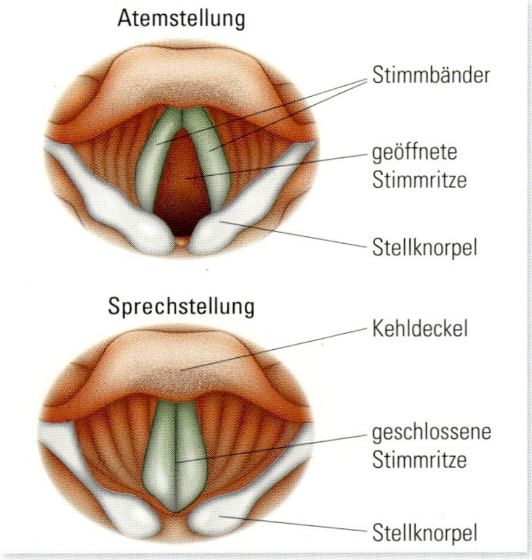

vegetatives Nervensysten ▶ S. 296

■ **Indirekte Laryngoskopie:** Spiegelung des Kehlkopfes mittels Lichtquelle und eines kleinen Handspiegels bei herausgestreckter und fixierter Zunge

Bild 70 Kehlkopf innen, Aufsicht bei der indirekten Laryngoskopie.

Der Kehlkopf hat die wichtige Aufgabe der Stimmbildung. Die beim Ausatmen vorbeistreichende Luft bringt die Stimmbänder zum Schwingen und erzeugt Töne, die im Mund zu Lauten geformt werden. Kehlkopfmuskeln verändern die Spannung der Stimmbänder.

> Ein Ast des Vagusnervs versorgt die meisten Kehlkopfmuskeln motorisch. Er ist bei Schilddrüsenoperationen gefährdet. Eine Verletzung führt zur Dauerheiserkeit.

Als Resonanzraum dienen dabei auch Nase und Nasennebenhöhlen, sodass es bei Schnupfen zu der typischen nasalen Sprache kommt. Besonders bei Jungen verändert sich in der Pubertät durch das Wachstum des Kehlkopfes die Stimmlage (Stimmbruch).

6.1.3 Untere Luftwege

Luftröhre. Nach der Passage durch den Kehlkopf gelangt die Luft in die Luftröhre (Trachea). Sie besteht aus 14 mit Bindegewebe verbundenen halbmondförmigen Knorpelspangen, die in ihrem hinteren Teil durch Bindegewebe verschlossen sind. Die Luftröhre ist mit einer Schleimhaut ausgekleidet, die mit Flimmerhärchen besetzt ist. Der Schlag der Flimmerhärchen ist dabei nach oben (kranial) gerichtet. Die Luftröhre teilt sich in Höhe des 4. Brustwirbels in die beiden Hauptbronchien.

Bronchien. Die beiden Hauptbronchien verzweigen sich in immer kleinere Bronchien, sodass der fein verästelte Bronchialbaum entsteht. In ihrer Wand haben insbesondere die kleineren Bronchien (Bronchiolen) Muskelzellen, durch deren Kontraktion die Weite des Bronchus verändert werden kann (Bild 71). Diese Muskelzellen unterliegen der Steuerung durch das vegetative Nervensystem. Die kleinsten Bronchien haben keine knorpeligen Spangen mehr; dadurch können sie bei einer angestrengten Ausatmung zusammenfallen (kollabieren).

Lungenbläschen (Alveolen). Jeder kleinste Bronchus endet in einem Lungenbläschen. Hier findet der Gasaustausch statt (Bild 72). Jedes Lungenbläschen besteht aus einem dünnen Häutchen aus einschichtigem Plattenepithel,

Atmungssystem

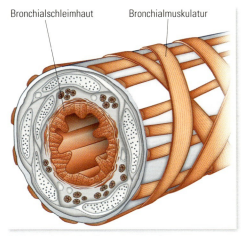

Bild 71 Schnitt durch einen Bronchus.

das im Innern von einem dünnen Flüssigkeitsfilm überzogen ist. Bei zu früh geborenen Säuglingen fehlt dieser Flüssigkeitsfilm; es kommt zum Atemnotsyndrom.

Der eingeatmete Sauerstoff gelangt über die Bronchien in die Lungenbläschen und diffundiert dort durch die dünne Wand in die anliegende Kapillare. Kohlendioxid diffundiert gleichzeitig aus der Kapillare in das Lungenbläschen und wird beim Ausatmen aus dem Körper entfernt.

Es wird nicht der gesamte eingeatmete Sauerstoff vom Körper aufgenommen, das meiste wird wieder abgeatmet (Tabelle 27). Daher kann man einen Patienten durch Mund-zu-Mund-Beatmung ausreichend mit Sauerstoff versorgen.

Lunge. Wegen der Lage des Herzens im Mittelellraum (Mediastinum) besteht der rechte Lungenflügel aus drei Lungenlappen, der linke aus zwei Lungenlappen (Bild 73). Die Lungenlappen bestehen aus mehreren Lungensegmenten. An der Lungenwurzel (Lungenhilus) treten Bronchien und Lungengefäße in die Lunge ein. Das Lungengewebe selbst besteht aus kollagenen und elastischen Bindegewebsfasern mit eingelagerten Immunzellen, die eingedrungene Fremdkörper phagozytieren („auffressen").

Das Lungengewebe ist fest verbunden mit dem inneren Blatt des Brustfells (Pleura), dem Lungenfell. Dieses schlägt an der Lungenwurzel in das äußere Blatt um, das als Rippenfell fest mit den Rippen und dem Zwerchfell verwachsen

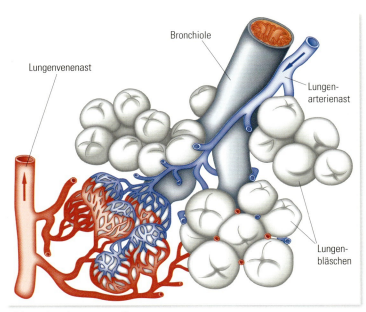

Bild 72 Alveolen mit Kapillarnetz.

Einatmung	Ausatmung
≈ 78 % Stickstoff	≈ 78 % Stickstoff
≈ 21 % Sauerstoff	≈ 17 % Sauerstoff
≈ 0,03 % Kohlendioxid	≈ 4 % Kohlendioxid
≈ Edelgase 1 %	

O_2 = Sauerstoff
CO_2 = Kohlendioxid

Tabelle 27 Zusammensetzung der Atemluft.

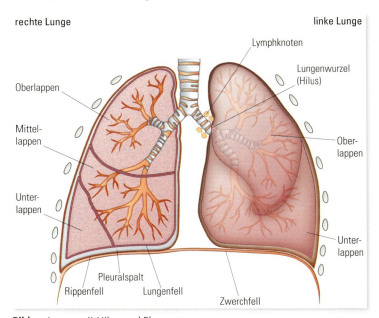

Bild 73 Lunge mit Hilus und Pleura.

ist. Zwischen beiden Pleurateilen liegt der Pleuralspalt, in dem sich ein Flüssigkeitsfilm befindet, der ein reibungsfreies Gleiten der beiden Blätter gegeneinander ermöglicht.

6.1.4 Atemmechanik

Zentrale Steuerung der Atmung. Messfühler in der Aorta und der Halsschlagader messen ständig den Gehalt an Sauerstoff und Kohlendioxid im Blut und melden diesen an das Atemzentrum im verlängerten Mark. Einflüsse aus übergeordneten Hirnregionen (wie dem Zwischenhirn) spielen ebenfalls eine Rolle, z. B. bei Stresssituationen, Fieber und Schmerz.

Einatmung. Steigt der Kohlendioxidgehalt des Blutes über eine bestimmte Grenze oder sinkt der Sauerstoffgehalt zu weit ab, so kommt es reflektorisch zur Einatmung. Durch Kontraktion der Rippenheber (M. scaleni) und der äußeren Zwischenrippenmuskeln hebt sich der Brustkorb (Brustatmung). Das Zwerchfell kontrahiert ebenfalls und tritt dabei tiefer (Bauchatmung). Dadurch vergrößert sich der Brustkorb und die Druckverhältnisse zwingen die Lunge, diesen Bewegungen passiv zu folgen. Luft wird eingeatmet (Bild 74).

Ausatmung erfolgt weitgehend passiv durch die elastischen Kräfte der Lunge und die Erschlaffung des Zwerchfells. Unterstützt wird die Ausatmung durch Kontraktion der inneren Zwischenrippenmuskeln. Der Brustkorb senkt sich wieder, das Zwerchfell tritt höher. Der Brustraum verkleinert sich, die Luft strömt aus.

Atemnot. Durch Einsatz der sog. Atemhilfsmuskulatur lassen sich die Einatmungsbewegungen verstärken: Muskeln, die am Schultergürtel ansetzen – dazu gehören im Wesentlichen der große und kleine Brustmuskel und der Kopfnickermuskel (M. sternocleidomastoideus) – können bei aufgestützten Armen den Brustkorb heben. Sie werden daher bei akuter Atemnot eingesetzt. Ist vor allem die Ausatmung behindert, werden die Bauchmuskeln eingesetzt, um den Bauchraum zu verkleinern und die Luft herauszupressen.

Husten. Hier kommt es zur reflektorischen Anspannung der Bauchmuskulatur; die Luft kann bei geschlossener Stimmritze nur stoßweise entweichen. Eingedrungene Fremdkörper sollen durch den Hustenstoß herausgeschleudert werden.

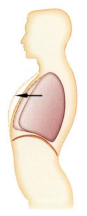
Brustatmung:
Zwischenrippenmuskeln kontrahieren und heben den Brustkorb.

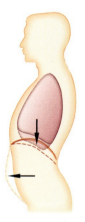
Bauchatmung:
Zwerchfell kontrahiert und drückt die Eingeweide nach unten, der Bauch wölbt sich vor.

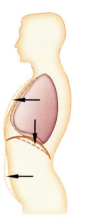
Kombinierte Brust-/Bauchatmung

Bild 74 Stellung des Thorax bei Einatmung und Ausatmung.

6.2 Erkrankungen des Atmungssystems und ihre Behandlung

6.2.1 Erkrankungen der oberen Luftwege (Atemwegsinfekte)

Ursachen. Meist bedingt durch Virusinfektionen, aber auch nach Einatmung von Reizstoffen (Rauch) oder durch Allergien.
Der Atemwegsinfekt kann sich äußern als Rhinitis mit oder ohne Sinusitis, als Laryngitis und Pharyngitis (Tabelle 28). Begleitsymptome können bei allen Formen ein allgemeines Krankheitsgefühl und eine erhöhte Körpertemperatur sein.

Komplikationen:
- Übergreifen der Rachenentzündung auf das lymphatische Gewebe des Nasenrachenraums (Tonsillitis) mit einer Verschlechterung des Allgemeinbefindens und starken Schluckbeschwerden.
- Eine absteigende Infektion der tiefen Atemwege zunächst als Tracheitis (Entzündung der Luftröhre) mit dem Gefühl des Wund-

Erkrankung	Symptome	Therapie
Rhinitis (Entzündung der Nasenschleimhaut)	wässrige, später eitrige Sekretion mit verlegter Nasenatmung	Nasendusche mit Emser Salz, abschwellende Nasentropfen bei Bedarf
Sinusitis (Entzündung der Nasennebenhöhlen)	wie bei der Rhinitis, hinzu kommen Kopfschmerzen und ein Druckschmerz über der betroffenen Nasennebenhöhle	abschwellende Nasentropfen, um ein Ablaufen des Sekretes zu erleichtern, Inhalationen z. B. mit Kamille, Antibiotika
Pharyngitis (Entzündung des Rachens)	Schluckbeschwerden, Kratzen und Brennen im Hals	warme Getränke, Lutschtabletten zur Linderung
Laryngitis (Kehlkopfentzündung)	Heiserkeit und Hustenreiz durch ein Kitzelgefühl im Hals	Stimmschonung, nicht rauchen, Inhalationen zur Schleimhautpflege

Tabelle 28 Symptome und Therapie des Atemwegsinfekts.

seins hinter dem Brustbein, meist kombiniert mit einer Bronchitis und den dazu gehörenden Symptomen.
- Das Kruppsyndrom; gekennzeichnet durch die Obstruktion der oberen Atemwege.

Das Kruppsyndrom. Durch eine Schwellung der Schleimhaut im Bereich von Kehlkopf und Trachea kommt es zur Atemnot und einem pfeifenden Geräusch bei der Einatmung. In manchen Fällen kann es zu einer vollständigen Obstruktion der Atemwege kommen, dann besteht Lebensgefahr.

Zu diesem Krankheitsbild gehören die akute Epiglottitis (Entzündung des Kehldeckels), die subglottische Laryngotracheitis (früher als Pseudokrupp bezeichnet) und der Krupp-Husten bei Masern oder Diphtherie. Therapeutisch werden abschwellende Medikamente eingesetzt und die Grunderkrankung behandelt. Eine Anfeuchtung der Atemluft mit feuchten Tüchern oder durch einen Vernebler schafft Erleichterung.

6.2.2 Erkrankungen der unteren Luftwege

Bei einer Entzündung der Bronchien (Bronchitis) unterscheidet man nach Ursache und Verlauf zwei Formen.

Akute Bronchitis. Auslöser ist meist eine Infektion mit Viren im Rahmen einer Erkältungskrankheit. Symptome sind Husten und ein geringer Auswurf, der zunächst meist hell ist und später bei einer bakteriellen Superinfektion gelblich-eitrig werden kann. Die Therapie besteht in der Gabe von schleimlösenden (Mukolytika) und auswurffördernden (Expektorantien) Medikamenten. Der Patient muss zur Unterstützung der Therapie viel trinken. Bei bakterieller Infektion werden Antibiotika verordnet. Hustenblocker (Antitussiva) sollen möglichst nur verordnet werden, wenn die Nachtruhe durch den Reizhusten gestört ist. Die akute Bronchitis heilt im Allgemeinen aus, kann jedoch auch immer wiederkehrend auftreten, sodass der Übergang in eine chronische Bronchitis möglich ist. Eine weitere Komplikation ist das Übergreifen der Entzündung auf das Lungengewebe (Bronchopneumonie).

Chronische Bronchitis. Die Hauptursache der chronischen Bronchitis ist das Rauchen. Natürlich kommen auch andere Inhalationsgifte durch Luftverschmutzung z. B. am Arbeitsplatz infrage, sie spielen aber zahlenmäßig eine viel geringere Rolle. Kennzeichnend ist, dass Husten und Auswurf länger als drei Monate im Jahr bestehen. Der Patient fühlt sich dabei in seiner Leistungsfähigkeit wenig beeinträchtigt. Werden die Auslöser nicht beseitigt kommt es zur fortschreitenden Zerstörung des Flimmerepithels und der kleinen Bronchien, was sich an pfeifenden Atemgeräuschen zeigt. Im weiteren Verlauf der Erkrankung entsteht ein Lungenemphysem und eine zunehmende Rechtsherzbelastung, die zum Tode führt (COPD).

> **Obstruktion:** Verstopfung der Atemwege z. B. durch Schleim

> **Restriktion:** Einschränkung der Lungenfunktion durch eine Erkrankung des Lungengewebes

> **COPD** = chronic obstructive pulmonary disease (engl): Sammelbegriff für die chronisch obstruktive Bronchitis und das obstruktive Lungenemphysem

> Lungenemphysem ▶ S. 287

Der wichtigste Therapiepfeiler ist die Vermeidung von Atemwegsgiften. Das Rauchen muss aufgegeben werden! Weiterhin müssen Infektionsherde (chronische Sinusitis) behandelt werden. Ansonsten wird therapiert wie bei einer akuten Bronchitis.

> Jeder Husten eines Erwachsenen, der länger als drei Wochen anhält, muss abgeklärt werden, um ein Bronchialkarzinom auszuschließen.

Asthma bronchiale ist die häufigste chronische Erkrankung im Kindesalter. Sie nimmt seit Jahren auch bei Erwachsenen zu. Es handelt sich um eine chronische Entzündung der tiefen Atemwege, die durch verschiedene Ursachen hervorgerufen wird:
- Allergien, z. B. auf Gräser oder Hausstaubmilben, aber auch auf Nahrungsmittel,
- Infekte, vor allem im Kindesalter, die auf ein überempfindliches Bronchialsystem treffen,
- Kälte-/Wärme-Exposition,
- Anstrengung.

Asthma (gr.: Engbrüstigkeit) = anfallsweise auftretende Atemnot

Exposition: bestimmten Einwirkungen ausgesetzt sein

Lungenfunktionsprüfung ▶ S. 289 f.

Die chronische Entzündung führt zu einer Schwellung der Schleimhaut mit vermehrter Produktion eines zähen, glasigen Sekrets und im Asthmaanfall zum Bronchialkrampf. Dabei ziehen sich die glatten Muskelzellen der Bronchiolen zusammen und verengen den lichten Durchmesser weiter (Bild 75).

Der Patient klagt über folgende Symptome:
- Atemnot; dabei ist vor allem die Ausatmung erschwert, pfeifende Atemgeräusche treten auf („Giemen und Brummen").
- Angst; der Patient setzt die Atemhilfsmuskulatur ein um auszuatmen.
- Zeichen eines bevorstehenden Kreislaufversagens, wenn der Anfall längere Zeit besteht; hervorgerufen durch Sauerstoffmangel und die Belastung des Herzens.

Viele Patienten haben als Zeichen der Entzündung einen dauernden Reizhusten abhängig von der Exposition: Der Hausstaubmilbenallergiker hustet vor allem nachts, der Patient mit Anstrengungsasthma bekommt seine Symptome beim Sport oder in Stresssituationen.

Zur Diagnostik des Asthmas bronchiale werden eine Lungenfunktionsprüfung und ein Allergietest durchgeführt.

Die Therapie beruht auf mehreren Säulen:
- Entzündungshemmung als Langzeittherapie durch Inhalation eines Cortisonpräparates,
- Beseitigung der Allergieauslöser soweit möglich;
- während eines Anfalls muss ein bronchialerweiterndes Spray gegeben werden (ß-Mimetikum, z. B. Sultanol®);
- falls das nicht ausreicht, werden weitere Medikamente gegeben (Theophylline, Cortikoide zur oralen Therapie und / oder Leukotrienantagonisten);
- Bewegung zur allgemeinen Verbesserung der Lungenfunktion,
- Aufklärung des Patienten zum Verhalten im Anfall, Atemschulung und Atemgymnastik (Bilder 76 und 77).

Bei gut eingestellten Asthmatikern, die über eine annähernd normale Lungenfunktion verfügen, ist die Lebensqualität gut und Langzeitfolgen sind weniger zu befürchten. Ungünstig für Asthmatiker sind zusätzliche Infektionen der Atemwege, daher sollte z. B. die jährliche

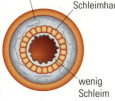
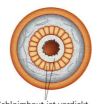
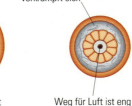

Bild 75 Bronchus im Asthmaanfall.

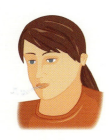
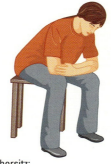

Lippenbremse:
- Einatmen durch die Nase
- beim Ausatmen die Lippen fast schließen - ähnlich wie beim Pfeifen

Kutschersitz:
- locker mit geöffneten Oberschenkeln und vornübergebeugtem Oberkörper hinsetzen
- Ellbogen auf Knien abstützen zur Fixierung des Schultergürtels

Bild 76 Atemerleichternde Verhaltensweisen.

Grippeimpfung unbedingt durchgeführt werden. Raucht ein Asthmatiker und unterstützt er die Behandlungsvorschläge des Arztes nicht, so sind die Langzeitfolgen die gleichen wie bei der chronischen Bronchitis: Es kommt zum Lungenemphysem und Rechtsherzversagen.

- Rauchen in der Wohnung ist verboten.
- Allergieauslöser beseitigen: Bettensanierung bei Hausstaubmilbenallergikern (waschbare Bettwäsche und Überzüge für Matratzen); Pollenallergiker sollten abends Haare waschen und Kleidung nicht im Schlafzimmer ablegen.
- Regelmäßiges Lüften, um der Schimmelbildung entgegenzuwirken und die Staubbelastung zu vermindern.

Bild 77 Regeln für ein asthmafreundliches Zuhause.

6.2.3 Erkrankungen von Lunge und Pleura

Emphysem. Hierbei kommt es zur Zerstörung der kleinen Bronchien, der Lungenbläschen und ihrer anliegenden Kapillaren aufgrund einer bestehenden jahrelangen Verengung (chronische Bronchitis, Asthma bronchiale) oder als Folge des Altersprozesses (Altersemphysem). Die zur Verfügung stehende Fläche für den Gasaustausch ist dadurch erheblich vermindert (Bilder 78 und 79).

Es gibt zwei Haupttypen des Emphysematikers:
- den „pink puffer", d. h. einen hageren Menschen mit rosiger Hautfarbe, der über ausgeprägte Atemnot klagt und den
- „blue bloater" den übergewichtigen Menschen von gedrungenem Körperbau, der über Husten und Auswurf klagt und eine ausgeprägte Zyanose aufweist.

Nach Diagnose durch Inspektion, Auskultation und Röntgen erfolgt die Therapie durch Ausschaltung von Lungengiften (nicht rauchen!), die Behandlung von Infekten und die Behandlung der Obstruktion.

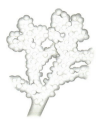 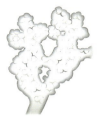 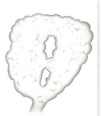

normaler Alveolarbaum | Wände zwischen den Alveolen lösen sich auf | es entstehen große Emphysemblasen

Bild 78 Entwicklung eines Lungenemphysems.

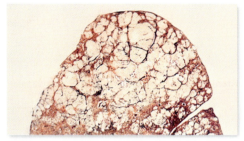

Bild 79 Grobblasiges Lungenemphysem.

Pneumonie. Die Lungenentzündung ist eine der häufigsten tödlich verlaufenden Infektionskrankheiten in den Industrieländern. Klinisch unterteilt man die Pneumonien in:
- primäre Pneumonien; sie entstehen meist nach einer Infektion mit Mikroorganismen, oft fortgeleitet als Bronchopneumonie;
- sekundäre Pneumonien; sie sind Folge einer anderen Grunderkrankung, z. B. bei bettlägerigen Patienten, nach Blockierung der Atemwege durch Fremdkörper oder als Aspirationspneumonie nach Aspiration von Magensaft bei Bewusstlosen.

Die Symptome hängen ab von den verursachenden Mikroorganismen:
- bakterielle Pneumonien, z. B. durch Pneumokokken, beginnen plötzlich mit hohem Fieber und Schüttelfrost, Husten mit Brustschmerzen durch eine begleitende Rippenfellentzündung kommt dazu. Es besteht Atemnot mit Nasenflügelatmung.
- sog. atypische Pneumonien werden meist durch Viren, Chlamydien oder Mykoplasmen hervorgerufen. Sie beginnen langsam mit Zeichen eines allgemeinen Infektes wie Kopf- und Muskelschmerzen und Fieber. Es besteht oft nur ein trockener Reizhusten mit geringem Auswurf, das Krankheitsgefühl ist wenig ausgeprägt.

Emphysem (gr.) = Aufblähung

Pink puffer (engl.): rosa Schnaufer

Blue bloater (engl.): blauer, aufgedunsener Mensch

Die Diagnose erfolgt durch die hinweisenden Symptome und Röntgen (Bild 80).

Therapie: Allgemeinmaßnahmen wie Bettruhe und Inhalationsbehandlung und ausreichende Flüssigkeitszufuhr sowie Antibiotika für zwei bis drei Wochen.

Komplikationen: Bei älteren oder immungeschwächten Patienten kann es zum Lungenversagen oder durch bestehende Herz-Kreislauferkrankungen zum Herzversagen kommen. Bei bakterieller Pneumonie kann sich ein Abszess bilden.

Vorbeugung: Eine vorsorgliche jährliche Impfung gegen Grippe ist vor allem bei Älteren und Patienten mit vorgeschädigtem Bronchialsystem wichtig, ebenso die Impfung gegen Pneumokokken bei über 60-jährigen und Kleinkindern.

Bronchialkarzinom (Lungenkrebs) ist der zweithäufigste bösartige Tumor bei Männern nach dem Prostatakrebs. Der Hauptrisikofaktor ist das Rauchen, aber auch andere krebserzeugende Substanzen wie Asbest und ionisierende Strahlen spielen eine Rolle, ebenso eine mögliche genetische Belastung und Lungennarben. Häufige Symptome sind
- ein monatelang bestehender Husten mit
- eventueller Atemnot und Schmerzen beim Atmen;
- wiederholt auftretende Pneumonien;
- Spätsymptome sind zunehmende Atemnot durch einen Pleuraerguss sowie Heiserkeit, eventuell Bluthusten.

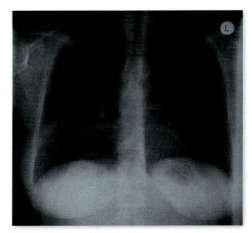

Bild 80 Röntgenbild einer Pneumonie (rechtes Lungenuntergeschoss).

Die Diagnose erfolgt meist radiologisch und endoskopisch.

Die Therapie besteht in der Entfernung des befallenen Lungenbezirks, eines Lungensegmentes oder auch eines ganzen Lungenlappens. Wenn dies nicht (mehr) möglich ist, wird mit Chemotherapie und Strahlentherapie eine Eindämmung der Metastasierung versucht. Die Prognose ist insgesamt schlecht, da die meisten Karzinome bei ihrer Entdeckung bereits fortgeschritten sind.

Pneumothorax. Es handelt sich hierbei um eine Luftansammlung im Pleuralspalt. Diese kann entstehen durch Platzen einer Emphysemblase, die eine Verbindung zwischen den Atemwegen und dem Pleuraraum herstellt oder durch eine Verletzung des Brustkorbs – häufig nach Rippenfrakturen oder Messerstich (Bild 81).

Es kommt in beiden Fällen zum Kollabieren der betreffenden Lungenhälfte, da die Lunge nur durch den Unterdruck im Pleuralspalt in ihrer Lage gehalten wird. Symptome sind stechende Schmerzen auf der betroffenen Brustkorbseite, Atemnot, eventuell Knistern über den betroffenen Rippen durch Luftansammlung in der Unterhaut (Hautemphysem).

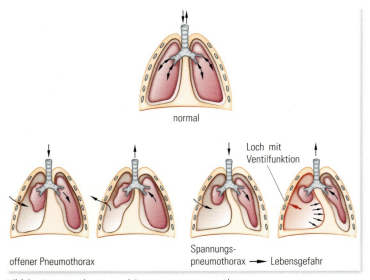

Bild 81 Pneumothorax und Spannungspneumothorax.

Therapeutisch wird die eingedrungene Luft durch Anlegen einer Drainage abgesaugt, die Lunge entfaltet sich dann wieder.

Eine Komplikation ist der Spannungspneumothorax. Hierbei dringt die Luft in den Pleuralspalt ein, kann aber durch einen Ventilmechanismus nicht mehr entweichen. Die zunehmende Luftansammlung in der betroffenen Brustkorbhälfte führt zur Verdrängung des Herzens auf die gegenüberliegende Seite. Die Herzfunktion wird eingeschränkt; es besteht Lebensgefahr.

Erkrankungen des Lungengewebes (Lungenfibrosen). Durch chronische Entzündungen des Lungengewebes kommt es zur Zunahme des Bindegewebes (Fibrose), das die Lungenfunktion einschränkt (restriktive Lungenerkrankung). Ursachen können jahrelange Staubbelastungen sein (Berufskrankheit der Bergarbeiter), aber auch Systemerkrankungen wie Kollagenosen. In der Hälfte der Fälle findet man keine Ursachen. Der Patient klagt über zunehmende Atemnot, zunächst nur bei Belastung, später auch in Ruhe, und über einen Reizhusten. Die Lungenfunktionsprüfung ergibt eine restriktive Ventilationsstörung, die Röntgenaufnahme der Lunge zeigt eine verminderte Strahlentransparenz (Verschattungen, Bild 82). Therapeutisch wird die Grundkrankheit behandelt und die Entzündung durch Kortikoide und Immunsuppressiva gebremst.

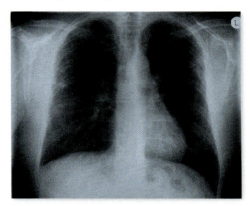

Bild 82 Röntgenbild einer Lungenfibrose.

Hyperventilationssyndrom. Die Ursachen sind oft psychogen. Frauen sind häufiger betroffen als Männer. Die Patienten sind meist jung. Angst, Aufregung und Stress führen zu einer gesteigerten Atmung, wobei vor allem die Atemfrequenz erhöht ist. Durch das Absinken des Kohlendioxidgehalts im Blut verändert sich der Blut-Calciumspiegel und es kommt zu den Zeichen der Tetanie: „Ameisenlaufen" und Kribbeln an Händen und Füßen, verbunden mit Taubheitsgefühlen.

Therapie: Der Patient sollte beruhigt werden, eventuell unterstützt man die Rückatmung des abgeatmeten CO_2 durch Vorhalten einer Tüte. Langfristig helfen Atemschulung und Entspannungstraining.

6.3 Untersuchungsverfahren

6.3.1 Allgemeine Untersuchungsmethoden der Atemwege

Obere Atemwege. Zur Inspektion des Nasenrachenraumes und zur Aufsicht auf den Kehlkopf benötigt der Arzt eine Lichtquelle, ein Nasenspekulum und zwei kleine Spiegel. Endoskopische Untersuchungen werden mit speziellen Instrumenten durchgeführt.

Tiefe Atemwege. Der Arzt hört die Lunge ab (Auskultation), um normale Atemgeräusche von krankhaften zu unterscheiden. Er klopft den Brustkorb ab (Perkussion), um Veränderungen des Klopfschalls zu erkennen. Weitere Untersuchungen sind die Röntgenaufnahme der Lunge und die Bronchoskopie. Hierbei können auch Gewebeproben entnommen oder Fremdkörper entfernt werden.

6.3.2 Funktionsprüfungen

Die Spirometrie ist die häufigste Funktionsprüfung zur Bestimmung der Lungenvolumina. Dabei ist die größte Fehlerquelle der Patient. Für einen fundierten Test muss eine gut ausgebildete MFA dem Patienten mit Geduld und in Ruhe den Test erklären, sodass der Patient motiviert wird und richtig mitarbeitet.

Der Test läuft wie folgt ab:
- Körpergröße und Gewicht werden gemessen, denn davon hängen die Normwerte ab.
- Der Patient sitzt aufrecht oder steht, damit er seine Lungen maximal füllen und entleeren kann.
- Eine Nasenklammer verhindert das Ausströmen von Luft durch die Nase.

> **Tetanie:**
> Verkrampfung der (Extremitäten-)Muskulatur; aber Tetanus = Wundstarrkrampf (Infektion)

> **Ventilation:**
> Belüftung, Atmung

> Blut-Calciumspiegel ▶ S. 324

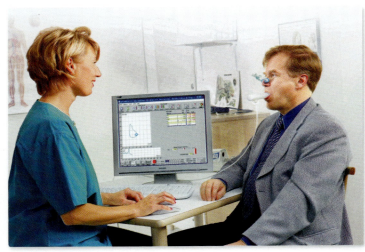

Bild 83 Spirometrie.

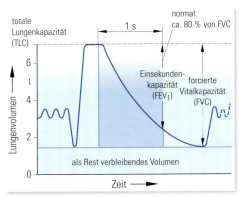

Bild 84 Tiffeneau-Test.

- Das Mundstück wird vom Patienten in den Mund genommen und fest mit den Lippen umschlossen (Bild 83).
- Der Patient wird aufgefordert, einige Male ganz ruhig ein- und auszuatmen. Dann soll er die Lungen maximal mit Luft füllen und danach zügig ausatmen, bis die Lungen vollständig entleert sind (MFA: „Pressen Sie mit dem Bauch die Luft aus."). So wird die Vitalkapazität (VC) ermittelt.
- Nun wird der Patient aufgefordert, die Lungen maximal mit Luft zu füllen, dann mit aller Kraft so schnell wie möglich auszuatmen (die MFA unterstützt: „aus-, aus-, ausatmen") und zuletzt die Lungen wieder vollständig mit Luft zu füllen. So werden die Einsekundenkapazität (forciertes expiratorisches Volumen = FEV1) und die forcierte Vitalkapazität (FVC) bestimmt.

forciert = verstärkt, erzwungen

> Jeden Untersuchungsgang können Sie nur dreimal durchführen – der Patient ist dann erschöpft.

Einschränkungen der Vitalkapazität weisen den Arzt auf eine Verminderung des funktionsfähigen Lungengewebes hin (restriktive Lungenerkrankungen). Die Diagnose einer obstruktiven Erkrankung wie Asthma bronchiale stellt der Arzt anhand erniedrigter Werte bei der Einsekundenkapazität oder dem Tiffeneau-Test (Bild 84).

Tiffeneau-Test = Sekundenkapazität Vitalkapazität

Messung des Peak flow. Patienten mit obstruktiven Lungenerkrankungen können ihren Zustand selbstständig mit dem Peak-flow-Meter überprüfen (Bild 85). In diese Taschengeräte bläst der Patient kräftig hinein, um seinen Spitzenfluss in Liter / Minute zu messen. Die Normalwerte sind abhängig von Größe, Alter und Geschlecht des Patienten. Peak-flow-Meter eignen sich nach Aufklärung des Patienten gut zur Selbstkontrolle.

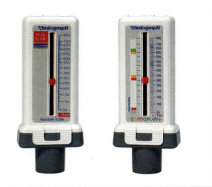

Bild 85 Peak-Flow-Meter.

Bodyplethysmografie. Mit diesem Verfahren, das hauptsächlich in Kliniken durchgeführt wird, kann man zusätzlich den Atemwegswiderstand in den großen Atemwegen erfassen (sog. Resistance).

Blutgasanalyse. Zur Beurteilung der Sauerstoffversorgung eines Patienten kann eine Blutgasanalyse aus arteriellem oder kapillärem Blut vorgenommen werden. Dabei werden die Menge an Sauerstoff, Kohlendioxid und der Säuregehalt des Blutes bestimmt.

6.3.3 Inhalationstherapie

Viele Medikamente lassen sich im Notfall in großer Verdünnung über die Bronchialschleimhaut verabreichen. Dies wird bei der Reanimation ausgenutzt. Man spritzt dabei das verdünnte Medikament in den Tubus. In der täglichen Praxis wird bei Erkrankungen der oberen und tiefen Atemwege, vor allem der Bronchien, die Inhalationstherapie angewandt. Dabei werden Medikamente zur Abschwellung der Schleimhaut, zur Entkrampfung der Bronchialmuskulatur und zur Schleimlösung am häufigsten eingesetzt. Man unterscheidet

- die Inhalation mittels eines Verneblers, die der Patient zu Hause oder in der Praxis durchführt und
- die Inhalation von Fertigaerosolen (Sprays, Pulverinhalation), die der Patient nach Aufklärung eigenständig und bei Bedarf einsetzt.

Inhalation mittels Vernebler. Das flüssige Medikament wird verdünnt oder unverdünnt in ein Behältnis eingefüllt und dann mithilfe von Druckluft in feinste Tröpfchen zerteilt. Diese sollen vom Patienten möglichst tief eingeatmet werden. Die Aufklärung des Patienten zur Atemtechnik ist genauso wichtig wie das Einhalten von Hygienemaßnahmen. Der Behälter muss immer entleert und gut getrocknet werden, da er sonst von Keimen besiedelt wird. Nach der Behandlung eines Infektes sind Mundstücke und Behälter zu desinfizieren.

Inhalation eines Dosieraerosols. Grundsätzlich kann nur bei Kindern über 6 Jahren direkt aus dem Mundstück des Dosieraerosols inhaliert werden, bei jüngeren Kindern oder älteren Personen mit Koordinationsschwierigkeiten muss eine Inhalationshilfe (Spacer) zwischengeschaltet werden. Bei der Inhalation geht man wie folgt vor (Bild 86):

- Der Patient sitzt oder steht, das Aerosol wird senkrecht gehalten, das Mundstück befindet sich unten;
- Verschlusskappe abziehen, Aerosol kräftig schütteln;

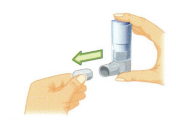
- Schutzkappe abnehmen

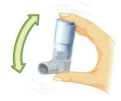
- Dosier-Aerosol gut durchschütteln
- ausatmen

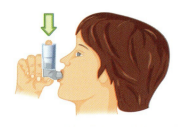
- gleichzeitig auf den Metallbehälter drücken und
- tief einatmen

Bild 86 Inhalation eines Dosieraerosols.

- ruhig und entspannt ausatmen;
- Mundstück in den Mund nehmen;
- Metallbehälter des Aerosols herunterdrücken und gleichzeitig tief und möglichst lange einatmen;
- Luft anhalten und nach wenigen Sekunden langsam durch die Nase ausatmen, bei Bedarf wiederholen.

Nach Inhalation eines Kortisonsprays sollte anschließend der Mund ausgespült werden oder der Patient etwas essen.

Das Vorgehen bei der Inhalation von Pulver mittels Turbohaler ist ähnlich, hier entfällt nur das Schütteln. Der Patient kann zu einem beliebigen Zeitpunkt einatmen, da das Pulver erst beim Einatmen freigesetzt wird.

7 Nervensystem

7.1 Aufbau und Aufgaben des Nervensystems

Hormonsystem ▶ S. 320 ff.

Der menschliche Körper wird von zwei Systemen gesteuert: Hormonsystem und Nervensystem. Während die Hormone im Blut des Körpers zirkulieren und dabei auf die Organe wirken, arbeitet das Nervensystem mit elektrischen Impulsen, die von den Nervenfasern gezielt zu bestimmten Organen geleitet werden.

Das Nervensystem hat folgende Aufgaben:
- Es leitet die Reize, die von Sinnesorganen (z. B. Sehen, Hören, Fühlen) aufgenommen wurden, zu ihren entsprechenden Zentren im Rückenmark und im Gehirn (Bild 87).

Hypophyse ▶ S. 321

- Im Gehirn und Rückenmark werden die aufgenommenen Reize verarbeitet und Antworten auf diese Reize vorbereitet.
- Es leitet Impulse an die entsprechenden ausführenden Organe, die unserem Willen unterworfen sind (z. B. Beinmuskeln beim Laufen).
- Es steuert viele Organe (z. B. Verdauung, Atmung, Kreislauf), ohne dass uns dies bewusst wird.
- Über Verbindungen zur Hypophyse steuert es auch unser Hormonsystem.

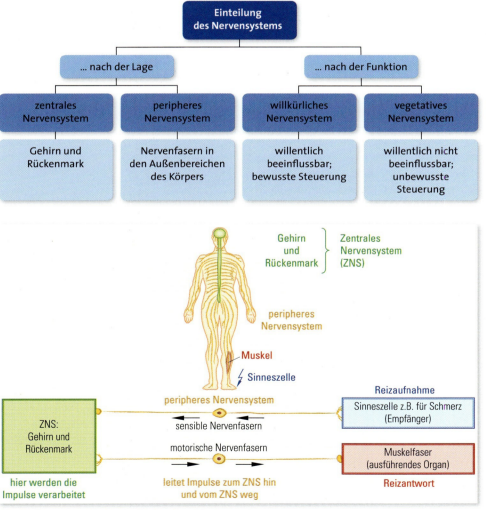

Bild 87 Zentrales und peripheres Nervensystem.

7.1.1 Das zentrale Nervensystem

Zum zentralen Nervensystem (ZNS) gehören Gehirn und Rückenmark, die gewissermaßen im „Zentrum" unseres Körpers liegen. Das ZNS dient hauptsächlich der Erregungsverarbeitung.

Aufbau und Funktionen des Gehirns. Das ca. 1300 g schwere Gehirn wird von den Schädelknochen und den darunter liegenden Hirnhäuten als mechanischem Schutz umgeben (Bild 88). Die äußere Hirnhaut ist derb und fest und wird als harte Hirnhaut (Dura mater) bezeichnet. An ihr liegt die zarte, dünne Spinnwebenhaut (Arachnoidea) und unter ihr die weiche Hirnhaut (Pia mater), die allen Hirnwindungen folgt. Zwischen der Spinnwebenhaut und der weichen Hirnhaut befindet sich der mit Nervenwasser (Liquor) gefüllte Subarachnoidalraum. Der Liquor polstert das Gehirn wie ein Wasserkissen z. B. vor Stößen ab.

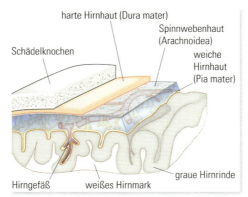

Bild 88 Die Hirnhäute.

Das Gehirn wird in fünf Abschnitte unterteilt, die sich sowohl in der Form als auch in der Aufgabe unterscheiden (Bild 89).

Das Großhirn ist der größte Gehirnabschnitt. Es besteht aus den zwei Großhirnhälften und dem Balken, der die beiden Hälften verbindet.

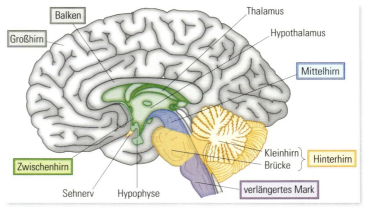

Bild 89 Die fünf Gehirnabschnitte.

Die äußere Schicht wird durch die Hirnrinde (graue Substanz) gebildet, in der sich vor allem Nervenzellkörper finden. Innen liegt das Hirnmark (weiße Substanz), das hauptsächlich aus Nervenfasern besteht. Diese verbinden das Großhirn mit den anderen Hirnabschnitten und mit dem Rückenmark.

Zur Oberflächenvergrößerung weist das Großhirn zahlreiche Furchen und Windungen auf. Die tiefe Zentralfurche teilt jede Großhirnhälfte in einen vorderen und einen hinteren Bereich (Bild 90). Vereinfacht gesagt, liegen vor der Zentralfurche verschiedene motorische Zentren (z. B. Bewegungsfelder für Gesicht, Arme, Rumpf, Beine), hinter der Zentralfurche findet man sensible und sensorische Zentren (z. B. Körperfühlfelder, Seh- und Hörzentrum). Bewusstsein, Willen und Gedächtnis sind ebenfalls an das Großhirn gebunden.

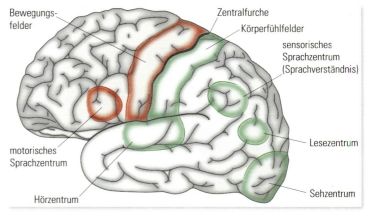

Bild 90 Einige Felder und Zentren des Großhirns.

Das Zwischenhirn umfasst Thalamus und Hypothalamus; es arbeitet – wie die folgenden Gehirnabschnitte – ohne unsere willentliche Beeinflussung.

Zwischenfällen vorbeugen und in Notfallsituationen Hilfe leisten

Alle Erregungen, die vom peripheren Nervensystem und von den Sinnesorganen zum Großhirn geleitet werden, werden im Thalamus umgeschaltet und bewertet. Das Zwischenhirn sitzt „wie eine Sekretärin vor dem Chefzimmer" und sortiert Wichtiges von Unwichtigem.

Der Hypothalamus steuert das vegetative Nervensystem. Bei jeder Stressreaktion spielt der Hypothalamus eine entscheidende Rolle. Wasserhaushalt, Wärmeregulation, Wach- und Schlafrhythmus werden von hier aus gesteuert. Nervensystem und Hormonsystem werden durch Steuerhormone (sog. Releasing-Hormone) verbunden und es besteht eine direkte Verbindung zur Hypophyse.

Das Mittelhirn ist der kleinste Hirnabschnitt. Wichtige Bahnen für Sehen, Hören und Bewegung sind reflektorisch zusammengeschaltet. Beispiel: Hören wir plötzlich hinter uns das Geräusch eines Automotors, drehen wir reflexartig unseren Kopf zum Auto hin.

Das Hinterhirn setzt sich aus Kleinhirn und Brücke zusammen. Die Brücke verbindet das Kleinhirn mit dem Großhirn.

Im Kleinhirn sitzt das Zentrum zur Erhaltung des Gleichgewichts, es fasst Einzelbewegungen zu schnellen, geordneten und koordinierten Bewegungsabläufen zusammen. Außerdem wirkt es bei der Erhaltung des Tonus (der Spannung) der Skelettmuskulatur mit.

Das verlängerte Mark stellt die Verbindung zum Rückenmark dar. Hier kreuzen die willkürlich motorischen Fasern und wechseln auf die andere Seite (deshalb ist z. B. bei einem Schlaganfall der rechten Hirnhälfte immer die linke Körperseite betroffen). Im verlängerten Mark befinden sich lebenserhaltende Zentren für Atmung und Kreislauf.

Das Rückenmark ist die Fortsetzung des verlängerten Marks. Es reicht mit ca. 45 cm Länge im Wirbelkanal bis etwa zum 2. Lendenwirbel. Ebenso wie das Gehirn ist es von drei Häuten und von Liquor umgeben.

Im Rückenmark liegt schmetterlingsförmig die graue Substanz (besteht hauptsächlich aus Nervenzellkörpern); um sie herum die weiße Substanz (besteht vor allem aus Nervenfasern; Bild 91). Rechts und links treten die motorischen Nervenfasern als die zwei Vorderwurzeln aus, die sensiblen Nervenfasern treten als die zwei Hinterwurzeln in das Rückenmark ein. Je eine Vorder- und Hinterwurzel vereinigen sich zu einem Rückenmarksnerv (Spinalnerv). Es gibt 31 bis 32 Paare von Spinalnerven. Die Zellkörper der motorischen Nervenfasern liegen in der grauen Substanz, die Zellkörper der sensiblen Nervenfasern in den Spinalganglien.

Das Rückenmark erfüllt zwei Aufgaben:
- Durch lange Leitungsbahnen verbindet es das periphere Nervensystem mit dem Gehirn.
- Als direkte Schaltstation zwischen sensiblen und motorischen Nervenfasern ermöglicht es die Reflexe.

Reflexe. Ein Reflex ist eine motorische Reaktion (z. B. Muskelkontraktion) auf einen sensiblen Reiz (z. B. Dehnung der Kniescheibensehne; Bild 91). Auch ohne die Kontrolle durch das Großhirn sind solch schnelle Schutzreaktionen des Körpers möglich (Tabelle 29).

> vegetatives Nervensystem ▸ S. 296

> Releasing-Hormone ▸ S. 322

> **Spinalganglien:** Verdickungen der Rückenmarksnerven durch die Ansammlung von Nervenzellen

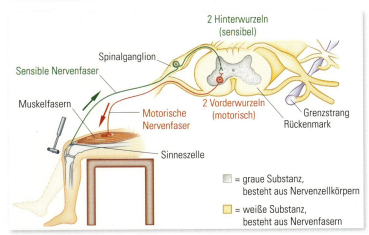

Bild 91 Rückenmark und Spinalnerven beim Patellarsehnenreflex.

Beispiel	Reiz	Reaktion
Patellarsehnenreflex (PSR)	starke Dehnung der Kniescheibensehne	Kontraktion des Oberschenkelmuskels
Kornealreflex	Fremdkörper auf der Hornhaut des Auges	Augenlid schließt sich
Pupillenreflex	vermehrter Lichteinfall in das Auge	Pupillendurchmesser verengt sich
Husten-/Niesreflex	Fremdkörper auf Rachen-/Nasenschleimhaut	Fremdkörper wird durch Luftstrom ausgestoßen

Tabelle 29 Beispiele für Reflexe.

7.1.2 Das periphere Nervensystem

Die sensiblen und motorischen Nervenfasern des peripheren Nervensystems liegen in den Außenbereichen des Körpers – sozusagen in der „Peripherie". Seine Nervenfasern leiten Erregungen von und zu den Organsystemen (Bild 87, S. 292).

Durch einen Reiz (z. B. Schmerz oder Wärme) werden von der Sinneszelle elektrische Impulse gebildet. Eine sensible Nervenfaser leitet diese Impulse zum zentralen Nervensystem, wo sie im entsprechenden Zentrum wahrgenommen werden. Soll eine Reaktion erfolgen, werden von den Nervenzellen im zentralen Nervensystem wieder Impulse gebildet, die von einer motorischen Nervenfaser zu einem ausführenden Organ (z. B. Muskelfaser) geleitet werden.

Das periphere Nervensystem besteht aus Hirnnerven und Rückenmarksnerven. In den peripheren Nerven finden sich motorische, sensible und vegetative Nervenfasern, die zwischen Zentralnervensystem und Peripherie Nervenimpulse leiten.

Hirnnerven (I bis XII) treten immer paarweise aus dem Gehirn aus. Sie werden mit den römischen Ziffern von I bis XII bezeichnet (Bild 92) und versorgen den Kopf- und Halsbereich
- sensorisch: Riechen, Sehen, Hören, Gleichgewicht;
- sensibel: Gefühl im Gesichtsbereich (N. trigeminus);
- motorisch: Augenbewegung, Mimik, Schlucken, Kopf-und Schulterbewegung, Zungenbewegung.

Nur der X. Hirnnerv (N. vagus) versorgt Brust- und Bauchorgane vegetativ.

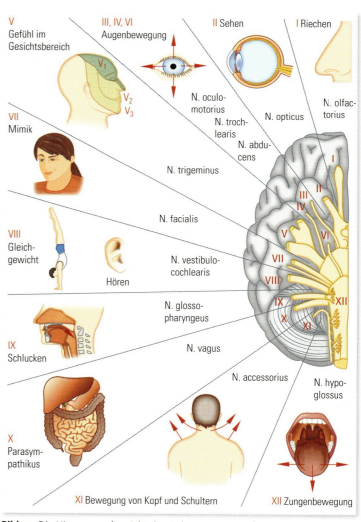

Bild 92 Die Hirnnerven (Ansicht des Gehirns von unten).

N = Nervus, Nerv

C	= cervikal
Th	= thorakal
L	= lumbal
S	= sakral

Rückenmarksnerven (Spinalnerven) treten immer paarweise aus dem Rückenmark aus (Bild 93). Im Halsbereich sind es 8 (C_1–C_8), im Brustbereich 12 (Th_1–Th_{12}), im Lendenbereich 5 (L_1–L_5) und im Kreuzbeinbereich sind es 5 (S_1–S_5) Rückenmarksnervenpaare.

Nach dem Austritt aus dem Wirbelkanal der knöchernen Wirbelsäule bilden die Rückenmarksnerven sogenannte Geflechte (Plexus). Von diesen Geflechten gehen einzelne große Körpernerven aus:
- Halsgeflecht (C_1–C_4); wichtigster peripherer Nerv ist der Zwerchfellnerv.
- Armgeflecht (C_5–Th_1); daraus gehen die Armnerven ab (N. radialis, N. ulnaris, N. medianus).
- Lendengeflecht (L_1–L_4); daraus entspringt der Schenkelnerv (N. femoralis).
- Kreuzbeingeflecht ($L4$–S_5); daraus entsteht der Ischiasnerv (N. ischiadicus).

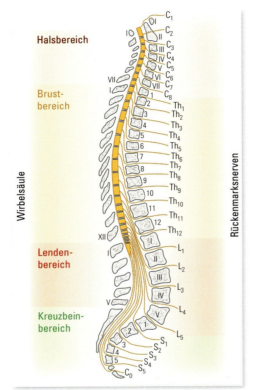

Bild 93 Die Rückenmarksnerven in Beziehung zur Wirbelsäule.

7.1.3 Das vegetative Nervensystem

Das vegetative oder autonome Nervensystem regelt Körperfunktionen wie Atmung, Verdauung, Kreislauf, Stoffwechsel und Wasserhaushalt und stimmt die Funktionen der einzelnen Organe aufeinander ab. Diese Steuerung erfolgt selbstständig (autonom) und ist somit unserem Willen nicht unterworfen.

Das vegetative Nervensystem wird zentral im Hypothalamus des Zwischenhirns gesteuert. Man unterscheidet zwei Anteile mit gegensätzlicher Wirkung (Bild 94):
- den Sympathikus und
- den Parasympathikus.

Sympathikus. Dazu zählen die beiderseits der Wirbelsäule gelegenen Grenzstränge (Bild 91, S. 294) und die davon ausgehenden Nervenfasern zu den Brust- und Bauchorganen. Der Sympathikus fördert die Leistungsbereitschaft, indem er Reserven aktiviert („Kämpfen oder Fliehen"). Unter seinem Einfluss steigen Puls und Blutdruck, erweitern sich die Bronchien und die Pupillen, während die Verdauungstätigkeit zurücktritt.

Parasympathikus. Dazu zählt wesentlich der X. Hirnnerv (N. vagus), der sich mit seinen Fasern zu den Organen in Brust und Bauch hinzieht. Er bewirkt, dass sich der Körper in der Erholungsphase Reserven anlegt („Ausruhen"). Unter seinem Einfluss sinken Puls und Blutdruck, verengen sich Bronchien und Pupillen. Dagegen regt er die Tätigkeit der Verdauungsorgane an.

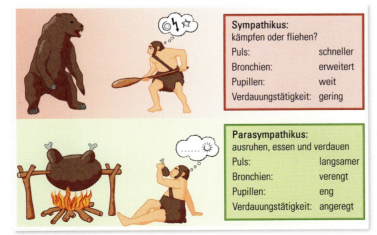

Bild 94 Die Funktionen von Sympathikus und Parasympathikus.

7.2 Erkrankungen des Nervensystems und ihre Behandlung

7.2.1 Schlaganfall (Apoplexie)

Charakteristisch fallen „schlagartig" Hirnfunktionen aus:
- Bei einer Halbseitenlähmung ist eine Körperhälfte gelähmt (Bild 95).
- Sensibilitätsstörungen bewirken Taubheitsgefühl oder Kribbeln auf der betroffenen Körperhälfte.
- Bei Sprachstörungen (Aphasie) spricht der Patient undeutlich oder kann sich nicht mit den richtigen Begriffen verständlich machen.
- Bei einer Bewusstseinsstörung kann der Patient eingetrübt bis bewusstlos (komatös) sein.

Hirndurchblutungsstörungen oder Hirnblutungen führen zum Schlaganfall.

Hirndurchblutungsstörung (Ischämie). In 80 % der Fälle liegt ein Verschluss z. B. einer Hirnarterie vor. Der betroffene Hirnbereich erhält keinen Sauerstoff und stirbt ab.

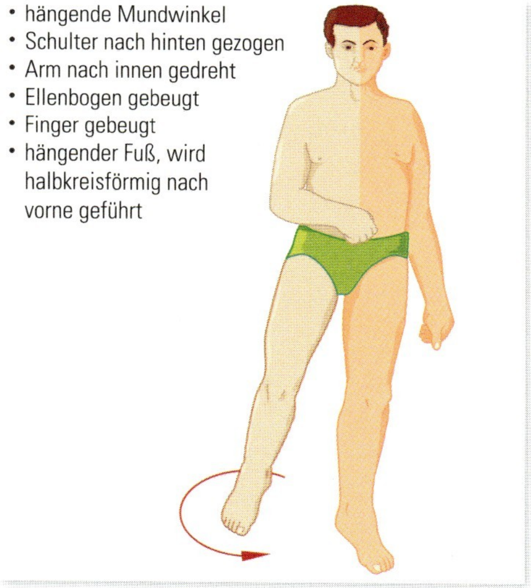

- hängende Mundwinkel
- Schulter nach hinten gezogen
- Arm nach innen gedreht
- Ellenbogen gebeugt
- Finger gebeugt
- hängender Fuß, wird halbkreisförmig nach vorne geführt

Bild 95 Halbseitenlähmung nach Schlaganfall.

Bestimmte Vorbotensymptome können dieses Ereignis ankündigen:
- Kopfschmerzen,
- Sehstörungen,
- Schwindel,
- Ungeschicklichkeit einer Hand.

> Die Vorbotensymptome bilden sich nach spätestens 24 Stunden zurück (TIA). Der Patient sollte sie ernst nehmen und sofort zum Arzt gehen.

TIA = transitorische ischämische Attacke

Hirnblutung. In 20 % der Fälle ist eine Hirnarterie geplatzt, z. B. bei einer Hypertonie oder infolge einer angeborenen Schwäche der Hirnarterie.

> Jeder Patient mit Schlaganfallsymptomatik ist ein Notfall.

Bei der Behandlung gilt: Je früher die Therapie beginnt, desto größer sind die Überlebenschancen und die Rückbildung der Ausfälle. Deshalb muss der Patient schnellstens auf eine spezielle Schlaganfallstation (Stroke unit) gebracht werden. Dort wird die Ursache mit Schnittbildern (CT, MRT) festgestellt. Nach Ausschluss einer Hirnblutung wird die Durchblutung mit Infusionen gefördert und die Blutgerinnung mit Heparin gehemmt.

stroke (engl.) = Schlaganfall
unit (engl.) = Krankenhausstation

7.2.2 Entzündungen

Durch Bakterien (Staphylokokken, Meningokokken, Haemophilus influenzae B) oder Viren (Herpes, Masern, FSME) kommt es zur Entzündung der Hirnhäute (Meningitis) und/oder des Gehirns (Enzephalitis).

Eine Meningitis kann z. B. durch Fortleitung einer eitrigen Entzündung im Kopfbereich (Sinusitis, Mittelohrentzündung) entstehen, durch eine Virusinfektion oder durch den Biss einer infizierten Zecke (FSME). Bei einem Zeckenbiss kann auch die noch häufigere Borreliose übertragen werden (Tabelle 30, S. 298). Entscheidend für die Diagnose sind Lumbalpunktion und immunologische Abklärung.

Die Symptome sind:
- hohes Fieber,
- starke Kopfschmerzen,
- Übelkeit und Erbrechen,
- Nackensteife (der Kopf lässt sich nicht nach vorne beugen).

Die Folgen einer solchen Entzündung können bleibende Hirnleistungsstörungen sein.

Lumbalpunktion
▶ S. 301

	Frühjahr-Sommer-Meningoenzephalitis (FSME)	Borreliose
Erreger	FSME-Viren	Bakterien
Krankheitsverlauf	• Nach einer Woche grippeähnliche Symptome, • dann Hirnhautentzündung, • in der Folge bleibende Lähmungen.	• Nach Tagen bis Wochen ringförmige Hautrötung an der Bissstelle (Wanderröte); • Fieber, Kopf- und Gliederschmerzen; • nach Wochen bis Monaten Sensibilitätsstörungen, Schmerzen, Lähmungen (z. B einseitige Gesichtslähmung).
Therapie / Prophylaxe	symptomatisch (Fieber senken, Flüssigkeit zuführen) / Impfung	Antibiotika / keine Impfung

Tabelle 30 Vergleich von FSME und Borreliose.

7.2.3 ZNS-Verletzungen

Schädel-Hirn-Traumen (SHT) als Folge von Verkehrsunfällen gehören zu den häufigsten Todesursachen bei jungen Menschen. Man unterscheidet drei Schweregrade (Tabelle 31).

> Jeder Patient mit SHT sollte 12 Stunden beobachtet werden. Ein Hirngefäß kann geplatzt sein – das führt erst nach Stunden zur Bewusstlosigkeit.

Bei offenen Schädel-Hirn-Traumen liegt das Gehirn frei. Es kann zusätzlich zu Infektionen des Gehirns (Enzephalitis) kommen.

Schädel-Basis-Frakturen gehen häufig mit Blutungen und Liquorfluss aus Nase und Gehörgang einher. Auch Blutergüsse in den Augenhöhlen (Brillenhämatom) können auftreten.

Querschnittssyndrom. Durch einen Verkehrsunfall, einen Sturz oder auch durch Osteoporose kann es zu einem völligen Ausfall des Rückenmarks ab einer bestimmten Höhe kommen.

Die Symptome sind:
- Lähmung unterhalb der Rückenmarksverletzung,
- Ausfall der Sensibilität unterhalb der Verletzung,
- Lähmung von Harnblase und Mastdarm.

Bei besonders hohen Querschnittssyndromen (ab C_4) fällt die Atmung durch Lähmung des Zwerchfells aus.

> Jeder Patient mit Querschnittsyndrom ist ein Notfall.

Schweregrad	Bezeichnung	Auswirkung	Symptome
leichtes SHT	Commotio cerebri (Gehirnerschütterung)	Gehirnschwellung, die vollständig ausheilt	• Kopfschmerz, Schwindel • Übelkeit, Erbrechen • Erinnerungslücke (Amnesie) • Bewusstlosigkeit weniger als 5 min
mittelschweres SHT	Contusio cerebri (Gehirnprellung)	Quetschung von Hirngewebe, die mit Defekten ausheilt	• siehe oben • Bewusstlosigkeit 5 bis 30 min
schweres SHT	Compressio cerebri (Gehirnquetschung)	Hirngewebe ist geschädigt und Hirngefäße sind zerstört; bleibende Defekte	• siehe oben • tiefe Bewusstlosigkeit, länger als 30 min

Tabelle 31 Einteilung der Schädel-Hirn-Traumen.

7.2.4 Epilepsie

Epilepsie ist sozusagen ein „elektrisches Gewitter des Gehirns", bei dem zerebrale Krämpfe auftreten. Verschiedene Ursachen können dazu führen:
- Vererbung,
- Hirntumor,
- Giftstoffe (Alkohol, Drogen),
- Hirninfarkt oder Hirnblutung,
- schwere Schädel-Hirn-Traumen,
- bei Kleinkindern auch Fieberkrämpfe.

Man unterscheidet fokale Anfälle (z. B. Zuckungen einer Hand) und generalisierte Anfälle (Grand mal).

Im EEG (Bild 96) zeigen sich typische Veränderungen, die durch Flackerlicht oder Schlafentzug provoziert werden können. Da durch diese Untersuchung ein Anfall ausgelöst werden kann, muss ein Arzt anwesend sein

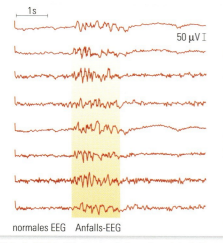

Bild 96 EEG bei Patient mit Grand-mal-Anfall.

Hinter einem erstmaligen Krampfanfall kann eine gefährliche Ursache, z. B. ein Hirntumor, stecken. Deshalb müssen Untersuchungen durchgeführt werden. Durch Schichtbilder wie CT oder besser MRT wird nach Tumoren oder Veränderungen der Hirngefäße gesucht (Bild 97).

Steht die Ursache fest, wird der Auslöser der Epilepsie möglichst ausgeschaltet, z. B. durch eine Operation. Ist dies nicht möglich, wird der Patient oft ein Leben lang medikamentös mit Antiepileptika behandelt.

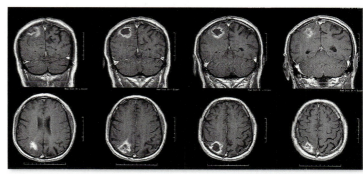

Bild 97 MRT eines Patienten mit Hirntumor (Glioblastom). Obere Reihe: Aufnahmen von hinten; untere Reihe: Aufnahmen von oben.

7.2.5 Morbus Parkinson

Von der „Schüttellähmung" ist einer von hundert der über 60-jährigen betroffen. Dabei tritt ein Komplex von drei Symptomen auf, die sich zunehmend verschlimmern (Bild 98):
- Bewegungsarmut (starre Mimik, kleine Schritte, leise Sprache, kleiner werdende Schrift),
- Tremor (Zittern) in Ruhe, der bei Bewegungen verschwindet,
- Rigor (erhöhte Muskelspannung).

Beim Morbus Parkinson liegt ein Mangel des Botenstoffes Dopamin im Mittelhirn vor. Verschiedene Ursachen (Arteriosklerose, frühkindliche Hirnhautentzündung, Hirntraumen, Neuroleptika) können dazu führen. Mit Medikamenten (z. B. L-Dopa) kann man den Mangel an Botenstoffen ausgleichen. Ebenso wichtig ist die ständige Physiotherapie. Die Therapie kann die Pflegebedürftigkeit aber nur aufhalten.

fokal: einen Krankheitsherd betreffend

generalisiert: auf den ganzen Körper ausgebreitet

Grand mal = (franz.) großes Übel

Grand-mal-Anfall ▶ S. 229

EEG ▶ S. 301

James P. Parkinson (1755–1824), englischer Arzt

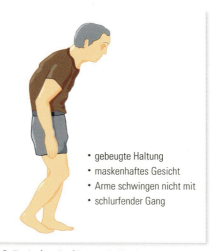

- gebeugte Haltung
- maskenhaftes Gesicht
- Arme schwingen nicht mit
- schlurfender Gang

Bild 98 Typischer Parkinson-Patient.

> **multipel** = vielfach
> **Sklerose** = krankhafte Verhärtung eines Organs

7.2.6 Multiple Sklerose (MS)

Bei dieser chronisch-entzündlichen Erkrankung werden die bindegewebigen Hüllen der Nervenfasern zerstört. Man nennt die MS auch Enzephalomyelitis disseminata (ED). Bei uns ist dies die häufigste neurologische Erkrankung. Man vermutet, dass mehrere Faktoren (Vererbung, Autoimmunkrankheit) die Krankheit auslösen.

Die MS tritt meist zwischen dem 20. und 30. Lebensjahr auf und verläuft in Schüben mit zwischenzeitlichen Besserungen. Sie endet aber oft mit der völligen Hilflosigkeit der Patienten (Rollstuhl, Atemprobleme). Die Symptome sind wechselnd und vielseitig:
- Oft beginnt es mit einer Sehnervenentzündung, der Patient sieht verschwommen;
- Sensibilitätsstörungen (Kribbeln, pelziges oder taubes Gefühl);
- spastische Lähmung der Beine;
- Kleinhirnstörungen (breitbeiniger steifer Gang, Zittern, undeutliche Aussprache von Wörtern);
- Blasen-Darm-Störungen.

Als Therapie werden im akuten Schub Kortikoide gegeben. In der Langzeitbehandlung werden Interferon, Immunsuppressiva und Zytostatika eingesetzt.

7.2.7 Das Symptom „Kopfschmerz"

Kopfschmerz ist sowohl eine Erkrankung (z. B. bei der Migräne) als auch Symptom bei anderen Erkrankungen. Zur genauen Untersuchung befragt der Arzt den Patienten unter verschiedenen Gesichtspunkten (Tabelle 32).

Ort der Schmerzen	Schmerzverlauf	Dauer	Auslöser	Begleiterscheinungen	Diagnose
ganzer Kopf	chronisch	Stunden bis Tage	seelische und körperliche Anspannung	—	Spannungskopfschmerz (am häufigsten)
oft halbseitig: Kopf-Schläfe	wiederholt anfallsartig	Stunden bis Tage	Wetter, Spannung, Monatsregel	Erbrechen, flimmernde Gesichtsfeldausfälle	Migräne
immer gleiche Seite: Ober- oder Unterkiefer	wiederholt anfallsartig, intensiv	Sekunden	Berühren, Kauen, Sprechen	Verziehen des Gesichts	Trigeminusneuralgie (Schmerzen des Gesichtsnerves)
ganzer Kopf	schlagartig auftretend	tagelang	beim Pressen: Husten, Stuhlgang	Erbrechen, Bewusstsein gestört, Nackensteife	Subarachnoidalblutung (geplatzte Hirnarterie)
ganzer Kopf	langdauernd, mäßig akut	dauernd		Nackensteife	Meningitis, Enzephalitis
ganzer Kopf	langdauernd, zunehmend	dauernd	morgens am schlimmsten	schwallartiges Erbrechen	Hirntumor
Hinterhauptsbereich, evtl. halbseitig, nach vorne ausstrahlend	chronisch, lokalisiert	Stunden bis Tage	langandauernde gleiche Kopfhaltung: Lesen, Schlafen	Nackenschmerzen, evtl. in den Arm ausstrahlend	HWS-Syndrom (HWS = Halswirbelsäule)

Tabelle 32 Differenzialdiagnose des Kopfschmerzes.

7.3 Untersuchungsverfahren

7.3.1 Elektroenzephalogramm (EEG)

Die Funktion der Nervenzellen der Hirnrinde bedingt Spannungsschwankungen im Mikrovoltbereich. Mit Elektroden, die auf der Kopfhaut angebracht werden, lassen sich diese geringen Spannungsschwankungen aufzeichnen und auswerten (Bild 99).

Während der Untersuchung muss der Patient völlig ruhig und entspannt liegen. Manche Patienten halten das EEG für eine Art elektrischen Stuhl oder glauben, dass ihre Gedanken gelesen werden; diese Ängste müssen vorher durch eine genaue Erklärung beseitigt werden.

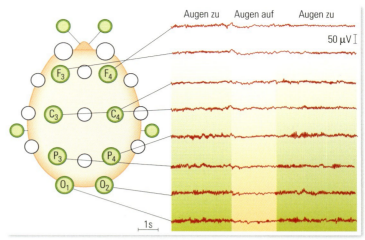

Bild 99 Normales Elektroenzephalogramm (EEG) und Lage der Elektroden.

7.3.2 Lumbalpunktion

Mit einer langen Kanüle wird Liquor (Nervenwasser) im Lendenwirbelsäulenbereich (zwischen dem 3. und 4. Lendenwirbel) gewonnen (Bild 100). Der häufigste Grund dafür ist der Verdacht auf eine entzündliche Erkrankung des ZNS. Es muss steril gearbeitet werden, damit keine Infektion durch die Punktion verursacht wird.

Ein Drittel der Patienten klagt nach der Punktion über Kopfschmerzen, deshalb empfehlen manche Ärzte anschließend 24 Stunden Bettruhe.

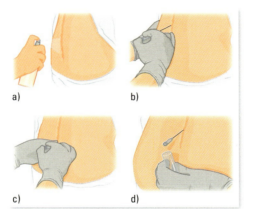

1 Mikrovolt = 1/1 000 000 Volt

Bild 100 Durchführung einer Lumbalpunktion.
a) Die Punktionsstelle wird desinfiziert;
b) die Punktionsnadel wird eingestochen und
c) in den Spinalraum vorgeschoben;
d) der Liquor tropft in ein Laborröhrchen.

5 Zwischenfällen vorbeugen und in Notfallsituationen Hilfe leisten

Zur Wiederholung

1. Im Rettungsdienst arbeiten Sanitäter, Rettungssanitäter, Rettungsassistenten und Notärzte. Informieren Sie sich über die Unterschiede dieser Berufe besonders im Hinblick auf deren fachlichen Befugnisse und Tätigkeitsfelder.

2. Im Rahmen der Versorgung von Kranken und Verletzten werden verschiedene Fahrzeuge eingesetzt. Man unterscheidet Krankenwagen, Rettungswagen, Notarztwagen und Notarzteinsatzfahrzeuge. Stellen Sie in einer tabellarischen Übersicht deren Ausstattung, Einsatzgebiete und Besatzungen gegenüber.

3. a) In welchen Situationen kann in der Arztpraxis ein anaphylaktischer Schock auftreten?
   b) Welche Gegenmaßnahmen werden ergriffen?

4. Stellen Sie eine Tabelle zusammen, aus der der deutsche Begriff, der Ort der Bildung und die Funktion der folgenden Blutzellen hervorgehen:
   - Erythrozyten,
   - Granuloyzyten und Monozyten,
   - Lymphozyten,
   - Thrombozyten.

5. Welche zwei Blutbestandteile sind unter anderem an der Gerinnung beteiligt?

6. Welcher gemeinsamen Aufgabe dienen die Blutgruppensysteme (AB0, Rhesus) sowie das HLA-System?

7. a) Um welche Erkrankung handelt es sich bei einer Anämie?
   b) Welche Ursachen führen zu einer Anämie?

8. Ein Patient bekommt bereits bei kleinsten Stößen einen Bluterguss. Welche Ursachen können zugrunde liegen?

9. a) Wie wird eine „Blutsenkung" durchgeführt?
   b) Bei welchen Erkrankungen kann sie erhöht sein?

10. Einige Wochen vor wichtigen Wettkämpfen trainieren Leistungssportler im Gebirge, wo die Luft weniger Sauerstoff enthält.
    - Wie wirkt sich das Training auf das Blut der Leistungssportler aus?
    - Wie lange bleibt diese Wirkung erhalten?

11. a) Welche Materialien müssen Sie für eine venöse Blutabnahme bereitstellen?
    b) Wie bereiten Sie den Patienten darauf vor?

12. Patienten mit einer Leukämie werden zum Teil mit einer Knochenmarkstransplantation behandelt. Dabei kommt es zeitweise zu einer Schwächung des Immunsystems. Informieren Sie sich über praktische Maßnahmen bei der „Schutzisolierung" des Patienten.

13. Begründen Sie die kombinierte Oberkörperhoch- Beintieflagerung beim kardialen Lungenödem.

14. Im EKG-Raum ist das Fenster geöffnet, die Luft im Raum ist frisch und kalt. Das Nitro-Spray fehlt und das Elektroden-Gel ist wieder einmal leer. Nebenan wird gerade ein anderer Patient mit Mikrowelle bestrahlt.
    Welche Veränderungen können unter diesen Bedingungen bei der EKG-Ableitung auftreten? Ordnen Sie Veränderung und Ursache einander genau zu.

15. Langzeitmessung des Blutdrucks (Bild 101): Welchen Einfluss haben die einzelnen Tätigkeiten im Tagesablauf auf den Blutdruck des Patienten?

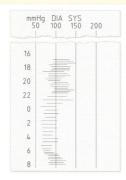

Auflistung der Tätigkeiten
17:45 Arztpraxis: Gespräch mit dem Arzt
19:00 - 20:15 Zuhause: Abendessen, Telefongespräch
20:30 - 23:00 Gaststätte: Vereinssitzung
23:50 - 06:45 Zuhause: Schlafen
07:00 - 07:30 Aufstehen, Waschen, Frühstück
08:15 Arztpraxis: Abnahme des Messgeräts

Bild 101 Langzeitmessung des Blutdrucks.

16. Bild 102 zeigt einen Herzfehler. Diskutieren Sie:
    - Welcher Teil des Herzens ist betroffen? Beschreiben Sie die Erkrankung.
    - Wie wirkt sich die Erkrankung auf den Kreislauf des Patienten aus?
    - Wie wirkt sich die Erkrankung auf das Herz des Patienten aus?
    - Welche Symptome könnten auftreten?

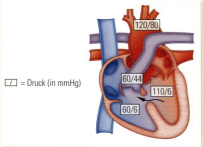

Bild 102 Herzfehler.

17. Ein 45-jähriger Patient, der täglich für den Marathonlauf trainiert, hat einen Ruhepuls von 36 / min.
    - Beurteilen Sie den Pulswert des Patienten. Welche Pulswerte erwarten Sie in dieser Altersgruppe?
    - Beschreiben Sie das Vorgehen bei der Pulsmessung bei diesem Patienten.

18. Bei Patienten, die z. B. wegen einer Operation längere Zeit im Bett liegen müssen, wird eine Thromboseprophylaxe durchgeführt.
    - Informieren Sie sich über Maßnahmen, die im Rahmen der Thromboseprophylaxe durchgeführt werden.
    - Welche Gefahr ergibt sich bei nicht konsequent durchgeführter Thromboseprophylaxe?

19. Beschreiben Sie den Weg des Sauerstoffs von der Einatmung bis zur Zelle. Wo können dabei jeweils Störungen auftreten?

20. Erklären Sie, wodurch es beim Asthma bronchiale zu pfeifenden Ausatemgeräuschen kommt.

21. Erklären Sie einem älteren Patienten mit Lungenemphysem, wie er sein bronchialerweiterndes Spray inhalieren soll und weshalb er mit dem Rauchen aufhören muss.

22. Welche unterschiedlichen Arten eines Lungenemphysems gibt es und wie ist das typische Aussehen der Patienten?

23. Entwerfen Sie zusammen mit Mitschülern ein Plakat zum Thema Rauchen. (Warum rauchen Menschen? Wie wirkt die Werbung? Kosten des Rauchens, auch Krankheitskosten. Wege des Entwöhnens ...)

5 Zwischenfällen vorbeugen und in Notfallsituationen Hilfe leisten

Zur Vertiefung

1. **Fallbeispiel**

   > Freitagabend. Die MFA Anna ist allein in der Praxis. Sie erledigt letzte Verwaltungsarbeiten und erwartet ihren Chef Dr. Fechner, der gleich vom letzten Hausbesuch zurückkehren wird. Plötzlich wird sie durch hektisches Klingeln und Klopfen an der Praxistür unterbrochen. Sie öffnet.
   >
   > Frau Hüls hat ihren 67-jährigen Mann untergehakt, der mit blassem und schmerzverzerrtem Gesicht über starke Schmerzen im Brustbereich klagt, die in den Hals und linken Arm ausstrahlen. Als Anna ihn am Arm fasst um ihn in das Behandlungszimmer zu begleiten, spürt sie auf seiner Haut kalten Schweiß. Frau Hüls berichtet, ihr Mann habe wieder starke Schmerzen gehabt. Die Nitro-Kapseln, die Dr. Fechner ihm für solche Fälle verschrieben habe, seien heute aber wirkungslos, die Schmerzen unerträglich.
   >
   > Die MFA handelt schnell: Sie legt Herrn Hüls mit erhöhtem Oberkörper auf die Untersuchungsliege und bittet seine Frau, den Oberkörper ihres Mannes zu entkleiden. Unterdessen fordert sie über die Notrufnummer einen Notarztwagen (NAW) für einen Patienten mit „Verdacht auf Herzinfarkt" an. Dr. Fechner erreicht sie am Handy und bittet ihn, so schnell wie möglich in die Praxis zu kommen. Anschließend kehrt sie zum Ehepaar zurück.
   >
   > Sie misst Blutdruck und Puls und legt danach die Elektroden für das Ruhe-EKG an. Dabei behält sie Herrn Hüls stets im Blick und erkundigt sich nach seinen Beschwerden. Während das EKG geschrieben wird, bereitet Anna die Materialien für die Gabe von Sauerstoff, einen venösen Zugang und eine Infusion vor.
   >
   > Sie ist froh, als die Besatzung des Notarztwagens in die Praxis tritt. Sie übergibt den Patienten an das Rettungsteam, das die weitere Notfallversorgung übernimmt. Der Notarzt sieht sich das Ruhe-EKG an, das Anna abgeleitet hat, und bestätigt vorläufig die Verdachtsdiagnose der MFA.
   >
   > Die Rettungsassistenten rollen Herrn Hüls auf einer Trage in ihr Fahrzeug. In diesem Moment kehrt auch Dr. Fechner zurück …

   - Unter welcher Vorerkrankung litt Herr Hüls vermutlich?
   - Formulieren Sie in freier Rede den telefonischen Notruf für die Situation, in der Anna sich befand. Ergänzen Sie fehlende Informationen.
   - Informieren Sie sich über Einzelheiten der medikamentösen Therapie und Notfallversorgung von Infarktpatienten.
   - Welche Informationen über den Patienten müssen im dargestellten Fall bei der vollständigen Übergabe an das Rettungsteam gegeben werden?
   - Entwerfen Sie eine Checkliste „Übergabe an den Rettungsdienst", in die alle nötigen Informationen eingetragen werden können.
   - Wie beurteilen Sie die Entscheidung von Frau Hüls, ihren Mann mit dem Pkw in die Praxis zu bringen?

2. **Fallbeispiel**

   Herr K. besucht seinen Hausarzt Dr. Weiß. Er hat eine auffallend blasse Gesichtsfarbe und klagt: „Seit ein paar Wochen fühle ich mich abgeschlagen und müde. Alles strengt mich an und ich bin schnell erschöpft. Ich muss ein leichtes Fieber haben, weil ich nachts immer schwitze. In letzter Zeit bekomme ich bei den kleinsten Stößen blaue Flecken. Vorgestern ist jetzt noch eine Rachenentzündung dazu gekommen, sodass ich kaum essen kann." Nachdem Herr K. seine Beschwerden geschildert hat, veranlasst Dr. Weiß eine Blutabnahme. Auf dem Laborschein kreuzt er ein kleines Blutbild (Hb, Hk, Erythrozyten, Leukozyten, Thrombozyten) und ein Differenzialblutbild an. Außerdem nimmt er einen Abstrich von der Rachenschleimhaut für die Bakteriologie.

Am nächsten Tag liegen die Laborwerte vor. Die Rachenschleimhautentzündung wurde durch einen Hefepilz verursacht; sämtliche Werte bis auf die Leukozyten-Zahl des kleinen Blutbildes liegen unter dem Normalwert, im Differenzialblutbild fanden sich viele unreife Vorstufen von Leukozyten (Bild 103). Daraufhin veranlasst Dr. Weiß sofort die Einweisung von Herrn K. in die Klinik.

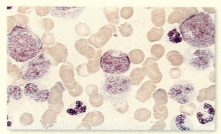

Bild 103 Blutausstrich mit unreifen Vorstufen von Leukozyten.

- Welche Verdachtsdiagnose veranlasste Dr. Weiß zu der schnellen Einweisung?
- Welche weiteren Untersuchungen und Behandlungen werden bei Herrn K. vorgenommen?

3. **Fallbeispiel**
Eine 70-jährige Patientin stellt sich in der Praxis vor. Sie wird von ihrer Tochter gebracht. Die Tochter berichtet, ihrer Mutter gehe es gar nicht gut. Ihre Beine würden immer dicker werden, auch ihr Bauch. Sie habe ungefähr 10 kg zugenommen. Dabei habe sie wenig Appetit und esse kaum etwas. Sie würde auch nicht viel trinken, müsse aber bei Nacht fünfmal Wasser lassen.
- Benennen Sie die Symptome der Patientin, auch mit dem jeweiligen Fachausdruck.
- Welche Erkrankung könnte die Ursache sein?
- Erklären Sie der Tochter die Gewichtszunahme.
- Warum muss die Patientin in der Nacht so viel Wasser lassen?

4. **Fallbeispiel**
Ein 25-jähriger Patient stellt sich in der Praxis vor. Sie kennen ihn als sportlichen jungen Mann. Er berichtet, dass er seit einer Woche völlig schlapp sei, er könne sich den Leistungsknick nicht erklären. Vor drei Wochen habe er eine Grippe gehabt. Seit zwei Tagen könne er kaum mehr Treppen steigen, bekomme sofort Atemnot. In der letzten Nacht habe er kaum geschlafen, weil er im Liegen keine Luft mehr bekomme. Seine Lippen sind blau. Nach der körperlichen Untersuchung müssen Sie den Thorax röntgen. Ihrem Chef fällt auf, dass das Herz vergrößert ist.
- Welche Symptome hat der Patient?
- Welche Erkrankung könnte die Ursache sein?
- Warum ist die Behandlung des Patienten dringend?

5. **Fallbeispiel**
Ein 41-jähriger Patient stellt sich in der Praxis vor. Gestern habe er nach dem Aufstehen ein Ziehen im Hals und Unterkiefer bemerkt. Im Lauf des Morgens kam es dann bei körperlicher Belastung erneut zum Auftreten der Beschwerden, wobei ein Schnürgefühl im linken Oberarm auftrat. Heute morgen fühlte er sich nicht wohl, ging aber zur Arbeit. Hier kam es beim schnellen Gehen wieder zu den Beschwerden, verbunden mit einem Engegefühl im Brustkorb, starkem Schwitzen und Angstgefühl.
- Welche Symptome hat der Patient?
- Welche Erkrankung könnte die Ursache sein?
- Wie dringend ist der Fall des Patienten?
- Welche Schritte wird ihr Chef veranlassen?

6. **Fallbeispiel**
Ein kleiner Junge hat ständig Infekte der oberen Atemwege, dabei wurde auch schon oft eine Atemwegsobstruktion festgestellt. Er spielt selten draußen, sondern bevorzugt „ruhige" Spiele. Die Mutter hatte eine Neurodermitis, der Vater hat Heuschnupfen.
- Welche Erkrankung kann hier vorliegen?
- Durch welche Verfahren kann man dies feststellen?

7. Test: Kennen Sie Ihr Herzinfarkt-Risiko?

Treffen folgende Aussagen auf Sie zu?	Ja	Nein
Sie rauchen Zigaretten (mehr als eine Zigarette / Tag).		
Es besteht ein deutliches Übergewicht (mehr als 10 kg).		
Ihre Cholesterinwerte sind erhöht (höher als 200 mg / dl).		
Ihr Blutdruck ist häufiger erhöht (höher als 140 / 85 mmHg).		
Sie haben wenig Gelegenheit zu körperlicher Aktivität (weniger als eine halbe Stunde intensive körperliche Aktivität pro Woche).		
Ihre Blutzuckerwerte sind erhöht (nüchtern höher als 100 mg / dl).		
Sie haben Verwandte ersten Grades (Eltern, Geschwister) mit Herzinfarkt oder Schlaganfall.		
Sie haben belastungsabhängige Beschwerden im Brustbereich, evtl. in den Hals oder die Arme ausstrahlend.		
Sie haben beim Laufen ziehende Beschwerden in den Unterschenkeln, die Sie zum Stehenbleiben zwingen (Schaufensterkrankheit).		
Wurden Sie bereits einmal wegen eines Herzinfarktes oder Verdacht auf Herzinfarkt behandelt?		

Auswertung

Nur Nein: Sie liegen mit Ihrem Risiko unter dem der Bevölkerung. Das ist ein gutes Ergebnis.
1 x Ja: Sie liegen mit Ihrem Risiko im Durchschnitt der Bevölkerung.
2 x Ja: Ihr Risiko liegt über dem Durchschnitt der Bevölkerung. Sprechen Sie mit Ihrem Hausarzt, um Ihr Risiko zu vermindern.
3 x Ja oder mehr: Suchen Sie sehr bald Ihren Hausarzt auf. Sie müssen Ihr stark überdurchschnittliches Risiko vermindern.

(Quelle: Deutsche Herzstiftung e.V., Frankfurt)

- Welche Risikofaktoren des Herzinfarkts haben Sie bei sich entdeckt?
- Welche können Sie ändern? Welche wollen Sie ändern?

8. Fallbeispiel

Der 64-jährige Herr K. raucht seit seiner Jugend, seit einigen Jahren leidet er an hohem Blutdruck. Er arbeitete bis zu seiner Erkrankung als Lastwagenfahrer. Gestern wurde er aus der Reha-Klinik entlassen. Sein linker Mundwinkel hängt herab, er hat im linken Arm und im linken Bein eine Schwäche. Er braucht beim Gehen einen Stock. Seit seiner Erkrankung spricht er undeutlich. Allerdings sind seine Beschwerden seit seinem Klinikaufenthalt deutlich besser geworden; anfangs konnte er weder gehen noch seinen Arm bewegen.

Er kommt in die Praxis, um Rezepte abzuholen. Der Arzt verordnet ihm Krankengymnastik, täglich 100 mg ASS und blutdrucksenkende Medikamente.

- Welche Diagnose vermuten Sie?
- Sehen Sie Zusammenhänge zwischen Anamnese und Erkrankung?
- Warum erhält er die genannten Medikamente?

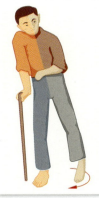

Bild 104 Herr K.

Lernfeld 8
Patienten bei diagnostischen und therapeutischen Maßnahmen der Erkrankungen des Urogenitalsystems begleiten

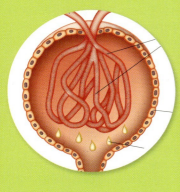

Das Harnsystem ist die „Abwasserentsorgung" für den Körper. Sie erfahren, wie es funktioniert, wie es erkranken und wieder gesunden kann.

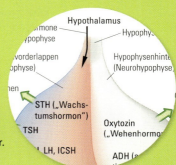

Kenntnisse über das Hormonsystem sind wichtig für das Verständnis der „Steuerungsvorgänge" im menschlichen Körper.

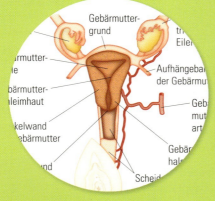

Primäre Geschlechtsmerkmale? Sekundäre Geschlechtsmerkmale? – Sie erhalten einen Überblick über die weiblichen und männlichen Geschlechtsorgane und deren Erkrankungen.

HIV, Syphilis und Tripper sind die bekanntesten sexuell übertragbaren Erkrankungen. Sie werden informiert, welche Erreger sexuell übertragen werden können und wie sich diese Infektionen auswirken.

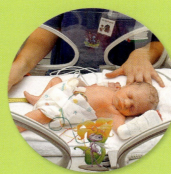

Schwangerschaft, Geburt und Wochenbett sind eine besondere Zeit für werdende Eltern. Mit Ihren Kenntnissen können Sie werdende Eltern durch Informationen und das Eingehen auf ihre Bedürfnisse unterstützen.

1 Harnsystem

1.1 Aufbau und Aufgaben des Harnsystems

1.1.1 Lage und Aufgaben der Nieren

Eine menschliche Niere ist ungefähr faustgroß und wiegt durchschnittlich 150 g. Die Nieren liegen im Lendenbereich links und rechts neben der Wirbelsäule; sie sind zur Hälfte von Rippen bedeckt. Als zusätzlicher Schutz vor Stößen umgibt sie eine Fettkapsel (Bild 1).

Wenn die Nieren aufhören zu arbeiten, überlebt ein Mensch ohne medizinische Behandlung nur noch wenige Tage.

- Sie produzieren die Hormone Erythropoetin, das bei Sauerstoffmangel die Bildung von Erythrozyten steigert, und Renin, das den Salzhaushalt und den Blutdruck beeinflusst.
- Sie aktivieren Vitamin D (Vorstufen des Vitamins werden von den Nieren in seine wirksame Form umgewandelt).

1.1.2 Aufbau der Nieren

Schneidet man eine Niere im Längsschnitt durch (Bild 2), erkennt man:
- die Nierenkapsel aus derbem Bindegewebe, die als Hülle dient,
- die Nierenrinde, die aus Nierenkörperchen besteht und ein feinkörniges Aussehen hat,
- das Nierenmark von gestreifter Struktur; hier verlaufen die Nierenkanälchen und Sammelrohre. Das Nierenmark besteht aus 10 bis 20 Nierenpyramiden, deren Spitzen (Nierenpapillen) in einem Nierenkelch münden,
- das Nierenbecken; 8 bis 10 Nierenkelche bilden die Ausstülpungen des Nierenbeckens. Der hier gesammelte Harn fließt über den Harnleiter ab. Deshalb zählt das Nierenbecken zu den ableitenden Harnwegen.

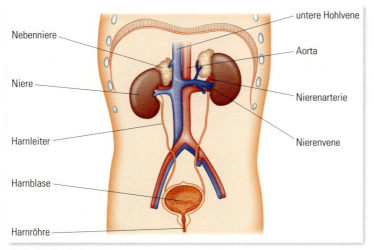

Bild 1 Die Lage der Harnorgane.

harnpflichtige Substanzen: Stoffe, die nur über die Nieren ausgeschieden werden können

Die Nieren haben folgende Aufgaben:
- Sie scheiden körpereigene Abbauprodukte aus. Dies sind die harnpflichtigen Substanzen Harnstoff vom Eiweißstoffwechsel, Harnsäure vom Nukleinsäurestoffwechsel und Kreatinin vom Muskelstoffwechsel.
- Sie scheiden auch körperfremde Abbauprodukte aus, z. B. Arzneimittel und Drogen.
- Sie halten die Menge des Wassers im Körper konstant, indem sie die auszuscheidende Harnmenge regeln: wenn wir viel schwitzen, scheiden wir weniger Harn aus.
- Sie kontrollieren die Konzentration der Blutsalze, indem sie den Salzgehalt des Harns steuern: wenn wir zu viel Salz essen, können das die Nieren ausscheiden.

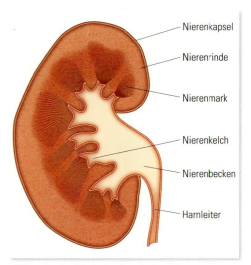

Bild 2 Längsschnitt durch eine Niere.

1.1.3 Feinbau und Funktion der Nieren

Die kleinste Arbeitseinheit der Niere ist das Nephron, das aus einem Nierenkörperchen und Nierenkanälchen besteht.

Filtration. Die Nierenrinde enthält pro Niere über eine Million Nierenkörperchen, die wie ein Filter arbeiten. In dieser sogenannten Bowman'schen Kapsel befindet sich ein Knäuel aus Kapillarschlingen (Glomerulum) mit feinen Poren, durch die mithilfe des Blutdrucks Wasser und die darin gelösten Stoffe abgepresst werden (Bild 3). Die so abgepresste und gefilterte Flüssigkeit wird als Primär- oder Vorharn bezeichnet. Größere Bestandteile wie Blutzellen und Eiweiße passen nicht durch die Filterporen. Der Vorharn enthält neben körpereigenen Abbauprodukten auch Glucose, Aminosäuren und Salze aus dem Blutserum.

Jedes Kapillarknäuel wird durch eine zu- und eine wegführende Arteriole gespeist. Insgesamt filtern die Nierenkörperchen der beiden Nieren täglich 1500 l Blut, dabei werden 150 l Vorharn abgepresst. Die Flüssigkeitsmenge, die pro Minute abgepresst wird, wird glomeruläre Filtrationsrate (GFR) bezeichnet und beträgt beim jungen Erwachsenen 120 ml/min. Sie wird wesentlich durch die Blutdruckhöhe bestimmt, die systolisch über 70 mmHg liegen muss. Würde dieser Vorharn ausgeschieden, dann würde unser Körper neben der enormen Wassermenge auch noch andere wichtige Stoffe, wie Glucose, Salze und Aminosäuren in großen Mengen verlieren. Deshalb muss ein weiterer Schritt folgen:

die Rückgewinnung (Rückresorption) dieser für den Körper wichtigen Stoffe aus dem Vorharn. Diese Rückresorption findet in den Nierenkanälchen (Tubuli) und Sammelrohren des Nierenmarks statt (Bild 4). Die Wände der Nierenkanälchen und Sammelrohre bestehen aus Epithelzellen, die Glucose und Aminosäuren zu 100 % und Salze zu 99 % aufnehmen und an die Blutkapillaren des Nierenmarks abgeben; 99 % des Wassers folgt den aufgenommenen Stoffen. So entstehen ca. 1,5 l Endharn (Sekundärharn) pro Tag. Dieser enthält neben einer geringen Menge Salz nur noch die Abbauprodukte Harnstoff, Harnsäure und Kreatinin. Das bedeutet: von 1,3 kg Kochsalz im Primärharn

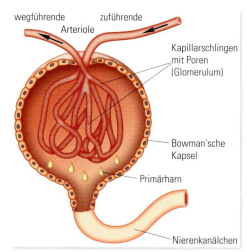

Bild 3 Aufbau eines Nierenkörperchens.

> **Glomerulus** oder **Glomerulum:** (Gefäß-)Knäuel

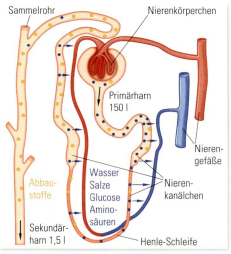

Bild 4 Nierenkörperchen und -kanälchen mit Sammelrohr.

werden 8–15 g ausgeschieden, das entspricht in etwa der täglichen Kochsalzaufnahme durch die Nahrung.

Sekretion. Zusätzlich können die Epithelzellen der Nierenkanälchen Abbauprodukte direkt aus dem Blut in den Harn absondern (Sekretion), z. B. überschüssiges Kalium.

Rückresorption und Sekretion sind energieverbrauchende Transportvorgänge, sie werden zum Teil hormonell durch ADH (Adiuretin) aus der Hypophyse und Aldosteron aus der Nebennierenrinde gesteuert.

> Hormone, ADH ▶ S. 320, 322

Vorgang	Ort	Mengen pro Tag	Zusammensetzung
Filtration	in den Nierenkörperchen, die in der Nierenrinde liegen	Aus 1500 l gefiltertem Blut entstehen 150 l Primärharn (Vorharn).	Primärharn enthält neben körpereigenen Abbauprodukten (Harnstoff, Harnsäure, Kreatinin) auch viel Glucose, Salze und Aminosäuren.
Rückresorption Sekretion	in den Nierenkanälchen und Sammelrohren, die im Nierenmark liegen	Aus 150 l Primärharn entstehen 1,5 l Sekundärharn (Endharn).	Sekundärharn enthält in hoher Konzentration Harnstoff, Harnsäure, Kreatinin und etwas Salz.

Tabelle 1 Zusammenfassung der Nierenfunktion im Nephron.

Die Niere selbst bildet in Zellen, die am oberen Gefäßpol des Nierenkörperchens liegen, das Hormon Renin. Dieses beeinflusst über Zwischenstufen die Höhe des Blutdrucks und die Natriumausscheidung (Renin-Angiotensin-Aldosteron-System).

1.1.4 Ableitende Harnwege

Der Harnleiter (Ureter) ist ein 20 bis 30 cm langer dünner Schlauch aus glatter Muskulatur, der innen mit Übergangsepithel ausgekleidet ist. Der Harn wird durch peristaltische Kontraktionen vom Nierenbecken zur Harnblase befördert.

Die Harnblase sammelt den sich ständig bildenden Harn. Sie liegt im kleinen Becken und ist ein mit Schleimhaut ausgekleideter Hohlmuskel. Dehnungsrezeptoren in der Blasenwand messen ständig den Füllungsgrad der Harnblase. Bei gefüllter Blase zieht sich die glatte Muskulatur der Blasenwand unwillkürlich zusammen und wir verspüren Harndrang. Bei einer Füllung von 150 ml tritt ein erster Harndrang auf, bei 400 ml ist er stark. Am Blasenausgang befindet sich ein quergestreifter Ringmuskel. Lassen wir diesen willkürlich erschlaffen, wird die Harnentleerung (Miktion) möglich.

Die Harnblase des Mannes hat ein Fassungsvermögen von bis zu 800 ml.

Die Harnröhre (Urethra) leitet den Harn nach außen. Beim Mann tritt sie mitten durch die Vorsteherdrüse (Prostata) und verläuft dann im Penis. Neben dem Harn befördert die 15 bis 20 cm lange Harnröhre nach Einmündung des Samenleiters auch das Sperma (Harn-Samenröhre).

Die Harnröhre der Frau ist nur 3 bis 5 cm lang und mündet zwischen Kitzler und Scheide. Wegen der kurzen Harnröhre können Bakterien viel leichter in die Harnblase gelangen und dort eine Entzündung verursachen.

> Übergangsepithel ▶ S. 114
>
> **Peristaltik:** wellenförmig fortschreitende Kontraktionen der glatten Muskulatur

1.2 Erkrankungen des Harnsystems und ihre Behandlung

1.2.1 Entzündungen

Zystitis. Bei der Blasenentzündung treten diese Symptome auf:
- Brennen beim Wasserlassen,
- häufiges Wasserlassen in kleinen Mengen,
- Urinbefund: Leukozyten, meistens Bakterien, eventuell Erythrozyten.

Pyelonephritis. Bei der Nierenbeckenentzündung sind die Bakterien bis zum Nierenbecken aufgestiegen und führen zu den Symptomen:
- Lendenschmerzen,
- hohes Fieber,
- allgemeines schweres Krankheitsgefühl,
- Urinbefund: Leukozyten, Bakterien, oft Zylinder.

> Harnzylinder ▶ S. 319

Man spricht bei einer Zystitis und Urethritis von einem unteren Harnwegsinfekt (HWI), wenn eine Pyelonephritis vorliegt, von einem oberen HWI. Begünstigende Faktoren sind Schwangerschaft, Gebärmuttersenkung bei Beckenbodenschwäche, Prostataadenom, angeborene Fehlbildungen und Hygienefehler bei Blasenkathetern.

Die Therapie ist bei beiden Erkrankungen ähnlich. Der Patient sollte viel trinken (z. B. 2 bis 3 l Tee und Wasser am Tag), um die Bakterien herauszuspülen. Der Beckenbereich wird durch entsprechende Kleidung warmgehalten, eventuell ist Bettruhe sinnvoll. Zusätzlich werden Antibiotika gegeben.

Chronische Pyelonephritis. Heilt eine Nierenbeckenentzündung nicht ab oder sie tritt häufig hintereinander auf, kann das Nierengewebe zerstört werden. Wegen des schleichenden Verlaufes wird die chronische Nierenbeckenentzündung oft zu spät erkannt; die Symptome werden nicht mit einer Nierenerkrankung in Verbindung gebracht:
- kaum Beschwerden (nur Müdigkeit, Kopfschmerzen, Rückenschmerzen, kein Appetit),
- Urinbefund: Leukozyten, Bakterien, Leukozytenzylinder.

Die Niere schrumpft, eine Einschränkung der Nierenfunktion ist möglich. Das kann bis zur Urämie (Vergiftung mit harnpflichtigen Stoffen) gehen, sodass eine Dialysebehandlung nötig wird.

Glomerulonephritis ist die Entzündung der Nierenkörperchen, für die es verschiedene Ursachen gibt. So kann zwei Wochen nach einer Infektion mit Streptokokken (Scharlach oder Angina) eine krankhafte Immunreaktion diese Entzündung bewirken. Die feinen Poren der Kapillarschlingen in den Nierenkörperchen werden zerstört, sodass mit dem Urin viel Eiweiß (Proteinurie) und Blutzellen (Hämaturie) verloren gehen. Die Symptome sind
- Ödeme (Wasseransammlungen), vor allem Lid- oder Gesichtsödeme,
- Bluthochdruck,
- Urinbefund: Eiweiß, Erythrozyten, Erythrozytenzylinder.

1.2.2 Harnsteinerkrankungen (Urolithiasis)

Durch Störungen der im Harn gelösten Stoffe kann es in der Niere oder den Harnwegen zur Bildung von Kristallen kommen. Wird so ein kleiner Stein im Harnleiter langsam in Richtung Blase geschoben, kann er heftige Beschwerden verursachen:
- Nierenkoliken, d. h. krampfartige Schmerzen im Lendenbereich, die bis in die Leiste ausstrahlen können,
- vegetative Begleitsymptome (Übelkeit, Brechreiz, Schweißausbruch),
- Urinbefund: Erythrozyten, Kristalle.

Die Therapie besteht aus krampflösenden Medikamenten (Spasmolytika), der Patient muss außerdem viel trinken und soll viel laufen.

Geht der Stein nicht von selbst ab, kann man ihn entweder endoskopisch mit einer Schlinge herausziehen oder mit der extrakorporalen Stoßwellenlithotripsie (ESWL) zertrümmern. Einige Harnsteine lassen sich auch mit Medikamenten auflösen.

1.2.3 Tumorerkrankungen

Im Bereich der Niere und ableitenden Harnwege können gut- und bösartige Tumoren auftreten. Ein Risikofaktor für Nieren- und Blasenkarzinome ist das Zigarettenrauchen. Diese Karzinome verursachen keine Schmerzen; sie können nur durch den Urinbefund „Blut im Urin" frühzeitig erkannt werden (Bild 5).

> Fragen Sie Frauen bei Hämaturie immer nach der Regelblutung.

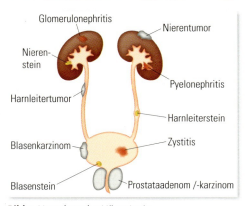

Bild 5 Ursachen der Hämaturie.

Urethritis = Harnröhrenentzündung

Prostataadenom ▶ S. 328

Blasenkatheter ▶ S. 315

Urämie = Harnvergiftung
Proteinurie = Eiweiß im Urin
Hämaturie = Blut im Urin

1.2.4 Harninkontinenz

Patienten mit Harninkontinenz können ihre Harnblase nicht mehr kontrollieren, es kommt zu ungewolltem Urinabgang. Bei älteren Patienten ist dies besonders häufig und sehr belastend. Man unterscheidet mehrere Formen (Tabelle 2).

Stressinkontinenz	Dranginkontinenz	Überlaufinkontinenz
Beim Husten, Lachen oder Treppensteigen erhöht sich der Druck („Stress") im Bauch, wodurch Harn abgeht. Diese Form der Inkontinenz ist häufig bei Gebärmuttersenkung oder nach einer Prostataoperation.	Der Patient wird plötzlich vom Harndrang überfallen. Er nässt ein, bevor er die nächste Toilette erreicht.	Bei gutartiger Vergrößerung der Prostata kann die Harnröhre so stark verengt sein, dass die Blase nicht mehr entleert werden kann. Die Blase wird immer voller, bis sie überläuft. Deshalb gehen ständig kleine Mengen Urin ab.

Tabelle 2 Formen der Inkontinenz.

1.2.5 Niereninsuffizienz

Akutes Nierenversagen (ANV). Fällt der systolische Blutdruck unter 80 mmHg z. B. bei Schock (Kreislaufversagen), kommt es zum akuten Nierenversagen. Diese sogenannte Schockniere macht 80 % der Fälle aus. Andere Ursachen sind Nierenerkrankungen, Harnleiterverengungen oder Prostataleiden.

Die Folge des ANV ist ein Versiegen der Harnproduktion (Oligo- oder Anurie). Dies führt zu einer Überwässerung des Organismus mit Lungenödem, Hirnschwellung (Unruhe, Bewusstseinsstörung, Krämpfe) und Herz-Rhythmusstörungen.

Die Nieren können sich innerhalb von Monaten erholen. Der Patient ist aber in dieser Zeit auf eine Dialysetherapie angewiesen.

Chronische Niereninsuffizienz. Häufig kommt es als Spätfolge eines Diabetes mellitus oder Bluthochdrucks oder nach chronischer Nierenerkrankung zu einer eingeschränkten Nierenleistung. Durch die eingeschränkte Funktion werden bestimmte Stoffe, wie Erythropoetin und Vitamin D, nicht mehr ausreichend gebildet. Andere Stoffe, z.B. harnpflichtige Stoffe, werden ungenügend ausgeschieden. Sie beeinflussen den Hormon- Elektrolyt- und Säure-Basen-Haushalt. Die Patienten leiden dann unter vielerlei Beschwerden (Bild 6).

Die Laborwerte zeigen erhöhte harnpflichtige Stoffe (Kreatinin, Harnstoff) im Blutserum, ebenso Blutsalze (Kalium, Phosphat).

Behandelt wird die Niereninsuffizienz mit Diuretika (harntreibenden Medikamenten) und einer Diät. Wenig, aber hochwertiges Eiweiß senkt den Harnstoffspiegel, reichlich Flüssigkeit (2,5 l) steigert die Harnbildung.

Kommt es zum völligen Nierenversagen, bleiben nur noch die Dialyse oder die Nierentransplantation.

Dialyse („Blutwäsche"). Ein Patient mit völligem Nierenversagen muss 2- bis 3-mal pro Woche für mehrere Stunden zur Dialyse. Zusätzlich muss er eine Diät halten. Im Vergleich zu Gesunden muss die Aufnahme von Flüssigkeit, Natrium, Kalium und Phosphat einge-

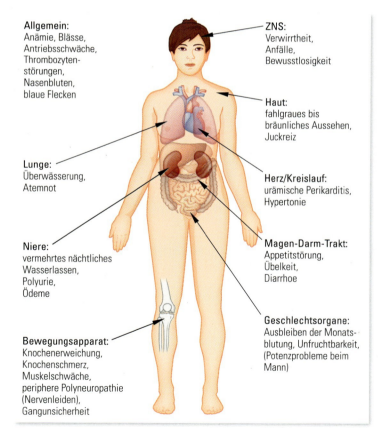

Bild 6 Patientin mit Urämie (Harnvergiftung).

schränkt werden, zum anderen ist der Bedarf an Eiweiß, Calcium und bestimmten Vitaminen erhöht. Der Patient darf aber nicht zuviel Eiweiß essen, denn dann steigt der Harnstoff im Serum. Obst enthält zwar viele Vitamine, zugleich aber auch viel Kalium.

Man kennt zwei technische Verfahren der Dialyse:
- die Hämodialyse und
- die Peritonealdialyse.

Hämodialyse. Das Blut des Patienten wird aus einem Gefäßkurzschluss (Shunt) am Unterarm entnommen und in das Dialysegerät geleitet. Dort finden in einem System mit semipermeablen (halbdurchlässigen) Kunststoffmembranen Diffusionsvorgänge statt. Dabei werden aus dem Patientenblut die harnpflichtigen Stoffe entfernt, die Konzentration der Blutsalze wird normalisiert. Das gereinigte Blut wird über den Shunt in den Blutkreislauf des Patienten zurückgeführt (Bild 7).

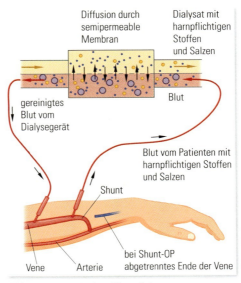

Bild 7 Das Prinzip der Hämodialyse.

Shunt (engl., sprich „schant"): operativ angelegte Überbrückung einer Arterie und Vene

> Der Shunt ist die „Lebensader" des Dialysepatienten.
> Deshalb dürfen Sie keine Blutabnahme, Injektion oder Infusion am Shunt vornehmen und keinen Blutdruck an diesem Arm messen.

Peritonealdialyse. Das Bauchfell (Peritoneum) des Patienten wird für die Austauschvorgänge genutzt. Die Dialyselösung wird in den Bauchraum geleitet, wo sie harnpflichtige Stoffe aufnimmt, und dann nach außen geführt. Bei entsprechender Schulung können die Patienten dieses Verfahren auch zu Hause durchführen. Deshalb wird es auch „Heimdialyse" genannt.

Nierentransplantation. Die Dialyse ist eine lebenslange Behandlung. Einzige Hoffnung für diese Patienten ist die Nierentransplantation (Bild 8). Nach einer erfolgreichen Transplantation muss der Patient zwar Medikamente nehmen, die eine Abstoßung der fremden Niere verhindern, ansonsten kann er ein freies und unbeschwertes Leben führen. Er muss nicht mehr zur Dialyse und kann essen und trinken, worauf er Lust hat.

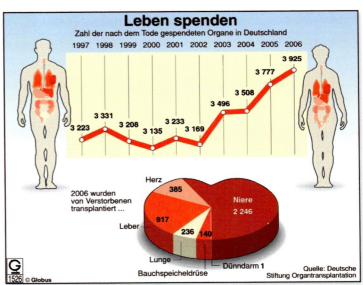

Bild 8 Organspenden in Deutschland.

1.3 Spezifische apparative Untersuchungsverfahren

1.3.1 Zystoskopie

Mit einer starren Optik (lichtleitendes Rohr) wird die Blase gespiegelt. Gründe für diese Untersuchung sind:
- gestörter Harnabfluss,
- wiederkehrende Harnwegsinfekte,
- Hämaturie (Blut im Urin).

Die Ursachen für diese Beschwerden können harmlos sein (z. B. Steine, Prostataadenom) aber auch ernst (z. B. Blasenkarzinom). Bei der Zystoskopie muss steril gearbeitet werden. Folgende Dinge sind bereit zu legen (Bild 9):
- sterile Abdecktücher,
- sterile Tupfer,
- Gleitmittel mit Lokalanästhetikum,
- Zystoskop,
- Hautdesinfektionsmittel,
- 1 Liter lauwarmes Wasser zum Spülen.

> **Joseph Charrière** (1803–1876), franz. Instrumentenmacher
>
> **Charrière (Ch):** 1 Charriere entspricht einem äußeren Durchmesser von ⅓ mm

Der Durchmesser des Zystoskopschaftes wird in Charrière gemessen. Wird die Blase nur gespiegelt, reichen 16 bis 18 Ch, was kaum schmerzhaft ist. Wird jedoch ein Eingriff nötig, z. B. eine Gewebeprobe genommen oder ein Tumor abgetragen (Bild 10), muss für die Zange oder Elektroschlinge ein breiterer Schaft gewählt werden.

Neben dem sterilen Vorgehen ist es wichtig, dass dem Arzt während der Untersuchung immer genügend Spülflüssigkeit zur Verfügung steht. Die MFA sollte dem Patienten beruhigend beistehen, damit er sich entspannt.

1.3.2 Legen eines Blasenkatheters

Über einen dünnen Schlauch wird der Urin abgeleitet. Dafür gibt es verschiedene Gründe:
- behinderte Blasenentleerung,
- wenn ein inkontinenter Patient dauernd einnässt,
- zur Bestimmung der Restharnmenge,
- zur Gewinnung von keimfreiem Urin.

Es gibt verschiedene Kathetersysteme (Bild 11):
- Einmalkatheter zur einmaligen Verwendung,
- Dauerkatheter liegen 2 bis 3 Wochen; ein Gummiballon an der Spitze verhindert das Herausrutschen,
- Dreiwege-Katheter sind Dauerkatheter zum Spülen (z. B. bei Hämaturie).

Der übliche Dicke von Kathetern beträgt 16 bis 18 Ch.

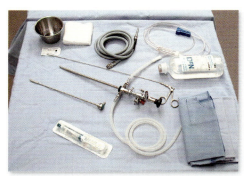

Bild 9 Für Zystoskopie vorbereiteter Tisch.

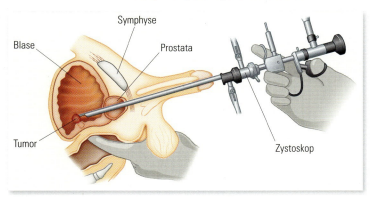

Bild 10 Ein Blasentumor wird zystoskopisch entfernt.

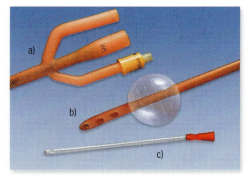

Bild 11 Kathetersysteme. a) Dreiwegekatheter, b) Ballonkatheter, c) Einmalkatheter.

Harnsystem

Ein Katheter muss unter sterilen Bedingungen gelegt werden (Bilder 12 und 13). Dazu benötigt man:

- steriles Katheterset (2 Nierenschalen, Tupfer, Pinzette, Abdecktuch, Handschuhe, Gleitmittel),
- Hautdesinfektionsmittel,
- beim Dauerkatheter: Spritze mit sterilem aqua dest., Urinbeutel.

aqua dest: destilliertes (durch Verdampfen gereinigtes) Wasser

(1) Mit 2 Tupfern werden die großen Schamlippen zum Damm hin desinfiziert.

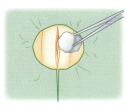

(2) Eine Hand spreizt die großen Schamlippen, dann werden mit 2 Tupfern die kleinen Schamlippen …

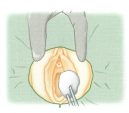

(3) und mit 1 Tupfer die Harnröhrenmündung desinfiziert.

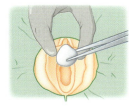

(4) Der letzte Tupfer wird in den Eingang der Vagina gelegt.

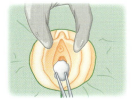

(5) Die spreizende Hand wird belassen, die andere Hand fasst den Katheter und schiebt ihn ca. 5 cm in die Harnröhre.

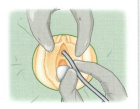

(1) Vorhaut ganz zurückschieben. Eine Hand fasst den Penis, die andere desinfiziert die Eichel.

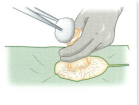

(2) Gleitgel mit Lokalanästhetikum auf die Harnröhrenmündung geben.

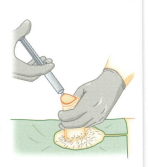

(3) Gleitgel vorsichtig in die Harnröhre spritzen.

(4) Katheter in den nach oben gestreckten Penis ca. 10 cm einführen. Dann Penis senken und weiterschieben, bis Urin abfließt.

(5) Beim Dauerkatheter den Urinbeutel anschließen. Den Ballon mit 5 bis 15 ml aqua dest. blocken, dann Katheter vorsichtig zurückziehen, bis man einen Widerstand spürt.

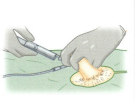

Bild 12 Legen eines Blasenkatheters bei der Frau.

Bild 13 Legen eines Blasenkatheters beim Mann.

1.3.3 Urodynamik

Die Uroflowmetrie misst die abfließende Harnmenge pro Zeiteinheit (ml / sec). Der Messplatz ist wie eine Toilette mit Durchflussmesser, bei der der Patient den Urin durch einen Trichter lässt (Bild 14). Für diese Untersuchung muss die Harnblase maximal gefüllt sein. Während der Untersuchung muss sich der Patient ungestört fühlen, sonst kann sein Harnfluss gehemmt sein. Aus dem Messergebnis lässt sich auf Verengungen der Harnröhre schließen.

Die Uroflowmetrie kann durch zusätzliche Druckmessungen mit Sonden in Harnblase und Darm ergänzt werden. Ursachen von Inkontinenz lassen sich so feststellen.

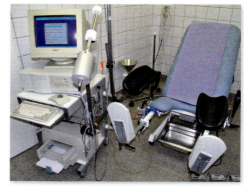

Bild 14 Uroflow-Messplatz.

1.4 Harnuntersuchungen

1.4.1 Uringewinnung

Normalerweise enthält Harn keine Krankheitserreger; der Harn eines gesunden Menschen ist steril.

Morgenurin ist der erste Urin am Tag. Dieser ist wegen der Verweildauer in der Blase über Nacht besonders konzentriert. Daher ist dieser Urin für alle Untersuchungen geeignet (Herstellung eines Sedimentes und Keimzahlbestimmung).

Mittelstrahlurin. Der Patient sollte sich vorher die Hände waschen und den Intimbereich mit Wasser reinigen. Der erste Strahl wird in die Toilette entleert. Dann wird das saubere und sterile Probengefäß mit Harn halb gefüllt, ohne die Harnentleerung zu unterbrechen. Der restliche Harn kommt wieder in die Toilette (Bild 15).

> **Clearance** (engl.): Reinigung, Klärung

Spontanurin nennt man den Urin, der ohne jegliche Vorbereitung gewonnen wird. Er ist nur für wenige Untersuchungen geeignet (z. B. Glucosenachweis, Schwangerschaftstest).

Katheterurin nimmt man, wenn man keimfreien Urin benötigt, aber der Patient z. B. bei der Gewinnung nicht mitarbeiten kann.

Blasenpunktionsurin ist besonders keimfrei. Dafür wird eine Kanüle oberhalb der Symphyse in die Harnblase gestochen.

Den Urin sollte man innerhalb von 2 bis max. 4 Stunden nach Gewinnung untersuchen. Bei längerer Lagerung werden vorhandene Zellen und Kristalle sowie die Zylinder aufgelöst und Bakterien vermehren sich.

24-Stunden-Sammelurin. Die Patienten müssen über einen Zeitraum von 24 Stunden jeden Urin in einem großen Sammelbehälter auffangen. Zu beachten ist, dass man den ersten Urin zu Beginn des Sammeltages nicht auffängt (dieser ist noch vom Vortag). Erst ab dem zweiten Urin wird gesammelt. Der erste Urin am Folgetag muss in den Sammelbehälter gegeben werden, da er noch zum Sammeltag gehört. Benötigt wird Sammelurin z. B. für die Kreatininclearance oder die Katecholaminbestimmung.

| Hände reinigen. | Urinsammelbehälter öffnen und den Deckel mit der Innenseite nach oben ablegen. | Zunächst eine kleine Urinmenge in die Toilette ablassen, anschließend den Urinsammelbehälter halb füllen, restlichen Urin in die Toilette ablassen. | Deckel auf den Urinsammelbehälter aufsetzen, ohne ihn innen zu berühren; Behälter abgeben. |

Bild 15 Gewinnung von Mittelstrahlurin.

Die Kreatininclearance wird mit einer Formel aus Körpergröße, Gewicht, Urinmenge in 24 Stunden sowie aus der Kreatininkonzentration im Urin und im Serum bestimmt. Aus dem errechneten „Klärwert" kann man auf die Nierenleistung schließen.

Katecholamine sind eine Sammelbezeichnung für die kreislaufwirksamen Hormone Adrenalin und Noradrenalin sowie deren Abbauprodukte, welche mit dem Urin ausgeschieden werden. Sie werden bestimmt, wenn man eine Hypertonie abklären will. Dem Sammelurin muss der Patient 10 ml Eisessig mit der ersten Urinportion zusetzen.

1.4.2 Labordiagnostik

Makroskopische Urinuntersuchung. Bevor man Urin mit Teststreifen und / oder das Sediment untersucht, bekommt man erste Informationen allein durch die Betrachtung des Urins. Frischer Urin hat eine gelbe Farbe, ist fast geruchlos und klar. Die in Tabelle 3 dargestellten Veränderungen sind zu erkennen.

Ausscheidungsmenge. Sammelt man über einen Tag den Urin (24-Stunden-Sammelurin), lassen sich anhand der Ausscheidungsmenge einige Aussagen über die Funktion der Nieren treffen. Normalerweise scheidet man 1500 bis 2000 ml / Tag aus, je nach Flüssigkeitsaufnahme und Funktion der Nieren.
- Anurie bezeichnet eine Tagesmenge von weniger als 100 ml. Ursachen hierfür sind Vergiftungen, Nierenversagen oder ein Tumor.
- Bei Oligurie scheidet man weniger als 400 ml / Tag aus. Ursachen sind Flüssigkeitsverlust (Erbrechen, Fieber, Durchfall) oder zu wenig Flüssigkeitszufuhr.

	Merkmale	Ursachen
Farbe	rot intensiv gelb farblos milchig	Erythrozyten Leber Diabetes mellitus bzw. Diabetes insipidus Leukozyten, Bakterien, Epithelien
Geruch	stechend süßlich nach Aceton	Bakterien Diabetes mellitus Ketonkörper
	Trübung	feste Bestandteile im Urin (Sediment herstellen!)

Tabelle 3 Veränderungen des Urins.

- Bei Polyurie scheidet man mehr als 2500 ml / Tag aus. Ursachen können sein: Diabetes mellitus, Diabetes insipidus (Mangel an dem Hormon ADH; selten) oder eine hohe Flüssigkeitsaufnahme.

Urinteststreifen. Da die heute verwendeten Teststreifen sehr zuverlässig sind, wird in den meisten Praxen nach dem Prinzip des Teststreifensiebs gearbeitet. Dies bedeutet, dass der Urin nur bei positiven Testfeldern mikroskopisch untersucht wird (z. B. Leukozyten / Erythrozyten). Manche Bakterien, Kristalle und hyaline Zylinder sowie Trichomonaden kann man mit dem Teststreifen jedoch nicht erfassen.

Die verschiedenen Testfelder sind mit Enzymen und farbigen Indikatoren beschichtet, die bei bestimmten chemischen Substanzen im Urin ihre Farbe ändern (Bild 16). Dadurch kann man diese Substanzen qualitativ und semiquantitativ nachweisen (Tabelle 4). Das ist eine schnelle, einfache und billige Untersuchung aller wichtigen chemischen und zellulären Bestandteile, die im Urin vorkommen.

> **Eisessig:** konzentrierte, wasserfreie Essigsäure
>
> Diabetes mellitus ▶ S. 379 ff.

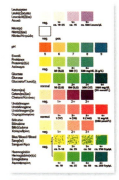

Bild 16 Teststreifen mit 10 Testfeldern.

qualitativ	semiquantitativ	quantitativ
bedeutet, dass die Substanz nachweisbar ist oder nicht, z. B. beim Schwangerschaftstest (ja = positiv, nein = negativ).	ist die Angabe einer ungefähren Menge, z. B.: wenig = +, viel = ++ und sehr viel = +++ oder ca. 10–25, ca. 75, ca. 500	wird die Menge sehr genau angegeben, z. B. Blutglucose 97 mg / dl
am Urinteststreifen: Nitrit neg. / pos.	am Urinteststreifen: Leukozyten, Eiweiß, Erythrozyten	

Tabelle 4 Genauigkeit von Testmethoden.

Organ-/ Stoffwechselstörung	Testfelder	Beurteilung
Niere und / oder ableitende Harnwege	Eiweiß	Wird ausgeschieden bei Glomerulonephritis. Nicht jede Proteinurie weist auf eine Nierenschädigung hin. Eiweiß kann man auch nach körperlicher Belastung und während der Schwangerschaft finden.
	Leukozyten	immer ein Hinweis auf eine Entzündung der Niere und ableitenden Harnwege.
	Nitrit	immer ein Hinweis auf eine bakterielle Infektion durch nitritbildende Bakterien (z. B. E. coli). Ein negatives Ergebnis schließt aber eine Infektion nicht aus, da die Verweildauer des Urins in der Blase, die Ernährung und die Uringewinnung eine Rolle spielen.
	pH-Wert	ist nahrungsabhängig. Vegetarier haben meist einen alkalischen pH-Wert, aber pH-Werte von > 8 zeigen auch eine bakterielle Infektion an.
	Erythrozyten / Hämoglobin	kann viele Ursachen haben, z. B. Steine, Menstruation, Glomerulonephritis, aber auch Tumore. Deshalb ist eine Hämaturie sorgfältig abzuklären.
Leber- und Gallenwegserkrankungen	Bilirubin	ist nachweisbar bei Leberparenchymschäden und einer Störung des Gallenabflusses.
	Urobilinogen	findet man bei gestörter Leberfunktion und erhöhtem Hämoglobinabbau (z. B. hämolytische Erkrankungen).
Kohlenhydratstoffwechsel	Glucose	findet man, wenn die Nierenschwelle (Blutzucker > 160 bis 180 mg / dl) überschritten wird; meist das erste Anzeichen eines Diabetes mellitus. Aber es gibt auch renale Glucosurien. Hier findet man Glucose im Urin, obwohl kein Diabetes mellitus vorliegt, z. B. bei Schwangerschaften oder eingeschränkter Nierenfunktion.
	Keton	wird nachgewiesen, wenn ein verstärkter Abbau von Fett erfolgt. Dies ist bei entgleistem Diabetes mellitus der Fall. Aber auch bei kohlenhydratarmer Kost und / oder Hungerzuständen findet man Keton im Urin.

Tabelle 5 Testfelder und ihre Beurteilung bei Störungen.

Die Dichte sagt aus, wie konzentriert der Urin ist. Sie ist abhängig von der Flüssigkeitsaufnahme. Tabelle 5 zeigt die Organe bzw. Stoffwechselstörungen, die überprüft werden können.

Handhabung des Teststreifens. Man entnimmt einen Teststreifen aus der Teststreifenröhre. Die Röhre muss gleich wieder verschlossen werden, da die Teststreifen licht- und feuchtigkeitsempfindlich sind. Der Teststreifen wird für 1 bis 2 Sekunden in den frischen Urin getaucht. Man muss darauf achten, dass alle Testfelder bedeckt sind und der Teststreifen nicht geknickt wird. Beim Herausnehmen streift man den Teststreifen am Becherrand seitlich ab. Dann legt man den Streifen auf den Becherrand bzw. auf ein Einmalhandtuch. Nach der Einwirkzeit von 1 bis 2 Minuten liest man jede Farbveränderung an der Röhre ab und dokumentiert das Ergebnis. Die Ergebnisse werden semiquantitativ und/oder qualitativ angegeben (Tabelle 6). Hat man zu wenig Urin, z. B. bei Kleinkindern, sollte man den Urin mithilfe einer Pipette auf die Testfelder bringen.

Urinsediment. Frischer Urin wird in einem Spitzröhrchen 3 bis 5 Minuten lang bei 1500 bis 2000 Umdrehungen / Minute zentrifugiert. Dadurch setzen sich die festen Bestandteile ab. Der Überstand wird abgegossen (dekantiert), dann wird der Bodensatz (Sediment) aufgemischt und unter dem Mikroskop mit dem 10er und 40er Objektiv betrachtet (Bild 17).

	bakterielle Nierenbecken- entzündung	Entzündung der Nieren- körperchen	Nierensteine	Diabetes mellitus	entgleister Diabetes mellitus	Leber- und Gallenwegs- erkrankungen
Dichte				1,000 g/ml	1,000 g/ml	
Leukozyten	ca. 500/µl					
Nitrit	pos.					
pH-Wert	8 bis 9					
Eiweiß	50 mg/dl	500 mg/dl				
Glucose				300 mg/dl	300 mg/dl	
Keton					++ / +++	
Urobilinogen						++ / +++
Bilirubin						++ / +++
Blut		ca. 50 Ery/µl	ca. 25 Ery/µl			

Tabelle 6 Typische Testergebnisse bei verschiedenen Erkrankungen.

Diese festen Bestandteile des Urins werden untersucht auf
- Zellen: Leukozyten, Erythrozyten, Epithelien (Platten-, Übergangs-, Nierenepithel), Tumorzellen (liegen meist in Zellverbänden);
- Harnzylinder: hyaline Zylinder, granulierte Zylinder, Leukozyten- oder Erythrozytenzylinder und Wachszylinder;
- Harnkristalle: Harnsäure-, Oxalat-, Phosphatkristalle oder Zystin-, Leucin- und Tyrosinkristalle;
- Mikroorganismen: Bakterien, Hefepilze, Trichomonaden.

Zylinder entstehen durch Eindickung von normalerweise gelöstem Eiweiß in den Nierenkanälchen. Daher sollte bei einer Proteinurie ein Sediment hergestellt und nach Zylindern gesucht werden. In der Regel sind Zylinder pathologisch, außer hyaline Zylinder: diese können auch bei Gesunden z. B. nach körperlicher Anstrengung auftreten.

Bei Männern erkennt man manchmal Samenzellen im Urin, z. B. wenn vorher ein Samenerguss stattgefunden hat.

Urinkultur. Bei Verdacht auf eine bakterielle Infektion wird eine Urinkultur angelegt. Von verschiedenen Firmen gibt es Eintauchnährböden, die einfach in der Handhabung sind. Man benötigt frischen Mittelstrahlurin, am besten

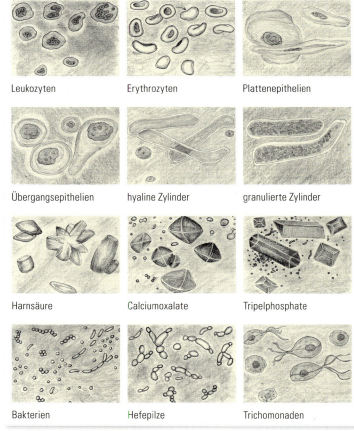

Bild 17 Mögliche feste Bestandteile des Urins.

vom Morgenurin. Steriles Arbeiten ist notwendig. Es ist darauf zu achten, dass zwar der ganze Nährboden mit Urin bedeckt wird, aber kein Urin im Behälter stehen bleibt. Danach wird der Eintauchnährboden in seine Hülle zurückgesteckt und für 24 Stunden bei 37 °C bebrütet. Dann liest man mithilfe von Musterbildern die Keimzahl ab. Bei einer Keimzahl von 10^4 (entspricht 10 000 Keimen/ml) und mehr spricht man von einer Infektion und sollte im Fachlabor eine Differenzierung des Keimes mit einem Antibiogramm durchführen lassen. Der bebrütete Eintauchnährboden gehört zur Abfallklasse C.

Antibiogramm. Mit einem Antibiogramm testet man, ob Bakterien empfindlich (sensibel) oder unempfindlich (resistent) gegen Antibiotika sind (Bild 18). Dazu lässt man Bakterien z. B. aus dem Urin eines Patienten auf einem Nährboden wachsen, auf den man Plättchen mit verschiedenen Antibiotika gelegt hat. Die Wirkung der Antibiotika lässt sich am Durchmesser des bakterienfreien Hemmhofs um die Antibiotika-Plättchen herum ablesen.

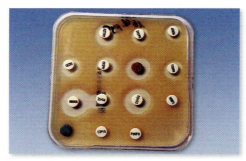

Bild 18 Antibiogramm.

Mikroalbuminnachweis. Bei Patienten mit Diabetes mellitus oder bei Hypertonikern bestimmt man einmal pro Quartal die Albuminausscheidung im Urin, da bei diesen Krankheiten als Spätfolgen Gefäßveränderungen entstehen. Albumin ist das kleinste Eiweiß. Findet man dieses im Urin, sind schon geringe Gefäßveränderungen vorhanden. Diesen Test sollte man nur mit Morgenurin durchführen. Einschränkungen sind Schwangerschaften, akute Infekte der Harnwege und Blase und körperliche Anstrengung. Auch bei einer bestehenden Proteinurie wird dieser Test nicht durchgeführt.

Der Nachweis erfolgt, indem das Mikroalbumin durch eine Antigen-Antikörperreaktion farblich sichtbar gemacht wird. Die Handhabung dieses Teststreifens (z. B. Micraltest®) unterscheidet sich von den herkömmlichen Urinteststreifen. Es ist darauf zu achten, das man zwischen die zwei schwarzen Linien, die sich auf dem Teststreifen befinden, in den Urin taucht. Man hält den Teststreifen für 5 Sekunden in den Urin. Beim Herausziehen wird der Teststreifen nicht abgestreift. Die Ablesung erfolgt wieder im Vergleich der Farbreaktion an der Teststreifenröhre. Das Ergebnis ist semiquantitativ. Von einer Mikroalbuminausscheidung spricht man erst, wenn zwei von drei Proben ein positives Ergebnis anzeigen.

2 Hormonsystem (Endokrinologie)

2.1 Kennzeichen von Hormonen

> endokrine Drüsen
> ▶ S. 115
>
> Schlüssel-Schloss-Prinzip ▶ S. 379

Hormone sind Stoffe, die im Körper gebildet werden, die meisten davon in endokrinen Hormondrüsen (Bild 19). Hormone binden sich über Rezeptoren nach dem Schlüssel-Schloss-Prinzip an ihr Zielorgan. Sie wirken in kleinsten Mengen (Mikrogramm = Millionstelgramm). Anschließend werden sie im Körper selbst wieder abgebaut.

Die meisten Hormone unterliegen einer Regulierung durch das Zwischenhirn und wirken eng zusammen mit dem vegetativen Nervensystem. Einige Hormone werden als Gewebshormone in einzelnen Zellen gebildet, die sich z. B. im Bronchialsystem oder in der Schleimhaut des Verdauungstraktes befinden. Ein Beispiel dafür ist das Histamin.

2.2 Epiphyse und Hypophyse

Die Epiphyse (Zirbeldrüse) liegt auf dem Zwischenhirn. Ihr Hormon ist das Melatonin, das an der Steuerung des Schlaf-/Wach-Rhythmus beteiligt ist.

Die Hypophyse (Hirnanhangdrüse) ist mit dem Hypophysenstiel am Boden des Zwischenhirns verankert. Sie besteht aus zwei Teilen:
- der Adenohypophyse (Hypophysenvorderlappen) und
- der Neurohypophyse (Hypophysenhinterlappen).

Die Adenohypophyse steuert als übergeordnete Drüse andere endokrine Drüsen wie die Nebennieren, die Schilddrüse, die Eierstöcke und die Hoden. Sie unterliegt ihrerseits der Regulation durch Hormone aus dem Hypothalamus (Bild 20).

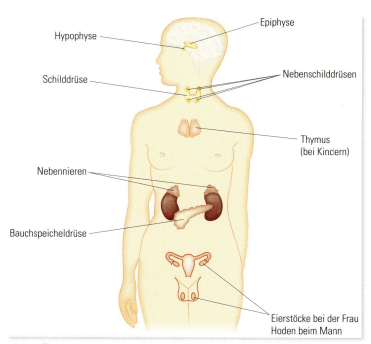

Bild 19 Übersicht über die Hormondrüsen.

Weitere Hormone der Adenohypophyse sind Prolaktin und das somatotrope Hormon. Eine Übersicht über die Hormone und ihre Wirkungen gibt Tabelle 7.

Die Neurohypophyse (Hypophysenhinterlappen) ist funktionell ein Teil des Hypothalamus. Sogenannte Neurohormone, die dort gebildet werden, wandern in die Neurohypophyse ein und werden bei Bedarf an das Blut abgegeben. Das Oxytozin ist ein wehenauslösendes Hormon, das die Geburt einleitet. Beim Stillen regt

> Hypothalamus ▶ S. 293 f.
>
> Bauchspeicheldrüse ▶ S. 362

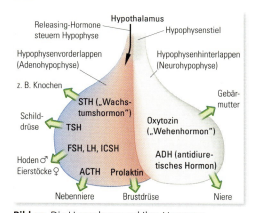

Bild 20 Die Hypophyse und ihre Hormone.

Name des Hormons	Abkürzung	Aufgaben
Adrenocorticotropes Hormon	ACTH	Regt die Nebennierenrinde zur Freisetzung der Nebennierenrindenhormone an.
Thyreoidea stimulierendes Hormon	TSH	Regt die Schilddrüse zur Freisetzung von Thyroxin an.
Follikel stimulierendes Hormon	FSH	Regt die Follikelreifung (Eireifung) im Eierstock an.
Luteinisierendes Hormon	LH	Bewirkt nach dem Eisprung die Umwandlung des Follikelrestes in den Gelbkörper.
Beim Mann: interstitialzellenstimulierendes Hormon	ICSH	Regt die Spermienbildung im Hoden an.
Prolaktin		Bewirkt die Produktion der Muttermilch in der stillenden Brust.
Somatotropes Hormon	STH	Wachstumshormon, regt in der Kindheit das Längenwachstum an.

Tabelle 7 Hormone der Adenohypophyse und ihre Wirkungen.

ADH (antidiuretisches Hormon), auch Adiuretin oder Vasopressin

es die Freisetzung der Milch aus den Milchdrüsen an. Das ADH (antidiuretisches Hormon) aus der Neurohypophyse ist an der Regulation des Wasserhaushaltes beteiligt. Es bewirkt die Rückresorption von Wasser in den Nierenkanälchen und ist damit auch an der Blutdruckregulation beteiligt.

2.3 Schilddrüse (Glandula thyreoidea)

2.3.1 Aufbau und Aufgaben

Lage und Bau. Die Schilddrüse liegt vor dem Kehlkopf. Sie besteht aus zwei Lappen, die wiederum aus vielen Drüsenläppchen aufgebaut sind.

Aufgaben. Die Schilddrüse hat zwei wichtige Aufgaben:
- Sie bildet die Hormone Trijodthyronin oder T3 und Tetrajodthyronin oder T4 (Thyroxin). Zur Bildung dieser Hormone benötigt die Schilddrüse Jod. Thyroxin wird im Körper zur Aufrechterhaltung der Körpertemperatur und aller Stoffwechselprozesse benötigt. Es kommt unter Thyroxineinfluss zu einer Beschleunigung der Stoffwechselprozesse („Einpeitscher" für den Energiehaushalt des Körpers). Beim Kind ist es notwendig für Wachstums- und Reifungsprozesse.
- Weiterhin ist die Schilddrüse über das Hormon Kalzitonin an der Regulation des Calciumspiegels im Körper beteiligt. Kalzitonin senkt den Blutcalciumspiegel (Bild 23, S. 324).

Regelkreis. Die Schilddrüsenhormone unterliegen einem Regelkreis (Bild 21). Messfühler im Körper messen ständig den Gehalt an Thyroxin und melden ihn der Hypophyse bzw. dem Hypothalamus. Bei Bedarf erfolgt die Freisetzung von Releasinghormonen (TRH) bzw. TSH aus der Hypophyse.

TSH bewirkt in der Schilddrüse eine Steigerung der Synthese von Thyroxin. Umgekehrt bewirken hohe Thyroxinspiegel eine verminderte Freigabe von TSH (negative Rückkopplung).

to release (engl.) = freisetzen

TRH = Thyreotropin releasing (freisetzendes) Hormon

TSH = Thyreoidea stimulierendes (anregendes) Hormon

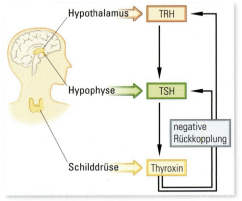

Bild 21 Schilddrüsenregelkreis.

2.3.2 Erkrankungen der Schilddrüse und ihre Behandlung

Schilddrüsenunterfunktion (Hypothyreose). Erblich bedingt oder nach Schilddrüseninfektionen, Autoimmunkrankheiten und Operationen kommt es zu einer zu geringen Freisetzung von Thyroxin, die TSH-Werte sind dabei hoch. Symptome:
- Der Patient klagt über Gewichtszunahme,
- er friert leicht,
- er ermüdet rasch (Konzentrationsstörungen),
- der Blutdruck ist eher niedrig und
- der Puls langsam,
- die Haut wirkt aufgedunsen (Myxödem).

Fatal ist die Schilddrüsenunterfunktion, wenn sie bereits im Säuglingsalter auftritt und nicht erkannt wird. Die Kinder werden minderwüchsig, die Gehirnreifung bleibt aus, was zu erheblichen Intelligenzdefekten führt (Kretinismus). Die Diagnose erfolgt durch Kontrolle der Blutwerte T3 und T4 sowie des TSH. Mittels Szintigrafie kann man die Schilddrüsenaktivität sichtbar machen (Bild 22). Die Therapie besteht in der lebenslangen Gabe des fehlenden Thyroxins.

Der Kropf (Struma). Hierbei handelt es sich um eine Vergrößerung der Schilddrüse. Der Kropf entsteht meist aufgrund eines Jodmangels in der Nahrung. Seit der Verwendung von jodiertem Speisesalz in Privathaushalten und bei der Herstellung von Nahrungsmitteln wie Brot, Wurst und Käse tritt der Kropf seltener auf. Die Patienten sind meist euthyreot, d.h., sie zeigen keine Anzeichen für eine Stoffwechselveränderung, die TSH-Werte sind jedoch hoch. Die Therapie sollte durch die Gabe von Jodtabletten oder Thyroxin erfolgen, da ein nicht behandelter Kropf bei entsprechender Größe auf die darunter liegende Luftröhre drücken kann und dann operativ entfernt werden muss (Strumektomie).

Schilddrüsenüberfunktion (Hyperthyreose). Sie entsteht infolge von Tumoren, die nicht der hormonellen Steuerung unterliegen (sogenannte autonome Adenome), oder aufgrund immunologischer Prozesse. Symptome:
- Die Patienten klagen über Gewichtsabnahme trotz guten Appetits,
- Haarausfall,
- sie schwitzen leicht und
- der Blutdruck ist erhöht,
- die Pulsfrequenz liegt häufig über 100 / min,
- in manchen Fällen tritt durch Gewebeveränderungen der Augapfel hervor (Exophthalmus, „Glotzaugen").

Die Diagnostik besteht in einer Untersuchung der Hormonwerte, dabei fallen hohe T3- / T4-Werte gegenüber erniedrigten TSH-Werten auf. Im Szintigramm zeigen sich Adenome mit verstärkter Aktivität („heiße Knoten"). Die Therapie besteht in der Blockade der Schilddrüse durch Medikamente oder – falls das nicht möglich ist – durch radioaktiv markiertes Jod (Radiojodtherapie). Autonome Adenome werden meist operativ entfernt.

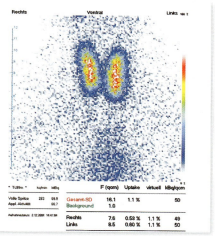

Bild 22 Szintigramm der Schilddrüse (nicht pathologisch).

Veränderung von	Hyperthyreose	Hypothyreose
Pulsfrequenz	schnell, meist über 100 / min	niedrig
Blutdruck	hoch, vor allem der systolische Wert	eher niedrig
Haut	feucht, warm	trocken und kühl, aufgedunsen
Körpergewicht	niedrig trotz guten Appetits	Übergewicht bei normaler Ernährung

Tabelle 8 Die wichtigsten Symptome der Hyper- und Hypothyreose.

2.4 Nebenschilddrüsen (Epithelkörperchen)

2.4.1 Aufbau und Aufgabe

Lage und Bau. Die paarigen Epithelkörperchen sind jeweils am oberen und unteren Rand in den Schilddrüsenlappen eingebettet (Bild 19, S. 321). Sie müssen bei einer Operation der Schilddrüse geschont werden.

Aufgabe. Die Nebenschilddrüsen produzieren das Parathormon, das als Gegenspieler des Schilddrüsenhormons Kalzitonin den Calciumspiegel im Blut erhöht, indem es
- Calcium aus dem Knochen mobilisiert,
- die Calciumresorption aus dem Darm erhöht und
- die Rückresorption von Calcium in der Niere steigert (Bild 23, S. 324).

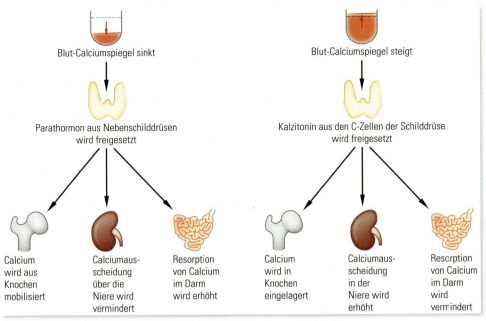

Bild 23 Calciumregulation im Körper.

2.4.2 Erkrankungen der Nebenschilddrüsen und ihre Behandlung

Unterfunktion (Hypoparathyreoidismus). Die Ursache ist häufig eine vorausgegangene Strumaoperation. Ein Ausfall des Parathormons führt zu einem Absinken des Blutcalciumspiegels und damit zu einer Übererregbarkeit des Nervensystems mit Muskelkrämpfen (Tetanie). Die Therapie besteht in einer lebenslangen Calcium- und Vitamin-D-Gabe.

Überfunktion (Hyperparathyreoidismus). Ursachen sind meist Tumore, die verstärkt Parathormon bilden. Durch Calciumverluste des Knochens kommt es zum Verlust an Knochenmasse, der erhöhte Blutcalciumspiegel führt zu Ablagerungen von Calcium in anderen Geweben, z. B. der Niere (Nierensteine). Magen-Darmbeschwerden, wie Übelkeit, Erbrechen und Obstipation, kommen dazu. Die Therapie besteht in der chirurgischen Entfernung der Tumore.

2.5 Nebennieren

2.5.1 Aufbau und Aufgaben

Lage und Bau. Die Nebennieren sitzen kappenförmig auf den beiden Nieren und gliedern sich in zwei Anteile, das Nebennierenmark und die Nebennierenrinde (Bild 24).

Aufgabe des Nebennierenmarks. In den Zellen des Nebennierenmarks werden Adrenalin und Noradrenalin produziert. Die Ausschüttung dieser Hormone erfolgt nach Stimulation des Sympathikus („Stresshormone"):

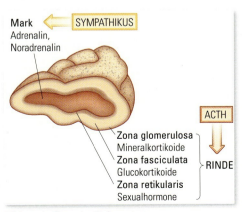

Bild 24 Aufbau der Nebenniere.

- Sie steigern den Blutdruck (v. a. Noradrenalin),
- erhöhen die Herzfrequenz,
- erhöhen den Grundumsatz sowie den Blutzucker und
- erweitern die Bronchien (Adrenalin).

Aufgaben der Nebennierenrinde. Es sind drei Schichten erkennbar, die verschiedene Hormone produzieren (Steroidhormone):
- Glukokortikoide; wichtigster Vertreter ist das Kortisol. Es fördert den Eiweiß- und Fettabbau, hebt den Blutzuckerspiegel und wird dadurch bei Stress unter dem Einfluss des ACTH aus der Hypophyse vermehrt freigesetzt. In höheren Dosen, z. B. auch als Medikament, wirkt es entzündungshemmend, antiallergisch und immunsuppressiv. Nebenwirkungen sind eine Atrophie der Haut und Osteoporose.
- Mineralokortikoide; wichtigster Vertreter ist das Aldosteron. Es ist an der Regulation des Wasserhaushaltes und damit auch der Blutdruckregulation beteiligt. Unter Aldosteron steigt die Wiederaufnahme von Wasser und Natrium in der Niere, die Kaliumausscheidung wird erhöht.
- Männliche Sexualhormone; Androgene werden von beiden Geschlechtern in geringen Mengen gebildet.

2.5.2 Erkrankungen der Nebennieren

Das Phäochromozytom ist eine Erkrankung des Nebennierenmarks. Kennzeichnend sind krisenhaft hohe Blutdruckanstiege, die z. B. zum Schlaganfall führen. Ursache ist meist ein Tumor in der Nebenniere, der – wenn möglich – operativ entfernt wird. Die Diagnose erfolgt mittels Hormonspiegelmessung in Blut und Urin sowie radiologischer Methoden.

Erkrankungen der Nebennierenrinde können die unterschiedlichen Hormongruppen betreffen (Tabelle 9).

Betroffenes Hormon	Erkrankung	Symptome	Besonderheiten
Überproduktion von Glukokortikoiden	Cushing-Syndrom	Bluthochdruck, erhöhter Blutzucker (Diabetes), Osteoporose, Stammfettsucht mit Dehnungsstreifen, Muskelschwund, gehäuft Infektionen	Symptome können auch als Nebenwirkung bei einer Behandlung mit Glukokortikoiden auftreten.
Überproduktion von Aldosteron	Conn-Syndrom	Bluthochdruck, vermehrter Durst und Polyurie, Muskelschwäche durch Kaliummangel	
verminderte Produktion von Glukokortikoiden	Morbus Addison	niedriger Blutdruck, Leistungsabfall, Übelkeit und Erbrechen, evtl. Delirien	Wird oft ausgelöst durch abruptes Absetzen einer Therapie mit Glukokortikoiden (Addison-Krise), da der körpereigene Regelkreis unterdrückt ist.

Tabelle 9 Erkrankungen der Nebennierenrinde.

3 Geschlechtsorgane

3.1 Bau und Funktion der männlichen Geschlechtsorgane

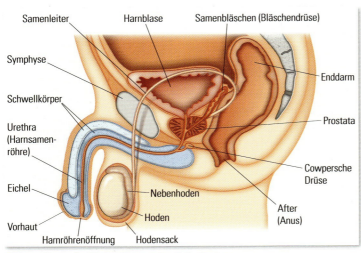

Bild 25 Längsschnitt durch das männliche Becken.

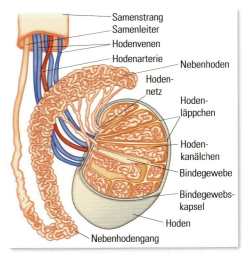

Bild 26 Aufbau von Hoden und Nebenhoden.

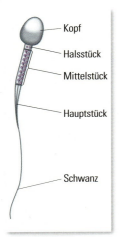

Bild 27 Bau eines Spermiums.

Fetalperiode
▶ S. 337

ICSH, LH ▶ S. 321

Meiose ▶ S. 110

Hoden. Die männlichen Keimdrüsen oder Hoden (Orchis oder Testis, Mehrzahl Testes) liegen paarig im Hodensack (Skrotum; Bild 25). Sie benötigen eine niedrigere Temperatur als diejenige im Körperinnern, daher wandern sie am Ende der Fetalperiode aus dem Becken in den Hodensack und sind dort beim reifen männlichen Neugeborenen zu ertasten.

Die Hoden bestehen jeweils aus mehreren Hodenläppchen. Diese enthalten Hodenkanälchen (Bild 26). Hier werden die Samenzellen (Spermien) gebildet (Bild 27). Dieser Vorgang findet ab der Pubertät laufend statt und dauert jeweils – d. h. von der Urkeimzelle bis zur Reifung – etwa drei Monate. Im Bindegewebe zwischen den Hodenkanälchen befinden sich die Leydigschen Zwischenzellen. Hier werden die männlichen Sexualhormone gebildet, als wichtigstes das Testosteron.

Die Spermienbildung wird hormonell gesteuert. Unter dem Einfluss des Hypophysenhormons ICSH (entspricht dem LH bei der Frau) beginnen ab der Pubertät die Spermien zu reifen. Aus einer Urkeimzelle entwickeln sich durch Reifeteilungen (Meiose) unreife Spermien, die einen einfachen Chromosomensatz besitzen.

Der Nebenhoden (Epididymis) befindet sich an der Rückseite des Hodens. Hier werden die Spermien gespeichert und erlangen durch Reifungsvorgänge ihre volle Funktionsfähigkeit.

Samenleiter (Ductus deferens). Beim Sexualakt gelangen die Spermien in den Nebenhodengang und anschließend in den Samenleiter, der eine Länge von etwa 50 cm hat. Der Samenleiter zieht von Nerven und Gefäßen begleitet als Samenstrang durch den Leistenkanal in das Becken und verläuft anschließend an der unteren Wand der Harnblase (Bild 25). Beide Samenleiter durchlaufen dann die Prostata (Vorsteherdrüse) und münden in die Harnröhre. Diese wird nun als Harnsamenröhre bezeichnet und verläuft durch den Penis. Eine Durchtrennung des Samenleiters im Hodensack führt zur Unfruchtbarkeit (Sterilisation des Mannes).

Die Samenflüssigkeit (Sperma), die beim Samenerguss herausgeschleudert wird, ist leicht alkalisch. Sie besteht aus den Spermien und den Sekreten der Geschlechtsdrüsen:
- Die Prostata liegt als einzelne Drüse unterhalb der Blase und umschließt die Harnröhre.

- Die Cowperschen Drüsen bilden ein schleimiges Sekret, das die in der Harnröhre vorhandenen Urinreste neutralisiert.
- Die Samenbläschen (Bläschendrüse) liefern den Spermien Fructose als Energiequelle.

Penis. Das männliche Glied (Penis, Phallus) gliedert sich in Schaft und Eichel (Glans penis). Es ist von einer Haut umgeben, die im Bereich der Eichel beweglich ist. Diese Vorhaut (Präputium) sollte bei der täglichen Reinigung zurückgestreift werden. Eine Vorhautverengung (Phimose) ist im ersten Lebensjahr physiologisch. Der Penisschaft umschließt die Harnsamenröhre. Er enthält Schwellkörper, in denen das Blut nach sexueller Stimulation angestaut werden kann (Drosselvenen). Es kommt dann zur Aufrichtung des Penis (Erektion). Diese Gefäßwirkung kann auch medikamentös hervorgerufen werden. Durch körperliche oder psychische Faktoren kann die Erektionsfähigkeit leiden (Impotenz).

> Phimose ▶ s. unten

> **Impotenz:** ugs. für Erektionsschwäche oder Impotentia coeundi; dagegen **Sterilität** = Zeugungsunfähigkeit, Impotentia generandi

3.2 Erkrankungen der männlichen Geschlechtsorgane und ihre Behandlung

3.2.1 Erkrankungen der Hoden

Entzündung der Hoden (Orchitis) und Nebenhoden (Epididymitis): Im Rahmen von Virusinfekten (z. B. Mumps) oder häufiger als aufsteigende Infektion über die Samenwege kann es zur Entzündung des Hodens und Nebenhodens kommen. Symptome sind einseitige Schwellung und Rötung sowie starke Schmerzen. Die Therapie besteht in einer Hochlagerung des Hodens (Hodenbänkchen), Antibiotika und abschwellenden Medikamenten (Antiphlogistika).

Die Hodentorsion ist ein absoluter Notfall, bei dem sofort reagiert werden muss. Vor allem bei Kindern und Jugendlichen kann es bei ungeschickten Bewegungen im Spiel oder Sport zu einer Drehung des Hodens um seine eigene Achse kommen. Dabei werden die Blutgefäße, die im Samenstrang verlaufen, abgeschnürt. Symptome sind plötzlich auftretende starke Schmerzen vor allem im Leistenbereich, die sich nicht beim Anheben des Hodens bessern. Der Hoden muss sofort operativ wieder in die richtige Lage gebracht und dort fixiert werden, da sonst der betroffene Hoden abstirbt und entfernt werden muss.

Hodenhochstand (Kryptorchismus). Bei manchen Jungen wandern die Hoden nicht vollständig in den Hodensack, sondern bleiben in der Bauchhöhle oder im Leistenkanal liegen. Falls es medikamentös nicht gelingt, die Hoden in den Hodensack zu bringen, werden sie operativ verlagert. Sie verlieren sonst ihre Leistungsfähigkeit und es besteht zudem ein erhöhtes Entartungsrisiko.

Hodenkrebs. Dieser Krebs ist nicht selten, er betrifft vor allem junge Männer. Die Erkrankung zeigt keine besonderen Symptome, daher gilt: jede schmerzlose Schwellung eines Hodens ist verdächtig und muss vom Arzt abgeklärt werden. Die Therapie besteht in der Entfernung des betroffenen Hodens und anschließender Chemotherapie.

3.2.2 Erkrankungen des Penis

Phimose (Vorhautverengung). Die Vorhaut kann nicht über die Eichel zurückgeschoben werden, z. B. als Folge von Entzündungen. Schmerzen beim Geschlechtsverkehr oder Probleme beim Wasserlassen können auftreten. Die Phimose stellt einen Risikofaktor für das Peniskarzinom dar, da sich das Smegma (abgeschilferte Epithelien und Drüsensekret) unter der Vorhaut bei einer Phimose nicht entfernen lässt. Die Therapie besteht in der operativen Entfernung der Vorhaut (Circumcision, Beschneidung).

Peniskarzinom. Es handelt sich um ein Karzinom, das bevorzugt im höheren Lebensalter auftritt. Die Therapie besteht in der Operation und Bestrahlung.

> **Kryptorchismus** von kryptos (gr.) = verborgen und orchis = Hoden

3.2.3 Erkrankungen der Prostata

Entzündung (Prostatitis). Durch eine Infektion der Harnwege kann sich auch die Prostata entzünden. Symptome sind dann zusätzlich zu denen des Harnwegsinfektes Rückenschmerzen oder ziehende Schmerzen im Unterbauch. Die Therapie besteht in abschwellenden Maßnahmen und bei Bedarf Antibiotika. Eine chronische Prostatitis hat oft auch psychosomatische Ursachen, sie wird dann entsprechend behandelt.

Prostatahyperplasie oder Prostataadenom. Mit zunehmendem Alter kommt es bei fast allen Männern zu einer Vermehrung des Prostatagewebes mit oder ohne Knotenbildung. Symptomatisch stehen dabei hauptsächlich Harnabflussstörungen im Vordergrund. Die Patienten berichten über einen nachlassenden Harnstrahl und häufiges Wasserlassen geringer Harnmengen. Die Blase kann nicht vollständig entleert werden (Restharnbildung); dadurch kann es zum Rückstau des Harns und zur Nierenschädigung kommen.

Eine akute Komplikation ist der Harnverhalt. Nach Aufnahme großer Flüssigkeitsmengen können die Patienten trotz prall gefüllter Blase kein Wasser mehr lassen. Dies führt zu starken Schmerzen und wird durch Katheterisierung der Harnblase beseitigt.

Die Therapie bei einer Prostatavergrößerung besteht zunächst in der Gabe von Medikamenten. Im fortgeschrittenen Stadium wird die Prostata operativ entfernt, meist durch die Harnröhre.

Prostatakrebs. Hierbei handelt es sich um den häufigsten Krebs bei älteren Männern. Da er keine spezifischen Beschwerden verursacht und deshalb nicht einfach von der gutartigen Prostatavergrößerung unterschieden werden kann, ist die Vorsorgeuntersuchung ab dem 45. Lebensjahr wichtig. Dabei wird die Prostata durch den Enddarm abgetastet. Eine Konsistenzveränderung („harter" Knoten) kann ein Hinweis auf ein Karzinom sein. Ebenso gibt es Veränderungen einzelner Blutwerte, die auf ein Karzinom hinweisen können (PSA-Test). Die Therapie ist meist operativ, aber auch Bestrahlung und Hormontherapie werden durchgeführt.

3.2.4 Störungen der Potenz

Bei sexuellen Störungen mischen sich meist körperliche und psychische Aspekte. Etwa 10 % der Fälle sind hauptsächlich psychisch bedingt, beispielsweise durch Probleme in der Partnerschaft, Angst oder Leistungsdruck. Organische Erkrankungen, die mit Erektionsstörungen einhergehen, sind unter anderem Diabetes mellitus, chronischer Alkoholmissbrauch, Herz-Kreislauf-Erkrankungen oder chronische Störungen nach durchgemachter Geschlechtskrankheit.

Sexuelle Störungen treten auch auf als Begleitsymptome bei psychischen Störungen wie Depression, Schizophrenie, Drogenabhängigkeit oder Angstkrankheit.

> **PSA** = **p**rostataspezfisches **A**ntigen

> **Erektion:** Aufrichten des Penis

3.3 Bau und Funktion der weiblichen Geschlechtsorgane

3.3.1 Äußeres Genitale (Vulva)

Schamlippen. Die großen und kleinen Schamlippen umschließen den Scheidenvorhof, in dessen oberen Teil die Harnröhre mündet (Bild 28). Im Bereich der Vulva münden viele Drüsen, die für ein feuchtes Milieu sorgen.

Der Kitzler (Klitoris) befindet sich am Verbindungspunkt der kleinen Schamlippen. Die Klitoris ist das empfindlichste Organ der Frau und stark sexuell erregbar.

Damm. Der Bereich zwischen Scheide und Mastdarmöffnung (After) wird als Damm bezeichnet. Durch die enge anatomische Beziehung von Darmausgang, Scheide und Harnröhrenöffnung können Darmbakterien leicht verschleppt werden und zu Infektionen führen (Harnröhrenentzündung, Scheidenentzündung). Unter der Geburt wird oft ein Dammschnitt durchgeführt, um den Durchtritt des kindlichen Kopfes zu erleichtern.

Geschlechtsorgane

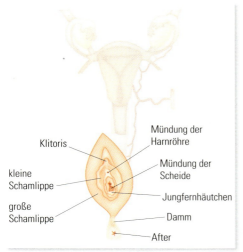

Bild 28 Aufsicht auf die Vulva.

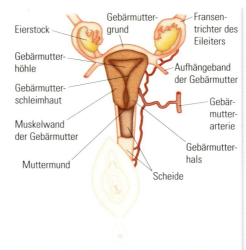

Bild 29 Eileiter, Gebärmutter und Scheide.

3.3.2 Innere Geschlechtsorgane

Die Scheide (Vagina) ist ein Muskelschlauch, der die Verbindung zwischen Gebärmutter und Vulva herstellt (Bild 29). Sie dient der körperlichen Vereinigung und als Geburtskanal für das Kind. In der Scheide der geschlechtsreifen Frau herrscht durch Milchsäurebakterien ein saures Milieu (pH-Wert 3 bis 4), das eine Besiedlung mit Infektionserregern verhindert. Unter dem Einfluss von Medikamenten (z. B. der „Pille" oder Antibiotika) oder übertriebener Hygiene (Scheidenspülungen) kann es zu pH-Verschiebungen in den neutralen Bereich kommen und dadurch zum Auftreten von (Pilz-)Infektionen. Die Scheide ist bei jungen Mädchen bis auf eine kleine Öffnung durch das Jungfernhäutchen (Hymen) verschlossen.

Gebärmutter (Uterus). Sie ist ein birnenförmiges Hohlorgan, das eingeteilt wird in Körper (Korpus uteri), Hals (Zervix uteri) und Muttermund (Portio). Die Gebärmutter liegt im kleinen Becken meist nach vorne gekippt und dabei dicht an Harnblase und Darm (Bild 30).

Das Organ weist einen dreischichtigen Wandaufbau auf:
- Die innere Schicht besteht aus Schleimhaut (Endometrium),
- die mittlere Schicht aus glatter Muskulatur (Myometrium),
- die äußere Schicht aus Bindegewebe und einem Bauchfellüberzug.

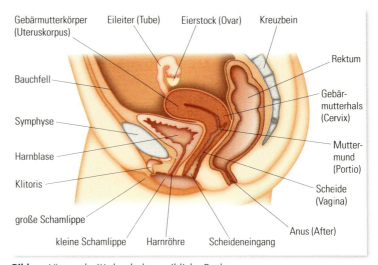

Bild 30 Längsschnitt durch das weibliche Becken.

Das Endometrium (Schleimhaut) unterliegt während der geschlechtsreifen Phase zyklischen Auf- und Abbauprozessen, die hormonell gesteuert werden (Menstruationszyklus). Eine Untersuchung der Schleimhaut im Gebärmutterhals kann durch einen Abstrich mit anschließender zytologischer Untersuchung vorgenommen werden. Hierbei können bösartige Zellveränderungen frühzeitig entdeckt werden.

Menstruationszyklus ▶ S. 330

Abstrich ▶ S. 123

Die mittlere Schicht (Myometrium) kann stark anwachsen (hypertrophieren). Am Ende der Schwangerschaft ist der Uterus von ursprünglicher Birnengröße auf mehr als Basketballgröße angewachsen. Wuchern einzelne Muskelzellen in der Gebärmutterwand, so entstehen Myome.

Die äußere Schicht besteht aus Bindegewebe und einem Bauchfellüberzug. Bänder (sogenannte Mutterbänder) befestigen die Gebärmutter im Becken (Bild 29, S. 329).

Die Eileiter (Tuba, Pl. Tuben) münden rechts und links im oberen Teil der Gebärmutter (Bild 29). Mit ihrem fransigen Trichter fangen sie die Eizelle nach dem Eisprung auf und transportieren sie aktiv durch Muskelkontraktionen und Flimmerschlag der Epithelzellen zur Gebärmutter. Im Anfangsteil des Eileiters findet die Befruchtung statt. Eine Durchtrennung der Eileiter führt zur Unfruchtbarkeit (Sterilisation).

Eierstöcke (Ovar, Pl. Ovarien). Hier werden die weiblichen Geschlechtszellen (Eizellen) gebildet. Jedes Mädchen hat schon bei der Geburt etwa 400 000 Eizellen („Urkeimzellen") als sog. Primärfollikel in jedem Eierstock. Diese Primärfollikel ruhen bis zur Pubertät. Am Beginn der Pubertät werden aus dem Hypothalamus des Zwischenhirns Releasinghormone freigesetzt, die stimulierend auf die Hypophyse wirken. Unter dem Einfluss der Hypophysenhormone beginnen dann die Eizellen zu reifen, d. h. die Reifeteilungen beginnen. Aus einem Primärfollikel entsteht dabei eine reife Eizelle, die nach dem Follikelsprung (Eisprung oder Ovulation) den Eierstock verlässt.

In den Eierstöcken werden auch die weiblichen Geschlechtshormone gebildet: Östrogene und Progesteron. Unter dem Einfluss dieser Hormone kommt es in der Pubertät zur Ausbildung der sekundären weiblichen Geschlechtsmerkmale:
- der typisch weiblichen Körperform (Verteilung des Körperfetts v.a. an Hüften und Oberschenkel),
- der weiblichen Geschlechtsbehaarung und
- dem Wachstum der Brüste.

Beide Hormone bewirken die zyklischen Umbauvorgänge in der Gebärmutterschleimhaut (weiblicher Zyklus). Unter dem Einfluss des Progesterons steigt die Körpertemperatur nach dem Eisprung um etwa ein halbes Grad an und es kommt zur Erhöhung des Körpergewichts durch Wassereinlagerung im Gewebe.

Die Östrogene haben eine positive Wirkung auf den Knochenaufbau sowie auf die Durchblutung der Schleimhäute. Nach Beendigung der Eierstocktätigkeit im Klimakterium im Alter von etwa 45 bis 55 Jahren („Wechseljahre") kommt es daher zu typischen Ausfallserscheinungen dieser Hormone, z. B. trockenen Schleimhäuten und einem Verlust an Knochenmasse (Osteoporose).

3.3.3 Weiblicher Zyklus

Die Eizellreifung und die Bildung der Geschlechtshormone unterliegen einem bestimmten zyklischen Rhythmus (Bild 31).

Der erste Zyklustag entspricht dem Beginn der Monatsblutung (Menstruation, Periode). Bis etwa zum 14. Zyklustag (variabel von ca. 7 bis 21 Tagen) reift unter dem Einfluss des Hypophysenhormons FSH eine neue Eizelle im Eierstock heran. In Zyklusmitte kommt es unter dem Einfluss von FSH und LH aus der Hypophyse zum Eisprung (Ovulation). Die Eizelle verlässt den Eierstock und wandert im Eileiter zur Gebärmutter. Sie ist dabei für etwa 24 Stunden befruchtungsfähig.

Osteoporose
▶ S. 151

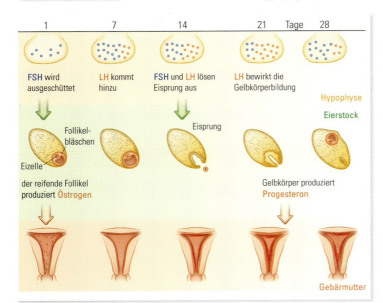

Bild 31 Schema des weiblichen Zyklus.

Unter dem Einfluss des FSH werden im reifenden Follikel des Eierstocks in der ersten Zyklushälfte Östrogene gebildet, die die Gebärmutterschleimhaut stark anwachsen lassen. Nach dem Eisprung wandelt sich der zurückbleibende Follikel unter dem Einfluss von LH zum Gelbkörper um, der das Hormon Progesteron produziert. Progesteron bewirkt, dass die Gebärmutterschleimhaut stark durchblutet und mit Nährstoffen angereichert wird. Erreicht das befruchtete Ei nach etwa 4 bis 5 Tagen die Gebärmutterhöhle, findet es optimale Bedingungen für die Einnistung. Wenn keine Befruchtung erfolgt ist, geht der Gelbkörper zugrunde, der Progesteronspiegel sinkt und die Gebärmutterschleimhaut wird mit der Periodenblutung abgestoßen. Durch ansteigende FSH-Werte im Blut beginnt der Zyklus von neuem.

Die Eierstockhormone wirken im Sinne einer negativen Rückkopplung auf die Hypophyse, d.h. sie bremsen die Ausschüttung der Hypophysenhormone FSH und LH. Da beide Hormone notwendig zur Auslösung des Eisprungs sind, kommt es bei hohen Östrogen-/Progesteronspiegeln nicht zum Eisprung. Dies geschieht in der Schwangerschaft, kann aber auch durch die Einnahme der „Pille" (Ovulationshemmer) künstlich nachgeahmt werden.

3.3.4 Weibliche Brust

Die weibliche Brust (Mamma, Pl. Mammae) gehört zu den sekundären Geschlechtsmerkmalen der Frau. Sie beginnt sich etwa ab dem 10./11. Lebensjahr unter dem Einfluss der weiblichen Geschlechtshormone zu entwickeln. Die reife Brust der erwachsenen Frau besteht aus den Milchdrüsen, deren Ausführungsgänge auf der Brustwarze münden, und einer unterschiedlichen Menge an Fett- und Bindegewebe (Bilder 32 und 33). Unter dem Einfluss des Hypophysenhormons Prolactin wird in der Brust nach der Geburt die Muttermilch produziert und mithilfe eines zweiten Hormons, Oxytozin, abgegeben.

> **Menarche:** erste Monatsblutung, Beginn der Geschlechtsreife
>
> **Menopause:** letzte Monatsblutung

Pille ▶ S. 334

FSH, LH ▶ S. 321

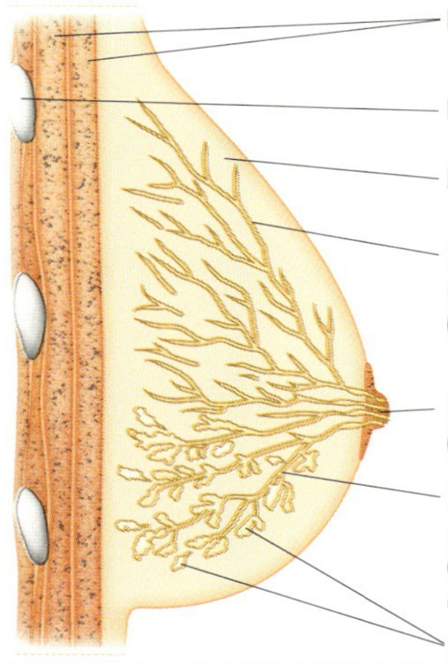

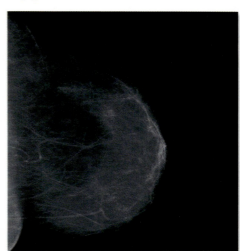

Bild 32 Weibliche Brust.

Bild 33 Röntgenbild einer gesunden Brust.

3.4 Erkrankungen der weiblichen Geschlechtsorgane und ihre Behandlung

3.4.1 Erkrankungen des äußeren Genitale

Vulvitis (Entzündung der Vulva). Durch verschiedene Erreger kann es zur Entzündung der Haut und Schleimhäute im Bereich der Vulva kommen. Es besteht meist starker Juckreiz, oft kombiniert mit einer Harnröhren- oder Scheidenentzündung. Ursache kann falsche Hygiene sein, v. a. bei Pilzinfektionen. Allerdings können auch beim Geschlechtsverkehr übertragene Erreger zu einer Vulvitis führen. Die Therapie besteht in einer Aufklärung der Patientin über die Hygiene und die Bekämpfung der Infektion.

Abszesse. Die Ausführungsgänge der Drüsen, die im Bereich des Scheidenvorhofs münden, können verlegt sein. Durch Sekretstau und Entzündung kann es zu einem schmerzhaften (Bartholinischen) Abszess kommen. Dieser muss chirurgisch behandelt werden

3.4.2 Erkrankungen von Gebärmutter und Adnexe

Uterusmyome sind gutartige Wucherungen der Gebärmuttermuskulatur, die sich während der geschlechtsreifen Phase der Frau bilden können. Sie kommen häufig vor und können starke Periodenblutungen oder auch Unfruchtbarkeit verursachen. Die Therapie besteht in der Gabe von Hormonen. Bei größeren Beschwerden und wenn kein Kinderwunsch mehr besteht, wird die Gebärmutter operativ entfernt.

Gebärmutterhalskrebs (Cervix-Ca) tritt besonders bei jungen Frauen zwischen dem 20. und 40. Lebensjahr auf. Da er keine Frühsymptome verursacht, ist die Vorsorgeuntersuchung einmal im Jahr notwendig, um den Krebs frühzeitig zu entdecken. Dann sind auch die Heilungschancen gut; eventuell kann durch eine Entfernung des veränderten Gewebes (Konisation) die Gebärmutter belassen werden. Im fortgeschrittenen Stadium muss sie jedoch entfernt und anschließend eine Strahlentherapie durchgeführt werden. Risikofaktoren sind frühzeitiger Geschlechtsverkehr mit häufig wechselnden Sexualpartnern, Infektion mit bestimmten Warzenviren und Rauchen.

Gebärmutterschleimhautkrebs (Endometrium-Ca) ist ein Krebs bei älteren Frauen nach den Wechseljahren. Ein Symptom können wiedereinsetzende Blutungen nach der Menopause sein. Die Diagnose erfolgt durch histologische Untersuchung des Schleimhautgewebes nach Ausschabung (Abrasio) der Gebärmutter. Therapeutisch werden Gebärmutter und Adnexe entfernt. Risikofaktoren sind Fettsucht und Diabetes mellitus.

Gebärmutter- und Scheidensenkung (Descensus uteri). Nach mehreren Geburten, durch starke körperliche Belastung und infolge einer Bindegewebsschwäche kann es zum Absenken der Gebärmutter und der Scheidenwand kommen. Die Gebärmutter kann dabei unter Umständen vollständig durch die Scheide vorfallen. Frühsymptom ist die sog. Stressinkontinenz, also der unwillkürliche Abgang von Harn beim Niesen, Husten oder Lachen; Probleme bei der Stuhlentleerung können ebenfalls auftreten. Die Therapie besteht in der Entfernung der Gebärmutter und plastischer Anhebung des Beckenbodens bzw. Blasenhalses. Prophylaktisch sollten Frauen vor allem nach der Geburt Beckenbodengymnastik machen.

Adnexitis (Entzündung von Eileiter und Eierstöcken) ist bei Frauen in der geschlechtsreifen Phase nicht selten. Der Infektionsweg erfolgt meist aufsteigend über eine Scheidenentzündung, es ist aber auch eine Infektion über das Blut möglich. Hauptverursacher sind Chlamydien. Eine unbehandelte Entzündung kann zu Eileiterverklebungen mit nachfolgender Sterilität führen. Symptome sind starke Unterbauchschmerzen und Fieber, ähnlich wie bei einer Appendizitis. Zur Therapie werden Antibiotika und entzündungshemmende Medikamente (Antiphlogistika) verordnet.

> Wichtigste Differenzialdiagnosen rechtsseitiger Unterbauchschmerzen bei jungen Frauen sind Appendizitis und Adnexitis.

Eierstockkrebs (Ovarial-Ca) tritt meist im mittleren und späteren Lebensalter auf. Er verursacht keine Frühsymptome und wird oft erst sehr spät mittels Ultraschall entdeckt oder durch bereits bestehenden Aszites. Er hat deshalb eine sehr schlechte Prognose. Einen gewissen Schutz vor dieser Krebserkrankung stellt die Einnahme von Ovulationshemmern dar, da diese die Eierstöcke „ruhigstellen". Therapeutisch versucht man den Tumor zu entfernen, eine Chemotherapie schließt sich an.

Endometriose. Aus unbekannten Gründen treten Inseln von Gebärmutterschleimhaut im Becken oder – seltener – im gesamten Bauchraum auf. Symptome sind zyklusabhängige Schmerzen, weil sich auch diese Schleimhaut zyklisch auf- und abbaut, und die Bildung von Blutzysten an den Eierstöcken. Die Endometriose ist eine häufige Ursache für die Sterilität. Die Diagnose erfolgt durch Bauchspiegelung (Laparoskopie), die Behandlung hormonell.

Adnexe: Anhangsgebilde; hier Eileiter und Eierstöcke

Chlamydien ▶ S. 346

Appendizitis ▶ S. 368

Warzenviren ▶ S. 346

Aszites: Bauchwassersucht, Ansammlung von Flüssigkeit in der Bauchhöhle

Laparoskopie ▶ S. 166

3.4.3 Erkrankungen der weiblichen Brust

Brustkrebs (Mamma-Ca) ist der häufigste Krebs der Frau überhaupt und er nimmt weiterhin zu. Die Ursachen sind vielfältig:
- familiäre Häufung („Brustkrebsgen"),
- fettreiche Ernährung,
- Alkoholkonsum,
- die Einnahme weiblicher Sexualhormone (evtl. auch die „Pille") sowie
- das Rauchen.

Frühsymptome gibt es nicht. Die meisten Frauen entdecken den einseitigen, meist derben Knoten in der Brust durch Abtasten selbst oder der Frauenarzt bei der Krebsfrüherkennungsuntersuchung.

Weitere verdächtige Symptome (bis zum Beweis des Gegenteils) sind
- Asymmetrie der Brüste,
- unterschiedliches Verhalten der Brüste beim Heben der Arme,
- Sekretaustritt aus der Brustwarze,
- Einziehung der Haut und/oder der Brustwarze,
- ekzemähnliche Hautveränderungen insbesondere um die Brustwarze herum.

Ist der Krebs noch klein, so kann oft brusterhaltend operiert werden, eine Nachbestrahlung der Brust ist in diesem Fall jedoch notwendig. Vor allem bei jüngeren Patientinnen wird in den meisten Fällen eine zusätzliche Chemotherapie durchgeführt. Bei manchen Patientinnen kann auch eine Hormontherapie angebracht sein. Die Prognose ist bei dieser Krebsart immer ungewiss, da auch nach Jahren noch Metastasen auftreten können.

Mastopathie. Bei der Mastopathie treten meist in beiden Brüsten zyklusabhängige Veränderungen auf, z. B. Verhärtungen des Brustgewebes.

Die Brustdrüsenentzündung (Mastitis) ist meist eine Erkrankung bei stillenden Frauen. Durch kleinste „Risse" im Bereich der Brustwarze kommt es zur Infektion der Milchdrüsen, evtl. mit anschließender Abszessbildung. Außerhalb der Stillzeit ist die Mastitis selten; außer beim Piercing der Brustwarze. Symptome sind eine rote, schmerzende Brust und Fieber, bei stillenden Frauen häufig mit einem Milchstau verbunden. Die Therapie besteht in der Gabe von Antibiotika, Medikamenten zur Hemmung der Milchproduktion und äußerlichen kühlenden Umschlägen. Falls sich ein Abszess entwickelt, ist eine chirurgische Behandlung notwendig

> Krebsfrüherkennungsuntersuchung ▶ S. 425
>
> **mastos** (gr) = Brust, **pathie** (gr.) = Leiden

3.5 Empfängnisregelung

3.5.1 Pearl-Index

Der Pearl-Index bezeichnet die Zahl der Schwangerschaften, die in einem Jahr auftreten, wenn 100 Frauen im gebärfähigen Alter die gleiche Empfängnisverhütungsmethode anwenden. Ohne Verhütungsmaßnahmen beträgt der Pearl-Index 85–90.

3.5.2 Empfängnisverhütung

„Natürliche" Methoden. Diese Methoden sind vor allem dann geeignet, wenn die Frau über die zyklischen Veränderungen durch Selbstbeobachtung ihres Körpers genau Bescheid weiß und bereit ist, an den fruchtbaren Tagen auf Geschlechtsverkehr zu verzichten. Da der Körper keine Maschine ist, sondern sich in einem sensiblen Gleichgewicht befindet, sind diese Methoden wenig zuverlässig und daher nicht geeignet, wenn ein absolut sicherer Schutz benötigt wird. Jedoch sind sie zur Planung von Abständen zwischen zwei Schwangerschaften gut einsetzbar.

Zu diesen Methoden gehört das Messen der Basaltemperatur. Hierbei wird jeden Morgen vor dem Aufstehen die Körpertemperatur gemessen, um den Zeitpunkt der Ovulation zu erkennen. Wenn die Temperatur um etwa 0,5 °C ansteigt und erhöht bleibt, so kann man von einem stattgefundenen Eisprung ausgehen. Ab dem 3. Tag nach der Temperaturerhöhung ist die Frau nicht mehr empfängnisfähig.

Diese Methode kann mit der Schleimstrukturmethode kombiniert werden. Dabei muss die Frau den Schleim vom Gebärmutterhals entnehmen und selbst untersuchen. Wenn der Schleim spinnbar wird, d. h. wenn er sich zwischen zwei Fingern zu einem Faden ausziehen lässt, ist dies die fruchtbare Zeit um den Eisprung; durch diesen Schleim können die Spermien gut passieren. Nach dem Eisprung wird der Schleim zähflüssig und ist nicht mehr spinnbar; damit stellt er ein Passagehindernis für die Spermien dar.

Die Rechenmethode nach Knaus-Ogino, bei der versucht wurde, durch Berechnung in etwa den Ovulationstermin abzuschätzen, ist wegen ihrer Unzuverlässigkeit nicht mehr gebräuchlich.

Die natürlichen Methoden können mit Hormonuntersuchungen im Urin, die die Frau mit Teststreifen selbst durchführt, sicherer gemacht werden. Diese Messungen sind jedoch recht teuer.

Barrieremethoden. Sie sollen das Zusammentreffen von Eizelle und Samenfaden verhindern. Am bekanntesten ist das Kondom für den Mann, das vor dem Geschlechtsakt über den Penis gestülpt wird und damit auch vor Infektionen (Hepatitis, AIDS) schützt. Beim Gebrauch von qualitativ hochwertigen und sachgemäß aufbewahrten Kondomen ist der Schutz relativ sicher. Reißt ein Kondom, kann als Notfallmaßnahme vor dem Eintreten einer Schwangerschaft auf die „Pille danach" zurückgegriffen werden. Als Schutz vor einer AIDS-Erkrankung muss sofort der Arzt aufgesucht werden, der über eine prophylaktische Therapie entscheidet. Weitere, weniger gebräuchliche Barrieremethoden für die Frau sind das Diaphragma und die Portiokappe sowie das Kondom für die Frau. Sie werden meist in Verbindung mit chemischen, spermienabtötenden Mitteln (Salben oder Zäpfchen) benutzt.

Häufig angewendet wird die sog. „Spirale", das Intrauterinpessar (IUP), das in der Gebärmutter Kupferionen freisetzt, die die Beweglichkeit der Spermien einschränken und verhindern, dass sich ein befruchtetes Ei einnisten kann. Es wird vom Gynäkologen während der Menstruation eingesetzt und bleibt dort für etwa drei Jahre liegen. Da es häufiger zu Entzündungen der Eileiter und nachfolgenden Eileiterschwangerschaften kommen kann, ist dieses Pessar für junge Frauen, die noch Kinder bekommen wollen, eher ungeeignet.

Hormonelle Methoden. Am bekanntesten ist die „Pille", die aus einer Kombination eines Östrogens mit einem Gestagen besteht, und ein Ovulationshemmer ist, d. h. durch die negative Rückkopplung kommt es zur Unterdrückung der Hypophysenfunktion und ein Eisprung wird verhindert. Die Pille ist das sicherste umkehrbare Verfahren der Empfängnisverhütung. Es gibt sie in verschiedenen Zusammensetzungen, die dem Arzt eine passende Auswahl für die jeweilige Patientin ermöglicht. Nebenwirkungen der Pille sind
- eine schwächere Periodenblutung,
- ein verbessertes Hautbild (wichtig bei Aknepatientinnen),
- ein erhöhtes Risiko für arterielle und venöse Thrombosen. Bei entsprechender Vorbelastung – familiär oder durch Vorerkrankungen – wird unter Umständen von einer Verordnung der Pille abgesehen.

Auch Rauchen ist ungünstig, da es das Risiko für Thrombosen ebenfalls erhöht.

> **umkehrbare (reversible) Verfahren** im Gegensatz zu den irreversiblen (nicht umkehrbaren) Verfahren der Sterilisation

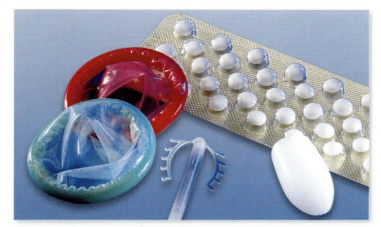

Bild 34 Verhütungsmittel (Übersicht).

Eine geringere Zuverlässigkeit besteht, wenn die Patientin gleichzeitig Brechdurchfall hat (dann ist die sichere Resorption des Medikamentes nicht mehr gewährleistet) oder bei der Einnahme bestimmter anderer Medikamente (z. B. Antibiotika). In diesen Fällen müssen zusätzlich andere, nicht hormonelle Methoden der Empfängnisverhütung angewandt werden.

Ein anderes Wirkprinzip hat die „Minipille". Ihr Wirkstoff ist ein Gestagen, das bewirkt, dass sich der Schleimpfropf im Gebärmutterhals verdickt und die Beweglichkeit der Eizelle und damit der Eitransport in den Eileitern vermindert wird. Sie ist nicht so sicher wie die Pille und muss sehr pünktlich eingenommen werden. Als Nebenwirkung treten häufig Zwischenblutungen auf.

Eine Kombination aus Minipille und Intrauterinpessar stellt die Hormonspirale dar, die seit einigen Jahren auf dem Markt ist. Sie hat nicht die üblichen Nebenwirkungen der Spirale, bietet einen sicheren Schutz für 5 Jahre und ist daher auch für jüngere Frauen geeignet. Die niedrigen Dosen an Gestagenen, die hier freigesetzt werden, führen bei einigen Frauen dazu, dass die Periodenblutung ausbleibt.

Die „Dreimonatsspritze" enthält ebenfalls Gestagene, aber in hoher Dosierung. Sie ist weniger gebräuchlich, da Nebenwirkungen wie Übelkeit verstärkt auftreten können. Neuere hormonelle Verhütungsmittel sind ein gestagenhaltiges Stäbchen, das unter die Haut des Oberarms platziert wird und dort regelmäßig geringe Mengen des Hormons freigibt, und ein Vaginalring, der vor den Muttermund platziert wird und ebenfalls Hormone freisetzt. Dieser muss allerdings nach jeder Periodenblutung neu eingesetzt werden. Eine weitere neuere Applikationsart für hormonelle Verhütungsmittel: man klebt ein Pflaster auf die Haut und bewirkt so eine sichere Aufnahme der Wirkstoffe.

3.5.3 Ursachen, Diagnostik und Therapie weiblicher und männlicher Unfruchtbarkeit

Bei der Frau kann eine Störung im hormonellen Regelkreis dazu führen, dass entweder kein Eisprung stattfindet oder der Gelbkörper seine Funktion zu früh einstellt, sodass eine befruchtete Eizelle abgestoßen wird. Zur Diagnose werden Hormonwerte im Blut untersucht und die Frau aufgefordert die Basaltemperatur zu messen.

Es kommt auch häufig vor, dass die Eileiter nach Entzündungen oder einer Endometriose verklebt sind. Dies verhindert das Zusammentreffen von Eizelle und Samenzelle. Es kommt nicht zur Befruchtung oder falls doch, kann die Eizelle im Eileiter „hängen" bleiben und es folgt eine Eileiterschwangerschaft, die lebensbedrohlich ist. Die Diagnose erfolgt mittels Ultraschalluntersuchung und Bauchspiegelung.

Weiterhin gibt es psychosomatische Ursachen, z. B. seelische Belastungen, oder auch Fehlbildungen des Genitales, die zur Unfruchtbarkeit führen können.

Folgende Begriffe werden bei der Unfruchtbarkeit der Frau unterschieden:
- Sterilität: Bei der Frau kommt es nicht zur Befruchtung und Einnistung eines Keimes.
- Infertilität: Bei der Frau kommt es nach der Einnistung nicht zum Austragen der Schwangerschaft, d. h., sie endet mit einer Fehlgeburt.

Beim Mann ist die Samenqualität vermindert. Umweltgifte (z. B. Rauchen) spielen dabei eine wichtige Rolle oder auch vorausgegangene Infektionen (z. B. Mumps). In einem Spermiogramm, das beim Urologen oder Dermatologen begutachtet wird, werden die Anzahl und die Funktionsfähigkeit der Spermien untersucht. Zeigt ein Befund eine verminderte Zeugungsfähigkeit an, kann versucht werden mithilfe von Medikamenten die Qualität der Spermien zu verbessern. Ist der Samentransport im Samenleiter behindert, hilft nur eine mikrochirurgische Therapie. Psychosomatische Ursachen spielen auch beim Mann eine wichtige Rolle.

> Endometriose
> ▶ S. 332

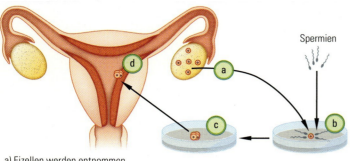

a) Eizellen werden entnommen,
b) im Reagenzglas werden Spermien dazugegeben,
c) die befruchtete Eizelle wird nach den ersten Teilungsstadien in die Gebärmutter gespült und
d) nistet sich in der Schleimhaut ein.

Bild 35 In-vitro-Fertilisation.

Künstliche Befruchtung (IVF). Wenn bei der Frau die Eileiter verklebt sind, werden ihr nach hormoneller Stimulation Eizellen aus dem Eierstock entnommen und im Labor mit dem Samen ihres Mannes zusammengebracht, um so eine Befruchtung außerhalb des Körpers zu erreichen. Ist die Qualität der Spermien herabgesetzt, kann eine funktionsfähige Samenzelle direkt in die Eizelle gespritzt werden (intrazytoplasmatische Spermieninjektion = ICSI). Die sich entwickelnden Embryonen werden anschließend mittels Katheter in die Gebärmutter gespült und dann hofft man, dass sie sich dort weiter entwickeln (Bild 35).

IVF = In-vitro-Fertilisation; Befruchtung im Reagenzglas

4 Schwangerschaft, Geburt und Wochenbett

4.1 Schwangerschaft

4.1.1 Embryonal- und Fetalperiode

Embryo: Ungeborenes bis zum Abschluss des 3. Monats

Befruchtung bis Einnistung. Nach der Befruchtung im Eileiter teilt sich die Eizelle auf ihrem Weg zur Gebärmutter fortlaufend (Bild 36). Wenn sich nach der ersten Teilung die beiden Hälften vollständig trennen, so entwickeln sich zwei unabhängige Individuen, die genetisch völlig gleich sind: eineiige Zwillinge. Kommt es zu mehreren gleichzeitigen Eisprüngen, so können mehrere Eizellen befruchtet werden: Es entstehen zweieiige Zwillinge bzw. Mehrlinge.

Mit weiteren Teilungen differenzieren sich die Zellen. Wenn die Eizelle die Gebärmutter erreicht, nennt man sie Maulbeerkeim (Morula), da sie aus vielen Zellen besteht, die dieser Frucht ähnlich sind. Anschließend entwickelt sich der Blasenkeim (Blastozyste), bei dem ein Teil der Zellen eine Außenhaut bildet und im Inneren ein Zellhaufen, die Keimscheibe, entsteht. Die äußeren Zellen beginnen etwa am 5.–6. Tag nach der Befruchtung wuchernd in die Gebärmutterschleimhaut einzuwachsen. Sie bilden dabei mit den mütterlichen Schleimhautzellen den Mutterkuchen (Plazenta), der den Embryo während der Schwangerschaft ernährt. Es ist die einzige Situation, bei der fremdes Gewebe (Embryo) von eigenem (mütterlichem) Gewebe toleriert und nicht sofort abgestoßen wird.

Die inneren Zellen bilden die Hüllschicht um die Keimscheibe, die Fruchtblase (das Amnion). Aus der Keimscheibe selbst entsteht der Embryo. Hier differenzieren sich zunächst die drei Keimblätter, Ektoderm, Mesoderm und Entoderm, aus denen sich anschließend die Organe bilden.

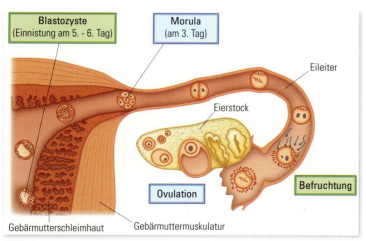

Bild 36 Die erste Entwicklungswoche.

Schwangerschaft, Geburt und Wochenbett

Von der Einnistung bis zur 12. Woche. Die Einnistung (Nidation) ist etwa eine Woche nach der Befruchtung abgeschlossen. In dieser Zeit gilt das „Alles-oder-Nichts-Gesetz", d.h. beim Auftreten von Störungen stirbt der Keim entweder ab oder entwickelt sich völlig unbeschadet weiter.

Störungen, die nach der 3. Schwangerschaftswoche den Embryo über das mütterliche Blut erreichen, führen je nach Zeitpunkt zu unterschiedlichen Missbildungen. Die Embryonalzeit ist die Zeit der Bildung der Organe, wobei jedes Organ seine empfindliche Zeitspanne hat, in der seine Entwicklung nachhaltig gestört werden kann. Bekannt wurde dies durch das „Gregg-Syndrom", bei dem die Neugeborenen blind, taub und mit Herzfehlern auf die Welt kommen, weil sich ihre Mütter in der Frühschwangerschaft (hier etwa 5.–7. Woche) mit dem Rötelnvirus infiziert haben.

Ebenso können Medikamente, die in dieser Phase der Schwangerschaft eingenommen werden, zu schwersten Missbildungen führen. Ein bekanntes Beispiel ist die Thalidomid-(„Contergan"-)Katastrophe: Anfang der 60er Jahre des 20. Jahrhunderts wurden Babys mit extrem verkürzten Armen und Beinen geboren, weil ihre Mütter ein frei verkäufliches Schlafmittel eingenommen hatten.

Feststellung der Schwangerschaft. Die Frau merkt meist durch das Ausbleiben der Menstruationsblutung, dass eine Schwangerschaft eingetreten ist. Der Embryo ist zu diesem Zeitpunkt etwa 14 Tage alt. Hormone verhindern ein Absterben des Gelbkörpers und bewirken, dass der Progesteronspiegel hoch bleibt und die Regelblutung nicht eintritt. Der Nachweis eines bestimmten Hormons, des β-HCG (humanes Choriongonadotropin), im Blut und Urin der Mutter dient als Schwangerschaftstest. Diesen kann die Frau selbst machen oder in der Arztpraxis durchführen lassen. Bei diesem ersten Arztbesuch wird mittels Ultraschall auch der Sitz der Schwangerschaft überprüft. Eine regelwidrige Anlage der Schwangerschaft, z.B. im Eileiter, kann lebensbedrohliche Folgen haben und muss behandelt werden. Ebenso kann man bereits ab der 6. Schwangerschaftswoche das Herz des Embryos schlagen sehen zum Beweis der Vitalität des Ungeborenen.

Alle Befunde werden im Mutterpass eingetragen, den die Frau immer bei sich tragen sollte (Bild 39, S. 338). Nach der sog. Nägele-Regel kann der voraussichtliche Geburtstermin berechnet werden: 1. Tag der letzten Regelblutung minus 3 Monate plus 7 Tage plus 1 Jahr ergibt den Geburtstermin. Beispiel: letzte Regel am 21.07. ergibt den voraussichtlichen Geburtstermin 28.04. des folgenden Jahres.

Die Frau merkt im Allgemeinen in diesen ersten 12 Wochen, dass ihr Körper sich auf die Schwangerschaft umstellen muss. Anzeichen dafür können morgendliche Übelkeit bis zum Erbrechen sein oder Brustspannen und Stimmungsschwankungen.

Fetalperiode (13.–40. SSW). Die Zeit der Organbildung ist weitgehend abgeschlossen. Nun finden hauptsächlich Wachstums- und Reifungsprozesse statt. Vor allem das Gehirn entwickelt und differenziert sich. Schädigungen in dieser Zeit betreffen daher häufig die Gehirn-

> **Fetus:** Ungeborenes vom 4. Monat bis zur Geburt

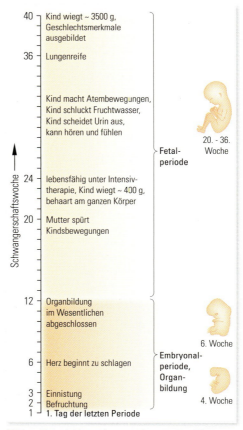

Bild 37 Entwicklung des ungeborenen Kindes.

Toxoplasmose
▶ S. 76

Frühgeburt ▶ S. 342

entwicklung und führen zu geistigen Defekten. Ein Beispiel dafür ist die Toxoplasmose: Infizieren sich die Mutter zum jetzigen Zeitpunkt und nachfolgend der Fetus, so kann dies zur Früh- und Fehlgeburt, aber auch zu Sehschäden und geistiger Behinderung des Kindes führen. Ebenso ist mütterlicher Alkoholkonsum unter Umständen fatal für das Ungeborene. Auch hier kommt es zu Entwicklungsverzögerungen und zu einem nicht wiedergutzumachenden Verlust an Intelligenz.

Das Ungeborene nimmt an Größe und Gewicht zu, die Gebärmutter erreicht ca. in der 20. Woche die Höhe des Bauchnabels. Etwa ab diesem Zeitpunkt sind die Bewegungen des Kindes für die Mutter deutlich spürbar. Gegen Ende der Schwangerschaft übt das Kind das Atmen, indem es Atembewegungen ausführt, es scheidet Harn in das Fruchtwasser aus, der allerdings noch nicht konzentriert ist, und trinkt das Fruchtwasser. Es ist sehr bewegungsfreudig, hat aber auch Ruhephasen; es kann hören und fühlen.

Lebensfähig ist ein Kind außerhalb des Mutterleibes etwa ab der 23. Schwangerschaftswoche. Diese extrem Frühgeborenen haben jedoch erhebliche Anpassungsschwierigkeiten an das Leben außerhalb des Mutterleibes; vor allem die Lunge ist noch nicht ausgereift (Atemnotsyndrom). Überleben diese Kinder, so sind oft Folgeschäden zu befürchten (körperliche und geistige Behinderungen).

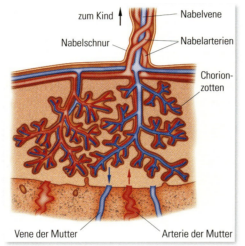
Bild 38 Bau der Plazenta.

Plazenta (Mutterkuchen). Mütterlicher und kindlicher Kreislauf sind zwar streng getrennt, treten aber im Mutterkuchen in so engen Kontakt, dass der Stoffaustausch durch Diffusion erfolgen kann (Bild 38). Es kommt dabei nicht zur Vermischung von mütterlichem und kindlichem Blut (Plazentaschranke). Jedoch können Viren, Medikamente, Alkohol oder Antikörper diese Barriere überwinden und das Ungeborene schädigen.

Die Plazenta versorgt das Ungeborene mit Nährstoffen und Sauerstoff und nimmt aus dem kindlichen Blut Kohlendioxid und Abfallstoffe auf. Die Plazenta produziert Hormone (Östrogene und Gestagene) mit der Aufgabe die Schwangerschaft zu erhalten.

Die enge Verbindung zwischen mütterlichem und kindlichem Kreislauf hat zur Folge, dass bei Blutungen aus der Plazenta beide gefährdet sind; Mutter und Kind können verbluten.

4.1.2 Mutterschaftsvorsorgeuntersuchungen

In Deutschland gibt es 10 Vorsorgetermine, die die Schwangere bei ihrem Frauenarzt wahrnehmen sollte, um die Chance auf einen problemlosen Verlauf der Schwangerschaft und ein gesundes Kind zu erhöhen. Die durchgeführten Untersuchungen werden im Mutterpass dokumentiert (Bild 39).

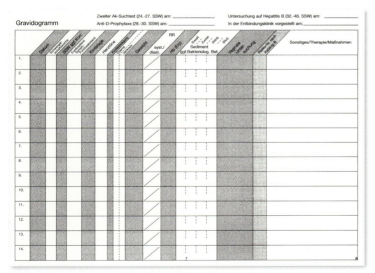
Bild 39 Auszug aus dem Mutterpass (Gravidogramm).

Schwangerschaft, Geburt und Wochenbett

Untersuchungen auf Infektionserkrankungen. Beim ersten Termin wird außer der Feststellung der Schwangerschaft auch das Blut untersucht: auf Antikörper gegen Syphilis, Röteln und – mit Einverständnis der Schwangeren – auch auf HIV (Tabelle 10).

Syphilis war früher eine häufige Geschlechtskrankheit, die zurzeit wieder zunimmt. Sie führt zu typischen Missbildungen beim Kind und sollte daher, falls die Schwangere daran erkrankt ist, erkannt und behandelt werden. Röteln und Toxoplasmose können ebenfalls zu Missbildungen führen; bei einer Rötelninfektion kann man mit einer passiven Immunisierung eine Erkrankung meist verhindern. Eine Hepatitis B- oder HIV-Infektion der Schwangeren bedeuten eine Infektionsgefährdung unter der Geburt für das Kind. Im Falle der Hepatitis B wird man das Kind nach der Geburt simultan impfen, um es zu schützen; bei einer HIV-Infektion der Schwangeren wird man die Schnittentbindung erwägen, da hierbei das Infektionsrisiko für das Kind am geringsten ist (unter 10 %).

Anamnese. Vorerkrankungen und andere Risikofaktoren werden in der Anamnese erhoben. Bestimmte Erkrankungen, z. B. der mütterliche Diabetes mellitus, sind mit einem erhöhten Missbildungsrisiko für das Kind verbunden. Auch jede Medikamenteneinnahme wird wegen des eventuellen Missbildungsrisikos erfasst.

Blutgruppenbestimmung und ein Antikörpersuchtest werden durchgeführt. Bei rhesusnegativen Schwangeren wird bei besonderem Risiko (z. B. Blutungen in der Schwangerschaft) sofort, sonst in der 26.–28. SSW eine „Anti-D-Prophylaxe" durchgeführt; nach der Geburt eines rhesuspositiven Kindes werden alle rhesusnegativen Mütter immunisiert.

Im Urin wird ein Test auf Chlamydien durchgeführt. Eine Infektion mit diesen intrazellulär lebenden Bakterien kann zur Früh- und Fehlgeburt führen bzw. unter der Geburt das Kind infizieren. Lebensbedrohliche Pneumonien können die Folge sein.

Mit Blutserum werden bakterielle (Lues) und virale (Röteln, Hepatitis B) Infektionen abgeklärt.

> Rhesusfaktor ▶ S. 241
>
> passive Immunisierung ▶ S. 88
>
> **simultan** = gemeinsam, gleichzeitig
>
> **Titer:** Gehalt einer Lösung an gelöster Substanz

SSW	Gesetzliche Mutterschafts-richtlinien	Freiwillige Untersuchungen	Benötigtes Material	Besonderes
4–8	1. Untersuchung Blutgruppe mit Rhesusfaktor Antikörpersuchtest LSR (Lues-Such-Reaktion) Röteln-HAH-Test Hämoglobin Chlamydien	Toxoplasmose Cytomegalie HIV	Vollblut Serum EDTA-Blut Urin	Röhrchen ohne Gel verwenden. Röhrchen muss mit Name, Vorname und Geburtsdatum beschriftet sein.
18–22	Hämoglobin		EDTA-Blut	
22–24	Antikörpersuchtest Hämoglobin		Vollblut EDTA-Blut	Ist der AKS positiv, wird in regelmäßigen Abständen der Titer überprüft. Kurz vor der Geburt wird engmaschiger geprüft.
30–32		ß-hämolysierende Streptokokken	Urin	
32–36	HBs-Ag (Oberflächenantigen von Hepatitis B) Hämoglobin	Toxoplasmose	Serum EDTA-Blut	
34–38	Hämoglobin		EDTA-Blut	

Tabelle 10 Laboruntersuchungen in der Schwangerschaft.

Weitere Untersuchungen. Bei jedem Untersuchungstermin wird außerdem die Menge des Blutfarbstoffs (Hämoglobin, Hb) festgestellt, um eine Anämie frühzeitig entdecken zu können (Tabelle 10). Ebenso wird der Urin mittels Teststreifen zum Ausschluss eines Harnwegsinfekts und einer Proteinurie kontrolliert. Die Schwangere wird gewogen und der Blutdruck gemessen. Nimmt sie sehr stark zu, steigt dabei der Blutdruck und tritt eine Proteinurie auf, kann dies ein Hinweis auf eine beginnende „Schwangerschaftsvergiftung" (Gestose) sein. Zur Vorsorge gehört auch die vaginale Untersuchung, um den Muttermund auf Geburtsanzeichen zu untersuchen.

> Gestose ▶ S. 341
>
> **Amnion:** innerste, gefäßlose embryonale Hülle
>
> **Chorion** (Zottenhaut): darüberliegende embryonale Hülle

Ultraschalluntersuchungen. Insgesamt werden im Laufe der Vorsorgetermine drei Ultraschalluntersuchungen des Kindes durchgeführt. Die erste in der Frühschwangerschaft dient der Terminbestimmung sowie der Vitalitäts- und Lagekontrolle des Embryos; hier können auch Mehrlinge festgestellt werden. Bei der zweiten Untersuchung etwa in der 20. SSW wird vor allem nachgesehen, ob sich der Fetus normal entwickelt, d. h. ob es irgendeinen Hinweis auf Missbildungen gibt. Ergäbe sich hier ein Verdacht, würde die Schwangere zu einer weiteren Ultraschalluntersuchung bei speziell dafür ausgebildeten Ärzten überwiesen. Die dritte Untersuchung gegen Ende der Schwangerschaft dient dazu, die Größe und Lage des Kindes und der Plazenta zu beurteilen und eine eventuelle Gefährdung zu entdecken (Bild 40). Bei einer fraglichen Minderversorgung des Fetus über die Plazenta kann eine Ultraschalldoppler-Sonographie der Gefäße veranlasst werden.

Genetische Untersuchungen des Kindes in der Schwangerschaft. Wenn von der Schwangeren eine genetische Belastung für Erbkrankheiten angegeben wird oder sonst ein Verdacht auf eine Missbildung besteht, können vor der Geburt kindliche Zellen auf genetische Defekte untersucht werden. Dazu gibt es zwei Verfahren:
- die Amniozentese und
- die Chorionzottenbiopsie.

Amniozentese ist die Punktion der Fruchtblase durch die Bauchdecke der Mutter in der 15.–18. SSW. Die im Fruchtwasser (Bild 41) schwimmenden kindlichen Zellen können entnommen und im Labor untersucht werden. Ebenso können Stoffe, die auf bestimmte Missbildungen hinweisen, im Fruchtwasser festgestellt werden, z. B. das Alphafetoprotein, dessen Menge bei Missbildungen im Wirbelkanal (Spina bifida) erhöht ist. Dieses Verfahren wird heute routinemäßig Schwangeren angeboten, die aufgrund ihres Alters (über 35 Jahre) ein erhöhtes Risiko haben. In etwa 1 % der Fälle kann durch die Punktion eine Fehlgeburt ausgelöst werden.

Chorionzottenbiopsie ist die Punktion des Chorion durch die Bauchdecke oder die Scheide der Mutter. Das Chorion bildet die Innenseite der Keimhülle des Kindes und später zusammen mit der Gebärmutterschleimhaut die Plazenta (Bild 41). Es ist embryonaler Herkunft; daher können Zellen, die hier entnommen werden, ebenfalls genetisch auf die Gesundheit des Kindes untersucht werden. Dieses Verfah-

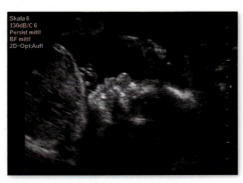

Bild 40 Ultraschallbild aus der 30. SSW.

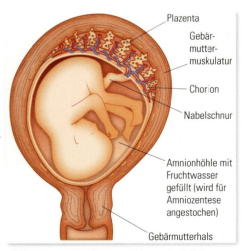

Bild 41 Fetus mit Chorion und Amnionhöhle.

ren ist technisch schwieriger, da es bereits in der 11. SSW durchgeführt wird. Es hat jedoch den Vorteil, dass die Schwangere frühzeitig das Ergebnis erfährt und sich dann zu einem Abbruch entschließen kann. Der Nachteil ist, dass das Risiko einer Fehlgeburt und unzuverlässiger Ergebnisse leicht erhöht ist.

4.1.3 Verhalten während der Schwangerschaft

Die Ernährung sollte fettarm, vitamin- und eiweißreich sein. Ab dem 4. Schwangerschaftsmonat kann die Kalorienmenge leicht erhöht werden. Insgesamt sollte die Schwangere nicht mehr als 10 bis 12 kg zunehmen. Wichtige Mineralstoffe, die während der Schwangerschaft eventuell medikamentös ergänzt werden sollten, sind:
- Calcium für den Knochenaufbau des Kindes,
- Eisen zur Bildung der Erythrozyten,
- Jod, denn bei Jodmangel der Mutter kann das Ungeborene einen kindlichen Kropf entwickeln und sich in seinem Wachstum verzögern,
- Folsäure für die Blutbildung und vor allem in der Frühschwangerschaft für die normale Entwicklung des Nervensystems. Folsäuremangel führt zu Fehlbildungen des Rückenmarks und der Wirbelsäule. Es sollte daher bei Kinderwunsch schon vor Eintritt der Schwangerschaft verordnet werden.

Sport. Die Schwangere sollte keine Sportarten betreiben, bei denen Sprünge und Stöße auftreten und keine Sportarten mit hohem Verletzungsrisiko. Gymnastik und Schwimmen können im Allgemeinen problemlos bis zum Ende der Schwangerschaft ausgeübt werden.

Schädliches Verhalten in der Schwangerschaft. Stress wirkt sich ungünstig auf die Versorgung des Kindes aus, daher sind im Mutterschutzgesetz Vorschriften erlassen worden, die den Stress am Arbeitsplatz, z.B. durch das Einhalten regelmäßiger Ruhepausen, reduzieren sollen.

Rauchen führt zur vorzeitigen Verkalkung der Plazentagefäße und damit zu einer mangelnden Versorgung des Ungeborenen mit Sauerstoff. Die Kinder werden zu klein und untergewichtig geboren. Es kann im schlimmsten Fall zum Absterben des Kindes im Mutterleib kommen. Außerdem sind diese Kinder nach der Geburt durch plötzlichen Kindstod oder Atemwegserkrankungen (Bronchitis, Asthma) gefährdet.

Alkohol. Es gibt keine sicher unschädliche Menge. Auch das „Gläschen in Ehren" kann schaden. Verschiedene Ausprägungen des fetalen Alkoholsyndroms, von motorischen und Sprachverzögerungen im frühen Kindesalter bis zu schweren Missbildungen des Säuglings, können die Folge eines regelmäßigen Alkoholkonsums sein.

> **FAS** = **f**etales **A**lkoholsyndrom

Medikamente sollten nur nach Rücksprache mit dem Arzt eingenommen werden. Viele auch sonst eher harmlose Medikamente (z.B. Schmerzmittel) können das Ungeborene schädigen. Das gleiche gilt – mit Einschränkungen – auch für pflanzliche Mittel (Phytotherapeutika).

> Phytotherapie
> ▶ S. 211

4.1.4 Erkrankungen in der Schwangerschaft

Schwangerschaftserbrechen (Hyperemesis gravidarum). Aufgrund immunologischer Prozesse kann es bei einigen – vor allem psychisch belasteten – Frauen zu einem unstillbaren Erbrechen kommen, das weit über die normale morgendliche Übelkeit hinausgeht. Falls jegliche Nahrung und vor allem auch Flüssigkeit erbrochen wird, muss wegen der Gefahr des Salz- und Wasserverlustes die Schwangere stationär aufgenommen werden. Die Verluste werden durch Infusionen ausgeglichen.

Gestose. Als schwerwiegende Komplikation kann auch eine „Schwangerschaftsvergiftung" (Gestose) mit Hypertonie und Proteinurie auftreten. Häufiger geschieht dies bei sehr jungen oder älteren Schwangeren. Durch immunologische Prozesse kommt es zu Gefäßspasmen und Verklumpungen der Thrombozyten mit der Folge eines Blutdruckanstiegs und von Nierenschäden. Es kann zu generalisierten Krampfanfällen kommen. Oft ist eine baldige Beendigung der Schwangerschaft notwendig.

8 Patienten bei Erkrankungen des Urogenitalsystems begleiten

> **HELLP** = **H**ämolyse; **e**rhöhte **L**eberwerte; **l**ow **p**latelets (engl., erniedrigte Thrombozytenwerte)

> **Mikroangiopathie:** Erkrankung der kleinsten Blutgefäße

HELLP-Syndrom ist die schwerste Verlaufsform einer hypertensiven Schwangerschaftserkrankung. In der Leber kommt es zu Nekrosen mit erhöhten Transaminasen und Bilirubin. Die Mikroangiopathie führt zu Thrombopenie und Hämolyse. Typisches Symptom ist der Oberbauchschmerz. Die Schwangere muss sofort stationär versorgt und meist rasch entbunden werden.

4.1.5 Regelwidrige Schwangerschaftsdauer

Fehlgeburt. Wenn die Schwangerschaft endet, bevor das Kind lebensfähig ist, so bezeichnet man dies als Fehlgeburt (Abort). Die Ursachen sind vielfältig. In der Embryonalperiode sind es oft Missbildungen des Embryos, die zu einem Absterben der Frucht führen, in der Fetalzeit Erkrankungen der Mutter, z. B. ein Virusinfekt, der zur Fehlgeburt führen kann. Die Frau merkt die beginnende Fehlgeburt an Blutungen und evtl. ziehenden, wehenähnlichen Schmerzen. Therapeutisch versucht man in der Frühschwangerschaft den Prozess durch Bettruhe aufzuhalten, später durch die Gabe wehenhemmender Medikamente.

> **CTG** = **C**ardio**to**kogramm (Herztonwehenschreiber)

Frühgeburt. Endet die Schwangerschaft zu früh, jedoch mit einem lebensfähigen Kind, so spricht man von einer Frühgeburt. Ursachen können Scheideninfektionen der Mutter sein, die wehenauslösend wirken. Man wird versuchen mit Antibiotika und Wehenhemmern die Geburt aufzuhalten, solange es dem Kind gut geht. Falls das nicht der Fall sein sollte und das Kind geboren wird, bedarf es besonderer Betreuung in der Kinderklinik (Intensivstation), da seine Körperfunktionen noch nicht ausgereift sind. Meist braucht es Atemunterstützung und es muss vor Wärmeverlust in einem Inkubator geschützt werden (Bild 42). Da der Saugreflex bei den „Frühchen" noch nicht gut ausgebildet ist, müssen sie oft mit einer Magensonde ernährt werden. Diese Kinder brauchen lange Zeit intensive Betreuung, um den Entwicklungsstand der Reifgeborenen zu erreichen.

4.2 Geburt

4.2.1 Geburtsphasen

Eröffnungsperiode. Nach etwa 40 Schwangerschaftswochen oder 9 Kalendermonaten gibt der Fetus das Signal zur Geburt. Das wehenauslösende Hormon Oxytocin wird daraufhin aus der mütterlichen Hypophyse freigesetzt und die Gebärmutter beginnt sich zu kontrahieren. Die Schwangere spürt diese Kontraktionen als Muskelkrämpfe im Bauch (Wehen). Ein Schleimpfropf, der den Gebärmutterhalskanal verschließt, löst sich und wird durch die Scheide ausgestoßen, evtl. mit etwas Blut vermischt („Zeichnen").

Die Kontraktionen der Gebärmutter dienen in dieser Anfangsphase dazu, dass sich der Muttermund auf etwa 10 cm öffnet, um das Kind hindurchzulassen (Bild 43). Dies kann bei Erstgebärenden 12 Stunden dauern, bei Mehrgebärenden ist diese Periode meist kürzer. Am Ende der Eröffnungsperiode springt die Fruchtblase und Fruchtwasser fließt ab. Manchmal beginnt die Geburt mit dem Blasensprung und die Wehen setzen erst anschließend ein.

Mutter und Kind werden unter der Geburt mit dem sogenannten Herztonwehenschreiber (CTG) überwacht. Hier können die Häufigkeit und Stärke der Wehen abgelesen werden sowie die Reaktionen des Kindes auf die Wehen, indem man die Herzfrequenz des Kindes aufzeichnet.

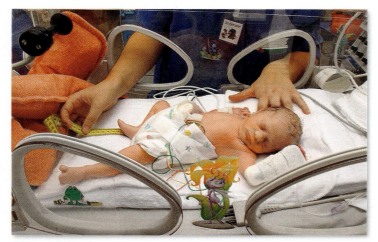

Bild 42 Inkubator.

Austreibungsperiode. Nach vollständiger Muttermundsöffnung beginnt die Austreibungsperiode, d.h., durch aktives Pressen der Schwangeren und mithilfe der Presswehen wird das Kind durch die Scheide nach außen geschoben (Bild 43). 90 % der Kinder werden mit dem Kopf voran geboren, wobei die Mehrzahl mit dem Gesicht nach unten, d.h. zum Damm der Mutter blickt. In der kritischen Phase des Durchtretens des kindlichen Köpfchens führt die Hebamme den sogenannten Dammschutz aus; sie hält mit der Hand gegen den Damm und versucht das Durchtreten des Kopfes so zu lenken, dass kein Dammriss entsteht. Oft wird auch ein Dammschnitt durchgeführt, damit der Kopf mehr Platz zum Hindurchtreten hat und die Gefahr des unkontrollierten Reißens vermindert wird.

Nachgeburtsperiode. Nach der Geburt des Kindes löst sich der Mutterkuchen von der Gebärmutterwand und wird als Nachgeburt mit den Nachwehen ausgestoßen. Die Hebamme untersucht die Plazenta auf ihre Vollständigkeit. Es dürfen keine Plazentareste in der Gebärmutter zurückbleiben, da es sonst zu Blutungen oder Infektionen kommen kann.

4.2.2 Operative Entbindung

Kaiserschnitt. Beim Kaiserschnitt wird das Kind durch operative Öffnung von Bauchdecke und Uterus geboren. Die Rate der Kaiserschnittentbindungen (Sectio caesarea) liegt bei über 20 %. Ein häufiger Grund ist das hohe Geburtsgewicht der Kinder. Weitere Gründe für einen Kaiserschnitt sind alle Notfallsituationen, die das Leben von Mutter und Kind bedrohen, und geburtsunmögliche Kindslagen (Querlage). In Deutschland wird auch bei einer Steißlage (Beckenendlage), bei der das Gesäß des Kindes in Richtung des Geburtskanals liegt, meist ein Kaiserschnitt durchgeführt.

Geburtszange (Forzeps) oder Saugglocke (Vakuumextraktion). Bei einer Notfallsituation in der Austreibungsperiode werden Geburtszange oder Saugglocke eingesetzt. Dabei wird mithilfe eines der beiden Instrumente am kindlichen Köpfchen gezogen, um den Geburtsvorgang zu beschleunigen.

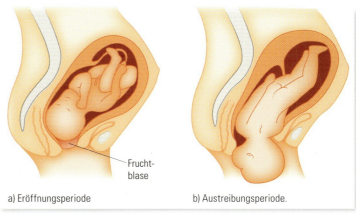

a) Eröffnungsperiode   b) Austreibungsperiode.

Bild 43 Phasen der Geburt.

4.3 Das Neugeborene

Das gesunde Neugeborene hat ein Gewicht von etwa 3 500 Gramm, eine Körperlänge von über 50 cm und einen Kopfumfang von 35 cm. Sofort nach der Geburt werden dem Kind, noch bevor es seinen ersten Atemzug macht, Mund und Nase abgesaugt, um die Atemwege von Schleim und Fruchtwasser zu befreien. Mit dem Durchtrennen der Nabelschnur beginnt für das Kind das selbstständige Leben. Beim ersten Atemzug entfalten sich die Lungen und der kindliche Kreislauf stellt sich um. Die Kurzschlussverbindungen zwischen den beiden Herzvorhöfen sowie zwischen Aorta und Lungenarterie verschließen sich und das Blut nimmt nun den üblichen Weg.

Diese Umstellung ist eine empfindliche Phase für das Neugeborene. Es darf in dieser Zeit nicht auskühlen und sollte überwacht werden, um Gefahrensituationen rechtzeitig zu erkennen. Zu dieser Überwachung gehört auch die Bestimmung des Säuregehaltes im Blut in der kindlichen Nabelschnurarterie (normal: pH-Wert über 7,25). Ein pH unter 7,2 ist bedrohlich für das Kind (kindliche Azidose).

Der Apgar-Test ist der erste Test fürs Baby. Mit ihm werden nach 1, 5 und nach 10 Minuten die Vitalfunktionen des Kindes überprüft (Tabelle 11, S. 344).

Ein gesundes Neugeborenes erreicht nach 5 Minuten Werte zwischen 8 und 10, bei Werten unter 6 wird das Kind auf eine Neugeborenenstation in einer Kinderklinik verlegt.

> **Apgar-Test** nach Virginia Apgar (1909–1974), amerikanische Ärztin

Punkte	0	1	2
Atmung	keine	Schnappatmung, unregelmäßige Atmung	regelmäßig, kräftig, schreiend
Puls (Herzfrequenz)	kein	< 100	> 100
Grundtonus (Muskeltonus)	schlaff	mittel, träge, Flexionsbewegung	gut, Spontanbewegungen
Aussehen (Hautfarbe)	blau oder weiß	Stamm rosig, Extremitäten blau	rosig
Reflexe beim Absaugen	keine	„Grimasssen"	Husten oder Niesen
Beispiel: Kind schreit, Puls 120, bewegt sich heftig, Händchen blau, hustet beim Absaugen ▶ 9 Punkte			

Tabelle 11 Apgar-Test.

Lanugo von lana (lat.) = Wolle; Wollhaar, Flaum

U1 ▶ S. 424

Saugreflex

Legt man einen Finger zwischen die Lippen des Säuglings, fängt er an rhythmisch zu saugen.

Handgreifreflex

Legt man einen Finger quer in die Handinnenfläche des Säuglings, greift er kräftig zu.

Schreitreflex
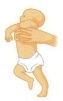
Hält man das Neugeborene aufrecht am Rumpf, sodass seine Füße die Unterlage berühren, macht es Schreitbewegungen.

Umklammerungsreflex (Mororeflex)
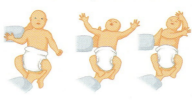
Hält man das Kind in Rückenlage und lässt seinen Körper plötzlich ein Stück nach unten fallen, streckt es die Arme mit geöffneten Händen und führt sie dann über der Brust zusammen.

Bild 44 Reflexe bei Neugeborenen (Auswahl).

IgA = Immunglobulin der Klasse A

Reifezeichen dienen der Unterscheidung, ob es sich bei einem untergewichtigen Kind um ein zu früh geborenes Kind (Geburt vor der 37. Woche) oder ein mangelgeborenes Kind handelt, das zwar termingerecht, aber mit zu geringem Gewicht geboren wurde. Mangelgeborene gibt es oft bei Raucherinnen. Reifezeichen sind
- die fast verschwundene Lanugobehaarung,
- die geringe Käseschmiere am Körper sowie
- die rosige Haut und die Hautfalten an der Fußsohle.
- Die Fingernägel erreichen die Fingerkuppen, bei „überreifen" Kindern sind sie sogar länger. Diese weisen dann noch zusätzlich „Waschfrauenhände" auf, d. h. die Haut ist faltig.
- Bei Mädchen sollten die großen Schamlippen die kleinen bedecken; bei Buben sollten die Hoden im Hodensack liegen.
- Die physiologischen Neugeborenenreflexe wie der Saugreflex, der Schreitreflex, der Mororeflex sowie die Stellreflexe (Bild 44) werden im Rahmen der ersten Früherkennungsuntersuchung U1 geprüft.

4.4 Wochenbett

Für die Mutter beginnt nun die Zeit der Umstellung auf „nicht-schwanger", das sogenannte Wochenbett. Zunächst bildet sich die Gebärmutter auf ihre ursprüngliche Größe zurück. Dies wird durch das Stillen bzw. das Saugen des Kindes gfördert. Der Wochenfluss, das ist die Blutung aus der Gebärmutter, lässt allmählich nach, die Wundfläche in der Gebärmutter verheilt.

Die Brüste produzieren unter dem Einfluss des Hypophysenhormons Prolaktin zunächst die Vormilch, die besonders reich an schleimhautschützendem IgA ist. Nach einigen Tagen geht diese Milch in die reife Frauenmilch über, die den Bedürfnissen des Kindes optimal angepasst ist. Die Milchproduktion spielt sich nach einiger Zeit nach dem Prinzip von Angebot und Nachfrage ein; häufiges Anlegen erhöht die Milchleistung. Nur sehr wenige Frauen können nicht stillen. Bei stillenden Frauen dauert es oft länger, bis der normale Zyklus wieder in Gang kommt; einen sicheren Empfängnisschutz bietet dies jedoch nicht. Eine erneute Empfängnis ist nach ca. 6 bis 8 Wochen wieder möglich.

5 Sexuell übertragbare Krankheiten (STD)

Die durch Geschlechtsverkehr übertragenen klassischen Geschlechtskrankheiten im engeren Sinn sind Lues (Syphilis), Gonorrhoe (Tripper) und die in Europa sehr selten vorkommenden Geschlechtskrankheiten weicher Schanker und venerische Lymphknotenentzündung.

Sexuell übertragen werden aber auch Erkrankungen wie Hepatitis (B, C, D), HIV und Infektionen durch:
- Bakterien (Chlamydien),
- Viren (Herpes, Warzen),
- Pilze (Soor),
- Einzeller (Trichomonaden),
- Parasiten (Krätze).

Lues (Syphilis, Harter Schanker) wird durch das Schraubenbakterium Treponema pallidum hervorgerufen. Die Bakterien bleiben untherapiert im Körper des Menschen und es entwickelt sich keine Immunität. Die Erreger können ein ungeborenes Kind schädigen.

Lues verläuft in drei Stadien:
- Primärstadium: An der Eintrittspforte des Erregers entsteht nach 2 bis 4 Wochen ein derber Knoten, der sich in ein schmerzloses Geschwür mit hartem Rand umwandelt. Die regionären (nahegelegenen) Lymphknoten schwellen an. Die Symptome bilden sich auch ohne Therapie wieder zurück, aber der Erreger hat sich zwischenzeitlich im Körper ausgebreitet (Bild 45).
- Sekundärstadium: Ohne Behandlung beginnt 4 bis 6 Wochen später das Sekundärstadium mit oder ohne Symptome, das über Jahre andauern kann. Mögliche Symptome sind generalisierte Lymphknotenschwellungen, unterschiedlichste Hautveränderungen, Fieber, Gewichtsverlust, Leber- und Gehirnentzündungen.
- Tertiärstadium: Etwa ein Drittel der Patienten entwickelt nach Jahren die späte Syphilis, die mit Gefäßschäden, Untergang von sensiblen Rückenmarksbahnen und Demenz einhergeht.

Eine Therapie mit Penicillin ist im Primär- und Sekundärstadium möglich.

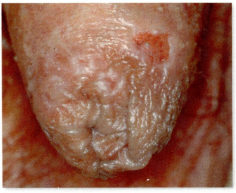

Bild 45 Geschwür am Penis.

Gonorrhoe (Tripper) wird durch Bakterien (Gonokokken) verursacht. Die Erreger heften sich an die Schleimhäute und zerstören sie. Bei Frauen tritt die Entzündung im Bereich der Harnröhre und Genitalien auf. Sie kann sich über den ganzen Körper ausbreiten und zur Sterilität und Sepsis führen. Beim Mann kommt es zur Entzündung der Harn-Samenröhre und zu einem meist deutlich erkennbaren eitrigen Ausfluß („Bonjour-Tröpfchen") beim morgendlichen Wasserlassen (Bild 46).

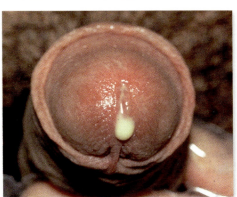

Bild 46 Gonorrhoe-Infektion.

Bei Neugeborenen kann eine Infektion der Augenbindehaut über den Geburtsweg erfolgen und eine Erblindung nach sich ziehen.

Behandelt wird eine Gonorrhoe mit Antibiotika.

STD: **S**exually **T**ransmitted **D**esease (engl.) oder **STI** (von „infections") = sexuell übertragbare Erkrankung

venerisch nach der römischen Liebesgöttin Venus

HIV ▶ S. 83 ff.

Schanker: altdeutsch für Geschwür

bonjour (frz.): guten Tag

Chlamydieninfektion. Chlamydien sind Bakterien, die vor allem zu einer Entzündung des Gebärmutterhalses, zu Früh- und Fehlgeburten führen können. Die Infektion geht mit Juckreiz, Brennen im Genitalbereich und Ausfluss einher. Aufsteigende Infektionen verursachen Eileiterverschuss und sind die häufigste Ursache für Sterilität.

Therapiert wird mit Antibiotika.

Herpes-simplex-Virus-Infektion (HSV). Personen mit Genitalherpes haben oft keine Beschwerden. Mögliche Symptome sind Jucken, Brennen und schmerzhafte Bläschenbildung im Genitalbereich. Das geburtshilfliche Problem der HSV-Infektion entsteht durch den perinatalen direkten Kontakt des Kindes mit dem Virus. Es wird durch auf eine Infektion des Geburtskanals zurückgeführt und kann beim vorzeitigen Blasensprung infolge der aufsteigenden Infektion das ungeborene Kind betreffen. Auch ohne äußerlich deutlich wahrnehmbare Symptome kann es beim Kind zu schweren Hirnschäden führen.

> **perinatal:** die Zeit „um die Geburt"; von peri (gr.) = um, herum und natal (lat.) = Geburt

Die Therapie wird mit antiviralen Medikamenten durchgeführt.

Humane Papilloma-Viren-Infektion (HPV). Bei den HPV (Warzenviren) lassen sich 60 verschiedene Typen unterscheiden, die unterschiedlich gefährlich sind.

Genitalwarzen (spitze Feigwarzen) werden vor allem durch die HPV-Typen 6, 11, 42 verursacht. Diese Warzen können sehr klein sein, aber auch monströse Formen annehmen (Bild 47). Gefährlich sind vor allem Infektionen mit HPV-Typen 16, 18, 45, die zu Gewebeveränderungen bis hin zum Gebärmutterhalskrebs führen können.

Die meisten HPV-Infektionen verlaufen symptomlos. Daher wird die Diagnose meist im Zusammenhang mit auffälligen Vorsorgeabstrichen aus dem Gebärmutterhalsbereich gestellt.

Es gibt Impfstoffe, die die Infektion und damit auch die Entstehung des Gebärmutterhalskrebses verhindern. Junge Frauen sollten möglichst vor dem ersten Geschlechtsverkehr geimpft werden, damit sie bei einer möglichen Infektion Antikörper besitzen.

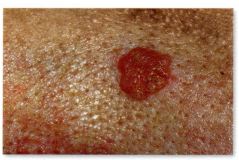

Bild 47 HPV-Infektion.

Trichomonadeninfektion. Eine Infektion mit Trichomonaden (Geisseltierchen) ruft wahrscheinlich erst in Verbindung mit einer anderen bakteriellen Infektion eine Entzündung von Scheide, Prostata und Eichel hervor. Es kommt zur Rötung des Genitalbereichs, weißlich grünlichem Ausfluss und starkem Juckreiz.

Behandelt wird mit spezifischen antiparasitären Mitteln.

Candida-albicans-Infektion. Beim Scheidensoor leidet die Frau unter vaginalem Ausfluss und Juckreiz im Scheidenbereich. Eine Harnröhren- und Harnblasenentzündung durch Candida albicans verursacht die gleichen Beschwerden wie eine bakterielle Harnblasenentzündung mit Brennen beim Wasserlassen, Juckreiz und vermehrtem Harndrang.

Die Behandlung wird mit Antimykotika durchgeführt.

Krätze (Skabies-Infektion). Die Milbenweibchen (Spinnentiere) bohren Gänge in die Epidermis, in die sie Eier und Kot ablegen. Dies ruft entzündliche Reaktionen hervor (Bild 48). Die Betroffenen leiden unter starkem Juckreiz, der sich durch Bettwärme verschlimmert. Bakterielle Sekundärinfektionen sind möglich. Therapiert wird eine Skabies-Infektion durch sorgfältige Hygiene und gegen die Parasiten geeignete Mittel.

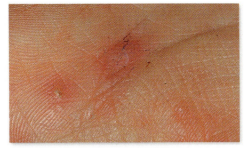

Bild 48 Skabies (Handinnenfläche).

Zur Wiederholung

1. Erläutern Sie Aufbau und Funktion der Nieren.
2. Was versteht man unter
   - Primärharn,
   - Sekundärharn?
3. Eine Frau beobachtet Blut in ihrem Urin. Welche Ursachen können vorliegen?
4. Warum haben Frauen häufiger Harnwegsinfektionen als Männer?
5. Welches sind die typischen Symptome einer Zystitis?
6. Was versteht man unter Inkontinenz und welche Arten werden unterschieden?
7. Wie läuft eine Dialyse üblicherweise ab? – Skizzieren Sie den Ablauf und verfassen Sie Ihre Erklärung für einen Patienten, der Sie gefragt hat.
8. Welche Folgen sind möglich, wenn ein Patient mit Scharlach seine Antibiotika nicht nach Vorschrift des Arztes einnimmt?
9. Wie verhindern Sie die Kontamination von Urin für die Diagnostik
   - bei der Gewinnung,
   - beim Anlegen einer Urinkultur?
10. Erläutern Sie die Gewinnung von Mittelstrahlurin. Worauf ist dabei zu achten?
11. Wie entstehen Harnzylinder?
12. Zeichnen Sie in den Umriss eines Menschen die Hormondrüsen ein und nennen Sie die dort produzierten Hormone.
13. Warum sollte man mindestens einmal pro Woche Fisch essen?
14. Welche Drüsen sind für die Calciumregulierung im Körper zuständig? Was passiert, wenn diese Regulierung nicht mehr funktioniert?
15. Welche Funktion hat die Prostata?
16. Was passiert bei einer Prostatavergrößerung?
17. Zeichnen Sie den Regelkreis des weiblichen Zyklus und verwenden Sie dabei folgende Begriffe: Hypophyse, Eierstöcke, Gebärmutter, Hormone (Namen einsetzen!), negative Rückkopplung.
18. Erläutern Sie die Vor- und Nachteile der einzelnen Verhütungsmethoden.
19. Beschreiben Sie den Ablauf der ersten Woche nach der Befruchtung.
20. Beschreiben Sie die wesentlichen Vorgänge in der Embryonal- und der Fetalperiode.
21. Warum sollte eine Frühgeburt möglichst vermieden werden?
22. Erstellen Sie eine Liste viraler Infektionen, die sexuell übertragen werden können und beschreiben Sie, wie sie sich auswirken können.
23. Beschreiben Sie die Stadien einer Lues-Infektion.
24. Erläutern Sie, warum eine Chlamydieninfektion bei einer schwangeren Frau rechtzeitig diagnostiziert werden sollte.

Zur Vertiefung

1. Ein Zeitungsbericht:

   > **20 Rumänen verkaufen in der Türkei eine ihrer Nieren**
   >
   > 20 Rumänen haben in einer türkischen Klinik je eine Niere an Organhändler verkauft. Die Männer wurden in der rumänischen Schwarzmeer-Hafenstadt Constanta verhaftet. Die Verhafteten haben ausgesagt, dass ihnen 3000 bis 4000 US-Dollar (bis zu 3500 Euro) für eine gespendete Niere versprochen worden seien. Ein Mittelsmann habe 1000 Dollar pro Niere bekommen.

   - Warum sind einige Patienten mit Niereninsuffizienz bereit, viel Geld für eine Niere auf dem Schwarzmarkt zu bezahlen?
   - Wodurch kann jeder dazu beitragen, den illegalen Organhandel zu unterbinden?

2. Diskutieren Sie Vor- und Nachteile des Organspendeausweises.

3. Stellen Sie – z. B. mithilfe des Internets – Empfehlungen zur Ernährung von Dialysepatienten für folgende Punkte zusammen:
   - Flüssigkeit,
   - Nährstoffe (Kohlenhydrate, Fett, Eiweiß),
   - Natrium (Kochsalz),
   - Kalium,
   - Calcium,
   - Phosphat,
   - Vitamine,
   - Ballaststoffe,
   - Alkohol,
   - Gewürze.

4. Fallbeispiel
   Das Ehepaar K., er ist 38 Jahre, sie 35 Jahre alt, sucht den Arzt auf, weil es sich seit 2 Jahren Kinder wünscht, es bisher aber nicht geklappt hat.
   a) Welche Untersuchung wird bei Herrn K. durchgeführt und weshalb?
   b) Der Arzt rät Frau K. die Basaltemperatur zu messen. Erläutern Sie ihr, wozu das nötig ist und wie sie die Messung durchzuführen hat.
   c) Beim nächsten Termin zeigt die Kurve, dass es nicht immer zu einem Eisprung bei Frau K. kommt. Bei der anschließenden Blutuntersuchung stellt man zu niedrige Werte der Hypophysenhormone fest. Erklären Sie Frau K., wie der Regelkreis der weiblichen Hormone funktioniert.
   d) Frau K. wird mit Hormonen behandelt und kommt nach 3 Monaten in die Praxis, weil ihre Periode ausgeblieben ist. Sie vermutet, dass sie endlich schwanger ist. Welche Untersuchungen müssen Sie nun auf Veranlassung des Arztes durchführen?
   e) Frau K. nimmt die Vorsorgetermine regelmäßig wahr. Sie möchte von Ihnen wissen, weshalb jedes Mal Blut und Urin untersucht werden.
   f) Frau K. hat ein erhöhtes Risiko für eine genetische Erkrankung des Kindes und fragt, ob man nicht während der Schwangerschaft feststellen könnte, ob das Kind gesund ist. Klären Sie Frau K. über die Möglichkeiten auf.
   g) Gegen Ende der Schwangerschaft fragt Frau K. woran sie merkt, dass die Geburt bevorsteht.
   h) Das Kind wird in der 40. Woche geboren und weist einen Apgar-Wert von 8, 8, 10 auf. Der pH-Wert des Blutes beträgt 7,30. Erklären Sie der Mutter, was die Zahlen bedeuten.

5. Fallbeispiel

Sie begleiten Ihren Chef zu einem Hausbesuch bei Herrn Sommer, einem 74-jährigen etwas rundlichen Mann, der seit längerer Zeit nicht mehr in der Praxis war. Er hatte um einen Hausbesuch gebeten. Zunächst stehen Sie vor verschlossener Tür. Die herbeigerufene Tochter, die in der gleichen Straße wohnt, öffnet die Wohnung, weil Herr Sommer sich trotz lautem und mehrfachem Klingeln nicht regte.

Beim Betreten des Zimmers finden Sie Herrn Sommer zwischen Bett und Tisch am Boden liegend vor. Auf Ansprache reagiert er, jedoch verzögert, und bewegt auch erst nach intensiver Aufforderung mühsam Hände und Füße. Der Arzt stellt einen kräftigen Puls von 90 / min und einen Blutdruck von 200 / 110 mm Hg fest. Der Patient hat Mühe beim Atmen, sieht grau fahl aus und hat geschwollene Unterschenkel und Knöchel. Der Chef veranlasst eine Klinikeinweisung.

Anamnese
Später, als Sie etwas Zeit haben, informieren Sie sich über den Patienten.

Bei Herrn S. bestehen schon seit Jahren Bluthochdruck und Diabetes mellitus. Deshalb hat er auch eine Zeit lang Medikamente genommen, aber keine regelmäßigen Kontrollen durchführen lassen. Wegen depressiver Verstimmung hat er zeitweilig Tabletten eingenommen, die er vor längerer Zeit bekommen hat.

Vor vier Jahren war Herr S. in seiner Wohnung gestürzt und hatte sich eine linksseitige Oberschenkelfraktur zugezogen. Während des Krankenhausaufenthalts hatte er eine Thrombose im linken Bein entwickelt und war ein halbes Jahr marcumarisiert.

Bei seinem letzten Praxisbesuch hat er über Müdigkeit und Abgeschlagenheit geklagt und dass er auch ungeschickter geworden sei. So lasse er immer wieder Sachen aus der Hand fallen und stolpere häufiger.

Fragen
a) Wieso lautet die Verdachtsdiagnose, die zur Klinikeinweisung führte, „Chronisches Nierenversagen"? Welche Hinweise und Befunde stützen die Diagnose?
b) Wie lässt sich ein pathogenetischer Zusammenhang zwischen den Angaben von / über H. Sommer und der Diagnose herstellen?
c) Welche Ursachen und Gründe können bei Herrn Sommer zum Sturz (vor 4 Jahren) und zu dem jetzt wiederholten Stolpern beigetragen haben? Erläutern Sie mögliche Zusammenhänge.
d) Wie lässt sich der Therapieplan bezüglich der Ernährungsvorschläge begründen, den Herr Sommer bei seiner Entlassung aus der Klinik erhält?
- Eiweißverminderung,
- kochsalzarme und cholesterinarme Kost,
- ausreichende Kalorienzufuhr,
- viel Trinken.

Lernfeld 9
Patienten bei diagnostischen und therapeutischen Maßnahmen der Erkrankungen des Verdauungssystems begleiten

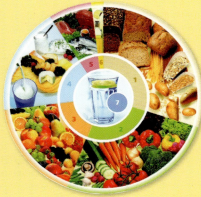

Sie erfahren, wie unsere Nahrung zusammengesetzt ist und welche wichtige Rolle eine gesunde Ernährung bei der Prävention von Erkrankungen spielt.

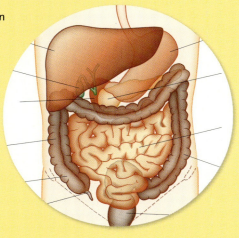

Aufbau und Funktion sowie die Erkrankungen des Verdauungssystems werden Ihnen vorgestellt.

Sie gewinnen Kenntnisse über die Diagnostik von Erkrankungen des Verdauungssystems. So können Sie einfache Untersuchungen, z. B. Test auf okkultes Blut, selbstständig organisieren.

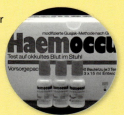

Sie lernen, wie endoskopische Untersuchungen vorbereitet und durchgeführt werden, damit Sie dem Arzt assistieren können.

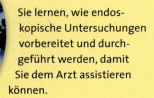

Wie kann die MFA den Arzt bei der Behandlung von Diabetikern unterstützen? – Dazu sollten Sie verstehen, wie Diabetes entsteht, wie er diagnostiziert und behandelt wird.

1 Grundlagen der Ernährung

„Essen hält Leib und Seele zusammen". Dieses Sprichwort zeigt, dass die Ernährung die Grundlage unseres Lebens ist. Wir nehmen feste und flüssige Nahrung zu uns,
- um durch Verbrennung von Nährstoffen Energie zu gewinnen (Energiestoffwechsel),
- um mit den Stoffen in der Nahrung neue Zellen und Gewebe aufzubauen (Aufbaustoffwechsel).

Weiterhin hat Essen eine wichtige psychologische Bedeutung (wir freuen uns über ein lecker zubereitetes Gericht) und auch soziale Bedeutung (wir essen gerne in Gesellschaft von Freunden).

Zusammensetzung. Unsere Nahrung setzt sich aus verschiedenen Bestandteilen zusammen, und zwar aus
- Nährstoffen (Kohlenhydrate, Eiweiße, Fette),
- Ballaststoffen (z. B. Cellulose),
- Vitaminen (fettlösliche und wasserlösliche Vitamine),
- Salzen und Spurenelementen (z. B. Natrium, Kalium, Calcium, Magnesium, Eisen, Jod),
- Wasser und
- Würzstoffen.

1.1 Nährstoffe

Nährstoffe sind die Energielieferanten der Nahrung. Kohlenhydrate, Eiweiße und Fette werden im Stoffwechsel der Zellen mit Sauerstoff zu Kohlendioxid und Wasser verbrannt. Die pro Gramm freiwerdende Energie nennt man Brennwert (Tabelle 1). Der Energiegehalt der Nährstoffe wird mit der Einheit Kilojoule (kJ) angegeben. Die alte, immer noch verbreitete Einheit ist die Kilokalorie (kcal): 1 kcal entspricht 4,2 kJ.

Nährstoff	Brennwert pro Gramm
Kohlenhydrate	17 kJ (4,1 kcal)
Eiweiße	17 kJ (4,1 kcal)
Fette	39 kJ (9,3 kcal)

Tabelle 1 Brennwert der Nährstoffe.

Bei der Ernährung sollte ein Gleichgewicht zwischen Energiezufuhr und -verbrauch bestehen. Der Energiebedarf ist abhängig von der körperlichen Tätigkeit, aber auch vom Geschlecht, Lebensalter und von den Lebensumständen, z. B. Schwangerschaft oder Krankheit (Tabelle 2).

Auch das Verhältnis der Nährstoffe zueinander ist wichtig (Tabelle 3):
- 50 bis 60 % des Energiebedarfs sollten durch Kohlenhydrate gedeckt werden,
- weniger als 30 % durch Fette und
- 10 bis 15 % durch Eiweiße.

Bei einem Mann (70 kg) bei leichter Tätigkeit wären das: 350 g Kohlenhydrate, 80 g Eiweiß und 80 g Fett. Tatsächlich nehmen wir aber durchschnittlich mit 130 g viel mehr Fett zu uns als empfohlen. Der Ernährungskreis zeigt anschaulich die optimalen Anteile der einzelnen Nahrungsmittelgruppen (Bild 1, S. 352).

Tätigkeit	Mann (70 kg) kJ / Tag	[kcal / Tag]	Frau (60 kg) kJ / Tag	[kcal / Tag]
leichte Tätigkeit (Büroangestellte)	10 400	[2 500]	8 800	[2 100]
mittelschwere Tätigkeit (MFA)	12 500	[3 000]	10 800	[2 600]
Schwerstarbeit (Leistungssportler)	über 17 000	[4 000]	über 17 000	[4 000]
Schwangerschaft, letztes Drittel			10 400	[2 500]

Tabelle 2 Energiebedarf unter verschiedenen Bedingungen.

Patienten bei Erkrankungen des Verdauungssystems begleiten

Lebensmittel 100 g	Kohlenhydrate (g)	Eiweiß (g)	Fett (g)	Cholesterin (mg)	Brennwert (kJ / 100 g)
Rinderfilet	0	19	4	70	530
Eiernudeln	67	13	3	95	1470
Möhren	5	1	Spuren	0	110
Vollkornbrot	41	8	1	0	860
Äpfel	12	Spuren	Spuren	0	220
Schokolade	55	9	31	keine genauen Werte	2300
Trinkmilch	5	3	3,5	10	280
Cola	11	0	0		180

Tabelle 3 Nährstoffzusammensetzung einiger Nahrungsmittel.

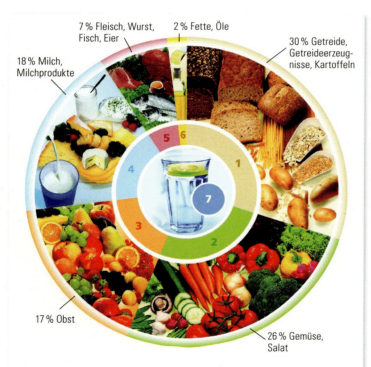

Die Deutsche Gesellschaft für Ernährung e. V. (DGE) empfiehlt, dass die dargestellten Lebensmittelgruppen in den angegebenen Mengenverhältnissen in einer vollwertigen Ernährung vertreten sein sollten. Kernaussagen:
- Täglich aus allen 7 Lebensmittelgruppen auswählen.
- Das dargestellte Mengenverhältnis berücksichtigen.
- Die Lebensmittelvielfalt der einzelnen Gruppen nutzen.

Das Wasserglas als zentrales Symbol für den Bedarf an Flüssigkeit verdeutlicht, dass kalorienarme oder kalorienfreie Getränke zu bevorzugen sind.

Bild 1 Ernährungskreis der DGE.

Kohlenhydrate bestehen aus Zuckerverbindungen, den Einfachzuckern, Doppelzuckern und Vielfachzuckern (Bild 2).

Der wichtigste Einfachzucker ist die Glucose (Traubenzucker), da das Gehirn seinen Energiebedarf nur über Traubenzucker deckt. Ein anderer Einfachzucker ist die Fructose (Fruchtzucker).

Verbinden sich zwei Einfachzucker, entsteht ein Doppelzucker. Dies sind Saccharose (Rohr- oder Rübenzucker), Lactose (Milchzucker) und Maltose (Malzzucker).

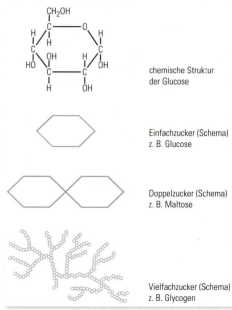

Bild 2 Aufbau der Kohlenhydrate.

Werden viele einzelne Zucker zu Molekülketten verknüpft, entstehen Vielfachzucker. Diese sind in Pflanzen, z. B. in Kartoffeln, Weizen, Mais und Reis als Stärke gespeichert. In den Muskeln und in der Leber wird der Vielfachzucker Glycogen gespeichert.

Unser Verdauungssystem ist auf die Vielfachzucker, wie sie in Kartoffeln und Getreide enthalten sind, gut eingestellt. Die langkettigen Zucker werden durch Enzyme langsam zu Glucose gespalten und vom Blut aufgenommen. Problematisch sind dagegen die Einfach- und Doppelzucker, die in vielen Fertiggerichten und zuckerhaltigen Getränken vorkommen. Sie führen zu einem raschen Anstieg der Glucose im Blut. Die Bauchspeicheldrüse schüttet dann vermehrt Insulin aus. Nach 30 Minuten sinkt der Glucosespiegel stark ab und das Hungergefühl ist wieder da.

Zucker dient dem Körper nicht nur als Brennstoff, sondern auch als Baustoff z. B. für Bindegewebe.

Eiweiße (Proteine) bestehen aus Aminosäuren (Bild 3), die der Körper zum Aufbau von Muskel- und Bindegewebe, von Enzymen und Antikörpern benötigt. Von den 20 verschiedenen Aminosäuren sind neun lebensnotwendig (essenziell). Sie müssen mit der Nahrung zugeführt werden, da sie unser Organismus nicht selbst herstellen kann. In tierischem Eiweiß (Fleisch, Fisch, Milchprodukte, Eier) findet man mehr essenzielle Aminosäuren als in pflanzlichem Eiweiß (Brot, Kartoffeln, Hülsenfrüchte, Soja). Isst man ein Drittel tierisches und zwei Drittel pflanzliches Eiweiß, erhält man genügend essenzielle Aminosäuren.

Fette (Lipide) haben einen doppelt so hohen Brennwert wie Kohlenhydrate und Eiweiße.

Triglyceride sind aus Fettsäuren und Glycerin aufgebaut (Bild 4). Im Fettgewebe dienen sie als Energiereserve und zur Wärmeisolation. Bestimmte ungesättigte Fettsäuren sind essenziell. Weil der Körper sie nicht selbst bilden kann, müssen sie über die Nahrung (z. B. Olivenöl) zugeführt werden.

Cholesterin wird in der Leber produziert und über tierische Nahrungsmittel aufgenommen. In Pflanzen kommt Cholesterin nicht vor. Cho-

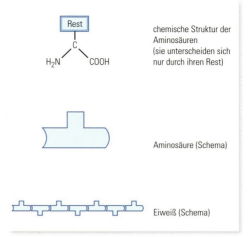

Bild 3 Aufbau der Eiweiße.

Bauchspeicheldrüse ▶ S. 362

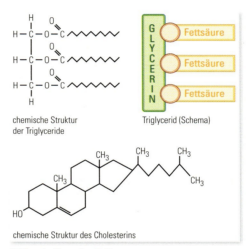

Bild 4 Aufbau der Fette.

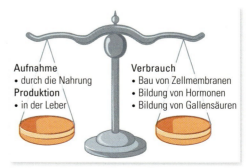

Bild 5 Das Gleichgewicht des Cholesterins.

lesterin ist ein wichtiger Baustoff von Zellmembranen, aus ihm stellt der Körper z. B. die Hormone Östrogen und Testosteron sowie die Gallensäuren her. Normalerweise besteht ein Gleichgewicht (Bild 5) zwischen dem aufgenommenen, selbst produzierten und dem als Baustoff benötigten Cholesterin. Ist dieses Gleichgewicht gestört, steigen die Gesamtcholesterinwerte im Blut. Damit steigt das Risiko für die Entstehung einer Arteriosklerose. Man muss aber unterscheiden zwischen dem HDL-Cholesterin (verringert das Risiko) und dem LDL-Cholesterin (erhöht das Risiko).

> **HDL** = high density lipoproteins = Lipoproteine hoher Dichte (Schutzfaktor)
>
> **LDL** = low density lipoproteins = Lipoproteine niedriger Dichte (Risikofaktor)

> HDL = Hat dich lieb.
> LDL = Lässt dich leiden.

Alkohol. Der Brennwert von Alkohol wird oft unterschätzt; 1 Gramm Alkohol entspricht 30 kJ (7,1 kcal). Man kann abnehmen, wenn man nur die alkoholischen Getränke weglässt: Wer sechs Wochen lang nur eine Flasche Bier am Tag weniger trinkt, nimmt 1 kg ab.

1.2 Ballaststoffe

Ballaststoffe sind unverdauliche Bestandteile der Nahrung, so wie sie in den Zellwänden der Pflanzen (Vollkornprodukte, Kartoffeln, Gemüse, Obst) vorkommen. Meistens bestehen sie aus dem Vielfachzucker Cellulose.

Da sie von den Verdauungsenzymen nicht gespalten und aufgenommen werden können, haben sie keinen Brennwert. Dennoch sind sie wichtig für die Darmtätigkeit, denn sie binden Wasser und führen zu einer besseren Darmfüllung, was die Darmbewegung (Peristaltik) anregt. Ballaststoffe beugen dadurch einer Verstopfung (Obstipation) vor.

> **Peristaltik:** wellenförmig fortschreitende Kontraktion der glatten Muskulatur

1.3 Vitamine

Vitamine sind lebensnotwendige (essenzielle) organische Verbindungen, die der Körper nicht herstellen kann. Vitamine sind keine Baustoffe und sie haben keinen Brennwert. Wir brauchen sie als Bestandteile von Enzymen, die viele Stoffwechselvorgänge unseres Körpers unterstützen. Man unterscheidet fettlösliche und wasserlösliche Vitamine (Tabelle 4).

Fettlösliche Vitamine können vom Körper in der Leber gespeichert werden, deshalb treten bei Überdosierung Vergiftungen (Hypervitaminosen) auf. Wasserlösliche Vitamine scheiden wir über den Urin aus. Da sie nicht gespeichert werden, tritt ein Mangel leichter auf.

> Zum Merken: Die fettlöslichen Vitamine A, D, E und K gibt's bei EDEKA.

Die Nahrung in den Industriestaaten enthält ausreichend Vitamine. Zusätzliche Vitamine sind nur bei erhöhtem Bedarf, z. B. in der Schwangerschaft (Folsäure), bei Neugeborenen und Säuglingen (Vitamin K, Vitamin D) nötig.

1.4 Mineralstoffe und Spurenelemente

Bei normaler und selbst bei vegetarischer Ernährung besteht in den Industriestaaten keine Gefahr eines Mineralstoffmangels (Tabelle 5).

Calcium. Nur bei Calcium kann eine Erhöhung der Zufuhr sinnvoll sein: bei erhöhtem Bedarf (z. B. in der Schwangerschaft), wenn man Milchprodukte meidet oder zur Vorbeugung von Knochenschwund (Osteoporose).

Natrium. Mit Kochsalz (Natriumchlorid) sind die Menschen in den Industriestaaten mit 10 bis 15 g am Tag überversorgt, denn der Körper benötigt nur 3 g am Tag. Zu viel Kochsalz führt bei einigen Menschen zu Bluthochdruck.

Spurenelemente. Darunter versteht man Elemente, die nur in äußerst geringen Mengen in der Nahrung vorkommen und im Organismus benötigt werden (Tabelle 6, S. 356).

Medizinisch bedeutsam sind die Vergrößerung der Schilddrüse bei Jodmangel (Jodmangelstruma) und die Blutarmut durch Eisenmangel (Eisenmangelanämie). Diese kann bei Frauen durch den Eisenverlust während der Monatsregel und durch erhöhten Bedarf in der Schwangerschaft entstehen.

Grundlagen der Ernährung

Vitamin	Funktion	Vorkommen	Tagesdosis*
Vitamin A	für Sehvorgang notwendig, wichtig für das Wachstum von Epithelien	Karotten, Spinat, Leber, Butter, Milch, Eier	0,8–1,0 mg
Vitamin D	fördert die Calciumaufnahme im Darm, Knochenbildung	Fisch, Eier (kann durch UV-Licht in der Haut aus Vorstufen gebildet werden)	5 µg
Vitamin E	Oxidationsschutz für ungesättigte Fettsäuren	Getreidekeime, Pflanzenöle, Blattgemüse	12–14 mg
Vitamin K	fördert die Bildung von Gerinnungsfaktoren	grüne Pflanzen (wird von Darmbakterien gebildet)	60–70 µg
Vitamin B1	Einfluss auf Kohlenhydratstoffwechsel und Nerventätigkeit	Vollkornprodukte, Hefe, Gemüse, Kartoffeln, Fleisch	1,0–1,2 mg
Vitamin B2	wichtige Rolle bei der Zellatmung	Vollkornprodukte, Hefe, Milch, Käse, Leber	1,2–1,4 mg
Niazin	zentrale Rolle bei der Zellatmung	Hefe, Nüsse, Innereien, Milchprodukte (wird von Darmbakterien gebildet)	13–16 mg
Vitamin B6	wichtige Rolle beim Aminosäurestoffwechsel	Körnerfrüchte, Hefe, grünes Gemüse, Milchprodukte	1,2–1,5 mg
Vitamin B12	wichtig für die Bildung von roten Blutkörperchen	Leber, Fleisch	3 µg
Folsäure	wichtig für die Bildung von roten Blutkörperchen	Gemüse, Obst (wird von Darmbakterien gebildet)	0,4 mg
Pantothensäure	wichtige Rolle im Stoffwechsel	tierische Lebensmittel, Hefe, grünes Gemüse, Getreide	6 mg
Biotin (Vitamin H)	wichtiger Bestandteil von Enzymen	Eier, Hefe, Innereien (wird von Darmbakterien gebildet)	30–60 µg
Vitamin C (Ascorbinsäure)	Oxidationsschutz, wichtige Rolle für Bindegewebe, Hormone, Wundheilung	frische Früchte, Kartoffeln, Gemüse	100 mg

* Empfohlene Zufuhr / Tag bzw. Schätzwert gem. DACH-Referenzwerten für die Nährstoffzufuhr (2000); Erwachsene 25–50 Jahre

Tabelle 4 Vitamine – ihre Funktion und ihr Vorkommen (gelb = fettlöslich, blau = wasserlöslich).

Mineralstoff (chemische Formel)	Funktion
Natrium (Na^+)	hohe Konzentration im Zwischenzellraum, hält das Wasser in den Blutgefäßen
Kalium (K^+)	hohe Konzentration in den Zellen, wichtig für Nervenfunktion und Muskelkontraktion
Calcium (Ca^{2+})	Bestandteil von Knochen und Zähnen, wichtig für Nervenfunktion, Muskelkontraktion und Blutgerinnung
Magnesium (Mg^{2+})	Bestandteil vieler Enzyme, wichtig für Muskelkontraktion
Phosphat (PO_4^{3-})	Bestandteil von Knochen und Zähnen, zentrale Rolle bei der Zellatmung
Chlorid (Cl^-)	wie Natrium: hohe Konzentration im Zwischenzellraum, hält das Wasser in den Gefäßen
Schwefel (S)	Bestandteil vieler Eiweiße, besonders im Muskel

Tabelle 5 Mineralstoffe und ihre Funktion.

Spurenelement	Funktion
Eisen	Baustein des Blutfarbstoffes Hämoglobin
Jod	Baustein des Schilddrüsenhormons
Fluor	härtet den Zahnschmelz, im Knochen
Kobalt	Bestandteil des Vitamins B12
Zink, Selen, Kupfer, Chrom, Mangan, Molybdän	wichtige Bestandteile von Enzymen in den Zellen

Tabelle 6 Spurenelemente und ihre Funktion.

1.5 Wasser

Der Mensch besteht zu ca. 70 % aus Wasser. Es dient als Lösungs- und Transportmittel. Lebenswichtige Stoffe (z. B. Salze) lösen sich gut in Wasser und werden so im Körper transportiert und verteilt.

Wasserzufuhr. Wasser ist in den meisten Lebensmitteln in unterschiedlicher Menge enthalten. Gemüse besteht ungefähr zu 90 % aus Wasser, Fleisch zu 70 % und Brot ungefähr zu 40 %. Wasser wird aber nicht nur über Lebensmittel (ca. 0,6 l) und Getränke (ca. 1,5 l) zugeführt, sondern es entsteht auch im Körper bei der Verbrennung von Kohlenhydraten und Fetten (ca. 0,4 l).

Wasserabgabe. Ein gesunder Mensch scheidet täglich Wasser aus: über den Urin (ca. 1,5 l), über den Stuhl (ca. 0,2 l), durch Schweiß über die Haut (ca. 0,3 l) und über die feuchte Ausatmungsluft (ca. 0,5 l).

Wasserzufuhr und Wasserabgabe sollten ausgewogen sein. Durchfall, Fieber, Erbrechen oder starkes Schwitzen führen zu Wasserentzug. Die Folgen reichen von Leistungsabfall und Konzentrationsstörungen bis zu Kreislaufversagen, Bewusstlosigkeit und Tod.

1.6 Würzstoffe

Verschiedene Duft- und Aromastoffe bestimmen den Geruch und den Geschmack von Nahrungsmitteln. Sie sind nicht lebensnotwendig. Ihre Bedeutung liegt darin, dass sie das Wohlbefinden des Menschen und die Sekretion von Verdauungssäften fördern.

2 Aufbau und Aufgaben des Verdauungssystems

Die meisten Bestandteile der Nahrung können nicht direkt vom Organismus aufgenommen werden. Sie müssen verdaut werden. Darunter versteht man die
- mechanische Zerkleinerung und Vermischung des Speisebreis mit den Verdauungssekreten,
- Spaltung der Nährstoffe durch Enzyme in kleinste Nahrungsbausteine,
- Aufnahme (Resorption) der Nahrungsbausteine durch die Darmschleimhaut in Blut und Lymphe,
- Ausscheidung der unverdaulichen Nahrungsbestandteile.

Dies alles geschieht im 8 bis 9 Meter langen und schlauchartigen Verdauungssystem, dessen einzelne Abschnitte auf ihre jeweiligen Aufgaben spezialisiert sind. Das Verdauungssystem gliedert sich in Mund, Speiseröhre, Magen, Dünndarm, Dickdarm und endet mit dem After (Bild 6).

2.1 Mundhöhle, Rachen und Speiseröhre

Die Verdauung beginnt bereits im Mund. Mundhöhle, Rachen und Speiseröhre bilden ein abgestimmtes System mit folgenden Aufgaben:
- Zähne zerkleinern die Nahrung.
- Geschmacksknospen der Zunge empfinden den Geschmack (dadurch wird auch kontrolliert, was man isst).
- Speichel macht die Nahrung gleitfähig.
- Das Mundspeichelenzym sorgt für die Vorverdauung der Kohlenhydrate (Stärke).
- Schluckvorgang im Rachen.
- Die Speiseröhre transportiert den Nahrungsbrei aktiv (Peristaltik) zum Magen.

Die Zunge (Lingua) besteht aus quergestreifter Muskulatur und ist von einem mehrschichtigen Epithel überzogen. Sie dient zum Schlucken, Saugen, Sprechen und ist mit ihren Geschmacksknospen ein wichtiges Sinnesorgan.

Zähne. Ein Zahn besteht aus Zahnkrone, Zahnhals und Zahnwurzel (Bild 7).

Die Zahnwurzel hat eine Wurzelhöhle (Pulpa), die von Gefäßen versorgt wird. Hier verlaufen Nerven, mit denen wir Zahnschmerzen empfinden können. Die Grundsubstanz des Zahnes ist Zahnbein (Dentin), die Zahnkrone ist vom harten glasartigen Zahnschmelz überzogen, die Zahnwurzel vom knochenähnlichen Zahnzement. Der Zahn ist im Zahnfach eingelassen, wo er mit den Fasern des Zahnhalteapparates federnd im Kieferknochen verankert ist. Am Zahnhals wird der Übergang von Zahnwurzel und Zahnkrone durch das Zahnfleisch abgedichtet.

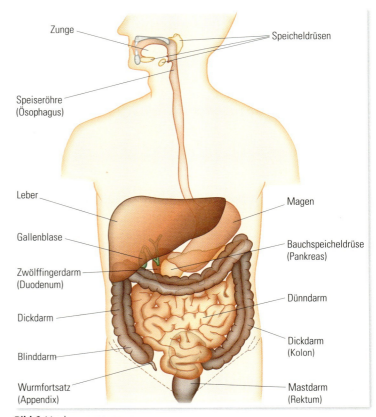

Bild 6 Verdauungsorgane.

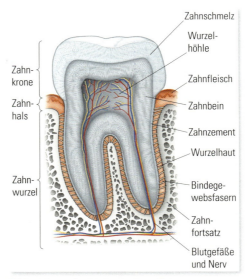

Bild 7 Längsschnitt durch einen Zahn.

Die verschiedenen Zahnformen spiegeln ihre unterschiedliche Funktion wider. Mit den Schneide- und Eckzähnen beißen wir Nahrungsbrocken ab und mit den vorderen und hinteren Mahlzähnen zerkleinern wir die Nahrung.

Milchgebiss. Das Neugeborene hat noch keine Zähne. Erst mit sechs Monaten erscheinen die ersten Zähne und nach ca. 2½ Jahren ist das Milchgebiss mit 20 Zähnen vollständig.

Dauergebiss. Der erste bleibende Zahn bricht mit dem 6. Lebensjahr durch. Das bleibende Gebiss besteht aus 32 Zähnen. In jeder Kieferhälfte finden wir oben und unten je zwei Schneidezähne, einen Eckzahn, zwei vordere und drei hintere Mahlzähne. Der dritte hintere Mahlzahn ist als Weisheitszahn bekannt.

Speicheldrüsen. Neben den vielen kleinen Drüsen der Mundschleimhaut münden drei paarige große Speicheldrüsen im Mundraum (Bild 8):
- Ohrspeicheldrüse (Glandula parotis); sie ist die größte, liegt vor dem Ohr und mündet mit ihrem Ausführungsgang oberhalb des 2. oberen Mahlzahnes in die Mundhöhle.
- Unterkieferspeicheldrüse (Glandula submandibularis); sie liegt am hinteren Rand des Mundbodens.
- Unterzungenspeicheldrüse (Glandula sublingualis); sie liegt im Mundboden.

Speicheldrüsen bilden täglich ca. 1,5 l Speichel. Speichel verflüssigt die Nahrung und macht sie gleitfähig. Das Mundspeichelenzym Amylase spaltet Stärke in Malzzucker; damit beginnt Verdauung schon im Mund. Mineralstoffe im Speichel remineralisieren den Zahnschmelz und das Zahnbein.

Rachen (Pharynx). Durch den Schluckvorgang wird die Nahrung vom Mund in die Speiseröhre befördert. Die Zunge presst die Nahrung gegen den Gaumen und löst so den Schluckreflex aus: Der weiche Gaumen verschließt den Zugang zur Nase, gleichzeitig wird der Kehlkopf angehoben und der Kehldeckel verschließt den Zugang zu den Atemwegen. Die Nahrung wird in die Speiseröhre gedrückt (Bild 9).

Da sich im Rachen Speise- und Atemwege kreuzen, können bei einer Störung des Zusammenspiels von Kehlkopf und Kehldeckel Nahrungsbestandteile in die Atemwege geraten (verschlucken). Schutzreflexe (Hustenreflex, Würgereflex) sorgen dann dafür, dass die Atemwege wieder frei werden.

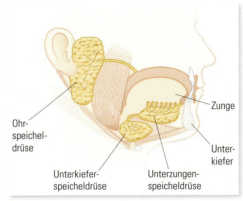

Bild 8 Die drei paarigen Speicheldrüsen.

Speiseröhre (Ösophagus). Die Nahrung wird durch wellenförmige Muskelbewegungen (Peristaltik) in der Speiseröhre weiterbefördert. Sie ist 25 bis 30 cm lang und liegt hinter Luftröhre und Herz. Durch einen Schlitz im Zwerchfell verläuft die Speiseröhre in die Bauchhöhle und mündet in den Magen.

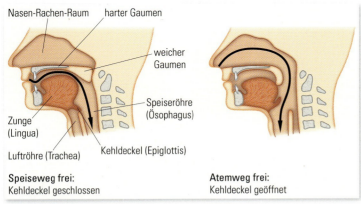

Bild 9 Vorgänge beim Schlucken.

2.2 Magen

Folgende Vorgänge laufen im Magen ab:
- Die meisten Mikroorganismen werden durch die Magensäure abgetötet.
- Eiweiße gerinnen durch die Magensäure und werden durch das Enzym Pepsin vorverdaut.
- Ein Eiweißkomplex („intrinsic factor") bindet das Vitamin B12; dadurch wird die Aufnahme dieses Vitamins erst möglich.
- Der Nahrungsbrei wird durchmischt und portionsweise weitergegeben.

Der Magen hat ein Fassungsvermögen von 1 bis 2 l und liegt im mittleren Oberbauch. Er besteht aus dem Mageneingang (Kardia), dem Magengewölbe (Fundus), dem Magenkörper (Korpus), dem Magenausgang (Antrum) und dem Magenpförtner (Pylorus). Die Magenwand ist innen mit Schleimhaut ausgekleidet, es folgt die Muskelschicht und außen wird der Magen vom Bauchfell überzogen (Bild 10).

Gelangt Nahrungsbrei in den Magen, werden peristaltische Bewegungen ausgelöst. Diese durchmischen den Nahrungsbrei mit dem Magensaft und transportieren ihn Richtung Magenpförtner, einen Ringmuskel, der den Nahrungsbrei portionsweise in den Dünndarm abgibt. Durchschnittlich bleibt die Nahrung zwei bis vier Stunden im Magen. Fetthaltige Nahrung verzögert die Magenentleerung.

Drüsen der Magenschleimhaut bilden ca. 2 bis 3 l Magensaft am Tag. In der Schleimhaut lassen sich drei Magendrüsenzellen unterscheiden, die verschiedene Stoffe produzieren (Tabelle 7).

Steuerung des Magens. Mehrere Steuermechanismen beeinflussen die Magensäureproduktion sowie die Magenentleerung:
- Der Vagusnerv (Parasympathikus) fördert die Peristaltik und Entleerung des Magens sowie die Produktion von Magensaft.
- Das Hormon Gastrin fördert die Bildung von Magensäure. Es wird von den Schleimhautzellen des Magenausgangs gebildet.
- Das Hormon Sekretin aus der Darmschleimhaut hemmt die Magensäureproduktion.
- Geschmack und Geruch der Nahrung sowie die Magenfüllung beeinflussen die Magenentleerung.

Steigt der Säuregehalt im Zwölffingerdarm, schließt der Pförtner den Magenausgang so lange, bis die Bauchspeicheldrüse die Säure neutralisiert hat. Dann erst öffnet sich der Pförtner wieder.

> Parasympathikus ▶ S. 296

> Bauchspeicheldrüse ▶ S. 362

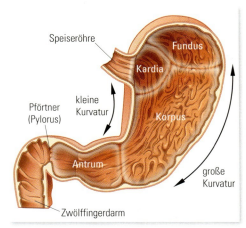

Bild 10 Der Magen im Längsschnitt.

Belegzellen	Hauptzellen	Nebenzellen
Salzsäure: Die Säure (pH 1) tötet eingedrungene Mikroorganismen ab; Nahrungseiweiße gerinnen, was sie leichter verdaulich macht. **„Intrinsic factor":** Ein Eiweißkomplex, mit dessen Hilfe Vitamin B12 im Dünndarm aufgenommen wird.	**Pepsinogen:** Durch die Salzsäure wird es zu dem eiweißspaltenden Enzym Pepsin aktiviert.	**Schleim:** Er schützt die Zellen der Magenschleimhaut vor der Zerstörung durch die Magensäure.

Tabelle 7 Die Magendrüsenzellen und ihre Aufgaben.

2.3 Dünndarm

Diese Vorgänge laufen im Dünndarm ab:
- Bauchspeichel neutralisiert die Magensäure.
- Die Nährstoffe werden durch Enzyme in kleinste Nahrungsbausteine gespalten.
- Die Nahrungsbausteine werden von Blut und Lymphe aufgenommen (resorbiert).
- Der Nahrungsbrei wird durch die Peristaltik weitertransportiert.

Oberflächenvergrößerung. Die Schleimhaut des drei bis fünf Meter langen Dünndarms wäre für die Nahrungsaufnahme (Resorption) viel zu klein. Durch ringförmige Falten wird sie vergrößert (Bild 11). Diese Falten haben Zotten aus Darmepithelzellen und diese wiederum feine Ausstülpungen (Mikrovilli). Dadurch wird die Oberfläche des Dünndarms um den Faktor 600 vergrößert auf ca. 200 m².

> **Hydrogencarbonate:** Salze der Kohlensäure

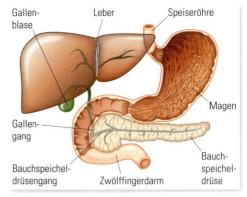

Bild 12 Die Lage des Zwölffingerdarms.

Bauchspeichel. Die Bauchspeicheldrüse bildet täglich ca. 1,5 l Sekret, das Hydrogencarbonat und Enzyme enthält. Hydrogencarbonat bildet eine schwache Lauge. Es neutralisiert die Magensäure, die durch den Magenpförtner in den Dünndarm gelangt.

Enzyme aus der Bauchspeicheldrüse und auf den Dünndarmzotten spalten die Nährstoffe in kleinste Nahrungsbausteine, die dann von Blut und Lymphe aufgenommen werden:
- Kohlenhydrate ▸ Glucose,
- Eiweiß ▸ Aminosäuren,
- Fett ▸ Glycerin und Fettsäuren.

Gallensaft. Die Leber bildet täglich ca. 0,5 l Gallensaft, die Gallenblase dient nur als Speicher. Die Säuren im Gallensaft zerteilen (emulgieren) die Nahrungsfette in kleinste Tröpfchen, die dann vom Enzym Lipase besser gespalten werden können.

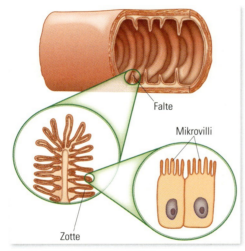

> **emulgieren:** einen (unlöslichen) Stoff in einer Flüssigkeit verteilen

Bild 11 Der Bau des Dünndarms.

Außerdem befinden sich auf den Dünndarmzotten Enzyme, z. B. das Malzzucker spaltende Enzym Maltase.

Man unterscheidet drei Dünndarmabschnitte:
- Zwölffingerdarm (Duodenum),
- Leerdarm (Jejunum) und
- Krummdarm (Ileum).

Zwölffingerdarm (Duodenum) heißt das 25 bis 30 cm lange Dünndarmstück, weil es ungefähr 12 nebeneinander gelegten Fingern entspricht. In ihn münden die Ausführungsgänge der Bauchspeicheldrüse und der Gallengang (Bild 12).

Aufnahme (Resorption) der Nährstoffe. Als Nahrungsbausteine werden sie von den Zotten der Darmschleimhaut aufgenommen. Jede Darmzotte enthält Kapillargefäße und ein zentrales Lymphgefäß (Bild 13). Eiweiße gelangen als Aminosäuren, Kohlenhydrate hauptsächlich als Glucose in die Kapillargefäße des Darmes. Von dort bringt sie die Pfortader zur Leber, wo sie weiterverarbeitet werden.

Fette werden vor allem auf dem Lymphweg transportiert. Die Fettsäuren und das Glycerin werden gleich nach der Resorption in der Darmschleimhaut wieder zusammengesetzt und vom zentralen Lymphgefäß abtransportiert. Diese fettreiche Lymphe fließt weiter im sog. Milchbrustgang (Ductus thoracicus) und mündet dann in der Nähe der linken Halsvene in den Blutkreislauf.

Leerdarm (Jejunum) und Krummdarm (Ileum). Hier wird die Spaltung der Nährstoffe und ihre Resorption fortgesetzt. Der Leerdarm besitzt noch ringförmige Schleimhautfalten, der Krummdarm nicht mehr. Dafür liegen in seiner Wand immunologische Abwehrzentren (Peyer-Plaques). Am Übergang in den Dickdarm befindet sich eine Ventilklappe, die den Rückfluss von Dickdarminhalt verhindert.

2.4 Dickdarm (Kolon)

Folgende Vorgänge laufen im Dickdarm ab:
- Das Wasser im Nahrungsbrei wird resorbiert und dadurch der Darminhalt eingedickt.
- Nützliche Bakterien (z.B. Kolibakterien) bilden Vitamine.
- Stuhl wird ausgeschieden.

Typisch für den 1,5 m langen Dickdarm sind die äußeren Längsmuskelstreifen und Einschnürungen bzw. Aussackungen. Seine Schleimhaut besitzt keine Zotten. Der Dickdarm umgibt den Dünndarm wie ein Bilderrahmen (Bild 14).

Der Inhalt des Dickdarms besteht aus unverdaulichen Ballaststoffen, abgestorbenen Darmschleimhautzellen, Schleim und viel Wasser von den Verdauungsdrüsen. Täglich werden 9 Liter Flüssigkeit als Sekrete in den Magen-Darm-Trakt abgegeben, um die Spaltung und Resorption der Nährstoffe zu ermöglichen. Diese Flüssigkeitsmenge muss auch wieder aufgenommen werden. Die Abgabe und Aufnahme dieser großen Flüssigkeitsmenge geschieht andauernd und gleichzeitig nebeneinander (Bild 15, S. 362).

Darmbakterien (z.B. Kolibakterien), welche natürlicherweise massenhaft im Dickdarm vorkommen, zerlegen einen Teil der unverdauten Nahrungsreste. Dabei bilden sie das für die Blutgerinnung wichtige Vitamin K. Die dichte Bakterienbesiedlung ist auch ein Schutz vor Krankheitserregern, die sich nicht auf der Darmschleimhaut festsetzen können.

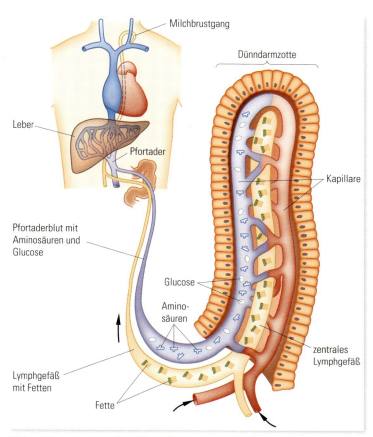

Bild 13 Die Resorption der Nährstoffe.

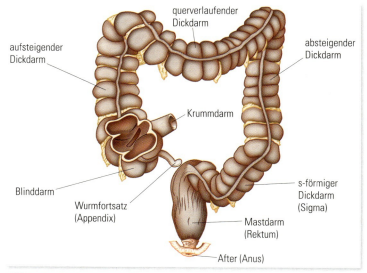

Bild 14 Die Abschnitte des Dickdarms.

9 Patienten bei Erkrankungen des Verdauungssystems begleiten

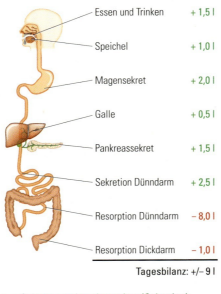

Essen und Trinken	+ 1,5 l
Speichel	+ 1,0 l
Magensekret	+ 2,0 l
Galle	+ 0,5 l
Pankreassekret	+ 1,5 l
Sekretion Dünndarm	+ 2,5 l
Resorption Dünndarm	− 8,0 l
Resorption Dickdarm	− 1,0 l
Tagesbilanz:	+/− 9 l

+ = Sekrete werden abgegeben (Sekretion)
− = Wasser und Salze werden wieder aufgenommen (Resorption)

Bild 15 Flüssigkeitsbilanz im Magen-Darm-Trakt.

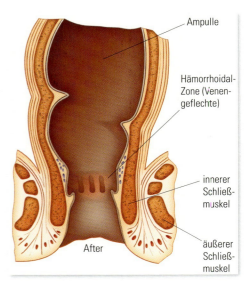

Bild 16 Das Rektum im Längsschnitt.

Der Mastdarm sammelt den Kot. Bei einer bestimmten Füllung führt der Dehnungsreiz zum Stuhldrang. Der Darmausgang besitzt zwei Schließmuskeln (Bild 16): der innere wird reflektorisch ohne unseren Willen gesteuert, den äußeren können wir bewusst kontrollieren. Deshalb können wir bei Stuhldrang den Stuhlgang nur für eine gewisse Zeit unterdrücken. Die normale Stuhlfrequenz reicht von dreimal täglich bis einmal in drei Tagen.

Einen zusätzlichen Verschluss bildet das Venengeflecht im Darmausgangsbereich. Als Krampfadern (Hämorrhoiden) können sie Beschwerden bereiten.

Hämorrhoiden
▶ S. 369

2.5 Bauchspeicheldrüse (das Pankreas)

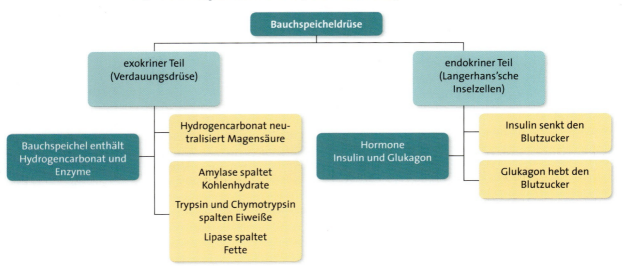

Die Bauchspeicheldrüse liegt hinter dem Magen in einer Schleife des Zwölffingerdarmes (Bilder 12 und 17); sie wiegt 70 bis 80 Gramm. Der <u>exokrine Teil der Drüse</u> bildet 1 bis 1,5 l Bauchspeichel. Der Bauchspeicheldrüsengang führt das Sekret in den Zwölffingerdarm. Der <u>endokrine Teil der Drüse</u> besteht aus inselartig eingestreuten Zellgruppen, den Langerhans'schen Inselzellen. Sie bilden die Hormone, die den <u>Blutzuckerspiegel</u> regulieren: Die B-Zellen produzieren das Hormon Insulin, die A-Zellen das Glukagon. Die Hormone werden ohne einen Drüsengang direkt in das Blut abgegeben.

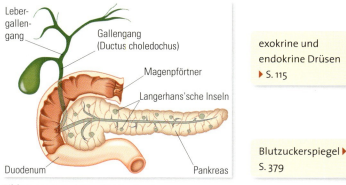

Bild 17 Lage und Bau des Pankreas.

exokrine und endokrine Drüsen
▶ S. 115

Blutzuckerspiegel ▶
S. 379

2.6 Leber (Hepar)

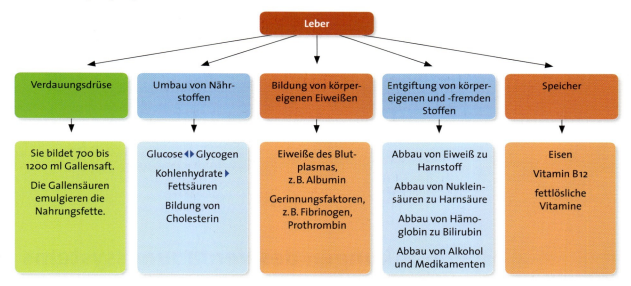

Die Leber ist das zentrale Stoffwechselorgan. Sie liegt unter dem Zwerchfell im rechten Oberbauch. Mit ca. 1,5 kg Gewicht ist sie das größte Bauchorgan mit vielen wichtigen Aufgaben.

Die Leber besteht aus einem rechten und einem linken Lappen (Bild 18). An der Unterseite liegt die Leberpforte. Hier verlaufen
- die Leberarterie (führt sauerstoffreiches Blut zur Leber),
- die Pfortader (führt nährstoffreiches Blut vom Darm zur Leber) und
- die Gallengänge (führen Gallensaft von der Leber zum Dünndarm).

Am Unterrand liegt die Gallenblase, die den Gallensaft sammelt. Die Lebervenen führen über die untere Hohlvene das Blut zum Herz.

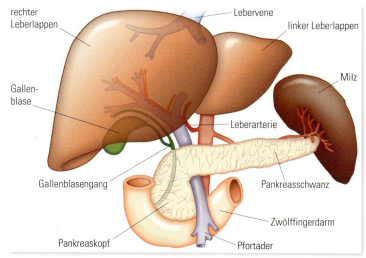

Bild 18 Die Oberbauchorgane Leber, Gallenblase, Bauchspeicheldrüse.

Bedeutung des Gallensafts. Er wird in den Leberzellen gebildet und enthält Gallensäuren und Gallenfarbstoff. Über den Gallenblasengang gelangt der Gallensaft in die Gallenblase, wo er zwischengespeichert und eingedickt wird.

Bei fettreichen Mahlzeiten oder Kaffee zieht sich die Gallenblase zusammen, dadurch fließt der Gallensaft über den Gallengang in den Zwölffingerdarm und emulgiert dort Nahrungsfette. Ein großer Teil der Gallensäuren wird im Dünndarm wieder ins Blut aufgenommen und der Leber zugeführt. So können sie erneut die Fettverdauung unterstützen.

Der Gallenfarbstoff wird im Darm teilweise zersetzt und dann mit dem Stuhl ausgeschieden. Daher bekommt der Stuhl seine braune Farbe. Ein Teil des Gallenfarbstoffes wird im Dickdarm wieder ins Blut aufgenommen und dann von den Nieren ausgeschieden. Daher hat der Harn seine gelbe Farbe.

Entgiftungsfunktion. Nicht mehr benötigtes körpereigenes Eiweiß wird zu Harnstoff abgebaut, ebenso überschüssige Nukleinsäuren zu Harnsäure. Harnstoff und Harnsäure werden mit dem Blut zur Niere transportiert und mit dem Harn ausgeschieden (harnpflichtige Stoffe).

Alle vom Darm aufgenommenen Stoffe werden von der Pfortader erst einmal zur Leber gebracht: die Nahrungsbausteine, aus denen die Leber körpereigene Stoffe bildet, und körperfremde Stoffe (Alkohol, Medikamente), die von der Leber entgiftet werden. Wegen dieses unmittelbaren Abbaus von Medikamenten in der Leber muss bei oraler Gabe der Wirkstoffe viel höher dosiert werden, als wenn das Medikament i.v., i.m. oder rektal verabreicht wird.

Bedeutung für das Blut. Alte Erythrozyten werden von der Leber abgebaut. Das Eisen des Blutfarbstoffes Hämoglobin wird in der Leber gespeichert. Der Rest des Hämoglobins wird zum Gallenfarbstoff Bilirubin abgebaut und in den Dünndarm ausgeschieden. Die Leber bildet Fibrinogen und Prothrombin für die Blutgerinnung und das Bluteiweiß Albumin, das das Wasser in den Blutgefäßen hält.

Pfortader ▶ S. 270

3 Erkrankungen des Verdauungssystems und ihre Behandlung

3.1 Erkrankungen im Bereich der Mundhöhle

Stomatitis ist eine Entzündung der Mundschleimhaut. Die Symptome sind:
- Rötung und Schwellung der Schleimhaut,
- Beläge der Zunge,
- Mundgeruch,
- Schluckbeschwerden.

Eine Stomatitis kann durch Bakterien, Viren und Pilze verursacht werden. Meistens ist sie eine Folge der geschwächten Abwehr. Soor heißt eine häufige Infektion mit dem Pilz Candida albicans.

Karies (Zahnfäule) entsteht durch Bakterien im Mund, die zuckerhaltige Nahrungsreste in Säuren umwandeln. Diese Säuren entkalken den Zahnschmelz. Er verfärbt sich braun und wird weich. Der Karies kann vorgebeugt werden durch
- regelmäßiges Zähneputzen nach dem Essen (entfernt zuckerhaltige Nahrungsreste),
- weniger Zucker (Süßigkeiten) essen,
- regelmäßige Kontrollen durch den Zahnarzt,
- ausreichende Gabe von Fluorid.

Soor ▶ Bild 12, S. 394

Fluorid sorgt für einen härteren Zahnschmelz. Es wird bei Säuglingen in Form von Tabletten in Kombination mit Vitamin D zugeführt oder später als fluoridhaltige Zahnpasta.

Parodontose. Durch Entzündungen kommt es zum Schwund des Zahnhalteapparates. Der Zahn verliert seine feste Verankerung und fällt schließlich aus. Als Hauptursache gilt mangelnde Mundhygiene. Über die Hälfte aller Erwachsenen sind davon betroffen.

3.2 Erkrankungen der Speiseröhre

Ösophagitis. Durch Rückfluss (Reflux) von Magensäure kommt es zu Entzündungen der Speiseröhre. Die Beschwerden sind
- brennendes Gefühl im Brustbereich („Sodbrennen"),
- saures Aufstoßen,
- Schmerzen beim Schlucken.

Der Reflux wird durch einen mangelhaften Verschluss des Ringmuskels im Bereich des Mageneinganges bewirkt.

Ösophagusvarizen. Erweiterte Venen (Krampfadern) in der Schleimhaut der Speiseröhre entstehen bei einer Leberzirrhose. Die Leber schrumpft, was den Blutstrom durch die Leber erschwert. Dadurch staut sich das Blut in der Pfortader und strömt an der Leber vorbei über die Venen der Speiseröhre zurück zum Herzen.

Durch den vermehrten Blutstrom erweitern sich die Speiseröhrenvenen zu Ösophagusvarizen.

Lebensgefährliche Blutverluste drohen, wenn die Ösophagusvarizen platzen. Der Patient verliert große Mengen Blut, das in den Magen fließt. Wird dieses Blut erbrochen, dann erscheint es „kaffeesatzartig", da es durch die Magensäure geronnen ist.

Ösophaguskarzinom. Speiseröhrenkrebs macht sich meistens durch zunehmende Schluckbeschwerden bemerkbar, zunächst bei fester dann bei flüssiger Nahrung. Er ist sehr bösartig, trotz Therapie (Bestrahlung, evtl. Operation) sterben vier von fünf Patienten innerhalb von fünf Jahren. Risikofaktoren sind Rauchen und hochprozentige alkoholische Getränke.

> Ösophagusvarizen-blutung ▶ S. 222

> Leberzirrhose ▶ S. 370

3.3 Erkrankungen des Magens

Akute Gastritis ist die plötzliche Entzündung der Magenschleimhaut. Beschwerden:
- Übelkeit und Erbrechen,
- Aufstoßen,
- Druckgefühl im Oberbauch.

Verursacht wird die akute Gastritis durch Stress, Exzesse (übermäßiges Essen, Trinken, Rauchen) oder entzündungshemmende Medikamente wie ASS und Diclofenac. Als Thera-

pie legt man eine „Teepause" mit Zwieback ein, dann baut man die Kost langsam auf.

Chronische Gastritis. Die chronische Magenschleimhautentzündung macht oft kaum oder unklare Beschwerden wie Müdigkeit und Appetitlosigkeit. Trotzdem kann die Magenschleimhaut erheblich verändert sein. Man unterscheidet drei Formen (Tabelle 8).

> **ASS** = Acetylsalicylsäure

Typ A Autoimmun-Gastritis	Typ B Bakterielle Gastritis	Typ C Chemisch bedingte Gastritis
Körpereigene Antikörper zerstören die Belegzellen der Magenschleimhaut und den „Intrinsic factor".	Stäbchenbakterien (Helicobacter pylori) besiedeln die Magenschleimhaut.	Gallerückfluss oder entzündungshemmende Rheumamedikamente schädigen die Schleimhaut.
ca. 5 % der Fälle	ca. 85 % der Fälle	ca. 10 % der Fälle

Tabelle 8 Formen der chronischen Gastritis.

Patienten bei Erkrankungen des Verdauungssystems begleiten

Gastroskopie
▶ S. 374

perniziös = bösartig

triple = dreifach

C13-Atemtest: Man trinkt eine Lösung mit etwas Harnstoff, der von Helicobacter gespalten wird. $^{13}CO_2$ lässt sich dann in der Atemluft nachweisen.

Viele Patienten haben nur geringe Beschwerden, deshalb ist eine Gastroskopie (Magenspiegelung) mit der Gewinnung einer Biopsie (Gewebeprobe) wichtig. Beim Typ A wird durch den Mangel an „Intrinsic factor" zu wenig Vitamin B12 aufgenommen, was zu einer perniziösen Anämie (Blutarmut) führen kann. Beim Typ B kann sich ein Magen- oder Zwölffingerdarmgeschwür entwickeln und das Magenkarzinomrisiko ist erhöht.

Ulkus. Ein Geschwür (Ulkus oder Ulcus) ist ein Defekt der Schleimhaut und kann sowohl im Magen (Ulcus ventrikuli) als auch im Zwölffingerdarm (Ulcus duodeni) vorkommen (Bild 19). Die typischen Symptome sind
- Oberbauchschmerzen (beim Magengeschwür treten sie sofort nach dem Essen auf; beim Zwölffingerdarmgeschwür etwa zwei Stunden nach dem Essen) sowie
- Aufstoßen und Völlegefühl.

Die Ursache für ein Geschwür liegt im gestörten Gleichgewicht zwischen der aggressiven Magensäure und der schützenden Schleimschicht. Dieses Gleichgewicht wird gestört durch
- Bakterien (Helicobacter pylori),
- Medikamente (ASS, Diclofenac, Kortison),
- Rauchen.

Die Diagnose „Ulkus" wird durch eine Magenspiegelung mit Biopsie gesichert. Damit die Geschwüre abheilen, werden säurebindende oder säureblockierende Medikamente gegeben. Die Helicobacter-Bakterien lassen sich durch die Kombination von zwei Antibiotika mit einem Säureblocker (Triple-Therapie) beseitigen.

Der Nachweis von Helicobacter gelingt oft nur, wenn Gastroskopie (Histologie und Bakterienkultur), Serologie (Nachweis von Antikörpern) und der C13-Atemtest eingesetzt werden.

Komplikationen. Das Geschwür kann bluten, dann kommt es zu
- Bluterbrechen („kaffeesatzartig") oder
- Teerstuhl (pechschwarzer Stuhl).

Bei der Perforation durchbricht das Geschwür die Wand des Verdauungstraktes und Speisebrei mit Bakterien gelangt in die Bauchhöhle. Es entsteht eine lebensgefährliche Peritonitis (Bauchfellentzündung). Dann ist eine Operation unumgänglich.

Magenkarzinom. Magenkrebs stellt etwa 20 % aller bösartigen Tumore. Die Patienten haben dabei fast keine oder nur unbestimmte Beschwerden. Deswegen wird Magenkrebs oft zu spät entdeckt. Dabei bildet Magenkrebs sehr früh Metastasen, sodass nach 5 Jahren nur noch ca. 15 % aller Patienten leben. Entdeckt man das Magenkarzinom sehr früh, überleben durch die Operation über 90 %.

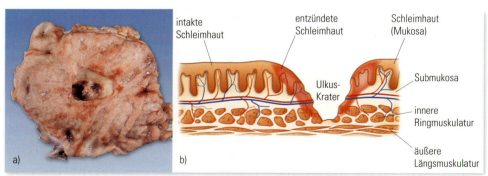

Bild 19 Ulkus. a) Geschwür des Zwölffingerdarms, b) schematische Darstellung.

3.4 Erkrankungen des Darmes

Enteritis. Eine Entzündung des Dünndarms wird meistens durch Bakterien oder Viren verursacht. Die Symptome sind
- Durchfall und
- krampfartige Bauchschmerzen.

Kolitis. Eine Entzündung des Dickdarms tritt oft zusammen mit einer Enteritis auf; man spricht dann von einer Enterokolitis. Bei der Gastroenteritis ist dann auch noch der Magen mitbeteiligt, was zusätzlich zu Übelkeit und Erbrechen führt.

Bei diesen Erkrankungen des Darmes sind besonders Säuglinge, Kinder und alte Menschen durch den Wasser- und Salzverlust gefährdet.

Zöliakie. In einigen Fällen kann eine Allergie die Ursache der Darmentzündung sein. Hier liegt eine Unverträglichkeit gegen Gluten vor, einem Eiweiß, das nur in Halmgetreiden vorkommt. Die unverdaute Nahrung verursacht folgende Symptome:
- starke, unangenehm riechende Durchfälle mit hoher Fettausscheidung (Fettstuhl),
- ein aufgeblähter Bauch und
- Gewichtsverlust.

Die auftretende Schädigung der Dünndarmzotten kann nur durch eine lebenslange, glutenfreie Diät vermieden werden (Bild 20).

Laktose-Intoleranz. Durch einen angeborenen oder erworbenen Mangel des Enzyms Laktase kann Milchzucker nicht gespalten werden. Die

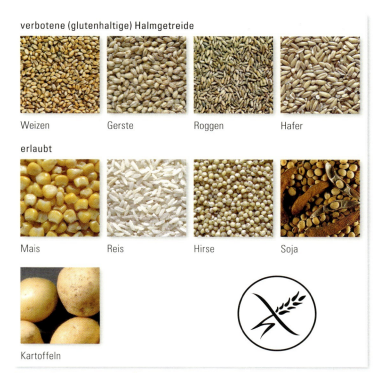

Bild 20 Ernährung bei Glutenallergie.

Milchunverträglichkeit äußert sich in Durchfall und Blähungen, was sich nur durch Weglassen von Milchprodukten und milchzuckerhaltigen Lebensmitteln vermeiden lässt.

Morbus Crohn und **Colitis ulcerosa.** Die Ursachen dieser chronisch-entzündlichen Darmerkrankungen sind unbekannt. Betroffen sind vor allem junge Erwachsene (Tabelle 9).

	Morbus Crohn	Colitis ulcerosa
Lokalisation	Endstück des Dünndarms und der Dickdarm	Dickdarm, meist im Mastdarm beginnend
Symptome	3–6 Durchfälle pro Tag, krampfartige Bauchschmerzen	bis zu 30 blutig-schleimige Durchfälle pro Tag, von krampfartigen Schmerzen begleitet
Komplikationen	Verengungen des Darmes, Fisteln, Abszesse	Geschwüre mit Blutungen, toxisches Megakolon (Erweiterung des Dickdarms), erhöhtes Risiko für Dickdarmkrebs
Therapie	medikamentös mit Mesalazin, Corticoiden und Immunsuppressiva, operativ, wenn Medikamente versagen oder Komplikationen auftreten	ähnlich wie bei Morbus Crohn

Tabelle 9 Vergleich von Morbus Crohn und Colitis ulcerosa.

9 Patienten bei Erkrankungen des Verdauungssystems begleiten

Appendizitis. Die Entzündung des Wurmfortsatzes wird von vielen Patienten irrtümlich als „Blinddarmentzündung" bezeichnet. Sie ist die häufigste akute Baucherkrankung. Die Patienten klagen über

- Schmerzen um den Nabel herum, die sich in den rechten Unterbauch verlagern,
- Appetitlosigkeit, Übelkeit und Erbrechen,
- Fieber bis 39 °C; dabei ist der Unterschied zwischen rektal und axillär gemessener Temperatur (normal 0,5 °C) größer als 1 °C.

Das Blutbild zeigt eine Leukozytose (Anstieg der Leukozyten über 10 000 / µl). Der Wurmfortsatz muss operativ entfernt werden (Appendektomie), denn sonst droht die Perforation (Durchbruch) mit einer lebensgefährlichen Peritonitis (Bauchfellentzündung).

Darmkarzinom. Die meisten Darmkrebse sitzen im Bereich des Rektums und des Sigma-Kolons (Bild 21). Bei Männern und bei Frauen ist dies der zweithäufigste bösartige Tumor.

Bei folgenden Symptomen muss an Darmkrebs gedacht werden:
- Blut im Stuhl,
- plötzliche Änderungen des Stuhlganges; z.B anhaltende Verstopfung (Obstipation), Durchfall (Diarrhö), Winde mit unwillkürlichem Stuhlabgang.

Die Diagnose wird durch eine Dickdarmspiegelung (Koloskopie) mit Biopsie gestellt.

> Stuhluntersuchung ▶ S. 373

> Koloskopie ▶ S. 375

> Divertikel ▶ S. 169

> **Ileus** = Darmverschluss, aber Ileum = Krummdarm (Teil des Dünndarms); beides von lat. **ile** = Darm

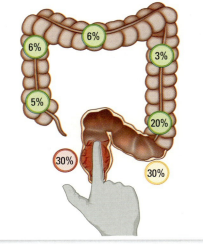

Bild 21 Lokalisationen des Darmkarzinoms.

Krebsfrüherkennung. Ab 50 Jahren haben Patienten Anspruch auf Krebsvorsorgeuntersuchungen. Bei der rektalen Untersuchung mit dem Finger kann der Arzt bereits ein Drittel der Karzinome erkennen (Bild 21). Weiterhin wird eine Stuhluntersuchung auf verstecktes (okkultes) Blut durchgeführt. Als Vorsorge können zwei Koloskopien durchgeführt werden (mit 55 Jahren und zehn Jahre später).

Die Heilungschancen sind beim Darmkrebs ziemlich gut – zwei von drei Patienten werden geheilt. Der Tumor wird zusammen mit dem betroffenen Darmstück operativ entfernt. Liegt der Tumor jedoch näher als 5 cm beim Darmausgang, muss das Rektum entfernt und ein künstlicher Darmausgang (Stoma) angelegt werden. Dann mündet der Darm auf der Bauchwand, der Stuhl wird mit austauschbaren Klebebeuteln aufgefangen (Bild 22).

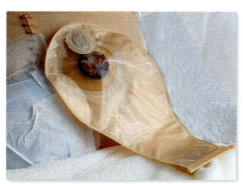

Bild 22 Stoma.

Divertikulose. Zahlreiche Wandausstülpungen können im Bereich des absteigenden und des Sigma-Kolons auftreten. In der Regel machen solche Divertikel keine Beschwerden. Bei einer Entzündung klagen die Patienten über krampfartige Schmerzen im linken Unterbauch. Da die Schmerzen einer Appendizitis ähneln, wird die Divertikulitis auch als „Linksappendizitis" bezeichnet.

Ileus. Ein Darmverschluss unterbricht den Transport des Nahrungsbreis in Dünn- und Dickdarm. Ein Darmverschluss kann verursacht werden durch einen Tumor oder Fremdkörper oder eine Darmlähmung (z.B. bei Pankreatitis, Peritonitis). Ein Ileus ist lebensbedrohlich und erfordert eine sofortige operative oder stationäre Behandlung.

Irritables Kolon. Diese Erkrankung wird auch spastisches Kolon oder Reizkolon genannt. Die Patienten klagen über
- abwechselnd Diarrhö und Obstipation,
- leichte Schmerzen und Druckgefühl im Unterbauch,
- Blähungen.

Etwa die Hälfte aller Patienten mit Magen-Darm-Beschwerden hat ein Reizkolon. Verursacht werden diese körperlichen (somatischen) Beschwerden durch seelische (psychische) Belastungen. Das Reizkolon zählt zu den psychosomatischen Krankheiten. Man soll diese Patienten mit ihren Ängsten und Beschwerden ernst nehmen, denn sie simulieren nicht.

Neben einer Umstellung der Ernährung und krampflösenden Medikamenten müssen die Patienten beraten werden, wie sie mit ihren psychischen Belastungen besser umgehen können.

Hämorrhoiden sind Krampfadern am Darmausgang (Bild 23). Die Patienten klagen über
- hellrote Blutauflagerungen auf dem Stuhl,
- Jucken und Brennen im Analbereich,
- Schmerzen beim Stuhlgang.

Diese Erkrankung ist ungefährlich, aber lästig. Bringen allgemeine Maßnahmen (Stuhlregulierung, Sitzbäder, Cremes) keine Besserung, können die Hämorrhoiden verödet oder operativ entfernt werden.

Analfissur. Die Schleimhaut im Bereich des Schließmuskels ist eingerissen. Für den Patienten ist dies sehr schmerzhaft, wenn auch ungefährlich.

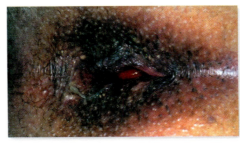

Bild 23 Hämorrhoiden.

3.5 Erkrankungen der Leber

Der Ikterus (Gelbsucht) ist zuerst in der weißen Lederhaut (Sklera) der Augen zu sehen (Bild 24). Der Ikterus entsteht durch eine Erhöhung des Bilirubins und kommt nicht nur bei Lebererkrankungen vor (Tabelle 10).

Hepatitis ist eine Entzündung der Leber. Nach den Verlaufsformen unterscheidet man eine akute und eine chronische Hepatitis.

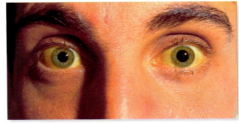

Bild 24 Skleren-Ikterus.

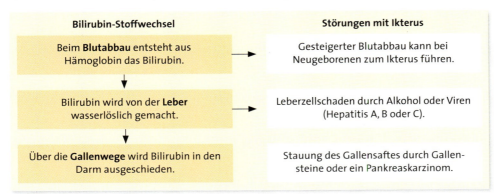

Bilirubin-Stoffwechsel	Störungen mit Ikterus
Beim **Blutabbau** entsteht aus Hämoglobin das Bilirubin.	Gesteigerter Blutabbau kann bei Neugeborenen zum Ikterus führen.
Bilirubin wird von der **Leber** wasserlöslich gemacht.	Leberzellschaden durch Alkohol oder Viren (Hepatitis A, B oder C).
Über die **Gallenwege** wird Bilirubin in den Darm ausgeschieden.	Stauung des Gallensaftes durch Gallensteine oder ein Pankreaskarzinom.

Tabelle 10 Verschiedene Ikterusursachen.

Hepatitisviren ▶ S. 84

Leberenzyme ▶ S. 372

Akute Hepatitis. Über 95 % der Leberentzündungen werden durch die Hepatitis-Viren A bis E verursacht. Daneben kommen andere Erreger (Herpes-Viren, Malaria-Plasmodien), Giftstoffe (Medikamente, Alkohol) oder der Rückstau von Galle (Stein, Tumor) infrage.

Die Symptomatik der fünf Virushepatitiden ist ähnlich. Unterschiede gibt es bei den Übertragungswegen, bei der Inkubationszeit, beim Verlauf und bei den Möglichkeiten der Prophylaxe (s. auch Tabelle 5, S. 84).

Viele Infektionen der Leber verursachen den Patienten kaum Beschwerden. Haben sie Beschwerden, dann sind es zuerst:
- Übelkeit, Appetitlosigkeit,
- Abgeschlagenheit,
- grippeähnliche Symptome,
- Muskel- und Gelenkschmerzen (Fehldiagnose Rheuma).

Danach folgen:
- Gelbsucht, heller Stuhlgang, bierbrauner Urin,
- Oberbauchschmerzen durch die Lebervergrößerung,
- Anstieg der Leberenzyme (GPT, GOT, γ-GT).

Chronische Hepatitis. Wenn eine akute Hepatitis nach 6 Monaten noch nicht ausgeheilt ist, spricht man von einer chronischen Hepatitis. Die Symptome sind meistens schwächer als bei der akuten Hepatitis. Die chronische Hepatitis kann mit der Zeit noch ausheilen oder in eine Leberzirrhose übergehen.

Leberzirrhose. Bei dieser chronischen Erkrankung verhärtet und schrumpft die Leber, weil an der Stelle der untergegangenen Leberzellen Bindegewebe entsteht (Bild 25). Die häufigsten Ursachen sind Alkohol und Hepatitis C oder B. Die Patienten sind schwer krank und leiden an
- Ösophagusvarizen durch den Blutstau in der Pfortader (an ihnen kann der Patient plötzlich verbluten);
- Stoffwechselgiften im Blut (Verwirrtheit, Zittern, Wesensveränderungen bis zur Bewusstlosigkeit = Leberkoma sind die Folgen);
- Aszites (im Bauchraum sammelt sich Flüssigkeit an);
- Mangel an Gerinnungsfaktoren.

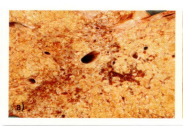 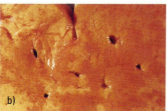

Bild 25 a) Kleinknotige Alkoholleberzirrhose, b) gesundes Lebergewebe zum Vergleich.

3.6 Erkrankungen der Gallenblase und Gallenwege

Cholelithiasis von chole (gr.) = Galle und lithos (gr.) = Stein

Cholelithiasis. Gallensteine entstehen besonders bei übergewichtigen Patienten mit hohen Blutfetten. Aus den im Gallensaft gelösten Stoffen (Cholesterin, Bilirubin, Kalk) können feste Kristalle und somit Steine entstehen (Bild 26).

Die meisten Patienten haben keine Beschwerden, allenfalls ein Druckgefühl nach fettreichem Essen, denn Gallensaft wird zur Fettverdauung benötigt. Massive Beschwerden treten nur auf, wenn ein Stein in den Gallenwegen eingeklemmt wird:
- anfallsartige, krampfartige Schmerzen (Koliken), die in den Rücken ausstrahlen können,
- Ikterus durch den Gallestau.

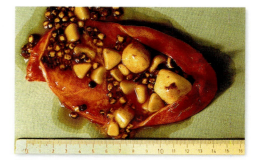

Bild 26 Gallenblase mit Steinen.

Zusätzlich kann es zur Cholezystitis (Gallenblasenentzündung) kommen.

Gallensteine lassen sich durch eine Sonographie feststellen (Bild 27). Bei einer Gallenkolik darf der Patient nichts essen und er bekommt krampflösende Medikamente (Spasmolytika). Wiederholen sich die Gallenkoliken, wird die Gallenblase endoskopisch mithilfe der minimalinvasiven Chirurgie (MIC) entfernt. Nach Entfernung der Gallenblase können sich die Patienten normal ernähren, sie sollten nur auf besonders fettreiches Essen verzichten.

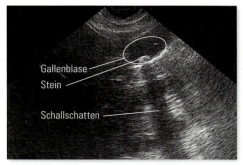

Bild 27 Sonographie einer Gallenblase mit Steinen.

3.7 Erkrankungen der Bauchspeicheldrüse

Die Bauchspeicheldrüse kann sowohl in ihrer Funktion als Verdauungsdrüse als auch als Hormondrüse erkrankt sein.

Akute Pankreatitis. Die Entzündung der Bauchspeicheldrüse wird meistens durch Alkoholmissbrauch oder durch einen Gallenstein im Ausführungsgang der Drüse verursacht. Die Patienten leiden unter
- heftigen gürtelförmigen Oberbauchschmerzen,
- Übelkeit, Erbrechen,
- Schocksymptomatik.

Die Erkrankung ist lebensgefährlich, weil die Selbstverdauung des Pankreas' droht.

Die Diagnose ist eindeutig, denn im Blutserum steigen die Verdauungsenzyme (Lipase, Amylase) an. Der Patient darf weder essen noch trinken und er bekommt eine Magensonde, um die Verdauungsdrüse ruhig zu stellen.

Chronische Pankreatitis wird überwiegend durch Alkohol verursacht, selten durch eine Erbkrankheit, z. B. Mukoviszidose. Durch den ständigen Entzündungsprozess verliert die Bauchspeicheldrüse nicht nur ihre Fähigkeit Verdauungsenzyme zu bilden, sondern auch die Hormonproduktion lässt nach und es kommt zum Diabetes mellitus.

> Diabetes mellitus ▶
> S. 379 ff.

4 Untersuchungsverfahren

4.1 Blutuntersuchungen

Die Untersuchung von Blutserum bzw. -plasma erlaubt Rückschlüsse auf gestörte Organfunktionen.

Dabei ist zu beachten, dass die Messung der Enzymaktivität (U / L) immer bei 37 °C gemessen wird (Tabelle 11, S. 372).

4.2 Stuhluntersuchungen

Bei den meisten Toiletten fällt der Stuhl ins Wasser des Abflussrohres – so kann er nicht für die Stuhlprobengewinnung verwendet werden. Mit Zeitungspapier kann man den Abfluss bedecken, sodass der Stuhl nicht mit Wasser in Kontakt kommt.

> **U** = Unit (engl.): Einheit

Laborwert	Bedeutung / Normalwert	Diagnostische Aussagekraft (↑ = erhöht, ↓ = erniedrigt)
GOT (**G**lutamat-**O**xalat-**T**ransferase) International: ASAT (**As**partat**a**minotransferase)	Enzym der Mitochondrien in den Leberzellen ♂ bis 50 U / L ♀ bis 35 U / L (kommt auch im Herz- und Skelettmuskel vor)	Eine hohe GOT zeigt besonders schwere Leberzellschäden an, weil dieses Enzym innerhalb der Zellen in den Mitochondrien vorkommt. ↑ bei Leberzellschäden z. B. durch Hepatitisviren, Alkohol oder Tumoren (↑ auch 4 bis 8 Std. nach einem Herzinfarkt)
GPT (**G**lutamat-**P**yruvat-**T**ransferase) International: ALAT (**Al**anin**a**minotransferase)	Enzym im Zellplasma der Leberzellen ♂ bis 50 U / L ♀ bis 35 U / L	↑ bei Schäden der Leber von geringerem Ausmaß z. B. durch Viren, Alkohol oder Tumoren ↑ bei Erkrankungen der Gallenwege z. B. Gallensteine
γ-GT (**Gamma**-**G**lutamyl-**T**ransferase)	Enzym an der Membran der Leberzellen ♂ bis 66 U / L ♀ bis 39 U / L	↑ bereits bei geringfügigen Leberzellschäden z. B. durch Alkohol oder andere Ursachen
CHE (**Ch**olin**e**sterase)	5,3–12,9 kU / L (Erwachsene über 40 Jahre)	↓ bei schweren Leberschäden z. B. Zirrhose, weil die Syntheseleistung der Leber sinkt
Gesamt AP (**A**lkalische **P**hosphatase)	Enzym, das hauptsächlich in der Leber und im Knochen vorkommt ♂ < 180 U / L ♀ < 160 U / L	↑ bei Erkrankungen der Leber und der Gallenwege ↑ bei gesteigertem Knochenabbau z. B. Osteoporose, Knochenmetastasen
Lipase	Enzym, das Fett spaltet – kommt fast nur in der Bauchspeicheldrüse vor < 13–60 U / L	↑ bei Pankreatitis (da das Enzym fast nur im Pankreas vorkommt, bestätigt seine Erhöhung die Diagnose)
Gesamt-Bilirubin	Gallenfarbstoff: unter 1,2 mg / dl (bei Erwachsenen)	↑ bei gesteigertem Blutabbau z. B. Ikterus bei Neugeborenen ↑ bei Leberzellschaden z. B. durch Hepatitisviren, Alkohol ↑ bei Stauung des Gallensaftes z. B. durch Gallensteine
Gesamteiweiß	66–83 g / L	↓ bei schweren Leberschäden, weil vom Eiweiß Albumin weniger gebildet wird
Gerinnungswerte z. B. Quick-Test (Thromboplastinzeit)	70–100 %	↓ bei Leberschäden durch einen Abfall des Faktors VII

Tabelle 11 Serumdiagnostik bei Erkrankungen des Verdauungstraktes.

4.2.1 Bakteriologie

Stuhluntersuchungen auf pathogene Darmkeime sollten wegen der höheren Trefferwahrscheinlichkeit an drei verschiedenen Tagen vorgenommen werden.

Eine etwa haselnussgroße Portion wird mit dem Stuhllöffelchen entnommen und im Stuhlröhrchen verschickt. Mehr Stuhl kann wegen der Gasbildung den Deckel hochtreiben. Stuhlproben sollte man immer so schnell wie möglich ins Labor schicken, denn in der Stuhlprobe findet man neben den Krankheitserregern immer auch Bakterien der natürlichen Darmflora, die die Krankheitserreger überwuchern können. Deshalb sollten die Proben bis zum Transport kühl (ca. + 5 °C) gelagert werden.

4.2.2 Test auf okkultes Blut

Nur bei großen Blutungen wird der Stuhl pechschwarz. Kleine Blutungen im Magen-Darm-Trakt (z. B. durch ein Karzinom) können mit dem Auge nicht gesehen werden. Diese versteckten (okkulten) Blutungen können durch eine Stuhluntersuchung nachgewiesen werden. Kleine Proben von drei aufeinanderfolgenden Stühlen werden vom Patienten auf Testbriefchen aufgetragen. Nach Auftragen einer Flüssigkeit kann der Test ausgewertet werden.

Jede, auch eine schwache, Blaufärbung im Bereich der Stuhlprobe oder an ihren Rändern stellt ein positives Testergebnis dar und muss mit weiteren Untersuchungen abgeklärt werden. Man muss den Test innerhalb von 30 bis 60 Sekunden ablesen, weil die Farbe allmählich verblasst (Bild 28).

Damit der Test kein falsches Ergebnis zeigt, muss der Patient mitarbeiten. Bereits drei Tage vor dem Test soll der Patient
- ballaststoffreiche Kost (z. B. Vollkornbrot, Salat, Gemüse) essen, damit vorhandene kleine Verletzungen der Darmschleimhaut eher bluten;
- keine Vitamin-C-haltigen Präparate zu sich nehmen.

Bei Durchfall oder der Monatsblutung soll der Test nicht durchgeführt werden.

Bei ca. 2 von 100 Patienten fällt der Test positiv aus, d. h. es wird Blut im Stuhl nachgewiesen. Dies bedeutet jedoch nicht, dass ein Krebs vorliegt. Als Ursache kommen auch Entzündungen, Geschwüre oder gutartige Polypen im Magen-Darm-Trakt infrage. Durch die anschließende Endoskopie gewinnt man Klarheit: nur bei 5 bis 10 % der Patienten bestätigt sich die Verdachtsdiagnose Karzinom. Befindet sich das Karzinom im Frühstadium, ist der Patient durch die endoskopische Abtragung geheilt.

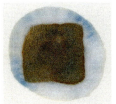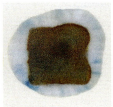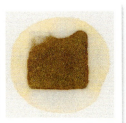

Beispiele für schwach positive Testergebnisse   Negatives Testergebnis

Bild 28 Beispiele für Ergebnisse beim Test auf okkultes Blut.

4.3 Sonographie

Man bestellt den Patienten am besten am Morgen – er sollte noch nicht gefrühstückt haben. Der Grund dafür ist, dass man mit dem Essen auch Luft verschluckt. Luft absorbiert den Ultraschall, sodass man die hinter dem Magen gelegene Bauchspeicheldrüse nicht beurteilen kann.

Außerdem zieht sich die Gallenblase zusammen, sobald Fett (z. B. Milch oder Butter) in den Magen gelangt. Eine mit Gallensaft gefüllte Gallenblase kann aber besser beurteilt werden.

Ein Glas stilles Wasser ist erlaubt, falls der Patient starken Durst hat.

Die Untersuchung erfolgt in einem abgedunkelten Raum. Dabei liegt der Patient auf dem Rücken.

> Halten Sie die Flasche mit Ultraschallgel sowie Zellstofftücher zum Abwischen des Gels nach der Untersuchung bereit.

4.4 Endoskopie

Wird nur der kurze Abschnitt des Mastdarms untersucht, geschieht dies mit einem starren Endoskop. Mit einem flexiblen Endoskop können sowohl der obere Verdauungstrakt (Speiseröhre, Magen, Zwölffingerdarm) als auch der untere Verdauungstrakt (Mastdarm, Dickdarm) betrachtet werden (Bild 29, S. 374).

Gründe für endoskopische Untersuchungen:
- unklare Bauchbeschwerden,
- Durchfälle oder
- okkultes Blut im Stuhl (Krebsvorsorge).

9 Patienten bei Erkrankungen des Verdauungssystems begleiten

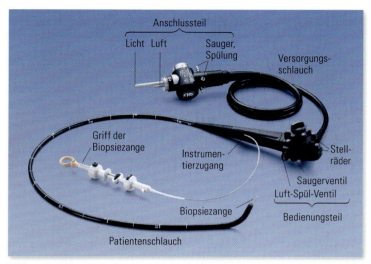

Bild 29 Flexibles Endoskop.

- Der Patient wird vom Arzt aufgeklärt. Vor der Untersuchung gibt der Patient sein Einverständnis.
- Ein aktuelles Blutbild und Gerinnungswerte liegen vor.
- Der Patient ist seit dem Vorabend nüchtern, am Morgen trinkt er auch nichts mehr.
- Die Medizinische Fachangestellte deckt den Untersuchungstisch (Bild 30).

So läuft die Gastroskopie ab:
- Vor der Untersuchung nimmt der Patient seine evtl. vorhandene Zahnprothese heraus; sein Rachen wird mit Spray betäubt. Er legt sich in Linksseitenlage, den Kopf leicht gesenkt. Den Beißring nimmt er zwischen die Lippen und beißt fest darauf.
- Manchmal muss zur Beruhigung des Patienten ein Sedativum gegeben werden; dann darf er 12 Stunden lang nicht mehr Auto fahren und muss sich abholen lassen.
- Während der Untersuchung steht die MFA am Kopfende. Sie hält den Kopf des Patienten und den Endoskopschlauch. Sie spricht dem Patient gut zu und achtet darauf, dass er durch die Nase atmet. Bei der Probenentnahme reicht sie dem Arzt Biopsiezange und -röhrchen.

Die Ursachen für diese Beschwerden können relativ harmlos sein (z. B. Magenschleimhautentzündung, gutartige Tumoren) aber auch ernst (Magenkarzinom, Dickdarmkarzinom).

4.4.1 Gastroskopie

Die Gastroskopie (Magenspiegelung) gehört zu den häufigen Untersuchungen in der internistischen Praxis. Sie erfordert eine gute Zusammenarbeit von Patient und Praxispersonal:

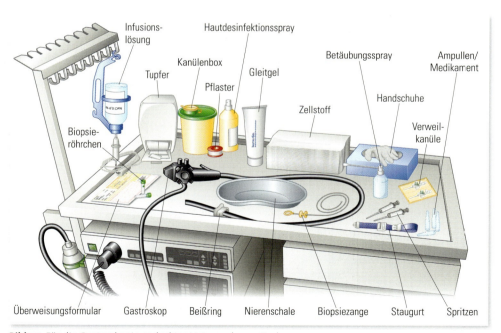

Bild 30 Für die Gastroskopie gedeckter Untersuchungstisch.

- Nach der Untersuchung wischt die MFA das Gerät mit Zellstoff von groben Verunreinigungen ab, dann reinigt sie es nach Herstellervorschrift mit Desinfektionslösung und klarem Wasser. Dabei darf der Endoskopschlauch nie stark geknickt werden, damit die lichtleitenden Glasfasern im Endoskopschlauch nicht brechen. Das getrocknete Gastroskop wird gestreckt und hängend oder liegend gelagert.

4.4.2 Koloskopie (Dickdarmspiegelung)

Im Prinzip verläuft diese Untersuchung ähnlich wie die Gastroskopie. Wichtig ist die Darmreinigung vor der Untersuchung.

Bei der Enddarmspiegelung (Rektoskopie / Sigmoidoskopie) kann ein Miniklistier zur Reinigung ausreichen. Wird der komplette Dickdarm gespiegelt (Koloskopie), muss der Darm in seiner ganzen Länge gereinigt sein. Fünf Tage vor der Untersuchung darf der Patient keine Vollkornprodukte, Nüsse oder Lebensmittel mit Kernchen (Kiwi, Trauben) essen. Einen Tag vorher bekommt er nur flüssige Kost, evtl. verordnet der Arzt eine Trinklösung. Vor der Darmspiegelung erhält der Patient noch eine Trinklösung.

Der Patient muss für die Untersuchung Hose / Rock und Unterhose ausziehen. Mit einer geschlitzten Untersuchungshose wird seine Intimdistanz respektiert.

Die Medizinische Fachangestellte muss Hilfestellung leisten, wenn das Koloskop die Krümmungen des Dickdarms passiert. Nach Anweisung des Arztes drückt sie leicht auf bestimmte Stellen des Bauches, wodurch der Dickdarm festgehalten wird.

Klistier (oder Klysma): Darmeinlauf zum Abführen

5 Stoffwechselerkrankungen

5.1 Adipositas

Bei der Entstehung der Adipositas spielen genetische, metabolische und psychische Faktoren eine gewisse Rolle – entscheidende Faktoren sind jedoch ein falsches Essverhalten und geringe körperliche Bewegung, sodass die zugeführte Energie über der verbrauchten liegt. In ganz seltenen Fällen kann eine körperliche Störung, z. B. eine Unterfunktion der Schilddrüse, die Ursache sein.

5.1.1 Diagnostik der Adipositas

Inspektion. Adipositas kann man einfach durch Betrachten des Patienten feststellen.

Body-Mass-Index (BMI). Genauer geht es mit dem Body-Mass-Index: dazu wird die Körperlänge (in Meter) mit einer Messlatte und das Gewicht mit einer Personenwaage (in Kilogramm) gemessen. Die Formel lautet

$$BMI = \frac{Körpergewicht\ (kg)}{Körpergröße\ (m)^2}$$

Nomogramme ersparen komplizierte Berechnungen: man markiert auf den äußeren beiden Skalen die Größe und das Gewicht. Dann verbindet man die beiden Punkte mit einer Linie. Wo diese Linie die BMI-Skala schneidet, kann man den BMI ablesen (Bild 31).

Adipositas (lat.) = Fettleibigkeit

metabolisch = den Stoffwechsel betreffend

Nomogramm = Diagramm, an dem man das Ergebnis einer mathematischen Funktion ungefähr ablesen kann

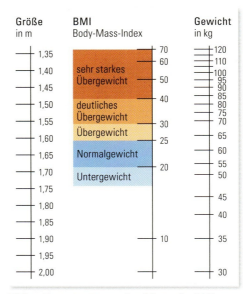

Bild 31 Nomogramm zur Ermittlung des BMI.

9 Patienten bei Erkrankungen des Verdauungssystems begleiten

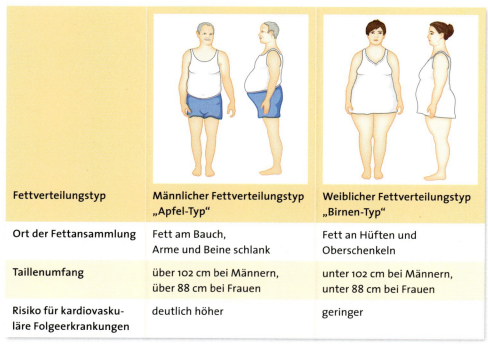

Fettverteilungstyp	Männlicher Fettverteilungstyp „Apfel-Typ"	Weiblicher Fettverteilungstyp „Birnen-Typ"
Ort der Fettansammlung	Fett am Bauch, Arme und Beine schlank	Fett an Hüften und Oberschenkeln
Taillenumfang	über 102 cm bei Männern, über 88 cm bei Frauen	unter 102 cm bei Männern, unter 88 cm bei Frauen
Risiko für kardiovaskuläre Folgeerkrankungen	deutlich höher	geringer

Tabelle 12 Fettverteilungstypen.

Zur genauen Bestimmung des Übergewichts bei Erwachsenen gilt zur Zeit die Klassifikation der WHO. Für Kinder und Jugendliche gelten andere Referenzwerte.

Fettverteilungstyp. Um den Fettverteilungstyp zu bestimmen, genügt oft die Inspektion. Will man es genau wissen, misst man den Taillenumfang: dabei steht der Patient und atmet normal weiter (Tabelle 12).

5.1.2 Therapie der Adipositas

Ernährungsprotokoll. Erster wichtiger Schritt ist das Führen eines Ernährungsprotokolls über eine Woche, um falsche Essgewohnheiten sicher feststellen zu können. Dies kann der Anstoß sein falsche Gewohnheiten zu ändern.

Erhöhter Kalorienverbrauch. Ein weiterer wichtiger Schritt zum Abnehmen ist die Erhöhung des Kalorienverbrauchs, also mehr Bewegung. Bei einem halbstündigen, flotten Spaziergang verbrennt man 150 bis 200 Kilokalorien. Ideale Sportarten für Übergewichtige sind schnelles gehen (Walken), Wandern, Schwimmen oder Fahrradfahren, weil sie die Gelenke schonen. In einem Fitness-Studio kann man gezielt trainieren. Kinder bewegen sich mehr, wenn ihr täglicher Fernsehkonsum verringert wird.

Kalorienreduktion. Der nächste Schritt ist, weniger Kalorien aufzunehmen. Gesunde Ernährung lässt sich einfach beschreiben:
- eine abwechslungsreiche fettarme Mischkost mit viel Gemüse und Obst,
- Eiweiß aus fettarmen Milch-, Fleisch- und Fischprodukten,
- wenig Süßigkeiten und
- wenig Alkohol.

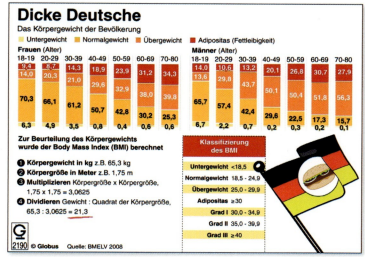

Bild 32 Übergewicht in Deutschland.

Schnell abnehmen mit einer Blitzdiät funktioniert nicht: durch die Senkung des Grundumsatzes nimmt man nach der Diät noch mehr zu (Jo-Jo-Effekt). Mehr als 0,5 bis 1 kg Gewichtsverlust pro Woche sind nicht sinnvoll.

Verhaltenstherapie. In einer Verhaltenstherapie lernen „Kummerspeck"-Esser neue Wege der Stressbewältigung kennen. Oder sie lernen langsamer und bewusst zu essen.

Selbsthilfegruppen. Auf sich allein gestellt, halten viele Patienten nicht lange durch. Selbsthilfegruppen machen das Abnehmen in der Gruppe leichter. Auch regelmäßig Sport treiben wird durch die Bindung an einen Verein leichter.

Formula-Diäten (Trinkmahlzeiten mit unter 1000 Kcal pro Tag), Medikamente zur Gewichtsreduktion oder chirurgische Verfahren wie die Anpassung eines flexiblen Magenbandes zeigen Erfolge, haben aber auch Nebenwirkungen. Ihr größter Nachteil ist, dass die Patienten kein neues Essverhalten lernen.

5.2 Hyperlipoproteinämie

Es gibt zwei Arten von Blutfetten:
- die Triglyceride (Neutralfette) und
- das Cholesterin.

Beim Cholesterin unterscheidet man HDL-Cholesterin und LDL-Cholesterin. HDL ist ein Eiweiß, das Cholesterin aus den Arterien zur Leber transportiert, also ein Schutzfaktor. LDL ist ein Eiweiß, das zu Ablagerungen von Cholesterin in den Arterien führt, es stellt somit einen Risikofaktor dar.

Ursachen. Bei den meisten Fettstoffwechselstörungen kommen neben der Veranlagung als Auslöser häufig Übergewicht, Diabetes oder falsche Ernährung hinzu. Auch Medikamente (Corticoide, Beta-Blocker, orale Kontrazeptiva) können die Blutfette erhöhen.

Fettstoffwechselstörungen haben eine große volkswirtschaftliche Bedeutung: geschätzte 20 % der Bevölkerung in Deutschland überschreiten die Grenzwerte. Diese Störungen verursachen jahrelang keine Beschwerden. Hat sich jedoch eine Arteriosklerose entwickelt, drohen Folgekrankheiten wie Herzinfarkt und Schlaganfall. Die Folgen dieser Erkrankungen sind für die Patienten beträchtlich und die Behandlungskosten sehr hoch.

Formen. Bei einer Fettstoffwechselstörung können entweder nur das Cholesterin (speziell das LDL-Cholesterin) oder die Triglyceride erhöht sein. Bei einer gemischten Fettstoffwechselstörung sind beide Blutfette gleichzeitig erhöht.

Grenzwerte der Fettstoffwechselstörungen werden von verschiedenen Experten unterschiedlich definiert. Die Deutsche Gesellschaft zur Bekämpfung von Fettstoffwechselstörungen und ihren Folgekrankheiten (DGFF; Lipid-Liga) stuft folgende Laborergebnisse als normal ein, wenn die letzte Nahrungsaufnahme 12 Stunden zurückliegt und in der Familie keine KHK vorliegt:
- Gesamtcholesterin < 200 mg / dl,
- HDL-Cholesterin ≥ 40 mg / dl bei Männern, ≥ 45 mg / dl bei Frauen,
- Triglyceride < 200 mg / dl.

Risikofaktoren. Um die Gefährdung eines Patienten beurteilen zu können, müssen neben den Blutfettwerten noch andere Faktoren beachtet werden. Dazu zählen folgende Risikofaktoren, die vom Patienten zusammen mit seinem Arzt beeinflusst werden können:
- Rauchen,
- Diabetes mellitus,
- Hypertonie,
- Adipositas,
- vermindertes HDL-Cholesterin.

Weitere Risikofaktoren, die nicht beeinflusst werden können, sind das Alter, die familiäre Vorbelastung für eine KHK und eine bestehende Herzkrankheit.

Anhand der Ergebnisse aus der PROCAM-Studie kann man das individuelle Risiko von Patienten, innerhalb von 10 Jahren einen Herzinfarkt zu erleiden, berechnen:
www.assmann-stiftung.de/information/procam-studie

Auf dieser Studie basieren die Zielwerte für die Therapie (Tabelle 13, S. 378).

Hyperlipoproteinämie: Erhöhung der Triglyceride und / oder des Cholesterins im Blut

Cholesterin ▶ S. 353 f.

PROCAM-Studie (**Pro**spective **Ca**rdiovascular **Mu**enster Study): Es wurden über 10 Jahre lang 30 000 Männer zwischen 35 und 65 Jahren beobachtet.

Weniger als 2 Risikofaktoren	2 und mehr zusätzliche Risikofaktoren	Bestehende KHK, Diabetes
LDL < 160 Triglyceride < 200	LDL < 130 Triglyceride < 200	LDL < 100 Triglyceride < 200
alle Werte in mg / dl		

Tabelle 13 Zielwerte in Abhängigkeit von der Zahl der Risikofaktoren.

U2 ▶ S. 424

Zusammengefasst gilt: je mehr Risikofaktoren ein Patient in sich vereint, desto niedriger sind die geforderten Zielwerte beim LDL-Cholesterin. Auch bei den Triglyceriden werden niedrige Werte angestrebt.

Therapie. Ein Blick auf die veränderbaren Risikofaktoren verdeutlicht, wie die Behandlung des Patienten bei einer Erhöhung des LDL-Cholesterins aussehen soll: eine therapeutische Veränderung seines Lebensstils. Er soll
- sich energetisch ausgeglichen ernähren,
- weniger Nahrungsfett essen,
- gesättigte durch ungesättigte Fettsäuren ersetzen,
- nur 300 mg Cholesterin pro Tag zu sich nehmen (entspricht der Menge in einem Eidotter),
- mehr Ballaststoffe aufnehmen.

Purin = Abbauprodukt von DNA aus den Zellkernen

Wenn nur die Triglyceride erhöht sind, dann soll er
- auf Alkohol verzichten.

Bei allen Formen der Fettstoffwechselstörungen sind eine Gewichtsabnahme, körperliche Aktivität, die Normalisierung des Blutzuckers und des Blutdrucks und der Verzicht auf des Rauchen angezeigt. Das LDL-Cholesterin lässt sich auch mit Medikamenten (Statine, Cholesterinresorptionshemmer, Ionenaustauscher) senken.

5.3 Phenylketonurie

Phenylketonurie ist eine vererbte Eiweißstoffwechselerkrankung (Häufigkeit 1 : 8000). Die Aminosäure Phenylalanin kann wegen eines Enzymmangels nicht richtig umgewandelt werden, sodass sich ihre Zwischenprodukte im Blut anreichern, was zu einer schweren geistigen Behinderung führt.

Im Rahmen der U2 kann diese Erkrankung durch den Guthrie-Test mittels einiger Tropfen Kapillarblut aus der Ferse frühzeitig erkannt werden. Die Behandlung besteht dann in einer phenylalaninarmen Diät, die nach Abschluss der körperlichen Entwicklung gelockert werden kann.

5.4 Gicht und Hyperurikämie

Harnsäure ist das Endprodukt des Purinstoffwechsels. Die erbliche Störung des Purinstoffwechsels mit Erhöhung der Harnsäure im Serum (Hyperurikämie) kommt häufig vor. Eine Harnsäureerhöhung kann aber auch als Folge einer Therapie mit Zytostatika oder bei Nierenfunktionsstörungen eintreten.

Akuter Gichtanfall. Bei hoher Harnsäurekonzentration bilden sich Harnsäurekristalle insbesondere in den Gelenken. Überraschend und meist nachts, am häufigsten im Großzehengrundgelenk, kommt es durch die Harnsäurekristalle zu einer starken Schwellung, Rötung und Schmerzen. Überwiegend Männer sind betroffen, vor allem solche mit Übergewicht, Fettstoffwechselstörungen und Diabetes. Unbehandelt kann es nach vielen Jahren zu Deformierungen der Gelenke kommen. Häufig treten auch Nierensteine aus Harnsäurekristallen auf.

Da viele Lebensmittel Vorstufen der Harnsäure enthalten, können durch eine Umstellung der Ernährung Gichtanfälle oft ohne medikamentöse Behandlung vermieden werden. Als Diät wählt man eine purinarme Kost:
- keine Innereien,
- den Fleischverzehr reduzieren,
- den Alkoholkonsum einschränken und
- das Körpergewicht normalisieren.

5.5 Diabetes mellitus

5.5.1 Blutzuckerregelkreis

Nehmen wir Nahrung zu uns, so steigt nach der Aufnahme der Kohlenhydratbestandteile der Zuckergehalt (Glucose) im Blut. Dieser erhöhte Blutzucker bewirkt die Ausschüttung des Hormons Insulin aus dem Pankreas. Unter der Insulinwirkung nehmen die Körperzellen, z. B. in der Leber und in der Muskulatur, Zucker auf und verbrennen ihn zur Energiegewinnung zu Kohlendioxid und Wasser. Der Blutzuckerspiegel normalisiert sich. Die Leber kann Glucose auch in Form von Glykogen speichern (Bild 33).

Sinkt der Blutzuckerspiegel zu weit ab, so setzt die Bauchspeicheldrüse Glukagon frei. Glukagon bewirkt, dass gespeichertes Glykogen wieder in Glucose umgewandelt wird und ans Blut abgegeben wird. Der Blutzuckerspiegel steigt.

Da niedrige Blutzuckerwerte für den Körper gefährlich sind, gibt es nur ein blutzuckersenkendes Hormon: das Insulin; aber es gibt mehrere blutzuckersteigernde: das Schilddrüsenhormon Thyroxin, die Stresshormone Adrenalin und Cortisol sowie das Wachstumshormon STH und Glukagon. Die Wirkung von Insulin auf den Blutzucker zeigt Bild 34, das auch das Schlüssel-Schloss-Prinzip (Hormone wirken über Rezeptoren an ihrem Zielorgan) verdeutlicht.

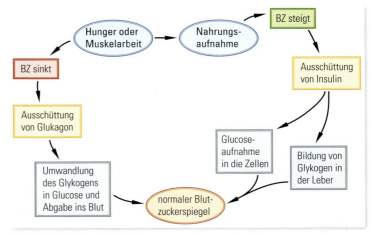

Bild 33 Blutzuckerregelkreis.

5.5.2 Der Diabetes mellitus (Zuckerkrankheit)

Einteilung. Der Diabetes mellitus wird derzeit in vier Typen eingeteilt:
- der Diabetes mellitus Typ 1,
- der Diabetes mellitus Typ 2,
- der Diabetes, der aufgrund anderer (z. B. Pankreas-) Erkrankungen entsteht und
- der Schwangerschaftsdiabetes.

Die häufigsten Typen sind der Typ 1 und der Typ 2 (Tabelle 14, S. 380).

Im Vordergrund steht beim Diabetes mellitus Typ 2 eine Insulinresistenz: die Insulinspiegel sind eher hoch, aber das Insulin kann aufgrund der allgemein schlechten Stoffwechsellage nicht wirken. Ziel der Behandlung ist es daher, die Stoffwechsellage durch Ernährungsumstellung und Bewegung zu korrigieren. Erst wenn das nicht zum Erfolg führt, werden Medika-

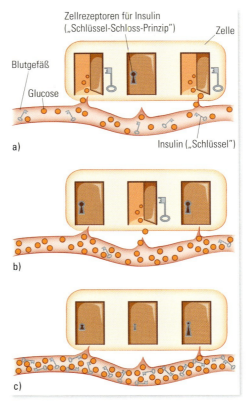

Bild 34 Wirkung des Insulins an den Körperzellen. a) Gesunder Mensch, b) Typ-1-Diabetiker (Insulinmangel), c) Typ-2-Diabetiker (Insulinresistenz).

Patienten bei Erkrankungen des Verdauungssystems begleiten

	Typ 1 ca. 10 %	Typ 2 ca. 90 %
Häufigkeit		
Symptome allgemein	vermehrter Durst (Polydipsie) durch starken Flüssigkeitsverlust (Polyurie) über die Niere, Gefahr der Austrocknung	
Symptome, die besonders auf einen Typ hinweisen	Müdigkeit und Leistungsverlust durch Eiweiß- und Fettabbau im Körper, Anstieg giftiger Stoffwechselendprodukte im Körper (Ketonkörper)	allgemeine Immunschwäche: häufige Infektionen, schlecht heilende Wunden, Juckreiz am ganzen Körper
Ursachen	Zerstörung der B-Zellen des Pankreas durch Autoimmunerkrankung, absoluter Insulinmangel	Teil des metabolischen Syndroms, erbliche Belastung, relativer Insulinmangel durch Insulinresistenz (Bild 34)
Personengruppe	meist junge, schlanke Patienten	meist ältere, übergewichtige Patienten
Krankheitsverlauf	rasch, oft ausgelöst durch Virusinfekt	oft nur zufällig und erst spät entdeckt
Diagnose	Messung der Nüchternglucose: Bei Werten über 110 mg / dl im venösen Blut ist die Diagnose sicher, bei Grenzwerten wird ein oraler Glucosetoleranztest durchgeführt (Bild 35).	
Therapie	immer insulinpflichtig, Diät	zuerst Behandlung der allgemeinen schlechten Stoffwechsellage, Diät; falls nicht ausreichend: Tabletten, später eventuell Insulin
akute Gefahren	bei zu hohen Blutzuckerwerten: ketoazidotisches Koma; leichte Hypoglykämien sind häufig, Patient ist über Verhaltensweise (sofort Traubenzucker zuführen) aufzuklären	Austrocknung durch Wasserverlust bei zu hohen Blutzuckerwerten: hyperosmolares Koma; Hypoglykämien durch falsche Medikamenteneinnahme und Spritzfehler

Tabelle 14 Vergleich Diabetes Typ 1 und Typ 2.

metabolisches Syndrom ▶ S. 271

Hypoglykämie ▶ S. 231

mente eingesetzt. Ist ein Typ-2-Diabetiker jahrelang schlecht eingestellt – d. h. bleiben seine Insulinwerte hoch –, erschöpft sich das Pankreas und es entsteht ein absoluter Insulinmangel. Dadurch wird ein Typ-2-Diabetiker ebenfalls insulinpflichtig.

Diagnostik. Die Diagnose eines Diabetes mellitus wird durch Bestimmung der Nüchternglucose gestellt. Dazu darf der Patient seit 8 Stunden keine Nahrung zu sich genommen haben. Die Messung sollte nach Empfehlung der Fachgesellschaften in einem qualitätskontrollierten Labor erfolgen. Das entnommene Blut ist sofort mit einem Glykolysehemmer zu mischen,

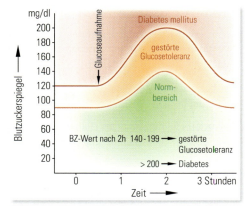

Bild 35 Oraler Glucosetoleranztest (oGTT).

der den Abbau der Glucose durch die Erythrozyten stoppt. Andere Messmethoden oder die Verwendung von Taschengeräten haben ein hohes Risiko von falsch-niedrigen Messwerten – deshalb werden sie von den Fachgesellschaften bei der Diabetes-Diagnostik nicht empfohlen.

Die Messergebnisse der Nüchternglucose werden nach Tabelle 15 beurteilt.

Zeigt die Nüchternglucose den Messwert eines Diabetes mellitus an, so muss dieser in einer zweiten Messung bestätigt werden. Liegen die Messwerte zwischen Normbereich und Diabetes, wird ein oraler Glucosetoleranztest (oGTT) durchgeführt (Bild 35).

Die Durchführung des oGTT sollte den WHO-Richtlinien entsprechen. Der Patient soll
- sich drei Tage vor dem Test kohlenhydratreich ernähren, d.h. normale Mischkost essen,
- 12 Stunden vorher nichts essen und nur ungesüßten Tee oder Wasser trinken,
- am Morgen zum Test kommen,
- vor und während des Tests nicht rauchen,
- während des Tests in der Praxis sitzen oder liegen.

Zum Zeitpunkt 0 (d.h. zu Beginn des Tests) werden 75 g Glucose in einem viertel Liter Wasser innerhalb von fünf Minuten getrunken. Die Blutentnahme erfolgt zum Zeitpunkt 0 und nach zwei Stunden.

Die Messergebnisse des oGTT nach zwei Stunden werden nach Tabelle 16 beurteilt.

Bei der Diagnose eines Schwangerschaftsdiabetes werden die Normalwerte strenger beurteilt (Tabelle 17). Die Blutglucosewerte werden zum Zeitpunkt 0, nach einer und nach zwei Stunden bestimmt. Ein Diabetes liegt vor, wenn mindestens zwei Messwerte die in Tabelle 17 angegebenen Grenzwerte überschreiten.

Material	Normbereich	abnorme Nüchternglucose	Diabetes mellitus
NaFlourid-Plasma venös	< 100	100–125	≥ 126
Vollbluthämolysat kapillär	< 90	90–109	≥ 110
Alle Werte in mg/dl (Umrechnungsfaktor mg/dl → mmol/l: 0,0556)			

Tabelle 15 Beurteilung von Nüchternglucose-Ergebnissen.

Material	Normbereich	gestörte Glucosetoleranz	Diabetes mellitus
NaFlourid-Plasma venös	< 140	140–199	≥ 200
Vollbluthämolysat kapillär	< 140	140–199	≥ 200
Alle Werte in mg/dl (Umrechnungsfaktor mg/dl → mmol/l: 0,0556)			

Tabelle 16 Beurteilung von oGTT-Ergebnissen nach 2 Std.

Material	Zeitpunkt 0	nach 1 Std.	nach 2 Std.
NaFlourid-Plasma venös	> 90	> 165	> 140
Vollbluthämolysat kapillär	> 90	> 180	> 155
Alle Werte in mg/dl (Umrechnungsfaktor mg/dl → mmol/l: 0,0556)			

Tabelle 17 Diagnose des Schwangerschaftsdiabetes durch oGTT.

Patienten bei Erkrankungen des Verdauungssystems begleiten

Kontrollen der Stoffwechsellage bei Diabetikern. Die Messung des Harnzuckers ist eine sinnvolle Kontrollmöglichkeit bei Diabetikern, die diätetisch bzw. mit Tabletten eingestellt sind. Bei normaler Nierenfunktion scheiden die Nieren ab einem Blutzuckerwert von 180 mg/dl Glucose im Urin aus.

Insulinpflichtige Diabetiker müssen ihren Blutzucker regelmäßig selbst messen (Bild 36). Angestrebt werden normale Blutglucosewerte, um Spätfolgen vorzubeugen.

alt		neu
6,0 %	entspricht	42 mmol/mol
6,5 %	entspricht	48 mmol/mol
7,0 %	entspricht	53 mmol/mol
7,5 %	entspricht	58 mmol/mol

Tabelle 18 Alte und neue HbA_{1C}-Werte.

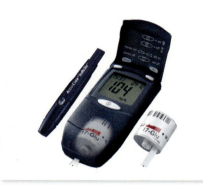

Bild 36 Taschengerät zur Blutzuckerkontrolle.

HbA_{1C} = glykiertes Hämoglobin; es entsteht durch Anbindung von Glucose an Hämoglobin

Zusätzlich wird als Verlaufskontrolle einmal im Quartal der HbA_{1C}-Wert im Blut gemessen, denn die Bestimmung der Blutglucose ist nur eine Momentaufnahme. Die Bestimmung des HbA_{1C} stellt ein gutes Maß dar für eine rückblickende Einschätzung der Blutglucosekonzentration über acht bis zwölf Wochen. Diese Einschätzung wird begrenzt durch die Überlebenszeit der Erythrozyten, die ca. 120 Tage beträgt.

Ein gute Diabeteseinstellung ergibt einen HbA_{1C}-Wert von unter 6,5 %. Entsprechend den neuen Richtlinien der Bundesärztekammer muss bei der externen Qualitätskontrolle seit Januar 2009 auf eine neue Einheit (mmol/mol) umgestellt werden (Tabelle 18).

Die Ernährung des normalgewichtigen Diabetikers unterscheidet sich kaum von den empfohlenen Richtlinien für Nichtdiabetiker. Eine ausgewogene Mischkost mit sparsamem Verbrauch von Fett und ausreichender Zufuhr von Vitaminen und Ballaststoffen, die möglichst in fünf kleinen statt drei großen Mahlzeiten verzehrt wird, ist für den Gesunden genauso sinnvoll wie für den Diabetiker.

Der übergewichtige Diabetiker muss sein Gewicht reduzieren, und zwar im Wesentlichen durch Bewegung und Einschränkung des Fettverzehrs. Meiden sollten Diabetiker Einfachzucker als Süßungsmittel in Backwaren, Getränken etc. Komplexe Kohlenhydrate in Form von Stärke in Kartoffeln, Reis sowie Obst und Gemüse sind erlaubt. Vorsicht ist geboten bei Alkohol: er stellt eine wichtige Kalorienquelle für den übergewichtigen Diabetiker dar und kann bei insulinpflichtigen Diabetikern zu schweren Hypoglykämien (Unterzuckerungen) führen.

Allgemein sind spezielle „Diabetiker-Lebensmittel" überflüssig, mit Ausnahme von Limonaden, die mit Süßstoff statt Zucker gesüßt sind.

Kohlenhydrataustauschtabellen müssen von Typ-1-Diabetikern beachtet werden. 1 BE (Berechnungseinheit, früher Broteinheit) entspricht 12 g KH, d.h. 1 Scheibe Schwarzbrot von 30 g. Wichtig für die Beurteilung süßer Nahrungsmittel ist der glykämische Index bezogen auf 1 BE (Bild 37).

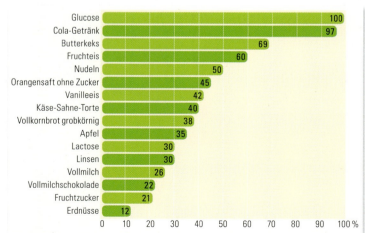

Bild 37 Glykämischer Index ausgewählter Nahrungsmittel in Prozent.

Therapie mit Insulinen. Heute wird meist mit gentechnisch hergestellten Humaninsulinen therapiert. Es gibt drei verschiedene Insulintypen:
- Altinsulin wirkt sofort, aber nur kurz;
- Verzögerungsinsuline brauchen eine längere Zeit bis sie wirken, aber der Insulineffekt hält länger an. Dies erreicht man durch Hinzufügen von Protamin;
- Mischinsuline bestehen aus beiden Anteilen.

Bei der konventionellen Insulintherapie des Typ-2-Diabetikers mit erschöpfter Insulinbildung wird morgens und abends jeweils ein Mischinsulin gespritzt, pro BE braucht man etwa 2 IE Insulin.

Bei der intensivierten konventionellen Insulintherapie (ICT) spritzt der Patient 3-mal täglich ein Verzögerungsinsulin und zusätzlich zu den drei Hauptmahlzeiten Altinsulin.

Insulin-Analoga werden gentechnisch hergestellt. Dabei verändert man am Humaninsulin einzelne Aminosäuren so, dass Insuline entstehen, deren Wirkeintritt und Wirkdauer „maßgeschneidert" sind. Dies ermöglicht eine an die Lebensweise des Diabetikers besser angepasste Behandlung.

Therapie mit oralen Antidiabetika. Es stehen verschiedene Wirkstoffgruppen zur Verfügung, die auch kombiniert eingesetzt werden (Tabelle 19).

Neuere Wirkstoffe mit einem geringeren Hypoglykämierisiko sind z. B. Glinide, die wie die Sufonylharnstoffe die Insulinausschüttung anregen. Glitazone können bei Typ-2-Diabetikern die Insulinresistenz verringern, weil sie die Empfindlichkeit der Zellen für Insulin erhöhen. Einige orale Antidiabetika eignen sich auch zur Kombinationstherapie mit Insulin beim Typ-2-Diabetiker, wenn noch eine Restleistung des Pankreas vorhanden ist.

Lebensweise des Diabetikers. Alkohol sollte möglichst nicht und wenn, dann nur in geringen Mengen getrunken werden, da es zu Blutzuckerentgleisungen kommen kann. Noch gefährlicher ist das Rauchen, da Nikotin das Arterioskleroserisiko des Diabetikers potenziert. Ein Diabetiker muss besonders in der Pflege und Beobachtung seiner Füße geschult werden (Bild 38, S. 384).

Spätfolgen des Diabetes mellitus. Diabetes schädigt die großen und kleinen Blutgefäße. U. a. fördert er direkt das Arterioskleroserisiko mit seinen Folgeerkrankungen: koronare Herzerkrankung, periphere arterielle Verschlusskrankheit und Schlaganfall. Am Glomerulum der Niere führt der Diabetes zu einer Mikroangiopathie. Das erste Symptom einer Nierenschädigung ist das Auftreten von Eiweiß im Urin. Daher ist eine regelmäßige Kontrolle des Harnstatus beim Hausarzt nötig. Später erhöht sich der Blutdruck. Beim Fortschreiten der Erkrankung kommt es zum nephrotischen Syndrom, der Eiweißverlustniere, bis hin zum Nierenversagen. 30 % aller Dialysepatienten sind Diabetiker.

> **IE:** internationale Einheiten, 1 IE Insulin senkt den Blutzucker um etwa 30–40 mg / dl

Wirkstoff	Wirkung	Nebenwirkung
Acarbose, z. B. Glucobay®	blockiert die Aufnahme der Kohlenhydrate im Darm	Blähungen und Durchfälle
Biguanide (Metformin, z. B. Glucophage®)	erhöht die Empfindlichkeit der Insulinrezeptoren	Selten Lactatazidose, wichtig Kontraindikationen beachten: Nieren-, Herz-, Leber- oder Lungenerkrankungen, Schwangerschaft.
Sulfonylharnstoffe (Glibenclamid, z. B. Euglucon®)	stimuliert die Ausschüttung von Insulin aus dem Pankreas	Werden sehr häufig eingesetzt, obwohl sie einige Nebenwirkungen haben, z. B. verursachen sie aufgrund langer Halbwertszeit oft Hypoglykämien.

Tabelle 19 Orale Antidiabetika.

> **Lactatazidose:** Übersäuerung des Blutes mit Milchsäure (Lactat)

Druckstellen in Strümpfen oder Schuhen müssen unbedingt vermieden werden: ausreichend große Schuhe aus weichem Leder tragen und kochfeste Baumwollsocken in möglichst hellen Farben, damit blutende Verletzungen besser erkannt werden.

Der Fuß muss vor einer Hautinfektion geschützt werden, d. h. er ist trocken zu halten (schweißaufsaugende Wäsche) und er muss ständig auf Verletzungen kontrolliert werden. Nicht barfuß laufen!

Füße nach dem Waschen gut abtrocknen, besonders zwischen den Zehen, und auf Verletzungen – besonders an den Fußsohlen – kontrollieren.

Fußnägel besser feilen als schneiden; Hornhaut mit Bimsstein entfernen, evtl. durch eine medizinische Fußpflege.

Füße warm halten – beispielsweise durch weiche Bettsocken.

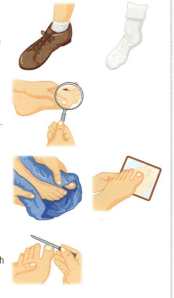

Ungefähr die Hälfte der Diabetiker entwickelt eine Nervenschädigung (diabetische Polyneuropathie), z. B. mit Brennen und/oder Taubheitsgefühl an den Füßen. Es können auch Nerven beeinträchtigt sein, die Herz-Kreislauf-Funktionen steuern, sodass der Puls unter Belastung nicht mehr angemessen ansteigt. Außerdem besteht die Gefahr eines schmerzlosen Herzinfarkts.

Ein weiteres Organ, das durch den Diabetes geschädigt wird, ist das Auge (diabetische Retinopathie). Hierbei sind die Blutgefäße am Augenhintergrund betroffen. Es kommt zu Blutungen aus den betroffenen Gefäßen, die mittels Lasertherapie gestoppt werden können. Gelingt dies nicht und treten immer neue Herde auf, so besteht die Gefahr der Erblindung.

Schlimmstenfalls stirbt ein Diabetiker nach jahrelanger schlechter Blutzuckereinstellung erblindet, beinamputiert, dialysepflichtig an einem Schlaganfall (Bild 39).

Bild 38 Pflege der Füße bei Diabetikern.

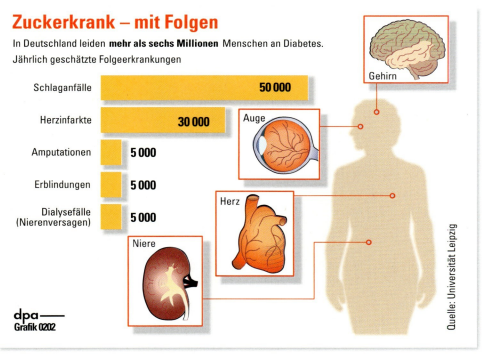

Bild 39 Folgeerkrankungen von Diabetikern.

Aufgaben

Zur Wiederholung

1. Erläutern Sie den Aufbau des Ernährungskreises.

2. Was versteht man unter Nährstoffen und welche Nährstoffe enthält unsere Nahrung?

3. Welche Aufgaben haben
   - Ballaststoffe,
   - Vitamine,
   - Mineralstoffe?

4. Beschreiben Sie die einzelnen Verdauungsvorgänge vom ersten Bissen bis zur Ausscheidung.

5. Erläutern Sie den Begriff „Intrinsic factor".

6. Tragen Sie in Form einer Mindmap alles zusammen, was Sie über Helicobacter pylori wissen (oder noch nicht wissen).

7. Was ist gefährlich an einem Magengeschwür?

8. Der Dichter Theodor Storm, selbst an Magenkrebs verstorben, beschrieb seine Beschwerden so:

   *Ein Punkt nur ist es, kaum ein Schmerz.
   Nur ein Gefühl empfunden eben;
   Und dennoch spricht es stets darein,
   Und dennoch stört es dich zu leben.*

   Vergleichen Sie das Gedicht mit dem Buchtext zum Magenkarzinom.

9. Warum ist die Bauchspeicheldrüse sowohl eine exokrine als auch eine endokrine Drüse?

10. Erstellen Sie eine ausführliche Liste der Lebensmittel, die ein Patient mit Glutenallergie essen bzw. nicht essen darf.

11. Erklären Sie einem Patienten die Durchführung einer Stuhluntersuchung auf okkultes Blut.

12. Was gehört alles auf den Untersuchungstisch für eine Gastroskopie? Erstellen Sie eine Checkliste, nach der Sie den Untersuchungstisch systematisch vorbereiten können.

13. Wie beruhigen Sie einen Patienten vor und während einer Gastroskopie?

14. Drei Freunde gehen zum Essen in ein Restaurant: Gustav hat eine Glutenallergie, bei Otto wird eine Stuhluntersuchung auf okkultes Blut durchgeführt und bei Kurt wird morgen eine Koloskopie vorgenommen. Was dürfen die drei jeweils nicht essen und trinken? Begründen Sie Ihre Auswahl.

Speisekarte

**Pils vom Fass
Weizenbier
Rotwein
Weißwein
Cola, Fanta, Sprite
Blutorangensaft mit
Vitamin-C-Zusatz**

**Paniertes Schnitzel
Jägerschnitzel mit Pilzsoße
Saftiges Filetsteak vom Rind
Pommes Frites
Spagetti mit Tomatensoße
Gemüseteller**

**Wurstsalat
(Schwarzwurst mit Zwiebel), Brot
Käsebrot
Tartarbrötchen
Gemischter Salat**

15. Erläutern Sie, wie der BMI errechnet wird. Berechnen Sie Ihren eigenen BMI.

16. a) Wie funktioniert der Blutzuckerregelkreis?
    b) Was kann bei Entgleisungen passieren?

17. Wodurch unterscheiden sich Typ-1- und Typ-2-Diabetiker?

Zur Vertiefung

1. a) Informieren Sie sich z. B. auf der Internetseite www.dge.de über Vollwerternährung. Wie lauten die 10 Regeln zur vollwertigen Ernährung?
   b) Auch auf der Seite www.was-wir-essen.de finden Sie interessante Informationen. Was bedeutet der Slogan „5 am Tag"?

2. Fallbeispiel
   Eine junge Frau ist an *Colitis ulcerosa* erkrankt. Wegen besonders schwerem Krankheitsverlauf raten ihr die Ärzte zur Operation mit Entfernung eines Darmstücks und Anlegen eines *Colostomas*. Zuerst will sie das gar nicht wahrhaben. Wochenlang verdrängt sie jeden Gedanken an die Krankheit. Dann gehen ihr ständig Fragen durch den Kopf: Werde ich noch meinem *Beruf* als Speditionskauffrau nachgehen können? Welche Auswirkung wird die Operation auf meine *Ehe* haben? Werde ich noch Sport treiben können? Muss ich meine *Ernährung* umstellen? Auf Drängen ihrer Freunde und ihres Ehemannes beginnt sie sich im Internet zu informieren.

   a) Informieren Sie sich über die kursiv gedruckten Begriffe im Text, sodass Sie ggf. die Fragen eines Patienten beantworten können.
   b) Auf welche Veränderungen nach der Operation muss sich die junge Frau einstellen?

3. Fallbeispiele
   a) Peter, 5 Jahre alt, dünn, kommt mit seiner Mutter in die Praxis, weil er nach einem Infekt immer noch schlapp und müde ist. Er verlangt ständig nach etwas zu trinken und rennt häufig zur Toilette.
   b) Herr Horn, 50 Jahre alt, leicht übergewichtig, seit 5 Jahren sind Bluthochdruck und eine Fettstoffwechselstörung bekannt. Er klagt über Juckreiz und starken Durst. Auch ist ihm aufgefallen, dass sich kleine Wunden schnell infizieren und dann schlecht abheilen.
   - Um welche Erkrankung handelt es sich bei den Patienten?
   - Wie wird diese Erkrankung diagnostiziert?
   - Stellen Sie für Herrn Horn ein paar wichtige Regeln auf, die er beachten sollte.
   - Weshalb muss sich Peter in Zukunft immer Insulin spritzen, Herr Horn aber nicht?
   - Welche Ärzte müssen beide Patienten in gewissen zeitlichen Abständen regelmäßig aufsuchen?
   - Klären Sie Herrn Horn und Peters Mutter über die Akut- und die Spätfolgen auf.

Lernfeld 10
Patienten bei kleinen chirurgischen Behandlungen begleiten und Wunden versorgen

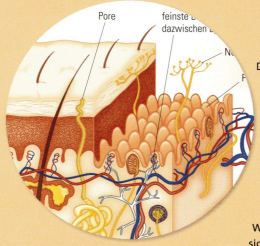

Das größte Organ des Menschen ist die Haut. Kenntnisse über die Haut sind grundlegend für Ihre Arbeit als MFA.

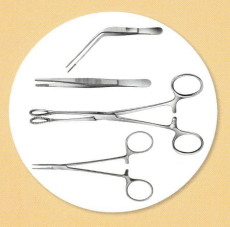

Wichtig für die schnelle und sichere Assistenz: eine Übersicht über die verschiedenen Instrumente, die in einer Arztpraxis verwendet werden.

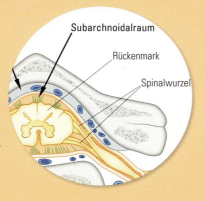

Mit welchen Methoden können Schmerzen gezielt ausgeschaltet werden? – Sie lernen die verschiedenen Anästhesieverfahren kennen.

Sie erfahren, was bei Wundversorgung und chirurgischer Assistenz zu beachten ist. So können Sie Patienten auf kleine chirurgische Eingriffe vorbereiten und sie begleiten.

1 Die Haut

1.1 Aufbau und Aufgaben der Haut

1.1.1 Aufbau der Haut

Der Körper eines Erwachsenen wird von etwa 2 m² Haut umhüllt. Die Haut ist durchschnittlich 7 mm dick und macht etwa 15 % des Körpergewichts eines normalgewichtigen Menschen aus. Das entspricht bei einem 70 kg schweren Menschen einem Hautgewicht von 10,5 kg. Die Haut ist geschmeidig, glatt, elastisch und zäh zugleich. Bis auf Handflächen und Fußsohlen lässt sich die Haut über ihrer Unterlage verschieben, sodass sich Muskeln und Gelenke ohne Schwierigkeiten bewegen können. Drei Schichten werden unterschieden (Bild 1):
- die Oberhaut,
- die Lederhaut und
- die Unterhaut.

Als Kutis bezeichnet man Oberhaut und Lederhaut; als Subkutis (unter der Kutis) die Unterhaut.

Die Oberhaut (Epidermis) besteht aus Epithelzellen. Sie wird in ihrer untersten Schicht, der Basalzellenschicht, ständig erneuert. Im Laufe eines Monats wandern die Zellen zur Oberfläche, verhornen, sterben ab und werden schließlich abgeschilfert. Diese oberste Hautlage wird als Hornschicht bezeichnet. Bei der Verhornung entsteht Keratin, das chemisch und physikalisch sehr widerstandsfähig ist. Zwischen den Basalzellen liegen vereinzelt pigmentbildende Zellen (Melanozyten), die das schwarzbraune Melanin für den Schutz vor Sonnenstrahlen bilden.

Die Hautleisten der Oberhaut machen die Finger- und Zehenspitzen, Hand- und Fußflächen griffig. Der Verlauf dieses Hautmusters ist bei jedem Menschen individuell unterschiedlich und als „Fingerabdruck" ein persönliches Kennzeichen.

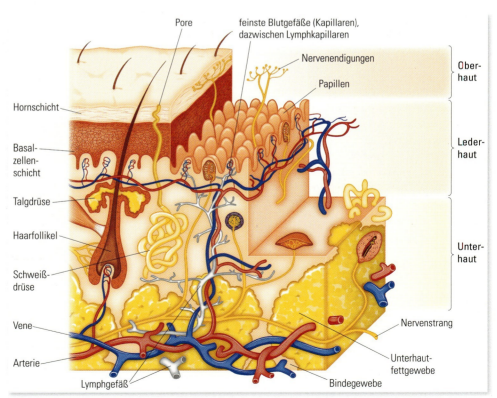

Bild 1 Aufbau der Haut.

Die Lederhaut (Korium) ist durch zapfenförmige Papillen mit der Oberhaut verbunden. Sie enthalten Gefäßnetze zur Versorgung der Oberhaut. Die Lederhaut selbst besteht aus geflechtartigem Bindegewebe mit verschiedenen Zellarten. Bindegewebszellen bilden elastische und kollagene Fasern. Außerdem findet man Sinnesrezeptoren, reichlich Blut- und Lymphgefäße, Abwehrzellen und Muskelzellen.

Die Unterhaut (Subkutis) besteht aus lockerem Bindegewebe, dessen Fettgewebe als Wärmespeicher und Druckpolster dient. Die Fettverteilung ist abhängig vom Ernährungszustand, dem Alter und Geschlecht.

1.1.2 Aufgaben der Haut

Die Haut erfüllt wichtige Aufgaben:
- Sie schützt vor Druck, Hitze, Kälte, Säuren und Laugen.
- Sie ist eine Barriere für Krankheitserreger (Säureschutzmantel).
- Sie ist Sinnesorgan für Schmerz, Kälte, Wärme, Berührung, Druck und Juckreiz (Bild 2).
- Sie dient der Temperaturregelung durch Schweißabsonderung (Verdunstungskälte) und unterschiedliche Erweiterung der Hautgefäße.
- Sie sondert über Talg und Schweiß Salze, Harnstoff und andere Stoffe ab.
- Sie nimmt in begrenztem Umfang Stoffe auf.
- Sie speichert Fett als Depot (Reserve) und als Schutz gegen Kälte.
- Sie bildet eine Vorstufe für Vitamin D.
- Sie ist Kommunikationsorgan und lässt als „Spiegel der Seele" Emotionen erkennen, z. B. Erblassen, Erröten.

1.1.3 Anhangsgebilde der Haut

Die Anhangsgebilde der Oberhaut sind Haare, Nägel und Hautdrüsen. Sie entstammen entwicklungsgeschichtlich einer gemeinsamen Anlage.

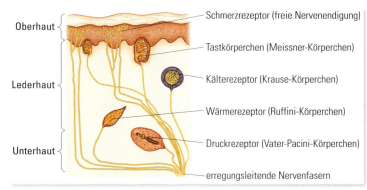

Bild 2 Die Haut als Sinnesorgan (schematisch).

Das Haar entsteht am Grunde einer 3 bis 5 mm tiefen Einsenkung der Oberhaut (Haarbalg) in der Haarzwiebel. Diese sitzt auf der stark durchbluteten Haarpapille. In der Haarzwiebel bilden sich rasch verhornende Zellen, die zum Haar werden (Bild 3). Täglich wächst ein Haar ca. 0,4 mm. Nach einer genetisch vorbestimmten Zeit hört es auf zu wachsen, es bricht ab und ein neues Haar bildet sich. Haarbalg und Haarzwiebel werden Follikel genannt. Jeder Haarbalg besitzt eine Drüse und einen kleinen Muskel. Bei Kälte, aber auch bei Angst oder Zorn, ziehen sich die Haarbalgmuskeln zusammen und richten die Haare auf, eine Gänsehaut entsteht.

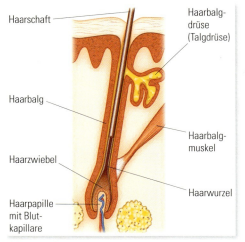

Bild 3 Aufbau eines Haares.

Finger- und Zehennägel. Unter dem weißlichen halbmondförmigen unteren Abschnitt der Nagelplatte liegt die Nagelmatrix in der Nageltasche. Hier entsteht der Nagel, der täglich etwa 0,1 mm wächst (Bild 4). Die Nägel schützen Zehen- und Fingerkuppen. Sie ermöglichen einen pinzettenartigen Griff der Hand und können zur Verteidigung eingesetzt werden.

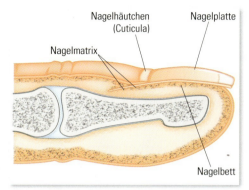

Bild 4 Aufbau eines Nagels.

Die Schweißdrüsen bilden Knäuel und münden in einer kleinen Pore an der Hautoberfläche (Bild 1, S. 388). In der Haut liegen etwa 2,5 Millionen Schweißdrüsen, besonders dicht auf Handflächen, Fußsohlen und Achselhöhlen. Täglich wird unter Normalbedingungen etwa 1 Liter Schweiß gebildet, der neben Wasser etwa 1% Salze enthält und schwach sauer reagiert. Der Schweiß befeuchtet die verhornte Oberhaut, macht sie elastischer, stoppt das Bakterienwachstum und bewirkt die Wärmeabfuhr durch Verdunstung. Der unangenehme Schweißgeruch nach Buttersäure entsteht durch die bakterielle Zersetzung von Fetten und abgestorbenen Zellen auf der Haut.

Die Talgdrüsen münden in die Haarbälge (Bilder 1 und 3, S. 388 f.). Von den sackförmigen Drüsen werden Fettstoffe abgegeben. Dieser Talg schmiert Haar und Hornhaut und wirkt wasserabweisend.

Der physiologische Säureschutzmantel. Talg und Schweiß bilden den sogenannten Säureschutzmantel der Haut, der Bakterienwachstum und Pilzbefall in Grenzen hält. Die Haut sollte täglich gewaschen und gereinigt werden. Übermäßiges Duschen und Baden aber entfettet die Haut, zerstört den Säurefilm und lässt die Haut quellen und runzelig werden. Krankheitserreger können dann besser eindringen.

Durch den natürlichen Alterungsprozess wird die Haut trocken und juckt. Die Talgproduktion nimmt ab (Bild 5) und die Haut benötigt mehr Pflege. Insgesamt wird die Haut dünner, verliert Elastizität, wird schlechter durchblutet und heilt langsamer.

Die Duftdrüsen liegen in der Achselhöhle und in der Scham- und Afterregion. Ihre Sekretabgabe wird psychisch beeinflusst und gibt mit dem Schweiß einen individuellen Körpergeruch.

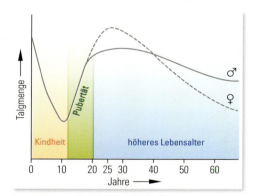

Bild 5 Talgproduktion im Laufe des Lebens.

1.2 Erkrankungen der Haut und ihre Behandlung

1.2.1 Untersuchung der Haut

> **Dermatologie:** Lehre der Haut und ihrer Krankheiten

Die Haut ist ein Organ, das bei vielen Erkrankungen mit reagiert. So ist beispielsweise der Juckreiz Begleitsymptom vieler Hauterkrankungen, tritt aber auch bei Allgemeinerkrankungen auf. Er stellt ein komplexes Geschehen dar, an dem Schmerzrezeptoren der Haut, vegetatives Nervensystem, Hautgefäße, innere Organe und Psyche beteiligt sein können. Daher ist es oft hilfreich, nicht nur die Haut des Patienten zu beurteilen, sondern sich auch ein Bild von der allgemeinen Befindlichkeit des Menschen zu verschaffen.

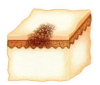 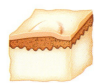

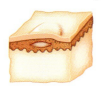 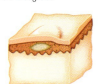 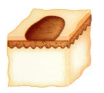 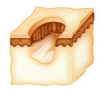

Makula (Fleck): umschriebene Farbveränderung im Hautniveau ohne Konsistenzveränderung

Papula (Knötchen): durch Zellen oder Zellprodukte bedingte solide Erhabenheit bis Erbsgröße

Knoten: durch Zellen oder Zellprodukte bedingte Erhabenheit über Erbsgröße

Erosion: auf Oberhaut beschränkter Defekt, heilt ohne Narbenbildung

Rhagade: spaltförmiger Hauteinriss, entsteht durch Dehnung ausgetrockneter oder verhornter Hautbereiche

Vesikula (Bläschen): mit Flüssigkeit (Blut, Serum) gefüllter Hohlraum über dem Hautniveau; stecknadel- bis erbsgroß.
Bulla (Blase): wie Vesikula, aber mehr als erbsgroß

Pustula (Eiterbläschen): mit Eiter gefüllter Hohlraum

Urtika (Quaddel): durch Ödem in der Lederhaut bedingte flüchtige Erhabenheit

Kruste: entsteht durch Eintrocknen von Sekreten (Serum, Blut, Eiter)

Geschwür (Ulkus): tiefer Defekt von Ober- und Lederhaut, manchmal auch von Unterhaut

Bild 6 Primäreffloreszenzen.   **Bild 7** Sekundäreffloreszenzen.

Befundaufnahme. Am Anfang der körperlichen Untersuchung steht die Inspektion der Haut, bei der die Grundelemente der Hautveränderungen, die Effloreszenzen, betrachtet werden. Dafür sind öfters Hilfsmittel wie Lampe, Lupe oder Sonde notwendig. Anschließend erfolgt die Abtastung (Palpation) der Effloreszenzen und der oberflächlichen Lymphknoten. Weitere Untersuchungen sind Gewebeentnahme und Begutachtung, Abstrich zum Erregernachweis oder allergologische Testverfahren.

Allgemeine Effloreszenzenlehre. Es wird zwischen Primär- (Bild 6) und Sekundäreffloreszenzen (Bild 7) unterschieden. Die Primäreffloreszenzen entstehen auf vorher gesunder Haut, während sich die Sekundäreffloreszenzen durch Umwandlung, Entzündung, Rückbildung oder Abheilung aus den Primäreffloreszenzen entwickeln.

Diagnostische Begriffe, die oft zur Beschreibung von Hauterkrankungen benutzt werden, sind in Tabelle 1 aufgeführt.

> **Effloreszenzen** = Hautblüten (wörtlich übersetzt)

Fachbegriff	Erklärung	Beispiel
Exanthem	entzündlicher Hautausschlag	Hautausschlag bei Masern
Enanthem	entzündlicher Schleimhautausschlag	Schleimhautausschlag im Mund bei Masern
Ekzem	Juckflechte; entzündliche Hautveränderungen mit Juckreiz	Kontaktekzem an den Händen, z. B. bei Frisören / innen
Erythem	entzündliche Rötung der Haut	rotfleckiger Hautausschlag bei Scharlach
Intertrigo	Hautentzündung an Stellen, wo Hautfalten aufeinanderliegen, oft mit Candida albicans infiziert	flächenhafte und nässende Rötung unter den Brüsten, insbesondere bei Diabetikerinnen
Pruritus	Hautjucken	Mückenstich, allgemeiner Juckreiz bei Diabetes mellitus
Prurigo	stark juckender, knötchenförmiger Hautausschlag	während der Schwangerschaft oder bei Leukämie
Pigmentierung	Hauteinfärbung	Leberfleck, Muttermal

Tabelle 1 Diagnostische Begriffe.

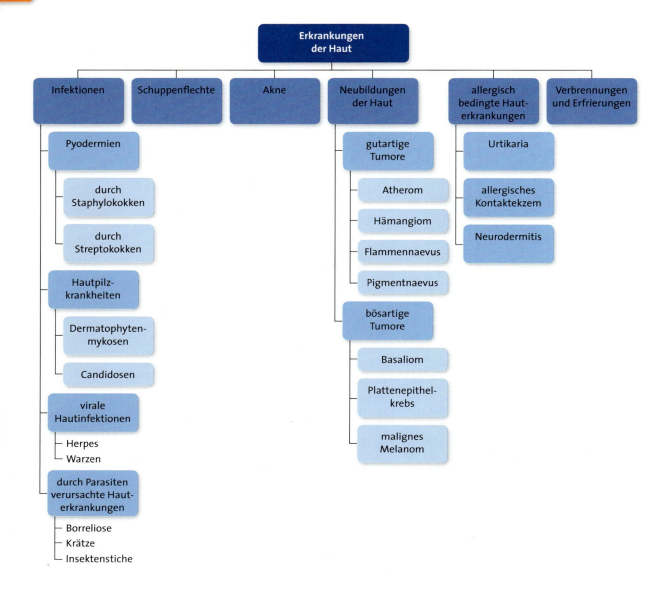

1.2.2 Infektionen der Haut

Eitrige Hauterkrankungen (Pyodermien) werden durch Erreger verursacht, die normalerweise die Haut besiedeln (Tabelle 2). Bei lokaler oder allgemeiner Abwehrschwäche dringen sie durch kleine Hautverletzungen ein und steigern ihre Virulenz. Dadurch werden sie auch für andere Menschen pathogen.

Die meisten Pyodermien werden antibiotisch behandelt. Furunkel, Karbunkel und Panaritium (eitrige Entzündung der Finger und Zehen) werden chirurgisch versorgt.

Virulenz: Ansteckungsfähigkeit, Giftigkeit von lat. virus = Schleim, Gift

Hautpilzkrankheiten (Mykosen) werden eingeteilt in:
- Dermatophytenmykosen, die Haut, Haare und Nägel befallen. Sie werden durch Keratin verbrauchende Fadenpilze hervorgerufen.
- Candidosen (Soormykosen, Hefepilzerkrankungen), die Oberhaut, Schleimhäute und evtl. innere Organe befallen (Tabelle 3, S. 394).

Virale Hautinfektionen, die häufig vorkommen, sind in Tabelle 4 (S. 395) aufgeführt.

Durch Parasiten verursachte Hauterkrankungen werden in Tabelle 5 (S. 395) beschrieben.

Die Haut

Fachbegriff	Deutsche Bezeichnung	Ursachen / Erreger	Aussehen	Weitere Symptome, Besonderheiten
Impetigo contagiosa	ansteckende Borkenflechte	Streptokokken, Schmierinfektion	gelbe geschichtete Krusten	Juckreiz, meist nur im Gesicht, vornehmlich bei Kindern
Erysipel (Bild 8)	Wundrose	Streptokokken in den Lymphspalten der Lederhaut	scharf begrenzte, leuchtend rote, druckschmerzhafte Hautfläche	Kopfschmerz, Fieber, Schüttelfrost
Phlegmone	eitrige Gewebeentzündung	Streptokokken	blaurote, in die Tiefe reichende, stark nekrotisierte Hautfläche	Fieber, allgemeine Symptome
Abszess	Eitergeschwür	Staphylokokken	Eiteransammlung im Gewebe	Panaritium = eitrige Entzündung der Finger und Zehen
Follikulitis	eitrige Haarbalgentzündung	Staphylokokken	gelbfarbige Pustel „Hautpickel"	
Furunkel (Bild 9)	eitrige Entzündung des Haarfollikels und der Talgdrüse	Staphylokokken	Eiteransammlung in Haarbalg und Talgdrüse	Furunkel im Bereich von Oberlippe und Nase können zur lebensgefährlichen Hirnvenenthrombose führen.
Karbunkel (Bild 10)	beetartiges Auftreten von Furunkeln	Staphylokokken		Vorkommen im Nacken- und Rückenbereich

Tabelle 2 Eitrige Hauterkrankungen (Pyodermien).

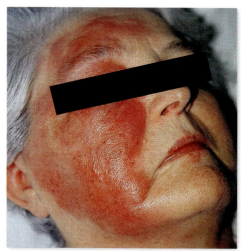

Bild 8 Erysipel.

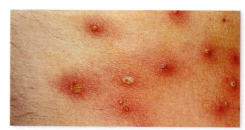

Bild 9 Furunkel.

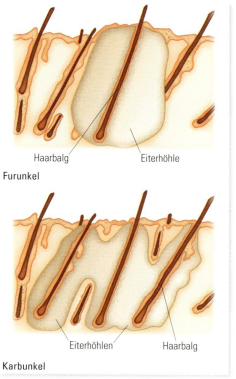

Bild 10 Karbunkel im Unterschied zum Furunkel.

Erkrankung	Erreger	Beschreibung	Besonderheit
Dermatophyten-mykose	Fadenpilz	randbetonte, schuppende Herde mit Rötung und Pusteln, Juckreiz	bei Infektion durch Tiere (Hunde, Katzen) befinden sich die Krankheitsherde oft an Gesicht und Armen („Schmusestellen")
Fußpilz (Tinea pedum) (Bild 11)	Fadenpilz	schuppende, gerötete Hautareale, Hauteinrisse zwischen den Zehen	die Infektion kann sich auf umliegende Hautareale ausbreiten
Nagelpilz (Bild 5, S. 71)	Fadenpilz	weisslich gelbliche Verfärbung breitet sich zum Nagelbett aus, Nagel zerfällt krümelig	muss meistens auch mit oralen Antibiotika behandelt werden
Candidose (Soor) (Bild 12)	Hefepilz (Candida albicans)	Hautsoor in den Hautfaltenbereichen: hellrote, wie gelackt erscheinende Herde. Schleimhautsoor in Mundhöhle und Genitalbereich: cremeweiße, abwischbare Auflagerungen	bevorzugtes Auftreten bei Abwehrschwäche, Antibiotikabehandlung, Diabetes mellitus

Tabelle 3 Hautpilzerkrankungen.

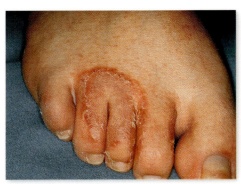

Bild 11 Fußpilz (Tinea pedum).

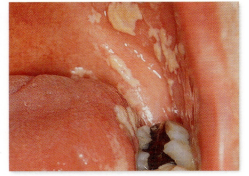

Bild 12 Candidose (Soor).

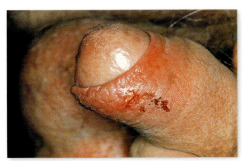

Bild 13 Herpes simplex-Infektion.

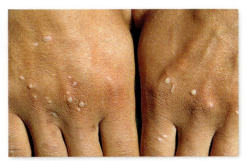

Bild 14 Warzen.

Erkrankung	Erreger	Beschreibung	Besonderheit
Herpes simplex-Infektion (Bild 13)	Herpes simplex Virus (HSV) Typ 1 im Mundbereich; HSV Typ 2 im Genitalbereich	bläschenförmiger Hautausschlag, der sich zu Pusteln und Krusten wandelt	Erreger überdauern Jahre in Nerven, Auslösung durch Fieber, Ekel, UV-Licht, usw. Gefährlich ist der Befall von Augen und Gehirn.
Warzen	Papillom-Viren	(Bild 14)	
gemeine Warzen	Papillom-Viren	derbe Knoten mit rauher Oberfläche	einzeln oder ganze Warzenbeete; an der Fußsohle: Dornwarzen
Dellwarzen	gehört zu den Pockenviren	kleine, kugelige Knötchen mit zentraler Eindellung	kommt besonders bei Kindern vor
Feigwarzen	Papillom-Viren	schmal auf der Haut sitzendes blumenkohlartiges Gebilde	Hinweis auf Abwehrschwäche, z. B. HIV-Infektion

Tabelle 4 Virale Infektionen.

Von den viral bedingten Warzen sind die Alterswarzen (seborrhoische Warzen) abzugrenzen. Dabei handelt es sich um scharf abgesetzte, anfangs flache, bräunlich pigmentierte linsengroße Hautbezirke, die sich im weiteren Verlauf zu halbkugelig erhabenen dunkel pigmentierten gutartigen Tumoren entwickeln können. Sie haben häufig eine gefurchte Oberfläche und fettig krümeligen Belag. Bei genauer Betrachtung sieht man Hornpfröpfe in den Follikelöffnungen.

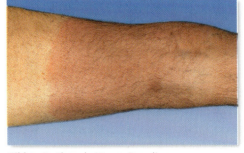

Bild 15 Erythem bei Lyme-Borreliose.

Seborrhoe: Talgfluss; gesteigerte und krankhaft veränderte Absonderung der Talgdrüsen

Erkrankung	Erreger	Beschreibung	Besonderheit
Lyme-Borreliose	Borrelien (Bakterien), von Zecken übertragen	ausgehend von der Bissstelle breitet sich ein ringförmiges Erythem aus (Bild 15)	Begleitsymptome an Herz und Gelenken sind möglich, Antibiotika-Therapie ist erforderlich.
Krätze (Skabies oder Scabies)	Milben (Spinnentiere)	juckende, verkratzte, entzündliche Haut, besonders in Fingerzwischenräumen, Ellenbeuge oder Genitalien (Bild 48, S. 347)	Milbenweibchen graben Gänge in die Hornschicht, in die sie Eier und Kot ablegen. Aktivität der Parasiten ist bei Bettwärme besonders stark.
Insektenstiche	Flöhe Wanzen Mücken	Knötchen, Pusteln, eitrige Entzündungen	oft besteht starker Juckreiz

Tabelle 5 Durch Parasiten verursachte Infektionen.

1.2.3 Schuppenflechte (Psoriasis)

Etwa 1 bis 3 % der Bevölkerung ist von der Schuppenflechte betroffen. Die Anlage wird vererbt. Häufig zeigt sie sich erstmals zwischen dem 20. und 30. Lebensjahr. Verschiedene Auslöser wie Irritation der Haut, Infekte oder psychischer Stress fördern den Ausbruch einer Schuppenflechte (Bilder 16 und 17).

> **Remission** (von lat. remisio = nachlassen): (vorübergehende) Rückbildung von Krankheitserscheinungen
>
> UV-A-Strahlung ▶ S. 188

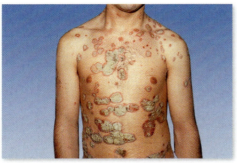

Bild 16 Schuppenflechte (Psoriasis).

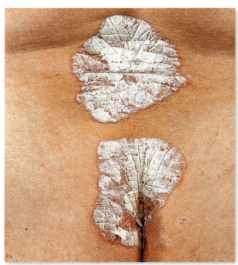

> **Propionibakterien** = hauteigene Bakterien

Bild 17 Psoriasis, Detail.

Die Schuppenflechte ist Folge einer gesteigerten Oberhaut- und Schuppenbildung. Der normale Zellzyklus, der ca. 4 Wochen dauert, ist auf wenige Tage verkürzt. Die Hautveränderung zeigt scharf begrenzte, schuppende, gerötete rundliche Herde. Die geschichtete, fest haftende Schuppung lässt sich mit dem Fingernagel spanartig abheben (Kerzenspanphänomen). Kratzt man etwas weiter, so stößt man auf ein Häutchen, das sich leicht abreißen lässt, und es beginnt zu bluten („blutiger Tau").

Die Schuppenflechte tritt bevorzugt an Ellenbogen, Knie, behaartem Kopf und in der Kreuzbeinregion auf. Gelenke und Nägel können ebenfalls betroffen sein. Die Schuppenflechte verläuft oft chronisch wiederkehrend. Sie schmerzt nicht und juckt selten. Jedoch kann die Lebensqualität durch die Entstellungen erheblich beeinträchtigt sein.

Therapie. Nach heutigem Kenntnisstand ist die Psoriasis nicht heilbar. Durch therapeutische Maßnahmen ist es lediglich möglich, eine Remission der Krankheitserscheinungen zu erzielen. Dabei werden nicht immer alle Symptome beseitigt, sondern nur Schuppung und Juckreiz vermindert. Wirksam ist eine UV-Therapie, indem Psoralene, z. B. Meladinine®, mit UV-A-Strahlung kombiniert werden (PUVA).

Differenzialdiagnostisch muss die Fischhaut (Ichthyosis) abgegrenzt werden. Dies ist ebenfalls eine erbliche Verhornungsstörung der Haut, die durch raue, trockene, schuppende Haut charakterisiert ist.

1.2.4 Akne vulgaris

Die Akne vulgaris ist eine der häufigsten Hautkrankheiten. Sie tritt bevorzugt in der Pubertät und im Jugendalter auf. Verschiedene Faktoren spielen bei ihrer Entstehung eine Rolle:
- genetische Belastung,
- vermehrte hormonell stimulierte Talgproduktion,
- Bakterienbesiedlung (Propionibakterien),
- Verhornungsstörung,
- psychische Faktoren.

Talgstau führt zu nicht entzündlichen Mitessern (Komedonen), deren schwarze Einfärbung durch Melanin hervorgerufen wird. In der Folge, z. B. nach Ausdrücken der Mitesser, kann es zu Entzündungen und Abszessen im Bereich der Haarfollikel kommen (Bild 18). Diese eitrigen Entzündungen heilen oft narbig ab.

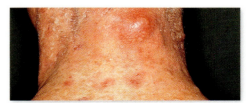

Bild 18 Akne.

1.2.5 Neubildungen der Haut

	Fachbegriff	Aussehen	Vorkommen
Grützbeutel	Atherom	prall, elastisch, kugelig, gelblich gefüllt mit Hornmaterial	Kopfhaut
Gefäßtumor (Bild 19)	Hämangiom	halbkugelig oder flächenhaft, rötlich bis bläulich	überall
Feuermal (Bild 20)	Flammennaevus	• blassrot, „Storchenbiss" • purpurrot	• Gesicht, Nacken • seitliche Gesichtspartie
Leberfleck, Muttermal	Pigmentnaevus	unterschiedliche Größe und Brauntönung	überall, angeboren oder später auftretend

Tabelle 6 Gutartige Tumoren der Haut.

Die Neubildungen der Haut lassen sich in gut- und bösartige Tumoren einteilen. Gutartige Tumoren sind in Tabelle 6 beschrieben.

Das Basaliom (Basalzellkarzinom) geht von entarteten Basalzellen aus. Es wächst zerstörend, metastasiert aber nicht. 80 % der Tumore treten im Gesicht auf. Es handelt sich dabei um hautfarbene Knoten, die geschwürig zerfallen (Bild 21).

Das Plattenepithelkarzinom oder **Spinaliom** (Stachelzellkrebs) geht von entarteten Oberhautzellen aus. Es tritt oft an sonnenexponierten Stellen und Übergangsschleimhäuten auf. Zunächst sieht es wie ein Ekzem aus. Im weiteren Verlauf können geschwürige oder knotig warzige Veränderungen auftreten, die leicht bluten. Tastbare Lymphknotenschwellungen weisen auf eine Metastasierung hin.

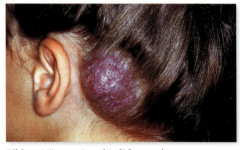

Bild 19 Hämangiom (Gefäßtumor).

Malignes Melanom (MM, Schwarzer Hautkrebs) ist ein bösartiger Hauttumor, der von den Melanozyten ausgeht. In den letzten Jahren ist eine deutliche Zunahme seines Auftretens bei der weißen Bevölkerung zu beobachten. Die eigentliche Ursache ist unbekannt, aber UV-Strahlung wird als krankheitsfördernder Faktor angenommen.

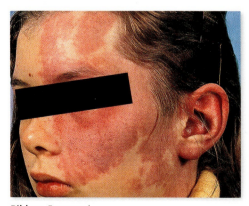

Bild 20 Feuermal.

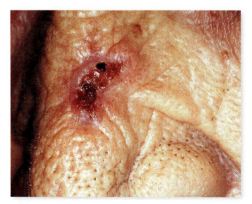

Bild 21 Basaliom.

60 % der malignen Melanome entwickeln sich aus bestehenden Hautmalen (Bild 22). Zwei Drittel der Tumoren wachsen oberflächlich sich ausbreitend (spreitend). Das knotige Melanom (16 % Häufigkeit) ist dunkel pigmentiert, blutet schnell und wächst in die Tiefe (Bild 23). Selten, aber besonders bösartig ist das amelanotische Melanom, dessen entartete Melanozyten kein Melanin mehr bilden.

anaphylaktischer Schock ▶ S. 224

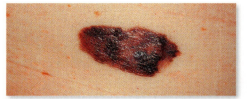

Bild 22 Malignes Melanom, aus Hautmal entwickelt.

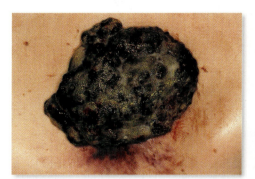

Bild 23 Malignes Melanom.

Im mittleren Lebensalter gibt es die meisten Erkrankungen. Das maligne Melanom bildet relativ schnell Metastasen. Deshalb ist seine frühzeitige Erkennung besonders wichtig. Gesetzlich Versicherte haben ab dem 35. Lebensjahr alle 2 Jahre Anspruch auf ein Hautkrebs-Screening.

Deutlich rasche Größenzunahme eines Hautmales, Veränderung des Farbtons, Nässen, Blutung und Juckreiz sollten Anlass geben, einen Dermatologen aufzusuchen. Als verdächtig gilt ein Hautmal, auf das die **ABCDE**-Kennzeichen zutreffen:
- **A** = Asymmetrie,
- **B** = Begrenzung: unregelmäßig,
- **C** = Color (Farbe): sehr dunkel oder (innerhalb des Hautmales) unregelmäßig gefärbt,
- **D** = Durchmesser mehr als 5 mm,
- **E** = Erhebung: liegt teilweise über dem Hautniveau.

1.2.6 Allergisch bedingte Hauterkrankungen

Nesselsucht (Urtikaria). Bei der Nesselsucht handelt es sich um flüchtige Ödeme (Quaddeln) der oberen und mittleren Hautschichten (Bilder 24 und 25). Auslösende Faktoren sind u. a. Medikamente, Infekte, Toxine (z. B. nach Wespenstich), Nahrungs- und Konservierungsmittel, aber auch psychische Ursachen. Es besteht meist erheblicher Juckreiz. Manchmal wird die Nesselsucht auch von Schocksymptomen begleitet, z. B. vom anaphylaktischen Schock bei Penicillin- oder Jod-Allergie.

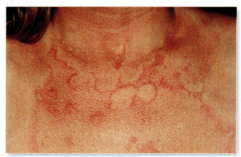

Bild 24 Nesselsucht.

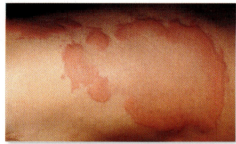

Bild 25 Nesselsucht, Detail.

Das allergische Kontaktekzem (Kontaktdermatitis) entsteht bei entsprechender allergischer Veranlagung
- nach Kontakt mit Pflanzen oder z. B. behandelten Textilien,
- bei äußerlich angewendeten Medikamenten,
- bei Chemikalien, die beruflich benutzt werden,
- durch Hautkontakt mit nickelhaltigem Schmuck, Jeansknöpfen u. a. (Nickelallergie).

Die Symptome treten zumeist einige Tage nach dem allergieauslösenden Kontakt auf. Das Kontaktekzem bietet ein buntes Bild von Hautveränderungen wie Rötung, Knötchen, Bläschen, nässenden Flächen und Krusten, die gleichzeitig, einzeln oder nacheinander bestehen können (Bild 26). Im weiteren Verlauf bestimmen Juckreiz, Hautverdickung und Verhornung das Krankheitsbild. Gelegentlich bleibt eine Restpigmentierung zurück.

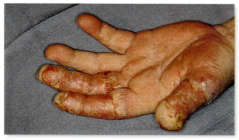

Bild 26 Kontaktdermatitis.

Neurodermitis (endogenes Ekzem, Dermatitis atopica) ist eine Erkrankung, deren Ursachen nicht geklärt sind. Sie wird häufig dem allergischen Formenkreis zugeordnet (Bild 27).

Bereits im Säuglingsalter können entzündliche, nässende, schuppende Ekzeme entstehen, die stark jucken. Sie treten besonders im Gesicht und am behaarten Kopf auf und werden Milchschorf genannt, weil der Ausschlag an angebrannte Milch erinnert. Betroffene kratzen sich blutig und empfinden das als Erleichterung. Deshalb verwendet man Baumwollhandschuhe und Overalls als Kratzschutz. Im späteren Alter ist die Haut eher trocken, gerötet und zeigt Knötchen, Verkrustungen und Kratzeffekte. Die Haut ist verdickt und wirkt vergröbert. Betroffen sind oft Körperstamm und Extremitäten. Das Ekzem kann spontan abheilen, aber die Betroffenen haben ein Leben lang Probleme mit ihrer trockenen Haut.

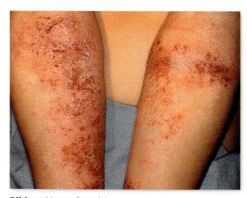

Bild 27 Neurodermitis.

Therapie:
- Allgemeine Maßnahmen wie Urlaub an der See oder im Hochgebirge, Brustmilchernährung bei Säuglingen,
- medikamentöse Therapie bei Bedarf, z. B. bei starkem Juckreiz Einnahme von Antihistaminika oder Glukokortikoiden,
- regelmäßiges Einfetten, Vollbad unter Zusatz rückfettender Substanzen, eventuell Sauna-Besuch und UVA-Bestrahlung.

1.2.7 Verbrennungen

Die Schwere einer Verbrennung wird beurteilt nach
- dem Grad der Verbrennung, der beschreibt, wie tief die Haut betroffen ist (Tabelle 7) und nach
- der Flächenausdehnung, die mithilfe der „Neuner-Regel" (Bild 28) abgeschätzt wird.

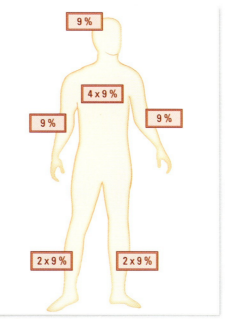

Bild 28 „Neuner-Regel" zur Abschätzung der verbrannten Hautoberfläche.

Grad	Hautveränderung
I	Hautrötung und Hautschwellung
II	Blasenbildung auf feuchtrotem Grund, Brandblasen
III	Zerstörung der Haut mit lederartigen Nekrosen, die nicht mehr so schmerzhaft sind

Tabelle 7 Verbrennungsgrade.

Verbrennungskrankheit. Die Auswirkung einer großflächigen Verbrennung höheren Grades auf den Gesamtorganismus wird als Verbrennungskrankheit bezeichnet. Direkt nach der Verbrennung steht die Schocksymptomatik im Vordergrund, die durch Flüssigkeits- und Elektrolytverlust bedingt ist. Den weiteren Verlauf der Verbrennungskrankheit bestimmen Schmerzen und toxische Einflüsse (verbranntes Gewebeeiweiß), die zu Darmlähmung, Nieren- und Lungenversagen führen können. Ab 30 % verbrannter Hautfläche beim Erwachsenen und 10 % beim Kleinkind besteht Lebensgefahr. Die Behandlung wird möglichst in Spezialkliniken durchgeführt.

Erstmaßnahme bei Verbrennungen. Die verbrannte Haut wird lange (mindestens 15 Minuten) mit kaltem Wasser gekühlt. Die offenen Flächen werden anschließend mit sterilem Brandverband oder metallbedampfter Folie abgedeckt.

1.2.8 Erfrierungen

Erfrierung ist ein umgrenzter Gewebeschaden, der bei Temperaturen unter dem Gefrierpunkt auftritt. Wie bei Verbrennungen wird die klinische Einteilung nach dem Ausmaß der Gewebeschädigung vorgenommen (Tabelle 8). Neben der gestörten Blutzirkulation spielen eine direkte Kälteeinwirkung auf die Zellen und evtl. eine Schädigung durch die Eiskristallbildung im Gewebe eine Rolle.

Frostbeulen sind entzündliche Veränderungen, die bei empfindlichen Personen infolge mäßiger Kälteeinwirkung auftreten. Häufig besteht eine funktionelle Durchblutungsstörung, begleitet von kalten und feuchten Fingern und Zehen. Außerdem können weitere Faktoren wie Ernährung, Bekleidung und Luftfeuchtigkeit eine Rolle spielen.

Typisch sind umschriebene blaurote, knotige Schwellungen. Bei Erwärmung kommt es zu ausgeprägtem Juckreiz bis hin zu starken Schmerzen. Vermeiden lassen sich Frostbeulen durch prophylaktische Maßnahmen, wie trockene, warme Schuhe und Kleidung und ein Gefäßtraining (z. B. Wechselbäder).

1.2.9 Grundzüge der Behandlung von Hauterkrankungen

Die systemische Therapie erfolgt durch Spritzen und Tabletten. Dabei gelangt der Wirkstoff auf dem Blutweg zur erkrankten Haut. So werden z. B. bei schweren eitrigen Hautinfektionen Antibiotika verabreicht.

Die Lokaltherapie wird wesentlich häufiger angewendet. Dabei werden auf die äußere Haut pharmazeutisch zubereitete Stoffe aufgetragen. Diese sind je nach Bedarf aus Grund-, Wirk- und Hilfsstoffen zusammengesetzt (Tabelle 9). Die verschiedenen Grundstoffe dringen unterschiedlich tief in die Haut ein. Sie werden oft kombiniert, um eine optimale Wirkung zu erzielen (Bild 29).

Schweregrad	Hautveränderungen
I	Die Haut im betroffenen Bezirk ist weiß und kalt. Nach Wiedererwärmung kommt es zu einer meist stark juckenden ödematösen Schwellung, die innerhalb weniger Tage folgenlos abklingt.
II	Die Haut zeigt eine wächserne Blässe, nach Wiedererwärmung bilden sich Blasen, evtl. mit Einblutungen, die Haut ist sehr schmerzempfindlich.
III	Im geschädigten Bezirk hält die Weißverfärbung an, es besteht keine Sensibilität, der nekrotische Bezirk wird blau-schwarz und abgestoßen. Als Komplikation ist eine feuchte Gangrän gefürchtet. Bei anfänglich großer Gewebeschädigung bleibt oft nur ein geringer Gewebedefekt zurück. Schmerzen und Missempfindungen können jedoch noch Jahre bestehen.

Tabelle 8 Schweregrade bei Erfrierungen.

Form	Art der Grundstoffe	Anwendung bei	unerwünschte Folge
Fettsalbe	Vaseline	trockener, schuppender Haut	Stau von Sekreten
Lösung / Tinktur	wasserhaltig / alkoholhaltig	entzündeter, juckender Haut	Austrocknung
Puder	Talkum	juckender Haut	Verklumpung

Tabelle 9 Grundstoffe für die Lokaltherapie.

Dem Grundstoff wird je nach Krankheitsbild ein Wirkstoff zugesetzt, z. B. Glukokortikoide bei Entzündungen. Die Zusatz- oder Hilfsstoffe verbessern die Vermischung oder die Haltbarkeit eines Präparates.

Häufig stellt der behandelnde Arzt selbst die Stoffe so zusammen, wie es die Hauterkrankung des Patienten erforderlich macht. Diese rezeptierten Stoffe vermengt der Apotheker zu einem gebrauchsfähigen Präparat.

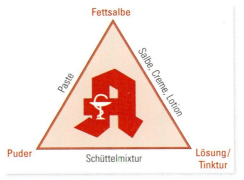

Bild 29 Therapiedreieck.

1.3 Schmerz

Schmerz ist der häufigste Grund, weshalb ein Mensch die ärztliche Praxis aufsucht.

Schmerz ist ein unangenehmes Sinnes- und Gefühlserlebnis, das in der Regel durch eine Gewebeschädigung ausgelöst wird. Schmerz informiert den Organismus über schädigende Einflüsse (Noxen) und soll ihn vor Dauerschäden bewahren.

Schmerzverarbeitung. Bei der Schmerzverarbeitung lassen sich drei Schritte unterscheiden:
- Die Aufnahme des Schmerzreizes geschieht über spezifische Schmerzfühler (Nozizeptoren), die den Sinnesreiz, z. B. Gewebeschädigung durch Sauerstoffmangel, aufnehmen und als elektrische Nervensignale weitergeben.
- Die Schmerzleitung erfolgt über sensible Rückenmarksnervenzellen und -leitungen (sensibler Hinterstrang) ins Gehirn. Im Hirnstamm werden die Nervenimpulse zu unbewussten Empfindungen verarbeitet, die vegetative und hormonelle Reaktionen auslösen, z. B. Pulsanstieg.
- Die weitere Schmerzverarbeitung im Großhirn führt zu bewusster Schmerzwahrnehmung (Bild 30).

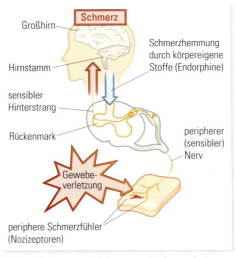

Bild 30 Schmerzentstehung und Schmerzleitung.

Bei der Schmerzverarbeitung stehen erregende und hemmende Mechanismen (Endorphinausschüttung) in einer komplexen Wechselwirkung zueinander. Schmerzverarbeitung wird außerdem beeinflusst durch die Stimmung und die Einstellung der Person zum Schmerz und durch die Bedeutung, die diese Person kognitiv dem Schmerzreiz beimisst.

Nozizeptor (von lat. nocere = schaden): Rezeptor, der auf drohende oder eingetretene Schädigung von Körpergewebe reagiert

So ist Schmerz ein Phänomen (Erscheinung) mit verschiedenen Komponenten:
- sensorisch als „sinnliche" Messfunktion, die über Schmerzlokalisation, Schmerzintensität, Schmerzdauer informiert,
- affektiv als Gefühlsempfindung, als quälender Wehcharakter des Schmerzes, mit Angstgefühlen besetzt,
- vegetativ mit körperlichen Symptomen: Herzrasen, Schweißausbruch, Blässe / Röte der Haut, Übelkeit,
- kognitiv als bewusste Schmerzwahrnehmung: Bewertung und Vergleich mit gespeicherten Schmerzerinnerungen und -erfahrungen, die als Ergebnis in die Ausprägung der affektiven und vegetativen Komponenten einfließen.

Das Schmerzerleben hängt ab von individuellen Faktoren, wie ethnische Herkunft, Erziehung und soziokulturelles Umfeld. Schmerzen werden unterschiedlich kommuniziert. In Mitteleuropa wird eine Schmerzäußerung oft als Schwäche angesehen, während in südeuropäischen Ländern unbefangener mit Schmerz umgegangen wird.

Das Schmerzerleben eines Menschen kann über nonverbale Schmerzäußerungen (Körpersprache) erfasst werden:
- Gesichtsausdruck, z. B. ängstliche Mimik,
- Haltung, z. B. Festhalten oder Reiben einer bestimmten Körperstelle,
- Atmung, z. B. gepresst, beschleunigt, flach,
- Stimme, z. B. leise, Stöhnen,
- vegetative Symptome, z. B. Schweißausbruch, Hautfarbe, Übelkeit.

Schmerzarten. Schmerzen lassen sich nach verschiedenen Kriterien einteilen:

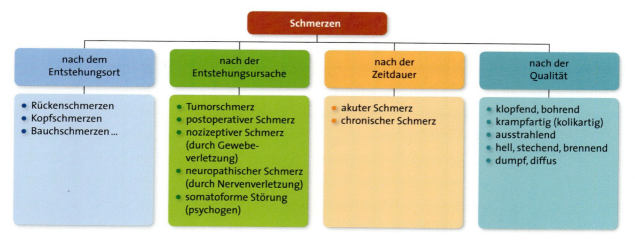

Schmerzkrankheit. Schmerzen gehören zum täglichen Leben. Je länger ein Schmerz dauert, desto mehr körperliche und psychische Funktionen werden beeinträchtigt. Bei chronischem Verlauf entsteht ein Schmerzgedächtnis, das aktiv wird, ohne dass die Schmerzfühler durch ein entsprechendes Schmerzereignis gereizt werden. Dies wird hervorgerufen durch Veränderungen in Schmerzleitung und Schmerzverarbeitung, d. h. ein Schaden wird weiterhin gemeldet, obwohl kein Schaden mehr vorliegt.

Daneben spielen Lerneffekte oder Erwartungshaltungen des chronischen Schmerzpatienten eine Rolle. Es können sich auch krankhafte Schmerzformen, z. B. Schmerzempfinden bei leichter Berührung, entwickeln. Die veränderte Informationsverarbeitung wirkt sich auch auf vegetative und hormonelle Abläufe aus. Dadurch werden immer mehr Lebensbereiche eingeschränkt und der Schmerz wandelt sich vom Symptom (akuter Schmerz) zur Krankheit selbst (chronischer Schmerz).

Schmerztherapie. Grundsätzlich gilt für die Behandlung eines Menschen mit (chronischen) Schmerzen:
- Die Aussagen des Patienten sind richtig.
- Ein Schmerz ist normal, denn er dient als Warnzeichen.
- Nur anbieten, was möglich ist, um keine übertriebenen Erwartungen und Hoffnungen beim Patienten zu wecken.
- Maßstab für eine erfolgreiche Therapie ist nicht die Schmerzfreiheit, sondern die verbesserte Funktion, welche Leistungs- und Genussfähigkeit zum Ziel hat.

Daraus ergibt sich, dass die optimale Betreuung von Schmerzpatienten eine interdisziplinäre Aufgabe ist.

Wichtig ist, dass frühzeitig mit der Behandlung zur Schmerzlinderung begonnen wird, um eine Chronifizierung zu verhindern.

Bei der medikamentösen Schmerzbehandlung werden angewendet:
- sogenannte periphere Schmerzmittel wie ASS und NSAR, die auf die Schmerzentstehung und -weiterleitung einwirken,
- zentral wirkende Schmerzmittel wie Opioide, die die Schmerzverarbeitung im Gehirn beeinflussen,
- Arzneimittel, die die durch Schmerzen ausgelöste Angst dämpfen, z. B. Antidepressiva,
- Arzneimittel, die die Nebenwirkungen der verwendeten Schmerzmittel gezielt bekämpfen, z. B. Verstopfung und Brechreiz bei Opioiden.

> Bei chronischen Schmerzen ist die reine Bedarfsmedikation (Schmerzmittelgabe nur bei Auftreten von Schmerzen) kontraindiziert.

Bei der interventionellen Schmerztherapie werden
- die Nervenleitungen vorübergehend durch Nervenblockade (Lokalanästhetika, rückenmarksnahe Regionalanästhesie) oder bleibend unterbrochen und ausgeschaltet (z. B. durch Vereisung oder Abtötung eines Nervens mit Alkohol),
- Nervenstimulationssysteme eingesetzt, um damit gezielt die Übertragung der Schmerzsignale zum Gehirn zu verhindern (z. B. **t**ranskutane **e**lektrische **N**erven**s**timulation = (TENS).

Bei der psychotherapeutischen Schmerzbehandlung kommen verschiedene psychologische Therapieformen zum Einsatz, wie Verhaltenstherapie, Biofeedback, Hypnose und Entspannungstechniken. Unter Biofeedback versteht man ein Verfahren, mit dessen Hilfe physiologische Vorgänge bewusst erfasst werden können, z. B. der Herzrhythmus. Hypnose bezeichnet ein Verfahren, in dem man durch unterschiedliche Techniken in eine Trance (tiefe Entspannung mit einem besonderen Bewusstseinszustand) versetzt wird.

Die physikalische Schmerzbehandlung umfasst die Physiotherapie, um falsche Bewegungsmuster (Schonhaltung) und die daraus resultierenden Schmerzen zu vermeiden, damit der Teufelskreis unterbrochen wird: Schonhaltung ▶ Muskelverspannung ▶ Verkürzung einzelner Sehnen und Bänder ▶ verstärkte Schonhaltung und Schmerzen.

Bei den komplementär-medizinischen Behandlungsverfahren sollen vor allem körpereigene Selbstheilungskräfte gefördert werden durch Neuraltherapie, Homöopathie, Phytotherapie (pflanzliche Arzneimittel) oder Akupunktur.

Bei der ganzheitlichen Schmerzbehandlung werden körperliche und psychische Faktoren gezielt zu therapeutischen Zwecken angesprochen:
- Schmerzbewältigungsstrategien durch Hilfe zur Selbsthilfe,
- Einbeziehung von Angehörigen, um das soziale Umfeld so zu gestalten, dass nicht zwischen übertriebener Fürsorge, Resignation und Ungeduld hin und her gependelt wird.

---

interventionell
von Intervention (Eingreifen, Vermittlung): betrifft Maßnahmen, um den Verlauf einer Krankheit zu beeinflussen

Regionalanästhesie
▶ S. 411

interdisziplinär:
Angehörige verschiedener Fachrichtungen arbeiten zusammen: Mediziner, Psychologen, Physiotherapeuten

2 Instrumentenkunde

```
                    chirurgische Instrumente
    ┌──────────────┬──────────────┬──────────────┐
stechende    schneidende und    fassende       haltende
Instrumente  schabende         Instrumente    Instrumente
(Tabelle 10) Instrumente       (Tabelle 12,   (Tabelle 13,
             (Tabelle 11)      S. 406–407)    S. 408)
```

Bezeichnung	Arten	Beschreibung	Verwendungszweck
Kanülen (= Hohlnadeln)	Einmalkanülen	s. Bild 98, S. 194	Injektion / Punktion
	spezielle Kanülen		Beispiel: Lumbalpunktion (Bild 100, S. 301)
	Venen-Verweilkanüle (Braunüle®, Viggo®)	Plastikkanüle mit innenliegender Metallkanüle (Mandrin). Nach dem Einstechen wird die Metallkanüle gezogen und die Plastikkanüle verbleibt in der Vene.	längerfristiger und mehrmaliger Gebrauch für Injektion oder Infusion
	Flügelkanüle (Butterfly)	metallene Verweilkanüle mit Kunststoffflügeln zur Befestigung	einmaliger Gebrauch für Infusion, Injektion oder zur Abnahme von Blut
Mandrin		Kunststoff- oder Metallstäbchen zum Ausfüllen des Hohlraums in einer Kanüle	verhindert, dass die Kanüle durch geronnenes Blut oder Gewebe verstopft; gibt der Kanüle Stabilität
Trokar		schraubenzieherartiges, scharf geschliffenes Instrument zum Durchstechen von festem Gewebe	Anwendungsbeispiel: Blasenpunktion durch die Bauchdecke
Akupunkturnadel		sehr dünne Nadel mit Kunststoff- oder Metallgriff	wird an bestimmten Hautstellen eingestochen, um Energieströme des Körpers zu beeinflussen

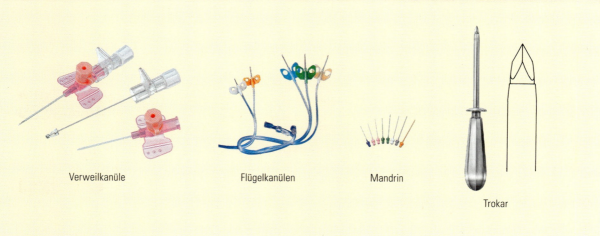

Verweilkanüle — Flügelkanülen — Mandrin — Trokar

Tabelle 10 Stechende Instrumente.

Instrumentenkunde

Bezeichnung	Arten	Beschreibung	Verwendungszweck
Skalpell (chirurgisches Messer)	Einmalskalpell, Skalpell mit Metallgriff zum mehrmaligen Gebrauch	Messer mit unterschiedlicher Länge und geformter Klinge	spitzes Skalpell wird zur Stichinzision (z. B. Abszessöffnung) benutzt, bauchiges Skalpell z. B. für Hautschnitte
Scheren	chirurgische Schere	scharfe Schere, die gerade, gebogen, spitz oder stumpf enden kann	bei operativen Eingriffen, oder um Gewebe genau voneinander zu trennen
	Verbandsschere	am Vorderende abgestumpfte Scherenblätter (Branchen), um Verletzungen zu verhindern	Aufschneiden von Verbänden
	Gipsschere	kurze Scherenblätter und lange Griffe zur besseren Hebelwirkung	Auftrennen von Gipsverbänden (heute werden meistens oszillierende Gipssägen verwendet)
scharfer Löffel		kleines Löffelchen mit scharfem Rand und dickem Schaft	Ab- und Ausschaben von Warzen und nekrotischen Wunden
Kürette		ähnlich wie der scharfe Löffel, aber größer, besitzt nur noch den scharfen Rand	in der Gynäkologie zur Ausschabung der Gebärmutterschleimhaut

Skalpelle

Verbandsschere

Gipsschere

scharfer Löffel

chirurgische Scheren (goldfarbene Messinggriffe weisen auf besonders gehärtete Klingen hin)

Kürette

Tabelle 11 Schneidende und schabende Instrumente.

10 Patienten bei kleinen chirurgischen Behandlungen begleiten und Wunden versorgen

Bezeichnung	Arten	Beschreibung	Verwendungszweck
Pinzetten	anatomische Pinzette	Greifflächen haben Rillen, sind stumpf	Halten von Gewebe, das nicht verletzt werden soll
	chirurgische Pinzette	Greifflächen haben spitze Zähnchen, die ineinander greifen	Festhalten von Nahtfäden oder bereits verletztem Gewebe, z. B. zerfetzte Wundränder
	Splitterpinzette	vorne spitz und geriffelt (anatomisch)	Entfernen von Splittern
	gebogene Pinzette	einfach gebogen, kniegebogene Abknickung	Behandlung in der Nase, z. B. Fremdkörper entfernen
		doppelt gebogen, bajonettförmige Abknickung	Behandlung im äußeren Gehörgang
	Klammerpinzette		Klammern von Wunden
Zangen	Kornzange	Griffe ähnlich wie Scheren, Griffflächen „kornartig" verdickt; können teilweise festgestellt werden (sperren)	Festhalten von Gewebe und Gegenständen, z. B. Tupfer
	Gewebezange	stumpf, anatomisch, geriffelt	werden bei chirurgischen Eingriffen gebraucht
		scharf, chirurgisch, mit scharfen Häkchen	
	Biopsiezange	scharfe Enden	zum Abknipsen von Gewebe
Klemmen	Tuchklemme	spitze Enden	zur Befestigung von OP-Tüchern
	Gefäßklemmen	stumpf, anatomisch (Pean-Klemme)	Abklemmen von Gefäßen
		spitz, chirurgisch (Kocher-Klemme)	
		Moskitoklemme: ganz fein geriffelt (Halsted-Klemme)	Gefäßklemme, die das Gewebe kaum verletzt

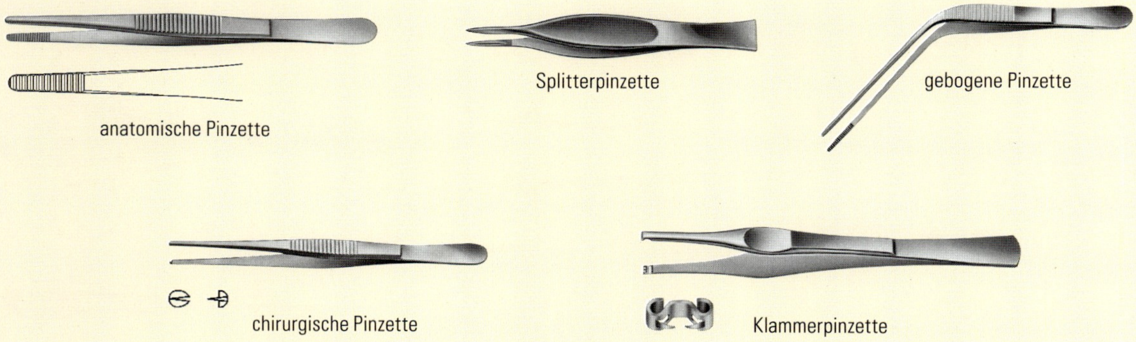

anatomische Pinzette

Splitterpinzette

gebogene Pinzette

chirurgische Pinzette

Klammerpinzette

Tabelle 12 Fassende Instrumente.

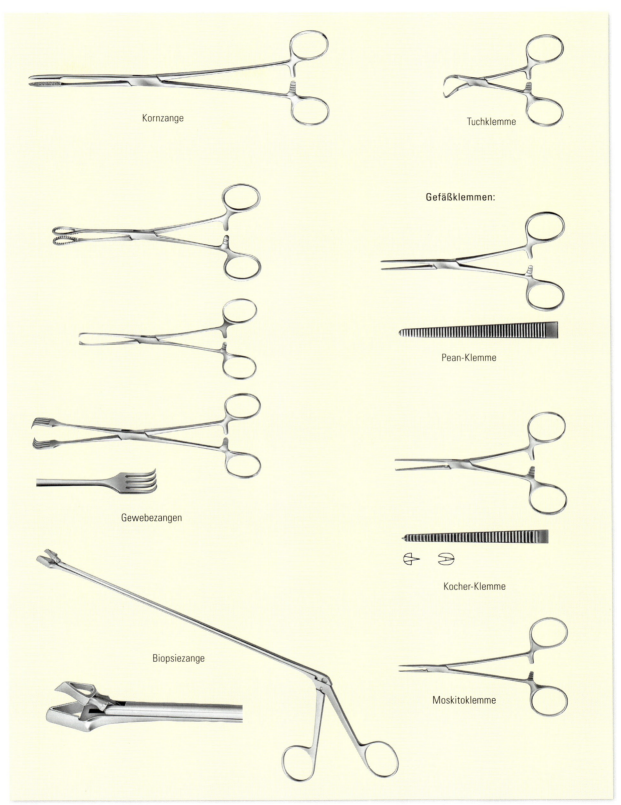

Tabelle 12 Fassende Instrumente.

Patienten bei kleinen chirurgischen Behandlungen begleiten und Wunden versorgen

Bezeichnung	Arten	Beschreibung	Verwendungszweck
Haken	Wundhaken	mit einem oder mehreren Zinken, die stumpf oder scharf und griffest sind	abgebogene Halteinstrumente, um das Gewebe beiseite zu ziehen
	Langenbeckhaken	breiter, flacher Haken	
	Rahmen	Haltevorrichtung für Haken	bei Operationen, um das Festhalten der Haken zu erleichtern
Wundspreizer		selbsthaltendes Instrument, um Wunden aufzuspreizen	zur Wundversorgung
Spekulum (Spiegel, Mz: Spekula)		ähnelt langem leicht gewölbten Haken, selbst haltend oder 2 Teile, die gehalten werden müssen	in der Gynäkologie: durch die geweitete Scheide kann der Gebärmutterhals betrachtet werden. in der HNO: Betrachtung der Nasenhöhle
Spatel		flaches löffelgriffähnliches Instrument	z. B. um die Zunge wegzudrücken (Mundspatel)

Tabelle 13 Haltende Instrumente.

Bezeichnung	Beschreibung	Verwendung
Nadeln (gibt es in verschiedenen Größen und Biegungen)	halbkreisförmig gebogen mit und ohne Öhr	
	scharfkantige Nadeln △	für Hautnaht
	glatte Nadeln mit rundem Querschnitt ○	für Nähte der inneren Organe
	öhrlose (atraumatische) Nadeln sind Nadeln, die bereits mit dem Faden verbunden sind	für eine besonders gewebe-schonende Naht
Nadelhalter	zangenähnliches Instrument	zum Halten der Nadel
Fäden (gibt es in gebrauchsferti-gen sterilen Einzelpackungen)	resorbierbare Fäden lösen sich von selbst auf	bei Nähten innerer Organe
	nicht resorbierbare Fäden müssen entfernt werden	Hautnaht
Stahldraht	besonders belastbares Nahtmaterial	Wundverschluss im Thorax-bereich

Tabelle 14 Nahtmaterial.

Neben den in den Tabellen genannten chirurgischen Instrumenten gibt es folgende weitere Instrumente:

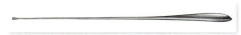

Bild 31 Sonde.

Sonden sind stab- oder röhrenförmig. Sie können starr oder elastisch sein. Starre Sonden, z. B. Knopfsonden (Bild 31), sind lang, dünn und abgerundet. Mit ihnen können Fistelgänge oder Stichkanäle ausgetastet werden. Mit elastischen Sonden können Hohlorgane untersucht werden.

Hegarstifte (Bild 32) werden in der Gynäkologie zum Weiten des Gebärmutterhalses verwendet. Entsprechend der anatomischen Verhältnisse benutzt man unterschiedliche Größen.

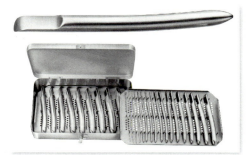

Bild 32 Hegarstifte.

Behälter werden zum Aufbewahren von Sterilisiergut, wie Tupfer und Instrumenten, benötigt. Nierenschalen (Bild 33) werden meist als Ablagebehälter gebraucht.

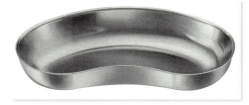

Bild 33 Nierenschale.

Anästhesie: Ausschalten der Schmerzempfindung

Intubation: Einführen eines Schlauches (Tubus) durch Mund oder Nase in Rachen und Luftröhre

3 Anästhesie

Die allgemeine Betäubung oder Vollnarkose wirkt so auf das Gehirn, dass Bewusstsein und Schmerzempfindung im ganzen Körper ausgeschaltet werden. Bei der Regionalanästhesie wird eine örtlich begrenzte Schmerzausschaltung erzielt.

3.1 Vollnarkose

Der Siegeszug der Narkose begann vor etwa 160 Jahren mit der Äthernarkose (Bild 34). Diese wurde hauptsächlich in der operativen Geburtshilfe erfolgreich eingesetzt. Heute werden verschiedene Stoffe verwendet, die ins Gehirn dringen und Schmerz und Bewusstsein ausschalten. Zusätzlich bedient man sich weiterer Substanzen, z. B. Curare, die die Muskelspannung herabsetzen. Das macht eine apparative Beatmung notwendig.

Die Injektionsnarkose wird mit einem kurzfristig wirkenden Narkosemittel i. v. verabreicht. Man wendet sie bei kleineren Eingriffen an oder leitet damit länger andauernde Narkosen ein.

Die Maskennarkose (Gesichts- oder Larynxmaske) ist geeignet für kurz dauernde Eingriffe außerhalb der Körperhöhlen, z. B. bei Entfernung von Krampfadern (Varizen). Die Patienten müssen nüchtern sein und stabile Vitalfunktionen haben.

Intubationsnarkose. Bei der Intubationsnarkose wird ein Endotrachealtubus in die Luftröhre geführt. Intubationsnarkosen werden bei Notfalloperationen, bei Eingriffen in den Körperhöhlen und im Bereich des Kopfes und Gesichts durchgeführt.

Narkosestadien. Der Mensch gleitet nicht gleichmäßig in die Narkose, sondern durchläuft sowohl bei der Einleitung als auch bei der Ausleitung der Narkose bestimmte Stadien. Sie können individuell unterschiedlich lang und belastend ausgeprägt sein.
- Rauschstadium: Die Schmerzempfindung ist herabgesetzt, evtl. treten Traumbilder auf.
- Erregungsstadium: Unruhe, unregelmäßige Atmung, Steigerung der Reflexe.
- Toleranzstadium: Regelmäßige Atmung, nachlassende Abwehrbewegungen. In diesem Stadium wird operiert.
- Atemstillstand (Asphyxie): Lähmung der Zentren für Atmung und Herz-Kreislauf.

Ziel der Anästhesie ist es, so schnell wie möglich das Toleranzstadium zu erreichen bzw. umgekehrt möglichst schnell den Wachzustand herbeizuführen.

> Die Kranke atmet, auf einem Stuhl sitzend, die in einer Rindsblase enthaltenen Schwefelätherdämpfe langsam ein und hält sich dabei selbst die Nasenlöcher zu. Nach wenigen Minuten sinkt die Unterlippe herab, der Mund öffnet sich, der Unterkiefer fällt grässlich herab, beinahe bis auf die Brust herunter, wie solches nur ganz alte zahnlose Weiber nachahmen können.
>
> Die Arme sinken wie leblos an der Seite herab. Das vorher so lebhaft glänzende Auge wird matt und trüb. Sie sieht starr in das Weite, der Puls verlangsamt.
>
> In diesem Augenblick löst der Wundarzt auf allen Seiten die Adhäsionen des Zahnfleisches, ergreift den Schlüssel und zieht eine kariöse Zahnwurzel heraus. Alles dies geschah ohne einen Laut des Schmerzes.
>
> Als sie wieder zur Sprache kommt, fragt sie, ob alles schon vorüber sei und erzählt, dass sie während des Einatmens, das weder durch Hustenanfälle noch durch andere beängstigende Zufälle gestört wurde, einen kalten Wind im Kopf gefühlt habe, bald wie eine Windmühle arbeitend in demselben.

Bild 34 Die erste Narkose: Aus dem „Medicinischen Correspondenz-Blatt" des „Württembergischen Ärztlichen Vereins" vom 08. Februar 1847.

3.2 Regionalanästhesie

Sie wird bei operativen Eingriffen sowie bei der Schmerzdiagnostik und Schmerztherapie angewendet.

Die verwendeten Lokalanästhetika, z. B. Procain, Lidocain, Mepivacin u. a. in Lösungen von 0,2 bis 5 %, blockieren vorübergehend die Nervenleitung und sind in ihrer Konzentrierung für den übrigen Organismus weitgehend unschädlich.

Je nachdem, wie und wo die Reizleitung unterbrochen werden soll, können verschiedene Verfahren angewendet werden (Tabelle 15).

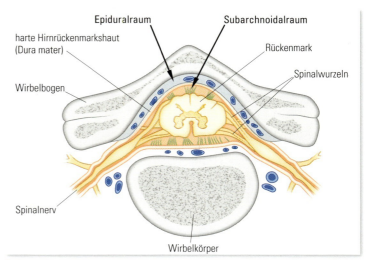

Bild 35 Epidural- und Subarchnoidalraum.

Bezeichnung	Betäubung von	Vorgehensweise	Anwendungsbeispiele
Oberflächenanästhesie	Nervenästen in Haut und Schleimhäuten	Anästhetikum wird aufgesprüht, aufgeträufelt oder aufgetragen	Vereisung bei Warzenentfernung, Eingriff am Auge oder im Rachen / Kehlkopfgebiet, Blasenkatheterisieren, Endoskopie
Infiltrationsanästhesie	Nervenaufzweigungen in der Subkutis des zu betäubenden Gebietes	fächerförmig wird in oder um das zu betäubende Gebiet gespritzt	kleine chirurgische Eingriffe, z. B. Tumorentfernung oder chirurgische Wundversorgung
Leitungsanästhesie (LA)	abgrenzbaren Versorgungsgebieten von peripheren Nerven oder Nervengeflechten (Plexus)	Oberst-LA (nach dem Chirurgen M. Oberst): Anästhetikum wird in die Zwischenfingerfalten gespritzt.	bei Eingriffen an Fingern und Fingernägeln bzw. Zehen
		Nervus-ulnaris-Blockade	Schmerzbehandlung oder diagnostische Verfahren im Ellenbogenbereich
		Plexus-brachialis-Anästhesie: Anästhetikum wird in die Skalenusmuskellücke oberhalb der ersten Rippe oder an den Gefäßnervenstrang in der Achsel eingespritzt.	Eingriff im Bereich des Armes, bei dem das Ausmaß der Anästhesie nicht mit Sicherheit vorausgesagt werden kann, z. B. Behandlung von komplizierten Radiusfrakturen. Über einen Katheter ist eine kontinuierliche Verabreichung möglich. Die Operationszeit kann verlängert werden.
Rückenmarksnahe Leitungsanästhesie (Bild 35)	Periduralanästhesie (PDA)	Injektion erfolgt in den Epiduralraum (Spaltraum zwischen Wirbelkanal und Dura mater) bei LW 2/3 oder 3/4	Alternative zur Vollnarkose für Operationen unterhalb des Nabels und bei der Geburt, zur Schmerzbehandlung bei Tumorpatienten. Der analgetische Bereich ist abhängig von Injektionsort, Volumen und Konzentration des Lokalanästhetikums. Das Katheterverfahren ist ebenfalls möglich (siehe oben). Wird unterhalb des Rückenmarks bei LW 2/3 oder 3/4 durchgeführt.
	Spinal- oder Lumbalanästhesie	Injektion in den Subarchnoidalraum bei LW 2/3 oder 3/4	

Tabelle 15 Verfahren der Regionalanästhesie.

3.3 Vor- und Nachteile der verschiedenen Anästhesieverfahren

In einem Aufklärungsgespräch zwischen Arzt und Patient wird entschieden, welches Anästhesieverfahren angewendet werden soll. Die Aufklärung betrifft Diagnose, Verlauf, den beabsichtigten Eingriff und alternative Verfahren sowie Risikoabschätzung und eine eventuell notwendige Prämedikation. Diese soll den Patienten vor der Operation entspannen, um die Wirkung des Narkosemittels zu unterstützen.

Vollnarkose. Bei der Vollnarkose können trotz aller Sorgfalt und Risikoabwägung unvorhersehbare Störungen auftreten:
- Herz-Kreislauf- und / oder Atemstörung,
- allergisch bedingte Zwischenfälle.

Regionalanästhesie wird bei Patienten mit Atemwegserkrankungen bevorzugt. Sie kann nicht durchgeführt werden
- bei Überempfindlichkeit gegenüber dem Lokalanästhetikum,
- bei Störung der Blutgerinnung, da sich besonders bei Katheterverfahren leicht Hämatome bilden,
- bei komplexen Herzrhythmusstörungen,
- bei Patienten, die nicht aktiv mitarbeiten können.

Die Leitungsanästhesie hat den Vorzug, dass das zu behandelnde Gebiet nicht berührt wird oder aufquillt. So werden mit der Kanüle keine Bakterien eingeschleppt. Bei septischen Eingriffen und stark infektionsgefährdeten Wunden wird deswegen immer eine Leitungsanästhesie durchgeführt.

Bei der Infiltrationsanästhesie wird Adrenalin zugesetzt. Es verengt die Blutgefäße, was die Blutung vermindert und die Aufnahme des Lokalanästhetikums ins Blut herabsetzt.

> Adrenalin darf wegen der Nekrosegefahr niemals im Endstromgebiet von Akren eingesetzt werden.

> **Akren:** distale Teile des Körpers wie Finger, Zehen, Nase, Kinn, Ohrläppchen, Penis

4 Wundversorgung und chirurgische Assistenz

4.1 Wunden

Eine Wunde ist die Aufhebung der Geschlossenheit von Haut, Schleimhaut und Organgeweben durch äußere Einwirkungen (Tabelle 16). Wunden können offen sein (z. B. Schnittverletzung) oder geschlossen (z. B. Prellung oder Quetschung). Die verschiedenen Ursachen führen zu einem typischen Aussehen der unterschiedlichen Wunden (Tabelle 17).

Ursache / Beschreibung	Art der Einwirkung	Krankheitsbild
Verletzung, Unfall, Trauma	mechanisch, thermisch, chemisch	Quetschung, Schnitt, Verbrennung, Erfrierung, Verätzung
ärztliche Maßnahmen	chirurgische Eingriffe	Zustand nach Operation
chronisch schädigende Faktoren	mangelhafte Gewebeversorgung	Dekubitus (Durchliegegeschwür) Gangrän (Brand) Ulcus cruris (Unterschenkelgeschwür)

Tabelle 16 Verursachung von Wunden.

Art	Beschreibung
Platzwunde	Tritt an Hautstellen auf, die direkt den Knochen aufliegen. Sie zeigt unregelmäßige Wundränder, Quetschungen und Verschmutzung.
Schürfwunde	Wird durch Scherkräfte hervorgerufen. Es ist eine schmerzhafte, nässende Wunde an der Hautoberfläche.
Schnittwunde	Weist je nach Tiefe der Wunde klaffende Hautpartien mit glatten Wundrändern auf. Schnittwunden bluten gewöhnlich stark, deswegen haben sie ein geringes Infektionsrisiko.
Stichwunde	Sieht oft harmloser aus, als sie ist. Hohes Infektionsrisiko besteht durch eingebrachte Keime.
Quetschwunde	Kommt durch stumpfe Gewalt zustande. Es entsteht ein Hämatom.
Risswunde	Unregelmäßige Wundränder und Randnekrosen sind typisch.
Bisswunde	Ist oft eine kombinierte Stich- und Quetschwunde mit hoher Infektionsgefahr.
Ätzwunde	Hat oft unscharfe schorfige Wundränder und sieht schmutzig aus.
Brandwunde	Je nach Verbrennungsgrad kommen Rötung, Blasen oder Nekrose vor.

Tabelle 17 Beschreibung der Wundarten.

4.1.1 Wundheilung

Der Organismus ist bestrebt, den entstandenen Schaden schnell zu beheben. Dabei gibt es verschiedene Arten der Wundheilung:
- Regeneration; es erfolgt ein gewebespezifischer Ersatz.
- Reparation; das fehlende oder geschädigte Gewebe wird durch unspezifisches Bindegewebe ersetzt.

Bei der Wundheilung lassen sich verschiedene Phasen beobachten (Tabelle 18).

Primäre Wundheilung. Bei der primären Wundheilung liegen die Wundränder fest aneinander. Es treten keine Störungen der Wundheilung auf. Die Wundränder schmelzen schnell ein. Es entsteht eine strichförmige, fast unsichtbare Narbe. Bei einer oberflächlichen Hautverletzung, z. B. einer Schürfwunde, heilt die Wunde unter Schorf und wird so vor Austrocknung und Infektionen geschützt. Sobald die Wunde mit Epithelgewebe verschlossen ist, wird der Schorf abgestoßen.

> **Primäre Wundheilung** wird abgekürzt pp = per primam intentionem

Phasen	Zeit	Vorgänge
Wundreinigung, Exsudation, Aktivierung des Gerinnungssystems	1.–72. Std.	Blutflüssigkeit „spült" die Wunde. Es bildet sich ein behelfsmäßiger Wundverschluss aus Fibrin und Blutpfropf.
Entzündung / Resorption	1.–3. Tag	Entzündungszellen wandern in die Wundränder. Ein lokales Wundödem entsteht. Überschüssiges Gewebe wird abgebaut / abgeräumt.
Granulationsphase	3.–10. Tag	Ausgehend von den Wundrändern bildet sich neues gefäßreiches Bindegewebe. Die Rötung lässt nach.
Epithelisierungsphase, reparative Vorgänge, Remodellierung	ab 7. Tag	Wundflächen verkleinern sich, Gewebe wandelt sich um und zieht sich zusammen. Nach 3 Monaten werden etwa 80 % der ursprünglichen Festigkeit erlangt.

> **Exsudation:** Austritt von Blutflüssigkeit

> **Epithelisierung:** Überwachsen von Wunden durch Epithelzellen

Tabelle 18 Phasen der Wundheilung.

Sekundäre Wundheilung tritt vor allem dann auf, wenn die Wundränder auseinanderklaffen, also bei Gewebeverlust und/oder Störung der Wundheilung. Das Ergebnis ist manchmal eine störende, oft auffällige und schmerzhafte Narbe.

Wundheilungsstörungen. Lokale Störungen der Wundheilung sind Wundinfektion (Bild 36), Durchblutungsstörung, Nekrose, Hohlräume oder Fremdmaterial in der Wunde. Eine zu hohe Spannung der Wundränder beeinträchtigt ebenfalls die Wundheilung.

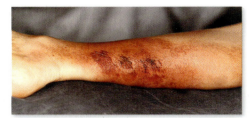

Bild 36 Wundinfektion.

Allgemeine Wundheilungsstörungen treten bei mangelhafter „Rohstoffversorgung" auf, so z. B. bei Eiweiß- oder Vitaminmangel oder bei Behandlung mit Cortison und bei Gefäßveränderung durch Diabetes mellitus und bei chronisch venöser Insuffizienz (CVI).

Schmerzen, Aufplatzen der Wunde und schlecht heilende Wunden sind Folgen der Wundheilungsstörungen (Bild 37). Eventuell treten lokale Gewebereaktionen und überschießende Narbenwucherungen (Keloid) auf. Bei einer Superinfektion können sich Fisteln bilden.

> **Superinfektion:** erneute Infektion mit gleichem Erreger
>
> **Fistel:** unnatürliche Gangbildung
>
> **Kontraindikation:** Gegenanzeige, von lat. contra = gegen und indicatio = Anzeige

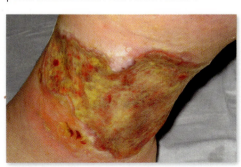

Bild 37 Schlecht heilende Wunde (Ulcus cruris).

4.1.2 Wundversorgung

Die Erstversorgung besteht darin, dass die Wunde keimfrei abgedeckt und bei Bedarf ruhig gestellt wird. Ein Fremdkörper verbleibt zunächst in der Wunde, da er oft abdichtend wirkt. Wird er bei der Erstversorgung herausgezogen, besteht die Gefahr, dass eine bedrohliche Blutung ausgelöst wird, eine zusätzliche Verletzung entsteht, oder dass Teile des Fremdkörpers abbrechen.

Die primäre chirurgische Wundversorgung erfolgt innerhalb von 6 bis 8 Stunden nach der Verletzung bei frischen, unkomplizierten und gut durchbluteten Wunden. Zunächst wird die Wundumgebung mit milder antiseptischer Lösung gesäubert und desinfiziert. Evtl. rasiert man vorher das Wundgebiet (Ausnahme: Augenbrauen). Bei kleineren Wunden wendet man eine Infiltrationsanästhesie an, bei größeren eine Leitungsanästhesie bzw. Vollnarkose. Wenn die Anästhesie wirkt, wird die Wunde mit Kochsalzlösung gespült oder mit Pinzette und Tupfer gereinigt. Dann wird nekrotisches, schlecht durchblutetes oder gequetschtes Gewebe ausgeschnitten. Die Wundränder werden möglichst spannungsfrei durch Hautnaht, Klammern, Gewebekleber oder starke Pflasterkleber verbunden. Danach erhält die Wunde einen sterilen Wundverband (Bild 38).

Kontraindikation für die primäre chirurgische Wundversorgung besteht
- bei Bisswunden (Ausnahme: Bisswunden im Gesicht),
- bei tiefen Stichwunden,
- bei stark verschmutzten, infizierten, nekrotischen oder fremdkörperhaltigen Wunden,
- bei Wunden, die älter als 6 bis 8 Stunden sind, da sie als infiziert gelten.

Offene Wundbehandlung. Jede Wunde, die nicht primär chirurgisch versorgt werden kann, wird offen behandelt, d. h. die Wunde wird nicht fest verschlossen. Der Wundverband besteht aus einer Auflage desinfizierender Salbe, Wundgaze oder einem Feuchtverband. Hat sich ein derbes, stabiles Granulationsgewebe ausgebildet und ist der Wundgrund vollständig gereinigt, kann die Wunde zur Abkürzung der Heildauer genäht werden (die sogenannte verzögerte Wundnaht). Gegebenenfalls wird eine

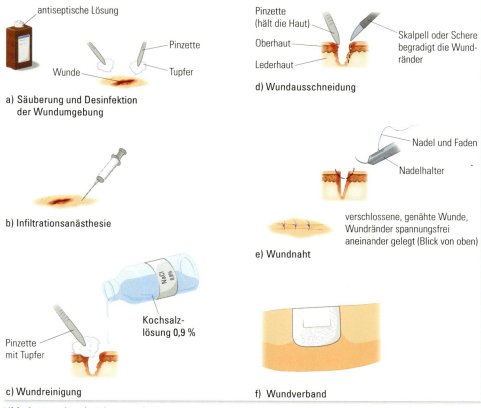

Bild 38 Vorgehen bei der Wundversorgung.

Ruhigstellung auf einer Schiene notwendig, besonders bei Wunden über Gelenken.

> Klären Sie bei allen Wunden den Impfstatus ab.

Wundauflagen. Eine Wundauflage soll alles beseitigen, was den normalen Ablauf der Wundheilung stört. Überschüssiges Wundsekret wird aufgesaugt, weil es einen Nährboden für Keime bietet. Beläge und Nekrosen werden durch Enzyme abgebaut, um eine gründliche Reinigung des Wundbettes zu erreichen. Daher erfordern verschiedene Wunden und Phasen des Wundheilungsprozesses unterschiedliche Wundauflagen (Tabelle 19, S. 416). Mit modernen Wundauflagen ist es möglich, die Zeitabstände zwischen den Verbandwechseln zu verlängern.

Eine alternative, erfolgreiche Methode zur Reinigung des Wundbettes bei chronischen Wunden besteht darin, sterile, eigens dafür gezüchtete Fliegenmaden einzusetzen. Sie fressen nur das nekrotische Gewebe.

4.1.3 Verbandswechsel

Der weitere Verlauf der Wundheilung hängt auch ab von einem hygienisch korrekt durchgeführten Verbandswechsel. Dabei unterscheidet man
- aseptischen Verbandswechsel: Erneuerung eines Verbandes auf einer aseptischen (keimfreien) Wunde mit dem Ziel, Keime von der Wunde fernzuhalten,
- septischen Verbandswechsel: Erneuerung eines Verbandes auf einer septischen (keimbesiedelten) Wunde mit dem Ziel, vorhandene Keime auf der Wunde zu bekämpfen und deren Ausbreitung zu vermeiden.

Vorbereitung des Verbandswechsels. Alle Maßnahmen zum Verbandswechsel müssen genau geplant, zielorientiert und individuell auf den Patienten und die Wunde ausgerichtet erfolgen.

> **Enzym:** Biokatalysator, der biochemische Reaktionen ermöglicht und beschleunigt
>
> **septisch:** keimbesiedelt, von sepsis (gr.) = Fäulnis;
> **aseptisch:** keimfrei

Bezeichnung	Eigenschaften	Anwendung
steriles Wund-verbandpflaster	nimmt geringe Sekretmengen auf, ist luftdurchlässig, nicht haftend	Erstversorgung von primär heilenden Wunden
Polyurethan-Schaumwundauflage	kann große Sekretmengen aufnehmen	bei nicht infizierten chronischen Wunden
Calciumalginat-Verband	wirkt blutstillend, bindet Krankheitskeime	bei infizierten Wunden
Hydrogel-Verband	unterstützt die Selbstreinigung der Wunde	bei tiefen Wundhöhlen und trockenen schorfigen Wunden
Hydrokolloid-Verband	nimmt große Sekretmengen auf, baut Beläge ab	bei chronischen Wunden, z. B. Unterschenkelgeschwür
Folienverband	undurchlässig für Wasser und Bakterien	bei Wunden, die bereits granulieren und epithelisieren

Tabelle 19 Wundauflagen.

Die benötigten Gegenstände werden auf einer desinfizierten Arbeitsfläche bereitgestellt und auf Vollständigkeit überprüft. Der Patient wird über die geplante Maßnahme informiert. Man sorgt für Sichtschutz. Störende Bekleidung wird entfernt, damit das Wundgebiet gut zugänglich ist. Die Intimsphäre muss beachtet werden. Der Patient wird so schmerzschonend wie möglich gelagert.

Vorgehen beim Verbandswechsel. Zunächst werden aseptische Wunden versorgt, dann kontaminierte und septische. Der Ablauf des Verbandswechsels im Einzelnen ist:
- hygienische Händedesinfektion,
- Schutzkleidung anlegen,
- Material auf desinfizierter Arbeitsfläche vorbereiten,
- Abwurfmöglichkeiten bereitstellen,
- Einmalhandschuhe anziehen,
- alten Verband lösen und entfernen, Wunde dabei nicht berühren. Evtl. ist eine sterile Pinzette notwendig. Verband kontrollieren, z. B. nach Sekreten oder Geruch,
- Verband in den Handschuhen abwerfen,
- Wundkontrolle,
- Händedesinfektion.

- Mit neuer steriler Pinzette und sterilen Handschuhen Wundreinigung durchführen.
- Bei aseptischen Wunden erfolgen Reinigung und Desinfektion des Wundgebietes und der Wundränder von innen nach außen, bei kontaminierten Wunden von außen nach innen. Pinzette und Handschuhe entsorgen.
- Bei Verkrustung und Verunreinigung der umliegenden Hautareale wird eine mechanische Reinigung notwendig. Mit steriler Pinzette Tupfer aufnehmen und von innen nach außen mit einer drehenden Bewegung wischen, dabei für jeden Wischvorgang neuen Tupfer nehmen und diesen sofort nach Gebrauch abwerfen.
- Neuen Wundverband / neue Wundauflage bei aseptischen Wunden mit der gleichen Pinzette auflegen, bei infizierten Wunden eine neue Pinzette benutzen.
- Fixierung mit Fixiervlies oder Pflaster, evtl. Hautpflege der umliegenden Hautareale.
- Material entsorgen und Flächendesinfektion durchführen,
- Lage und Halt des Verbandes kontrollieren,
- hygienische Händedesinfektion,
- Dokumentation des Verbandswechsels und des Wundzustandes.

Die Häufigkeit des Verbandswechsels richtet sich
- nach der Sekretion der Wunde,
- nach der Art der Wundversorgung (Hydrokolloidverbände z. B. werden nicht so häufig gewechselt wie Salbenverbände),
- nach dem Wundzustand (infizierte Wunde oder nicht-infizierte Wunde),
- nach sichtbaren Anzeichen eines durchnässten oder kontaminierten Verbandes.

Hygiene ▶ Bild 30 S. 98

4.2 Chirurgische Assistenz

4.2.1 Kleine chirurgische Eingriffe

In der ärztlichen Praxis werden neben ambulanten Operationen auch kleine chirurgische Eingriffe durchgeführt:
- Wundversorgung mit Säuberung und Wundverschluss,
- Exzision (Entfernung) von kleineren Hauttumoren, z. B. Lipom oder Atherom (Grützbeutel),
- Gewebeentnahme kleiner oberflächlicher Hautareale zur Diagnostik (PE),
- Inzision (Einschneiden) von Abszess, Furunkel und Karbunkel,
- Warzenentfernung mit dem scharfen Löffel,
- Keilexzision des Nagelrandes bei eingewachsenen Nägeln,
- Perforation des noch festsitzenden Nagels bei einem Bluterguss unter dem Nagel.

Entfernung von Fäden. Dabei werden eine anatomische Pinzette, eine feine spitze Schere oder evtl. ein Skalpell benötigt. Der Faden wird an einer Seite direkt über der Haut abgeschnitten. Beim Herausziehen dürfen die freiliegenden Teile nicht durch den Stichkanal gezogen werden. Damit wird die Infektionsgefahr verringert.

Material für kleine chirurgische Eingriffe:
- Lokalanästhetikum und Infusionslösung,
- Hände- und Hautdesinfektionsmittel,
- Tücher für die sterile Abdeckung, Loch- und Schlitztücher,
- Verbrauchsmaterialien wie Einmalkanülen, Einmalspritzen, Nahtmaterial, sterile Handschuhe, Tupfer und Kompressen,
- Instrumente wie Skalpell, Pinzetten, Wundspreizer, Nadeln, Nadelhalter, Scheren und Gefäßklemmen,
- Materialien zur Fixierung von Verbänden, Heftpflaster und elastische Klebebinde,
- Notfallarzneimittel wie Atropin zur Behandlung von Bradykardie, außerdem blutdrucksteigernde und krampflösende Arzneimittel.

4.2.2 Vorbereitung und Betreuung des Patienten

Die Vorbereitung einer ambulanten Operation ist notwendig, um Unannehmlichkeiten oder Komplikationen zu vermeiden (Bild 39, S. 418).

Vor dem Eingriff werden die Patientenidentität und die Patientenakte einschließlich der unterschriebenen Einwilligungserklärung überprüft.

Vorbereitung kleinerer chirurgischer Eingriffe. Dabei sollte beachtet werden,
- dass der Patient rechtzeitig seine Blase entleert,
- dass er liegt,
- dass er dem Eingriff nicht direkt zusehen kann, da dies Abwehrbewegungen hervorrufen könnte,
- dass der Körperteil, an dem der Eingriff vorgenommen wird, fest auf der Unterlage aufliegt,
- dass das Gebiet, das versorgt werden soll, großflächig freigemacht wird,
- dass Kinder keine Bonbons oder ähnliches im Mund haben.

Präoperative Blutleere (Blutsperre). Durch die Blutsperre an einer Extremität lässt sich das Operationsgebiet besser überblicken. Zusätzlich verlängert sich die Wirkungsdauer des Anästhetikums.

Zunächst legt man einen peripheren venösen Zugang. An der hochgehobenen Extremität wird das Blut von der Peripherie herzwärts ausgestrichen und evtl. mit Gummibinden (Esmarch-Binden) „ausgewickelt". Man pumpt eine Blutdruckmanschette (Tourniquet-Manschette) bis über den systolischen Wert auf und stoppt damit den arteriellen Blutzufluss. Die Blutsperre darf höchstens 1½ Stunden andauern.

Exzision (lat.) = (Her-)Ausschneiden

PE = Probeexzision

Inzision (lat.) = Einschneiden

Ambulante OP

Vorbereitung des Patienten

- ✔ Bleiben Sie am OP-Tag nüchtern, d.h. 6 Stunden (Kinder: 4 Std.) vorher nichts mehr essen, trinken und rauchen.
- ✔ Nehmen Sie Schmuck ab sowie Zahnprothesen und Kontaktlinsen heraus und lassen Sie dies am besten zu Hause.
- ✔ Verzichten Sie auf Nagellack und Make-up.
- ✔ Haben Sie Fieber über 37,5 °C, Husten und Schnupfen oder andere Infekte, z.B. im Magen-Darm-Trakt? Falls ja, muss die Operation verschoben werden.
- ✔ Sorgen Sie dafür, dass Sie nach der Operation von einer erwachsenen Person abgeholt und nach Hause begleitet werden und bleiben Sie die nächsten 24 Stunden nicht völlig allein.
- ✔ 24 Stunden nach der Operation sollten Sie keine weitreichenden privaten oder geschäftlichen Entscheidungen treffen, kein Auto fahren und keinen Alkohol trinken, da unvorhersehbare Wechselwirkungen nicht auszuschließen sind.
- ✔ Für den Notfall erhalten Sie eine Telefonnummer. Im Falle besonderer Symptome wie Erbrechen, Schmerzen, Fieber oder stark geschwollener, geröteter Wunde können Sie Hilfe anfordern.

Bild 39 Checkliste Vorbereitung zur ambulanten Operation.

Betreuung. Es ist wichtig, den Patienten mit seinen Fragen, Befürchtungen und Ängsten wahrzunehmen. Sachkompetent, verständnisvoll und gelassen werden ihm patientengerecht die medizinischen Abläufe beschrieben und erklärt. Während und nach dem Eingriff darf der bewusstseinsklare Patient gelobt werden. Man darf ihm Mut zusprechen und eventuell seine Hand halten. Manchmal hilft auch ein humorvolles ablenkendes Wort, denn Lachen entspannt.

Aufgaben

Zur Wiederholung

1. Die verschiedenen Aufgaben und Funktionen der Haut lassen sich mithilfe einfacher Versuche nachweisen. Diese sollen Sie nun entsprechend der folgenden Anleitung durchführen.
   Notieren Sie zu jedem Versuch ihre Beobachtung und eine passende Erklärung dafür.
   Sie benötigen:
   - 1 durchsichtige Plastiktüte
   - 1 Gummiband
   - 2 Streifen Klebeband
   - 1 Lupe
   - 2 Stück Alu-Folie
   - 1 Tuch
   - 1 Stück Schleifpapier
   - Stift

   Versuch 1. Eine Schülerin steckt ihre Hand für ca. 5 min in eine Plastiktüte. Diese wird am Handgelenk mit einem Gummiband möglichst luftdicht verschlossen.

   Versuch 2. Legen Sie ein Stück Alufolie mit der blanken Seite auf die (Make-up-freie) Stirn und streichen Sie mit dem Finger fest darüber. Nehmen Sie nun den Streifen wieder ab und vergleichen Sie ihn mit einem zweiten unbenutzten Streifen.

   Versuch 3. Kleben Sie einen Streifen Tesafilm dicht an den Haaransatz an der (Make-up-freien) Schläfe und einen weiteren an die Innenseite des Unterarmes. Drücken Sie die Streifen etwas an und ziehen Sie sie anschließend wieder ab. Untersuchen Sie die Streifen nun mit der Lupe.

   Versuch 4. Einer Mitschülerin werden die Augen verbunden. Berühren Sie deren Haut mit der rauen und der glatten Seite des Schleifpapiers an folgenden Stellen: Stirn, Lippe, Hals, Handrücken, Fingerspitze. Notieren Sie, ob die Versuchsperson „rau" und „glatt" an den jeweiligen Körperstellen richtig gespürt hat.

   Versuch 5. Halten Sie Ihre Hand gegen das Licht, sodass Sie auf dem Handrücken die feinen Härchen sehen können. Streichen Sie nun mit einem Stift so über den Handrücken, dass Sie die Härchen berühren, nicht aber die Haut. Was spüren Sie?

2. Beschreiben Sie Hautkrankheiten (einschließlich Ursachen und Symptomen) mit
   - vesikulärem Exanthem,
   - nodulärem Exanthem,
   - Erythema (migrans).

3. „Die Haut vergisst nichts", sagt man auch im Zusammenhang mit der Tatsache, dass eine Zunahme von Hautkrebs beobachtet wird. Stellen Sie eine Tabelle der verschiedenen Hautkrebsarten zusammen und berücksichtigen Sie dabei deren Häufigkeit, Vorkommen und Prognose.

4. Ein junger Erwachsener hat Verbrennungen am linken Arm und dem oberen Schulterbereich. Besteht Lebensgefahr? Begründen Sie Ihre Aussage.

5. Erläutern Sie die verschiedenen Therapieformen zur Behandlung von Hauterkrankungen.

6. Warum werden Patienten nach Operationen großzügig mit Schmerzmitteln versorgt?

7. Legen Sie bei Ihrer Kollegin Verbände für die folgenden Indikationen an:
   - bei einem Venenleiden,
   - bei einer genähten Wunde im Bereich des Handgelenks,
   - bei einer stark blutenden Wunde am Unterarm,
   - bei einer Bänderzerrung im Knie.

8. Ordnen Sie den Indikationen die passenden Maßnahmen zu:
   - Wunde im Gesicht ( )
   - Sehnenscheidenentzündung ( )
   - Bänderriss im Schulter-Eckgelenk ( )
   - Nagelbettvereiterung ( )
   - Chronisches Unterschenkelgeschwür ( )

   a) Gilchrist-Verband
   b) Oberst-Leitungsanästhesie
   c) Hydrokolloid-Verband
   d) Infiltrationsanästhesie
   e) Gipsverband

Zur Vertiefung

1. Ein 40-jähriger Patient ist bei der Gartenarbeit gefallen und hat sich mit der Hacke am Unterschenkel verletzt. Er kommt nun in die Praxis. Beschreiben Sie schrittweise das notwendige Vorgehen, bis der Patient die Praxis gut versorgt verlässt.

2. Bilden Sie zwei Gruppen und diskutieren Sie das Für und Wider der Vollnarkose und der Regionalanästhesie am Beispiel eines Kaiserschnitts. Jede Gruppe soll die Position einer Narkoseart vertreten.

3. Beschaffen Sie sich Informationen über moderne Wundauflagen von mindestens drei unterschiedlichen Herstellern. Vergleichen Sie die Wundauflagen, indem Sie sich Vergleichskriterien überlegen und eine Tabelle anlegen.

4. Führen Sie im Rollenspiel ein Gespräch zwischen Medizinischer Fachangestellten und Patientin vor einer Gewebeprobeentnahme durch: Die Patientin hat Angst und will wissen, was auf sie zukommt. – Was dürfen Sie der Patientin sagen, was muss ihr der Arzt sagen?

5. Fallbeispiel
Der 47-jährige Langzeitarbeitslose Walter Uhn wird von einem Mitarbeiter der Wärmestube in die Praxis begleitet, weil er von dem Hund eines obdachlosen Mannes in den Oberschenkel gebissen wurde.

Bei der Untersuchung des Beines wird neben der Bisswunde eine schmierig belegte chronische Wunde im Unterschenkelbereich festgestellt, die behandlungsbedürftig ist. Außerdem sehen einige seiner Fingernägel auffällig krümelig aus. Da der Mann aufgeregt und ängstlich ist, werden Sie gebeten ihm die wichtigsten Schritte der Behandlung zu erläutern.

- Beschreiben Sie, wie die Bisswunde versorgt wird und begründen Sie Ihre Aussagen.
- Erläutern Sie den optimalen Verlauf einer Wundheilung.
- Schildern Sie mögliche Ursachen für das Entstehen einer chronischen Wunde.
- Unterscheiden Sie arteriell und venös bedingte Geschwüre im Unterschenkelbereich.
- Beschreiben Sie die Behandlung einer chronischen Wunde.
- Nennen Sie Punkte, auf die Sie bei einem Verbandswechsel achten.
- Die Fingernägelveränderungen können durch eine Pilzinfektion oder Psoriasis hervorgerufen werden. Erläutern Sie die beiden Krankheitsbilder.

Lernfeld 11
Patienten bei der Prävention begleiten

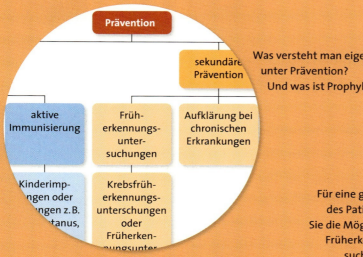

Was versteht man eigentlich unter Prävention? Und was ist Prophylaxe?

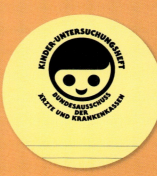

Für eine gute Betreuung des Patienten müssen Sie die Möglichkeiten von Früherkennungsuntersuchungen kennen.

Kenntnisse über Suchtverhalten sind auch wichtig, um sich in die betroffenen Patienten einfühlen zu können.

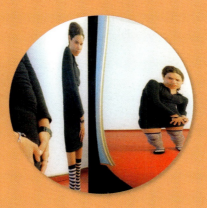

Zu Ihren Aufgaben kann es auch gehören, Patienten über Gesundheitsvorsorgemaßnahmen aufzuklären oder bestimmte Präventionsmaßnahmen selbst durchzuführen und abzurechnen.

1 Prävention

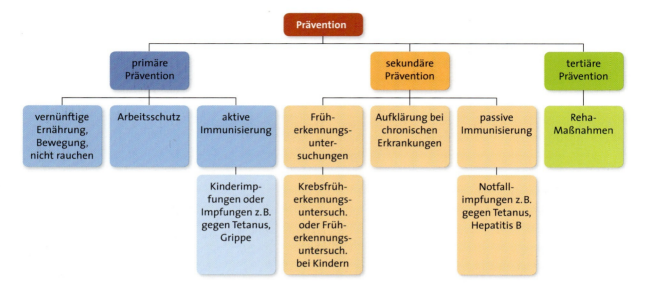

1.1 Definitionen

Primärprävention bedeutet die Vermeidung gesundheitsschädlichen Verhaltens und umfasst alle Maßnahmen, die der Gesundheitsförderung dienen. Sie ist immer die beste und auf Dauer auch kostengünstigste Methode Krankheiten zu verhindern. Es wird jedoch ein hohes Maß an Eigenverantwortung des Menschen vorausgesetzt, denn in diesem Moment ist meist keinerlei Gefahr für die Gesundheit zu erkennen. Zur Primärprävention gehören Impfungen genauso wie die Aufklärung über Suchtmittelkonsum und richtige Ernährung. So könnte man beispielsweise durch Aufklärung erreichen, dass die Zahl übergewichtiger Menschen zurückgeht. Das wäre eine gute Voraussetzung für die Prävention des Diabetes mellitus. Auch im Beruf lässt sich durch die Verwendung von Schutzmaßnahmen wie z. B. Gehörschutz bei Lärmarbeitsplätzen die Gefahr von Berufskrankheiten minimieren.

Sekundärprävention setzt bei der Früherkennung von Folgen schädlichen Verhaltens an, damit Schlimmeres verhindert werden kann. Hat ein Patient z. B. einen Diabetes entwickelt, muss er optimal behandelt und aufgeklärt werden (z. B. über richtige Fußpflege), sodass möglichst keine Folgeerkrankungen entstehen. Krebsfrüherkennungsuntersuchungen wie beispielsweise der Zervixabstrich zur Entdeckung des Gebärmutterhalskrebses, das Hautkrebs- und Brustkrebsscreening gehören ebenfalls zur Sekundärprävention. Es zählen auch die Notfallimpfungen (passive Immunisierung) nach vermuteter Infektion mit Hepatitis B oder Tetanus dazu.

Tertiärprävention. Damit möchte man erreichen, dass nach einer Krankheit und ihrer Therapie die Rückkehr in ein normales Leben möglich ist. Rehabilitationsmaßnahmen ebenso wie Hilfen im Alltag gehören zur Tertiärprävention.

Bei chronischen Erkrankungen wie dem Diabetes zählen zur Tertiärprävention auch alle Maßnahmen, die verhindern sollen, dass Spätschäden auftreten, wie z. B. die regelmäßige Kontrolle des Langzeit-Blutzuckers (HbA_{1c}).

Diese Ziele verfolgen auch Disease-Management-Programme (DMP) für Diabetes Typ 1 und 2, COPD, Asthma und die koronare Herzerkrankung. Ein wichtiges Ziel dieser Tertiärprävention ist dabei die Vermeidung von Krankenhausaufenthalten durch optimale Führung des Patienten.

Disease-Management-Programm (DMP): systematisches Behandlungsprogramm für chronisch kranke Menschen (von engl. disease = Krankheit)

COPD ▶ S. 285

1.2 Die Rolle des (Haus-)Arztes bei der Prävention

Wie kann man erreichen, dass Patienten sich gesundheitsbewusst verhalten?

Man muss sich zunächst überlegen, welche Gründe es geben könnte, damit ein Patient überhaupt Interesse hat, etwas in seiner Lebensführung zu ändern. Beispiel Rauchen: Jeder Mensch weiß, dass es schädlich und dazu noch teuer ist, doch fällt den meisten die Entscheidung und vor allem das Durchhalten beim Rauchausstieg enorm schwer.

Es gilt nun, das Thema anzusprechen und den Patienten aufzufordern über sein Verhalten nachzudenken. Ein Anlass könnte ein Bronchialinfekt sein, der sich hartnäckig entwickelt hat. Falls der Patient dann einen „Ausstiegsversuch" machen möchte, kommt es darauf an, ihn bei der Planung der ersten Schritte zu unterstützen, z. B. durch Hilfen gegen die Entzugserscheinungen. Hat sich der Patient zum Ausstieg entschlossen, so kann man Unterstützung in Form von z. B. Selbsthilfegruppen anbieten und Tipps zur Vermeidung typischer Versuchungssituationen geben. Hilfreich sind auch Broschüren und Wettbewerbe der Bundeszentrale für gesundheitliche Aufklärung (BzgA) (beispielsweise „Rauchfrei"). Hat der Patient es geschafft mit dem Rauchen aufzuhören, sollte man ihn in diesem Verhalten bestärken und „Rückfälle" keinesfalls dramatisieren.

Ein solcher Veränderungsprozess ist dynamisch; es gibt Fort- und Rückschritte auf dem Weg zu einer dauerhaften Verhaltensänderung.

Ein anderes Konzept, das vor allem im Rahmen der DMP eingesetzt wird, ist das 5-A-Konzept. Es soll die Compliance der Patienten verbessern. Viele Patienten halten sich nicht an die Empfehlungen des Arztes, sowohl was ihr Verhalten betrifft als auch die regelmäßige Medikamenteneinnahme. Beispiel: Ein 50-jähriger übergewichtiger Typ-2-Diabetiker kommt alle 3 Monate zum Labortest und Gespräch in die Praxis. Der HbA_{1c} liegt bei 10,5. Er ist mit einem Langzeitinsulin und Metformin eingestellt. Er ist berufstätig, isst tagsüber wenig, aber abends umso mehr (Bild 1).

www.bzgA.de

5 A:
assess = erheben
advice = beraten
agree = einigen
assist = unterstützen
arrange = vereinbaren

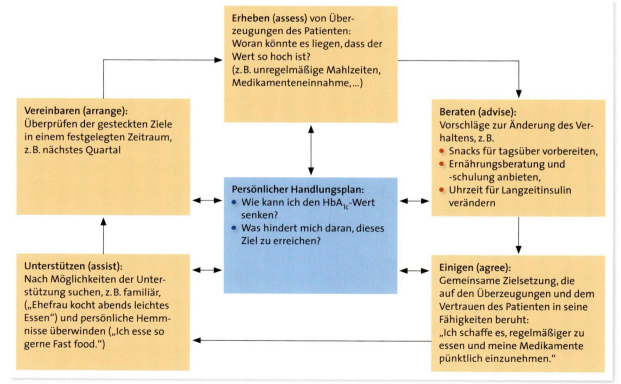

Bild 1 Das 5-A-Konzept.

2 Früherkennungsuntersuchungen

2.1 Früherkennung im Kindesalter: U1–U9

Früherkennungsuntersuchungen werden bei Säuglingen und Kleinkindern von den gesetzlichen Krankenkassen übernommen. Aufgrund von Fällen von Kindesmisshandlung haben einige Bundesländer diese Vorsorgeuntersuchung verpflichtend eingeführt.

Die erste Untersuchung U1 findet unmittelbar nach der Geburt statt; hierbei wird das Kind auf äußere Missbildungen untersucht sowie die Vitalfunktionen überprüft.

Die U2 am 3.–5. Lebenstag wird meist noch im Krankenhaus durchgeführt. Hier wird der Guthrie-Test durchgeführt. Aus einem Tropfen Fersenblut werden verschiedene (bis zu 10) Untersuchungen auf angeborene Stoffwechseldefekte durchgeführt, um eine solche Erkrankung baldmöglichst festzustellen und einer Therapie zuzuführen. Am bekanntesten ist die PKU (Phenylketonurie). Auch eine Schilddrüsenunterfunktion, die ebenfalls unverzüglich behandelt werden müsste, kann so rechtzeitig entdeckt werden.

> Phenylketonurie ▶
> S. 378

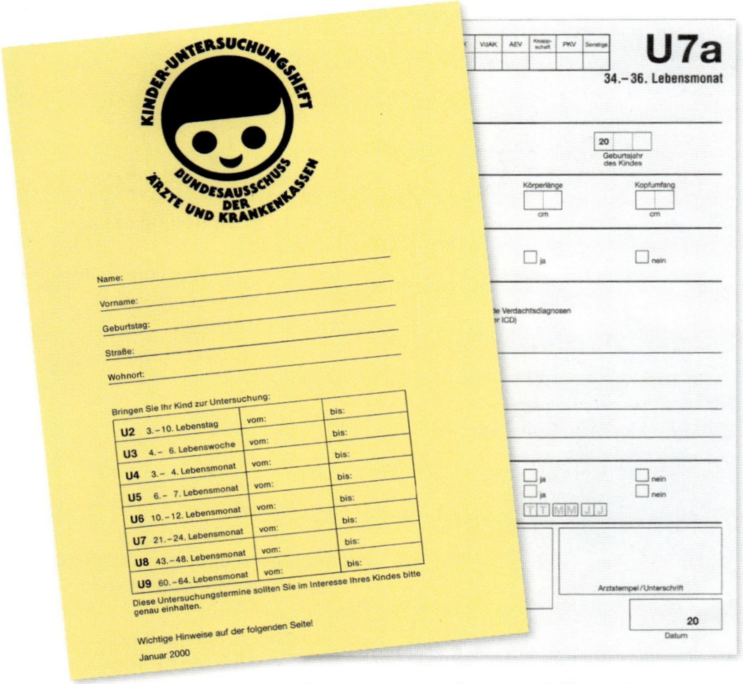

Im Zusammenhang mit der U3 wird mit einer Sonographie auf eine angeborene Hüftluxation untersucht.

Bei den Untersuchungen U3 bis U9 wird in regelmäßigen Abständen geprüft, ob sich das Kind körperlich, seelisch und in seinem Sozialverhalten normal entwickelt, d. h. es findet eine vollständige körperliche Untersuchung statt, später verbunden mit einem Seh- und Hörtest sowie Tests , die die Sprachfähigkeit und motorische Entwicklung überprüfen. Seit 2008 schließt die U7a die Lücke zwischen dem 24. und dem 46. Lebensmonat.

Bei diesen Untersuchungen werden auch die im Impfkalender vorgesehenen Impfungen durchgeführt.

Leider nehmen mit zunehmendem Alter der Kinder immer weniger Eltern diese Vorsorgeuntersuchungen in Anspruch und vergeben sich dadurch die Chance, auftretende Entwicklungsverzögerungen zu erkennen und sofort zu behandeln. So werden heute immer noch Kinder bei der Einschulungsuntersuchung mit Gesundheitsstörungen entdeckt, die viel früher hätten erkannt werden können. Da z. B. der Spracherwerb mit dem 4. Lebensjahr weitgehend abgeschlossen ist, sind spätere Korrekturen schwer durchzuführen, das gleiche gilt für Sehstörungen. Beispiel: Wenn ein schielender Säugling rechtzeitig behandelt wird, kann er eine normale Sehfähigkeit entwickeln, wird dies jedoch versäumt, so kann dies bis zum Sehverlust des schielenden Auges führen.

J1. Zwischen dem 12. und 15. Lebensjahr können Jugendliche an einer weiteren Untersuchung teilnehmen. Dabei haben sie auch die Möglichkeit, den Arzt zu aktuellen Themen wie Pubertät und Sexualität zu befragen. Bei Mädchen kann eine Impfung gegen die Gebärmutterhalskrebs verursachenden Papillomviren durchgeführt werden. Bestehende Impflücken werden geschlossen.

Bild 2 Das Untersuchungsheft für Kinder.

2.2 Früherkennung bei Erwachsenen

Allen Erwachsenen werden regelmäßige Gesundheitsuntersuchungen, sog. Checkups, und Krebsfrüherkennungsuntersuchungen angeboten.

Bei Frauen wird ab 20 Jahren ein jährlicher Abstrich des Gebärmutterhalses durchgeführt, ab 30 Jahren kommt die Untersuchung der Brust durch Palpation hinzu.

Ab 35 Jahren wird bei Frauen und Männern alle zwei Jahre eine Untersuchung der Haut auf veränderte Pigmentmale durchgeführt (Hautkrebs-Screening), die auch der Hautarzt durchführen kann. Ebenso haben alle gesetzlich Versicherten alle zwei Jahre Anspruch auf einen „Gesundheitscheck": Hier wird nach Hinweisen auf Herz-Kreislauferkrankungen, Nierenerkrankungen und Diabetes gesucht. Neben der Anamnese und einer allgemeinen körperlichen Untersuchung gehört die Untersuchung von Blut (Glucose und Gesamtcholesterin) und Harn dazu.

Ab 45 Jahren wird beim Mann eine Früherkennungsuntersuchung auf Prostatakrebs angeboten. Dabei wird die Prostata durch den Enddarm abgetastet.

Hinzu kommt ab 50 Jahren bei beiden Geschlechtern auch die Suche nach verstecktem Blut im Stuhl, z.B. durch den „Hämoccult®-Test". Seit Januar 2003 haben alle Versicherten die Möglichkeit, ab 55 Jahren und dann noch einmal 10 Jahre später zur Früherkennung eines Kolonkarzinoms eine Koloskopie durchführen zu lassen.

Für alle Erkrankungen gilt: Je früher sie entdeckt werden, desto größer sind die Heilungschancen. Um zu verhindern, dass Patienten diese wichtigen Untersuchungen vergessen, gibt es die Möglichkeit sie schriftlich an fällige Termine zu erinnern. Dieses sogenannte Recall-System ist auch Bestandteil der Prävention im Rahmen der DM-Programme. Patienten müssen ihr Einverständnis zum Recall geben.

Im Rahmen von individuellen Gesundheitsleistungen (IGel) werden in vielen Praxen noch weitere Untersuchungen angeboten, die der Patient selbst zahlen muss, wenn er sie in Anspruch nehmen möchte.

Eine wichtige Untersuchung ist die regelmäßige Messung des Augeninnendrucks zur frühen Entdeckung des Glaukoms beim Augenarzt.

Eine andere Untersuchung, die wegen ihrer Aussagekraft umstritten ist, aber dennoch wichtige Informationen liefern kann, ist die Bestimmung des PSA-Wertes im Blut zur Erkennung eines Prostatakarzinoms.

Für Schwangere gibt es die Mutterschaftsvorsorgeuntersuchungen (MuVo).

> **Recall** (engl.) = Rückruf

> **IGel:** **i**ndividuelle **Ge**sundheits**l**eistung

> **PSA** = **P**rostata-**S**pezifisches **A**ntigen, wird vermehrt im Blut gefunden bei Entzündungen und Tumor

> Mutterschaftsvorsorgeuntersuchung
> ▶ S. 338 ff.

3 Allgemeine Gesundheitsvorsorge

Durch das Beachten folgender Einflussfaktoren und Regeln kann man dafür sorgen, dass die Gesundheit erhalten bleibt:
- Hygiene,
- Bewegung,
- Ernährung,
- Psychohygiene,
- Verzicht auf Suchtmittel.

Bewegung. Bewegungsmangel fördert die Entstehung von Übergewicht und verringert die Knochenmasse durch Inaktivität. Typische Zivilisationskrankheiten wie Diabetes Typ 2 und Arteriosklerose sind eng an den Risikofaktor Übergewicht gebunden. Der Entstehung der Osteoporose kann in jungen Jahren entgegen gewirkt werden, wenn man ausreichend für Bewegung sorgt und auf eine calciumreiche Ernährung achtet.

Patienten bei der Prävention begleiten

Ernährung. Die Energieträger in unserer Nahrung sind Kohlenhydrate (KH), Eiweiß und Fett. Fett enthält am meisten Energie: 1 g Fett erzeugt 39 kJ, Eiweiß und KH jeweils nur 17 kJ. Wir essen meist zu fett und eiweißreich und damit „überkalorisch". Der empfohlene Fettverzehr liegt bei 30 % der Gesamtenergiezufuhr. Auch der Eiweißkonsum ist vor allem durch den Verzehr von Wurst und Fleisch zu hoch: er sollte maximal 0,8 g pro kg Körpergewicht betragen. Der größte Anteil der Gesamtenergiezufuhr sollte über Kohlenhydrate aufgenommen werden.

Eine Mangelsituation besteht bei einzelnen Bevölkerungsgruppen durch die geringe Zufuhr an Vitaminen und Mineralstoffen. Jod, Bestandteil des Schilddrüsenhormons Thyroxin, wird nach wie vor oft in nicht ausreichender Menge zugeführt, ebenso wie Calcium in Milch und Milchprodukten.

Psychohygiene. Jeder Mensch ist im Privatleben oder im Beruf zeitweise enormem Stress ausgesetzt. Die Arbeit unter Zeitdruck und mit schwierigen Mitmenschen, vor allem in einer Arztpraxis, kann zur körperlichen und seelischen Erschöpfung führen. Es ist daher wichtig einen Ausgleich zu finden, um wieder auftanken zu können. Dazu gehören z. B. das Betreiben eines Ausgleichssportes, das gesellige Beisammensein mit anderen, ein Hobby und ein Freundes- und Familienkreis, der durch Zuneigung und Verständnis dem „Ausbrennen" (burn-out) entgegenwirken kann.

Abhängigkeit und Sucht beschreiben das Gleiche, nämlich einen Zustand der periodischen und chronischen Vergiftung durch Suchtmittel. Zu den Kennzeichen der Abhängigkeit gehören
- übermäßiges Verlangen nach dem Suchtmittel,
- die Tendenz zur Dosissteigerung,
- körperliche und seelische Abhängigkeit vom Suchtmittel sowie
- Entzugserscheinungen nach Absetzen des Mittels.

Tabak und Alkohol sind die vorherrschenden Suchtmittel in Deutschland, dann erst folgen Medikamente und illegale Drogen (Bild 3).

> **BED:** binge eating disorder von engl. bing = schlingen und disorder = Störung (Fressattacken)
>
> Magersucht ▶ S. 53 f.
>
> Bulimie ▶ S. 54

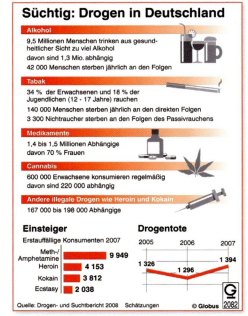

Bild 3 Suchtmittel und ihre Folgen.

Geschätzte 1,3 Millionen Deutsche sind Alkoholiker, bei 9,5 Millionen liegt Alkoholmissbrauch vor, d. h., sie trinken drei oder mehr Flaschen Bier am Tag. Jeder kennt die Folgen:
- Zahlreiche Unfälle und Gewalttaten passieren unter Alkoholeinfluss,
- die Persönlichkeit des Abhängigen verfällt,
- die Abhängigen werden früh invalide,
- die Sucht hat seelische und soziale Folgen für die Familien, besonders für die Kinder.

Die Therapie der Abhängigkeit erfolgt in drei Phasen (Tabelle 1). Am besten ist es, wenn der Abhängige freiwillig an der Therapie teilnimmt. Oft muss Druck ausgeübt werden, z. B. durch drohende Kündigung. Wichtig ist Konsequenz bei den Behandelnden, denn die Patienten versprechen vieles, was sie nicht halten können.

Bei den nicht stoffgebundenen Süchten spielen die Essstörungen die wichtigste Rolle: sowohl das „zuviel" (binge eating disorder, BED) als auch das „zu wenig" (Magersucht bzw. Bulimie) sind risikoreich und häufig lebensgefährlich.

Entgiftung	Entwöhnung	Nachsorge und Rehabilitation
mehrere Wochen	halbes Jahr	langfristig
Stationäre Entgiftungskur, Entzugserscheinungen werden medikamentös behandelt.	Medizinische und psychotherapeutische Behandlung unter Einbeziehung der Familie.	Stabilisierung und Wiedereingliederung in Familie und Arbeitsleben, Unterstützung durch Selbsthilfegruppen.

Tabelle 1 Therapie der Abhängigkeit.

Eine Suchterkrankung ist immer eine chronische Krankheit mit großer Rückfallgefahr. Das macht die Therapie so schwierig. Häufig ist nach einer stationären Phase eine lebenslange ambulante Betreuung, z. B. auch durch Selbsthilfegruppen, notwendig. Auch für Angehörige, die sich häufig in einer Co-Abhängigkeit befinden und lange versuchen das Familiensystem nach außen aufrecht zu erhalten, ist eine Unterstützung wichtig.

3.1 Arbeitsschutzmaßnahmen

Jeder Arbeitnehmer ist gesetzlich gegen die Folgen von arbeitsbedingten Krankheiten versichert. Träger dieser Versicherung sind die Berufsgenossenschaften (BG). Für das Gesundheitswesen ist dies die Berufsgenossenschaft für Gesundheitsdienst und Wohlfahrtspflege (BGW).

Die BG legt fest, welche Schutzmaßnahmen der Arbeitgeber dem Arbeitnehmer zur Verfügung stellen muss, damit dieser keinen Schaden erleidet. Dazu gehören z. B. die Bereitstellung von Schutzkleidung und die Kostenübernahme der Hepatitis-B-Impfung. Ferner werden arbeitsmedizinische Untersuchungen vorgeschrieben, um Schäden frühzeitig zu erkennen. Für Jugendliche ist vor Beginn der Arbeitsaufnahme eine arbeitsmedizinische Untersuchung vorgeschrieben. Ansonsten erfolgen arbeitsmedizinische Untersuchungen je nach Belastungssituation am Arbeitsplatz, z. B. regelmäßige augenärztliche Kontrollen bei Computerarbeitsplätzen.

Weiterhin übernimmt die Berufsgenossenschaft die Kosten für eine notwendige Behandlung und Rehabilitation berufsbedingter Erkrankungen.

3.2 Rehabilitation

Rehabilitation umfasst alle Maßnahmen, die darauf abzielen, einen Menschen nach seiner Krankheit wieder in sein berufliches und soziales Leben zurückzuführen. Dazu gehört auch die Eingliederung von geistig oder körperlich behinderten Menschen.

Man unterscheidet
- medizinische Rehabilitation (z. B. Bereitstellung von Hilfsmitteln und Krankengymnastik),
- berufliche Rehabilitation (z. B. Eingliederungshilfen, Umschulung) und
- soziale Rehabilitation.

Träger. Die Kosten der Reha-Maßnahmen tragen im Wesentlichen die Unfallversicherung der BG bei berufsbedingten Erkrankungen, die Rentenversicherung oder die Krankenkassen.

Ablauf. Der Arzt stellt die Notwendigkeit einer Reha-Maßnahme fest. Der (gesetzlich versicherte) Patient stellt einen entsprechenden Antrag an die Krankenkasse, die diesen prüft. Ist die Erwerbsfähigkeit infrage gestellt, geht der Antrag an die Rentenversicherung, bei Arbeitsunfällen an die Berufsgenossenschaft.

Beispiel: Frau Müller ist 80 Jahre alt und lebt selbstständig in ihrer Wohnung. Nach einem Oberschenkelhalsbruch mit anschließender operativer Versorgung kommt sie in eine Reha-Einrichtung zur weiteren Mobilisation. Nach drei Wochen wird sie entlassen. Sie benötigt nur noch eine Gehhilfe, um sich wieder selbstständig versorgen zu können. Die Krankenkasse übernimmt in diesem Fall sowohl die Kosten für die Reha-Maßnahme als auch für die Gehhilfe.

Patienten bei der Prävention begleiten

Zur Wiederholung

1. Erläutern Sie die Begriffe Primär-, Sekundär- und Tertiärprävention.
2. Welche Untersuchungen werden bei Kindern durchgeführt?
3. Informieren Sie sich über die Arbeitsschutzmaßnahmen in einer Arztpraxis. Stellen Sie diese so zusammen, dass sie auch für Ihre Kolleginnen übersichtlich dargestellt sind.
4. Wer ist der Kostenträger bei einer Rehabilitationsmaßnahme und wie läuft die Antragstellung ab?
5. Erstellen Sie eine tabellarische Übersicht für die Früherkennungsuntersuchungen im Erwachsenenalter.

Zur Vertiefung

1. Welches Recallsystem verwenden Sie in Ihrer Praxis? Erreichen Sie damit die gewünschten hohen Durchimpfungsraten oder gibt es Verbesserungsbedarf?
2. Wie motivieren Sie Patienten an DM-Programmen teilzunehmen? Falls Sie in Ihrer Praxis diese Patienten schulen: worauf achten Sie?
3. Fallbeispiel
   Ein 50-jähriger Mann, von Beruf Monteur, kommt häufig wegen verschiedener Infektionen in die Praxis und braucht dann eine AU-Bescheinigung. Zu Vorsorgeterminen erscheint er nicht. Jedes Mal fällt Ihnen auf, dass er nach Alkohol riecht. Bei einer routinemäßigen Blutentnahme ergeben sich folgende Werte:

   - Hb 12,5 mg/dl, MCV 100 fl, γ-GT 158 U/l
     Worauf weisen diese Blutwerte hin?
   - Nach einem Autounfall, den er selbst verschuldet hat, kommt die Ehefrau ganz aufgelöst in die Praxis und berichtet, dass er seine Arbeitsstelle verlieren werde, weil er so häufig fehle.
     Wie können Sie weiterhelfen? Wo gibt es Hilfen in Ihrem Landkreis / Ihrer Stadt für Suchtkranke und deren Angehörige?
   - Üben Sie zu zweit ein Gespräch zwischen dem Patienten bzw. seiner Ehefrau und der MFA. Erläutern Sie dabei der Ehefrau den Begriff der Co-Abhängigkeit.

   Der Patient verspricht hoch und heilig, keinen Alkohol mehr zu trinken. Auf der Arbeit bekommt er daraufhin noch eine Bewährungsfrist.
   - Wie ist dieses Versprechen einzuschätzen?
   - Welche Hilfen könnte man ihm und seiner Ehefrau noch anbieten?

Englische Fachbegriffe

advice	beraten
agree	zustimmen, sich einigen auf
AIDS, acquired immune deficiency syndrome	erworbenes Immunschwäche-Syndrom
arrange	vereinbaren
assess	erheben, festsetzen
assist	helfen, unterstützen
Bachelor	unterster akademischer Grad
BED, binge eating disorder	Fress- und Schlingattacken
blue bloater	„blauer", aufgedunsener Mensch
BMI, Body-Mass-Index	Körpermassenindex, Kennzahl für Körpergewicht
boost	verstärken
brightness	Helligkeit
Burn-out	das Ausgebranntsein
Butterflykanüle	Flügelkanüle
Bypass	Umgehen einer Verengung
Cancer	Krebs
CCD, charge coupled device	ladungsgekoppeltes Bauteil; lichtempfindliches elektronisches Bauteil
Charge	in einem Herstellungsgang produzierte Ware
Checkup	Vorsorgeuntersuchung
Clearance	Reinigung, Klärung
Compliance	Befolgung einer Therapie; Mitarbeit des Patienten
COPD, chronic obstructive pulmonary disease	chronisch obstruktive (verstopfte) Bronchitis und obstruktives Lungenemphysem
Coping	Bewältigung, Auseinandersetzung
disease	Krankheit
DMP, Disease Management Programm	systematisches Behandlungsprogramm für chronisch kranke Menschen
DNA	Desoxyribonuklein-Acid (-Säure)
empty nest	leeres Nest (wenn die Kinder das Haus verlassen haben)
European Resuscitation Council	Europäischer Rat für Wiederbelebung
Feedback	Rückmeldung
fight or flight	kämpfen oder fliehen
Flash	Blitz
Flashback	blitzartig auftretende Erinnerung an Erlebtes
HDL, high density lipoproteins	Lipoproteine hoher Dichte
HELLP, Haemolysis, elevated Liver enzyme levels, low Platelet count	Hämolyse, erhöhte Leberwerte, erniedrigte Thrombozytenwerte
HLA, human leukocyte antigen	menschliches Leukozytenantigen

Englische Fachbegriffe

ICD-10, international classification of diseases	internationale Klassifikation der Krankheiten, 10. Revision
Impingementsyndrom, to impinge	zusammenprallen, anstoßen
Interstice	Zwischenraum
Intrinsic factor	im Magen gebildeter Eiweißkomplex
Kompartment	abgeschlossener Raum, Abteilung
Laser, light amplification by stimulated emission of radiation	Lichtverstärkung durch angeregte Aussendung von Strahlung
LDL, low density lipoproteins	Lipoproteine niedriger Dichte
Master	höherer akademischer Abschluss (nach Bachelor)
Midlife-crisis	Krise des mittleren Lebensalters
Mobbing, to mob	über jemanden herfallen
Peak flow	Spitzendurchfluss (Lungenkapazität)
pink puffer	„rosa Schnaufer"
Prionen	infektiöse, übertragbare Eiweißpartikel
Rebound-Effekt	Zurückpralleffekt
Recall	Rückruf
recapping	Zurückstecken (von Kanülen) in die Schutzhülle
release	freisetzen, befreien
Releasing Hormone	regen die Freisetzung (Ausschüttung) anderer Hormone an
scan	abtasten
Screening	Verfahren zur Reihenuntersuchung
Shunt	operativ angelegte Überbrückung einer Vene oder Arterie
STD, sexually transmitted disease	sexuell übertragbare Erkrankung
Stent	röhrenförmiges Implantat zum Offenhalten verengter Gefäße
Stress	Anspannung; Druck
Stroke unit	Schlaganfallstation
Tape	Pflaster, Klebeband
Target	Ziel(scheibe)
TEE, transesophageal echocardiography	transösophageale Echokardiographie
Tenderpoints	Sehnenansatzpunkte
Unit	Einheit
World Health Organisation	Weltgesundheitsorganisation

Sachwortverzeichnis

24-Stunden-Sammelurin 316
5-A-Konzept 423
5-Jahre-Überlebenswahr-
   scheinlichkeit 131
5-R-Regel (Injektion) 194
5 W (Notruf) 217

AB0-System 240
ABCDE-Kennzeichen
   (Hautkrebs) 398
Abdomen 227
Abduktion 134
Abfallschlüsselnummer
   (AS) 102 f.
Abfälle 102 f.
Abhängigkeit 426 f.
abhören 25
A-Bild 162
Abklopfen 25
Ableitungen (EKG) 264
Abort 342
Abrasio 332
absoluter Insulinmangel 380
Abstands-Quadrat-Gesetz
   173
Abstandsschwächung 173
Abstrich 123, 339
Abszess(e) 127, 332, 393
Abtastung 25
Abwehrmechanismen 48
Abwehrsystem 251
ACC 209
ACE-Hemmer 209
Acetylcystein 209
Acetylsalicylsäure 209 f.
Achillessehne 146
Achsellymphknoten 255
Achtergang 198
ACTH 321
Adapter 247
Adaption 33
Adduktion 134
Adenohypophyse 321
Adenokarzinom 131
Adenom 131
Aderlass 243
ADH 309
Adipositas 375
Adiuretin 309
Adnexe 332
Adnexitis 332
Adrenalin 221, 325, 379, 412

adrenocorticotropes Hormon
   321
adulte Stammzellen 112
Aerosol(e) 99, 189, 205
Aerosoltherapie 190
affektive Störungen 52
After 361 f.
Agglutination 241
aggressiver Patient 56
Agonist 138
Agranulozytose 244
AHD 321 f.
Ähnlichkeitsregel 208
AIDS 83, 85, 256
Akne 396
Akren 412
Aktin 119
aktive Immunisierung 88 f.
aktives Zuhören 30
Akupunkturnadel 404
akute Belastungsreaktion 53
akute Erkrankung 124
akute Gastritis 365
akute Hepatitis 370
akute Pankreatitis 371
akuter Gichtanfall 378
akutes Abdomen 227
akutes Nierenversagen 312
akutes rheumatisches Fieber
   155
Albuminausscheidung 320
Albumin(e) 239, 364
Aldosteron 309, 325
alkalische Phosphatase 372
Alkohol 354
Alkoholleberzirrhose 370
Alkoholmissbrauch 426
Allergiediagnostik 258
Allergiepass 257
allergische Reaktionen 256
allergische Rhinitis 256 f.
allergischer Schnupfen 256 f.
allergisches Kontaktekzem
   257, 398
allgemeines Adaptions-
   syndrom 33
Alltagshilfen (Rheuma-
   patienten) 155
Alphafetoprotein 340
Alter 45
Alterswarzen 395
Altinsulin 383

Alveolen mit Kapillarnetz
   283
Alveolen 269, 282
Alzheimer-Erkrankung 51
ambulante Operation 417 f.
ambulante Versorgung 18
American Rheumatism
   Association 155
AMG 203
Aminosäuren 353
Amnesie 229, 298
Amnion 336, 340
Amniozentese 340
Amplituden-Scan 162
Ampulle 362
Amtsarzt 18
A-Müll 102 f.
Amylase 362
Analfissur 369
Analgetika 210
Anal-Phase 40
Anämien 242 f.
Anamnese 24, 26
Anaphase 111
anaphylaktischer Schock
   224, 257
Anästhesie 410
Anatomie 23
anatomische Pinzette 406
Aneurysma 164
Angina pectoris 225, 262
Angina 155, 281
Angiographie 169
Angriffsstellen von Anti-
   biotika im Bakterium 74
ängstlicher Patient 56
Anhangsgebilde der Haut
   389
Anomalie 109
Anopheles 78
Anorexia nervosa 53
Anrufbeantworter 31
Ansagetext 31
Anschlussheilbehandlung
   262
Antacida 209
Antagonist 138
anterior 134
Antiallergika 209
Antiarrhythmika 209
Antiasthmatika 209
Antibiogramm 320

Antibiotika 210
Antidepressiva 210
Antidiabetika 209
antidiuretisches Hormon
   321 f.
Antiemetika 209
Antigen 252
Antigen-Antikörper-Komplex
   252
Antigene 88, 252
Antihistaminika 209, 257
Antihypertonika 209
Antihypotonika 209
Antikoagulanzien 209
Antikörper 80, 238, 251 f., 254
Antikörpersuchtest 339
Antimykotika 210
Antiphlogistika 210
Antirheumatika 210
Antitussiva 209
antivirale Medikamente 76
Antrum 359
Anurie 312, 317
ANV 312
Anziehermuskel 147
Aortenklappe 260
Apfel-Typ 376
Apgar-Test 343 f.
Aphasie 297
Apoplexie 297
Apoptose 106
apothekenpflichtig
   (Arzneimittel) 203
Apparategemeinschaft 19
Appellinhalt 27
Appendektomie 368
Appendix 361
Appendizitis 368
Applikationsarten 206 f.
Approbation 16
aqua dest 315
Äquivalentdosis 171
Arachnoidea 293
Arbeitsflächen 95
Armbeuger 144
Arrhythmie 263
Arteria carotis 218
arterielle Blutentnahme 250
arterielle Embolie 271
Arterien 268
Arterienpumpe 269
Arteriitis temporalis 156

431

Sachwortverzeichnis

Arteriographie 169
Arteriolen 268
Arteriosklerose 270 f.
Arthritis 155
Arthrographie 169
Arthrose 153, 157
Arthroskopie 148, 166
arthrotisches Gelenk 153
Arzneimittel 202 ff.
Arzneimittelbild 208
Arzneimitteleinnahme nach Altersgruppen 208
Arzneimittelformen 205
Arzneimittelgesetz 203
Arzneimittelgruppen 209 f.
Arzneimittelkennzeichnung 203
Arztassistenz 15
Ärztekammer 17
ärztliche Tätigkeitsbereiche 17
ärztliche Verbände 17
A-Scan 162
Ascorbinsäure 355
aseptische Wunden 416
aseptischer Verbandswechsel 415
Aspiration 195, 231
Aspirationsgefahr 231
Aspirationsprobe 196
ASS 209 f., 262
Assistenzberufe 19
Asthma bronchiale 233, 257, 286
Asthmaanfall 286
Aszites 132, 262, 332, 370
atemerleichternde Verhaltensweisen 286
Atemgeräusche 286
Atemgymnastik 286
Atemhilfsmuskulatur 233
Atemmuskulatur 142
Atemnot 232 ff., 284, 286
Atemwege freimachen 217
Atemwegsinfekte 284 f.
Atemwegsorgane 280
Äthernarkose 410
Atherom 397
Athlet 39
Atlas 141
Atmung kontrollieren 217
Atmungs-Check 232
atraumatische Nadel 409
Atrophie 128

atypische Pneumonien 287
Ätzwunde 413
Aufbau der Haut 388
Aufbau eines Virus 75
Aufbaustoffwechsel 351
Augeninnendruck 425
Aus- und Ankleiden 62
Ausatmung 284
Ausbildung (Arzt) 16
Ausbildungsordnung 14
Auskultation 25
Ausschabung 332
Ausscheidungsmenge 317
Außenrotation 134
äußere Atmung 280
äußere Genitalien 328
äußere Schutzbarriere 251 f.
äußere Verletzungen 221
Austreibungsperiode 343
Ausziehen kontaminierter Handschuhe 98
Autoantikörper 154
Autoimmunerkrankungen 257
Autoklaven 100
autonomes Reizleitungssystem des Herzens 261
Autopsie 24
Autosom 110
AV-Knoten 261, 263
Axis 141
Axon 120 f.
A-Zellen 363

β-Blocker 209
Bachelor 17
Bakterienformen 73
Bakteriensporen 73, 100
Bakterienzelle 72
bakteriologische Untersuchungsmaterialien 74
Ballaststoffe 354, 361
Ballondilatation 271
Ballonkatheter 267, 314
Balneotherapie 189
balneum 189
Bänder 136 f.
Bänderriss 148
Bandhaften 136
Bandscheiben 140
Bandscheibenvorfall 150
Bandscheibenvorwölbung 150
Barrieremethoden 334

Basaliom 397
Basalmembran 114 f.
Basaltemperatur 334
Basalzellenschicht 388
Basalzellkarzinom 397
basophile Granulozyten 237
Bauchatmung 284
Bauchfellentzündung 366, 368
Bauchmuskulatur 142
Bauchspeichel 360
Bauchspeicheldrüse 362 f.
B-Bild 162
BE 382
Becherzelle 115
Becken 145
Beckenendlage 343
Beckengürtel 144
BED 426
Bedürfnishierarchie nach Maslow 40
Befruchtung 336
Behälter 409
Beinhochlagerung 220
Beintieflagerung 220
Beinvenenthrombose 274
Beißring 374
Belastungs-EKG 265
Berechnungseinheit (BE) 382
berechtigte Personen 174
Bernard-Ströme 184
Berufe im Gesundheitswesen 19
beruflich strahlenexponierte Personen 175
Berufsbild 14
Berufsgenossenschaft für Gesundheitswesen und Wohlfahrtspflege 427
Berufsgenossenschaften 93
Berufsordnung 17
Berufsqualifikation 14
Berufsverbände 16
Beschneidung 327
Bestandteile des Urins 319
Bestandteile einer Zelle 107
Beta-Blocker 377
Betäubung 410
Betäubungsmittel 203 f.
Betäubungsmittelgesetz 203
Betäubungsmittelverschreibungsordnung 203
Betrachtung 25

Betrieb einer Röntgeneinrichtung 174
Beuger 138
Beugung 134
Bewegung 425
bewegungseingeschränkter Patient 60
Bewegungsrichtungen 134
Bewusstseinsstörungen 228 f.
Beziehungsinhalt 27
B-Gedächtniszellen 252, 254
BGW 427
Bikuspidalklappe 260
Bilirubin 318 f., 364
Bilirubin-Stoffwechsel 369
Binde 198
Bindegewebe 113, 116 f.
Bindegewebsmassage 191
Bindehautentzündung 256
Bindenverband 198
Biofeedback 403
Bioindikatoren 101
biologischer Tod 125
Biopsie 24, 123
Biopsiezange 406 f.
Biotin 355
Birnen-Typ 376
Bisswunde 413
Bläschen 391
Bläschendrüse 327
Blasenentzündung 310
Blasenkarzinome 311
Blasenkatheter 314 f.
Blasenpunktionsurin 316
Blasensprung 342
Blasentumor 314
Blastozyste 336
Blinddarm 361
Blinddarmentzündung 368
Blue bloater 287
Blut 236 ff.
Blutbild 244
Blutdruck 275
Blutdruck-Grenzwerte 277
Blutdruckmanschette 277
Blutdruckmessung 276 f.
Blutdrucknormwerte 276
Blutdruckselbstmessung 277
Blutentnahme 246 ff.
Blutentnahmesysteme 246
Bluterkrankheit 244
Blutfarbstoff 237
Blutgasanalyse 290

Sachwortverzeichnis

Blutgefäße 268
Blutgerinnung 240, 244
Blutgruppen 240 f.
Blutgruppenbestimmung 339
Bluthochdruck 272
Blutkörperchensenkungsgeschwindigkeit 245
Blutplasma 236 ff.
Blutplättchen 238
Blutsperre 417
Blutstillung 240
Bluttransfusion 241
Blutuntersuchungen 371 f.
Blutvergiftung 127
Blutwäsche 312
Blutzellen 106, 236 f., 239
Blutzuckerkontrolle 382
Blutzuckerregelkreis 379
B-Lymphozyten 238, 252
BMI 375
Body-Mass-Index 375
Bodyplethysmografie 290
Borkenflechte 393
Borreliose 79, 297 f.
Bougierung 165
Bowman'sche Kapsel 309
Bradykardie 263
Brandblasen 399
Brandwunde 413
breiter Rückenmuskel 144
Brennwert der Nährstoffe 351
Brightness-Scan 162
Bronchialepithel 115
Bronchialkarzinom 288
Bronchialkrampf 286
Bronchien 282
Bronchiolen 282
Bronchitis 285
Broncholytika 209
Bronchoskopie 166
Bronchospasmolytika 233
Bronchus 283, 286
Broteinheit 382
Brummen 286
Brustatmung 284
Brustbein 141
Brustdrüsenentzündung 333
Brustenge 225 f., 262
Brustfell 283
Brustkorb 141
Brustkrebs 333
Brustkyphose 140

Brustmuskulatur 142
Brustwandableitungen 265
Brustwarze 331
Brustwirbel 141
B-Scan 162
BSG 127, 245
BtMG 203
BtMVV 203
Bulimie 54
Bulla 391
Bundesministerium für Gesundheit 18
Burn-out 33
Bursitis 157
Bürstenmassage 191
Butterfly 404
Butterflykanülen 246 f.
BWS 149
Bypass 271
B-Zellen 363

C13-Atemtest 366
Calcium 354 f.
Calciumalginat-Verband 416
Calcium-Antagonisten 209
Calciumionen 240
Calciumphosphat 118
Calciumregulation 324
Calor 126
Campylobacter 82
Candida-albicans-Infektion 346
Candidose 394
Carpaltunnelsyndrom 158
caudal 134
CCD 165
CCD-Chips 167
Cefalosporine 210
Cellulose 354
cervikal 296
Cervix-Ca 332
Charge 203
Charrière 314
CHE 372
Checkup 425
Chiropraktik 190
Chirotherapie 190
chirurgische Eingriffe 417
chirurgische Händedesinfektion 97
chirurgische Messer 405
chirurgische Pinzette 406
chirurgische Schere 405
Chlamydieninfektion 346

Chlorid 355
Cholelithiasis 370
Choleriker 38
Cholesterin 353 f., 377
Cholezystitis 370
Cholinesterase 372
Chondrozyt(en) 117 f.
Chorea Huntington 51
Chorea minor 155
Chorion 340
Chorionzottenbiopsie 340
Chromosomen 108 f.
Chromosomensatz 109
chronisch kranker Patient 57
chronische Bronchitis 285
chronische Erkrankung 124
chronische Gastritis 365
chronische Hepatitis 370
chronische Krankheitsverläufe 57
chronische lymphatische Leukämie 243
chronische myeloische Leukämie 243
chronische Niereninsuffizienz 312
chronische Pankreatitis 371
chronische Polyarthritis 154
chronische Pyelonephritis 311
chronischer Schmerz 402
Chymotrypsin 362
Circumcision 327
Citrat 248
Citratblut 245
Clavicula 141, 143
Clearance 317
Codein 209
codieren 27
Colitis ulcerosa 367
Compacta 135
Compliance 30, 208
Computertomographie 169
Conn-Syndrom 325
Contergan 337
COPD 285
Coping 47
Cortisol 379
Cowpersche Drüsen 327
Coxarthrose 153
cranial 134
C-reaktives Protein 245
Creme 205

Creutzfeld-Jakob-Krankheit 51
Cromoglicinsäure 209, 257
CRP 245
CT 169 f.
CTG 342
CTS 158
Cushing-Syndrom 325

Damm 328
Dammschnitt 328, 343
Dampfbad 178
Dampfsterilisation 100
Darmbein 144
Darmkarzinom 368
Darmverschluss 227, 368
Dauergebiss 358
D-Dimer 274
Deckgewebe 113
decodieren 27
Defibrillator 218, 265
Degeneration 122, 129
degenerativ rheumatische Gelenkerkrankung 153
Dejunum 361
Dekubitus 71
delegieren 36
Dellwarzen 395
Deltamuskel 144
dementer Patient 59
Demenz 51
demenzielles Syndrom 51
Dendrit(en) 120 f.
Dentin 357
Depot-Präparate 207
Depression 52
Dermatitis atopica 399
Dermatologie 390
Dermatophyten 70 f.
Dermatophytenmykose 394
Desinfektion von Instrumenten 99
Desinfektionsmittel 95
Desinfektionsmittellisten 96
Desinfektionsmittel-Lösungen 96
Desinfektionsplan 96
Desinfektionsverfahren 95
Desoxyribonukleinsäure 109
Deutsche Hochdruckliga 272
Dexamethason 234
dexter 134
Dezimeterwellentherapie 187

Sachwortverzeichnis

DHS-System 70
Diabetes mellitus 379 ff.
Diabetiker-Lebensmittel 382
diabetische Polyneuropathie 384
diabetische Retinopathie 384
diadynamische Ströme 184
Diagnose 24
diagnostische Klassifikationen 49
diagnostische Verfahren 26
diagnostisch-technische Berufe 19
Dialyse 312
Diaphragma 334
Diaphyse 135
Diastole 260 f., 268
Dickdarm 361
Dickdarmspiegelung 375
Differenzialblutbild 245
Diffusion 111
digitale Subtraktionsangiographie 169
Digitales 209
Diphtherie 87, 91
Disease-Management-Programm 422
dissoziative Störungen 53
Disstress 32
distal 134
Distorsionen 148
Diuretika 209, 312
Divertikulitis 368
Divertikulose 368
DMP 422 f.
DNA 109
DNS 109
DNS-Molekül 109
Dolor 126
Dopamin 299
Doppelkontrastverfahren 168
Doppelzucker 352
Dopplerechokardiographie 162
Dopplereffekt 162
Dopplersonographie 162, 279
Doppler-Untersuchung 279
Doppler-Verfahren 162
Dornfortsätze 141
Dornwarzen 395
dorsal 134
Dosieraerosol 190, 291
dosierte Lippenbremse 233

Dosierung von Medikamenten 207
Dosimeter 172
Dosisgrenzwerte bei beruflicher Strahlenexposition 175
Down-Syndrom 109
Dragee 205
Drainage 288
Dranginkontinenz 312
dreiköpfiger Oberarmmuskel 144
Dreimonatsspritze 335
Dreitagefieber 86
Dreiwegekatheter 314
Drogen 211
Dromedarkurve 128
Druckverband 201
Drüsen 115
Drüsenepithel 115
DSA 169
duales System 14
Ductus deferens 326
Ductus thoracicus 361
Duftdrüsen 390
Dünndarm 360
Duodenoskopie 166
Duodenum 360
Duplex-Sonographie 162
Dura mater 293
Durchfallerkrankungen 82
Düsenvernebler 190
Dysplasie 129

Echo 161
Echokardiographie 267
EDTA 248
EEG 299 f.
Effloreszenzen 391
EHEC 82
Eichel 327
Eierstöcke 330
Eierstockkrebs 332
Eigelenk 137
Eigenanamnese 24, 26
Eileiter 329 f.
Einatmung 284
Einfachzucker 352
Eingeweidebrüche 160
Eingeweidemuskelzellen 120
Eingeweidemuskulatur 119
Einmalkanüle(n) 246, 404
Einmalkatheter 314
Einmalspritzen 194

Einnistung 336 f.
Einsekundenkapazität 290
Einwirkungszeit der Desinfektionsmittel 95
Einzeller 76
Eisen 356
Eisenmangel 242 f.
Eisessig 317
Eisprung 330
Eiter 127, 237
Eiterbläschen 391
Eitergeschwür 393
eitrige Entzündungen 127
eitrige Hauterkrankungen 392 f.
Eiweiße 239, 351, 353
Eiweißstoffwechsel 308
Eiweißverlustniere 384
Eizelle(n) 106, 330
Eizellreifung 330
EKG 264
Ektoderm 336
Ektomykosen 70
Ektoparasiten 76
Ekzem 391
elastischer Knorpel 117 f.
elastisches Bindegewebe 116
Elektroden 264
Elektrodenlage (Kondensatorfeldmethode) 186
Elektroenzephalogramm 301
Elektrokardiogramm 264
Elektrolyte 239
elektromagnetische Wellen 182
elektronische Endoskope 165
Elektrophorese 239
Ellbogengelenk 143
Elle 143
Ellenbogenverband 198
Embolie 132
Embryo 336
embryonale Stammzellen 112
Empfänger 27
Empfängnisverhütung 333 ff.
Emphysem 287
Empty nest 45
Empyem 127
emulgieren 360
Emulsion 205
Enanthem 391
Enddarmspiegelung 375
Endharn 309 f.
endogenes Ekzem 399

Endokard 260
Endokarditis 263
endokrine Drüsen 115
Endokrinologie 320
Endometriose 332
Endometrium 329
Endometrium-Ca 332
Endomykosen 70
Endoparasiten 76
endoplasmatisches Retikulum 107 f.
Endoprothese 153
Endoskope 163, 165
Endoskopie 163, 166, 373 f.
Endosonographie 163
Energiebedarf 351
Energiedosis 171
Energiegehalt 351
Energiestoffwechsel 351
enterale Gabe 206
Enteritis 367
Enterokolitis 367
Entfernung von Fäden 417
Entoderm 336
Entsorgung von Einmalspritzen 194
Entsorgung von spitzen und scharfen Praxisabfällen 103
Entwicklung des ungeborenen Kindes 337
Entwicklung 41
entzündliches Ödem 132
Entzündung(en) 122, 126 f.
Entzündungsarten 127
Entzündungszeichen 126
Enzephalitis 297, 300
Enzym(e) 360, 415
eosinophile Granulozyten 237
Epidemiologie 18
Epidermis 388
Epididymis 326
Epididymitis 327
Epiduralraum 411
Epiglottis 282, 285, 358
Epikard 260
Epikutantest 258
Epilepsie 229, 299
epileptischer Anfall 229
Epiphyse 135 f., 321
Epithelgewebe 113 f.
Epithelien 113
Epithelisierungsphase 413
Epithelkörperchen 323

Sachwortverzeichnis

Epithelzellen 106
Epstein-Barr-Virus 87
Erbkrankheit 122
ERC 217
ERCP 166
Erektion 327 f.
Erfrierungen 400
Ergotaminpräparate 209
Ergotherapie 211
erhöhter Kalorienverbrauch 376
Ernährung (Diabetiker) 382
Ernährung 426
Ernährungskreis 352
Ernährungsprotokoll 376
Eröffnungsperiode 342
Erosion 391
erstes Lebensjahr 42
Erstversorgung 414
Erwachsenenalter 45
Erysipel 393
Erythem 391
Erythropoetin 308
Erythrozyten 236 f., 239
Erythrozytenzahl 244
Eskalation 35
essenziell 353
essenzielle Aminosäuren 353
ESWL 311
Ethylenoxid 101
Eustachische Röhre 281
Eustress 32
Exanthem 391
exokrine Drüsen 115
Expektoranzien 209
Exposition 286
Exsudat 126
Exsudation 413
Extension 134
extrakorporale Stoßwellenlithotripsie 311
Extrakte 211
Extrazellulärraum 111
Extremitäten 133
Extremitätenableitungen 264
Exzision 417
EZR 111

Fachausdrücke 19
Fachbegriffe 19 ff.
Fachinformation 204
Fachsprache 19
Fäden 409

Fadenpilze 69 f.
fäkal-oral 79
Faktor I 240
Faktor II 240
Faktor IV 240
Faktor-V-Leiden-Mutation 244
Familie 45
Familienanamnese 24, 26
Fangopackung 178
FAS 341
Faserknorpel 117 f.
fassende Instrumente 406 f.
Faszie 117
Fäulnis 125
Fehlbildung(en) 122, 126
Fehler bei der Blutentnahme 248
Fehler bei der EKG-Aufzeichnung 266
Fehlgeburt 342
Feigwarzen 395
Femur 144
feste Bestandteile des Urins 319
Feststellung der Schwangerschaft 337
Feststellung von Entzündungsprozessen 245
fetales Alkoholsyndrom 341
Fetalperiode 337
Fette 351, 353
Fettgewebe 116 ff.
Fettleibigkeit 375
fettlösliche Vitamine 354
Fettstoffwechselstörungen 377 f.
Fettverteilungstyp 376
Fetus 337
feuchte Wärme 178
Feuermal 397
Fibrin 236
Fibrinogen 240, 364
Fibrom 117, 131
Fibromyalgie 157 f.
Fibrosarkom 117, 131
Fibroskope 165
Fibrozyt(en) 116 f.
Fibula 144
Fieber 128
Fieberkrampf bei Säuglingen 230
Fieberkurve 128
Fieberschübe 128

fight or flight 32
Filmdosimeter 172 f.
Filtration 309 f.
Finalgon® 249
Fingerabdruck 388
Fingernägel 390
Fingerschlauchverband 199
Fingerverband 199
Fischhaut 396
Fistel 414
flache Knochen 135
Flächen reinigen 95
Flächendesinfektion 98
flaches Gelenk 137
Flammennaevus 397
Flashback 34
flexibles Endoskop 374
flexibles Magenband 377
Flexion 134
Fliegenmaden 415
Flimmerhärchen 114 f.
Flügelkanüle 246, 404
Fluor 356
Fluorid 365
Flüssigkeitsbilanz im Magen-Darm-Trakt 362
Flüssigseife 94
Folgeerkrankungen von Diabetikern 384
Folienverband 416
Follikel stimulierendes Hormon 321
Follikel 389
Follikelsprung 330
Follikulitis 393
Folsäure 355
Fontanellen 139
forciertes exspiratorisches Volumen 290
Formula-Diäten 377
Fortpflanzungszellen 110
Forzeps 343
Frakturen 148
Frauenmilch 344
Freimachen der Atemwege 217
freiverkäufliche Arzneimittel 203
Fremdanamnese 24, 26
Fremdkörper in den Atemwegen 232
Fremdkörperaspiration 232
Frequenz 181
Fresszellen 237 f., 252 ff.

Freud, Sigmund 39, 54
Frischpflanzen 211
Frontalebene 133
Frostbeulen 400
Fruchtblase 336
Fruchtzucker 352
Fructose 352
Frühchen 342
Früherkennungsuntersuchungen 424 f.
Frühgeborene 338
Frühgeburt 342
FSH 321
FSME 79, 90, 297 f.
FSME-Virus 89
Functio laesa 126
Fundus 359
funktionelle Störung 122
Funktionen des Konflikts 37
Funktionsprüfungen 25
Funktionsstörung 126
Furunkel 393
Fußböden 95
Fußfehlbildungen 159
Fußfehlstellungen 159
Fußgelenke 146
Fußpflege (Diabetiker) 383
Fußpilz 394
Fußreflexzonenmassage 191

γ-GT 372
Gallenblase 360, 363 f.
Gallenblasenentzündung 370
Gallenfarbstoff 364
Gallengänge 363
Gallenkoliken 371
Gallensaft 360, 363 f.
Gallensäuren 364
Gallensteine 370 f.
Galvanisation 182 f.
Gamma-Glutamyl-Transferase 372
Gammastrahlen 101, 182
Gangrän 129
Gänsehaut 389
Gas 205
Gastrin 359
Gastritis 365
Gastroskopie 166, 374
Gaumen 358
Gaumenmandeln 255, 281 f.
Gebärmutter 329
Gebärmutterhals 329

435

Sachwortverzeichnis

Gebärmutterhalskrebs 332
Gebärmutterschleimhautkrebs 332
Gebärmuttersenkung 332
Gebietsbezeichnung (Ärzte) 16
Gebrauchsinformation 202, 204
Geburtsphasen 343
Geburtszange 343
Gedächtniszellen 238
gefährliche Infektionen 77
Gefäßklemmen 406 f.
Gefäßtumor 397
Gehirn 2913
Gehirnabschnitte 293
Gehirnerschütterung 298
Gehirnprellung 298
Gehirnquetschung 298
Gehirnschädel 139
Gel 205
Gelbkörper 331
Gelbsucht 91, 369
Gelenke des Fußes 146
Gelenke 136 f.
Gelenkspiegelung 148
Gemeinschaftspraxis 19
generalisierte Angststörung 53
Generika 204
genetische Abweichungen 126
Genickbruch 141
gereizter Patient 57
Gerinnungsdiagnostik 245
Gerinnungsfaktoren 240
Gerüstgewebe 112
Gesamt AP 372
Gesamt-Bilirubin 372
Gesamtcholesterin 377
Gesamteiweiß 372
Gesamt-Immunglobin E 258
Gesäßmuskel 146 f.
Geschlechtschromosomen 109
Geschlechtskrankheiten 345
Geschmack 357
Geschmacksknospen 357
Geschwür 129, 366, 391
gesetzliche Grundlagen der Abfallbeseitigung 102
Gesichtsschädel 139
Gesprächsführung 29 f.
Gesprächspsychotherapie 54

Gestagen 335
gesteigerte Hämolyse 242
Gestik 28
Gestose 340 f.
Gesundheitsämter 18
Gesundheitsbegriff 47
Gesundheitscheck 425
Gesundheitswesen 18 f.
geteilte Tabletten 207
Gewebearten 112
Gewebezangen 406 f.
Gewinn-Gewinn-Strategie 36
GFR 309
Gicht 157, 378
Giemen 286
Gilchristverband 199
Gipskontrolle 201
Gipsschere 405
Gipsverband 201
Gipsverbände 197, 200
Glandula parotis 358
Glandula sublingualis 358
Glandula submandibularis 358
Glandula thyreoidea 322
Glans penis 327
Glasknochenkrankheit 152
Glasknorpel 117
glatte Muskulatur 119
glattes Muskelgewebe 106
Glaukom 425
Gleichstrom 181
Gliazellen 120 f.
Gliederfüßler 76
Glioblastom 131, 299
Gliome 121
Globuli 205, 210
Globuline 239
glomeruläre Filtrationsrate 309
Glomerulonephritis 311
Glomerulum 309
Glucose 352
Glukagon 231, 362, 379
Glukokortikoide 325
Glutamat-Oxalat-Transferase 372
Glutamat-Pyruvat-Transferase 372
Glutenallergie 367
Glycogen 353
glykämischer Index ausgewählter Nahrungsmittel 382

Glykogen 379
Glykolysehemmer 380
Golgi-Apparat 107 f.
Gonarthrose 153
Gonorrhoe 345
GOT 372
GPT 372
Gramfärbung 73
gramnegativ 73
grampositiv 73
Grand mal 299
Granulationsphase 413
Granulozyten 237, 239
graue Substanz 293
Gravidogramm 338
Gregg-Syndrom 337
Grenzwerte (Blutfette) 377
grippale Infekte 83
Grippe 263
großer Brustmuskel 144
großer Kaumuskel 140
Großhirn 293
Grundgewebearten 113
Grundlagenfächer der Medizin 23
Grundlinie 266
Grundriss einer Arztpraxis 18
Grützbeutel 397
Gürtelrose 86
Guthrie-Test 424
Gyrase-Hemmer 210

Haarausfall 243
Haarbalgentzündung 393
Haare 389
Haarfollikel 389, 396
Haarmykosen 71
Haemophilus influenzae 87
Haften 136
Haken 408
Halbseitenlähmung nach Schlaganfall 297
Hallux valgus 159
Halslordose 140
Halsschlagader 218
Halsted-Klemme 406
Halswirbel 141
Halten der Spritze 195 f.
haltende Instrumente 408
Hämangiom 397
Hämatokrit 244
Hämaturie 311
Hammerzehe 159
Hämodialyse 313

Hämoglobin 237, 242
Hämoglobinkonzentration 244
Hämolyse 246, 248
Hämophilie 244
Hämorrhagie 132
Hämorrhoiden 362, 369
Händedesinfektion 69, 96
Handgelenk 143
Handgreifreflex 344
Handschuhe 97
Handwurzelknochen 143
Harnblase 308, 310
Harndrang 310
Harninkontinenz 312
Harnkristalle 319
Harnleiter 308, 310
Harnorgane 308
harnpflichtige Stoffe 312, 364
harnpflichtige Substanzen 308
Harnröhre 310
Harnröhrenentzündung 311
Harnsäure 240, 308, 364, 378
Harnsäurekonzentration 378
Harnsäurekristalle 378
Harnsteinerkrankungen 311
Harnstoff 240, 308, 364
Harnvergiftung 312
Harnwegsinfekt 311
Harnzylinder 319
harte Hirnhaut 293
harter Schanker 345
Häufigkeit von Allergien 256
Hauptwirkungen (von Arzneimitteln) 202
Hautemphysem 288
Hautinfektionen 392
Hautkrebs 397 f.
Hautkrebs-Screening 398, 425
Hautpflege 97
Hautpilzerkrankungen 394
Hautpilzkrankheiten 392
Hauttumor 397
Havers'sches Gefäß 117 f.
Hb 237
HbA1c 382
HDL 354
HDL-Cholesterin 354, 377
Hefepilze 69 f.
Hegarstifte 409

Heilberufe 19
Heilmittel 211
Heilmittelverband 201
Heilpraktiker 19
Heilung 124
Heimdialyse 313
heiße Packungen 178
heiße Wickel 178
heißer Knoten 323
Heißluftkästen 178
Heißluftsterilisation 100
Heißluftsterilisator 100
Heizkissen 178
Helicobacter pylori 365 f.
Heliotherapie 187
HELLP-Syndrom 342
Henle-Schleife 309
Heparin 209, 248
Hepatitis A 84
Hepatitis B 83, 91 f.
Hepatitis 369
Hepatitis-Statistik der Berufsgenossenschaft 92
Heranführen 134
Hernie 160
Herpes-simplex-Infektion 394 f.
Herpes-simplex-Virus-Infektion 346
Herpes-Virus 86
Hertz 181
Herz 259 ff.
Herzbeutel 260
Herzglykoside 209
Herzinfarkt 226, 262
Herzinsuffizienz 261
Herzklappen 260
Herzklappeninsuffizienz 263
Herzklappenstenose 263
Herzkranzgefäße 259
Herz-Kreislaufstillstand 218
Herzleistungsschwäche 261
Herz-Lungen-Wiederbelebung 218
Herzmuskelzellen 120
Herzmuskulatur 119
Herzrhythmusstörungen 263
Herzscheidewand 259
Herzschrittmacher 263
Herzszintigraphie 170
Herztöne 260
Herztonwehenschreiber 342
Herzwand 260
Heublumensack 178

Hexenschuss 149
HF-Therapie 185
HiB 87, 89, 91
Hilfe beim Aus- und Ankleiden 62
Hilfsmittel 211
Hilus 283
Hinterhirn 294
Hirnanhangsdrüse 321
Hirnblutung 297
Hirndurchblutungsstörung 297
Hirnhäute 293
Hirnnerven 295
Hirntod 125
Hirntumor 299 f.
Histamin 257
Histologie 123
histologische Untersuchungen 123
Hitzeerschöpfung 223
HIV-Infektion 339
HLA 240
HLA-System 240 f.
HLA-Typisierung 241, 247
HLW 218
Hochfrequenz-Therapien 185 ff.
Hochhodenstand 327
Hoden 326 f.
Hodenkrebs 327
Hodentorsion 327
Höhentraining 243
Hohlfuß 159
Hohlmuskel 259
Hohlnadel(n) 194, 404
Homocystein 247 f.
Homöopathie 208
Hormondrüsen 321
Hormone 320 ff.
hormonelle Methoden 334
Hormonspirale 335
Hormonstörung 122
Hornschicht 115
HPV 91, 346
HPV-Infektion 346
HSV 346
Hüftbein 144
Hüftgelenk 144 f.
Hühnerauge 159
humane Papilloma-Viren-Infektion 346
humanes Papilloma-Virus 91
Humaninsuline 383

Humanismus 40
humorale Abwehr 251, 254
humorale spezifische Abwehr 251
humorale unspezifische Abwehr 251
Hungerödem 132
Husten 284, 286
Hustenreflex 295, 358
HWI 311
HWS 149
HWS-Schleudertrauma 150
HWS-Syndrom 300
hyaliner Knorpel 117 f.
hydrogalvanische Bäder 182
Hydrogel-Verband 416
Hydrogencarbonat(e) 360, 362
Hydrotherapie 189
Hygieneplan 94
hygienische Händedesinfektion 96
Hymen 329
Hyodrokolloid-Verband 416
Hyperämie 177
Hyperemesis gravidarum 341
Hyperlipoproteinämie 377
hyperosmolares Koma 380
Hyperparathyreoidismus 324
Hyperplasie 128
Hyperthyreose 323
Hypertonie 272
Hypertrophie 129
hypertrophiertes Herz 129
Hyperurikämie 378
Hyperventilationssyndrom 289
Hypervitaminosen 354
Hypnotika 210
Hypoglykämie 231
Hypoglykämien 380
Hypoparathyreoidismus 324
Hypophyse 292, 321
Hypophysenhinterlappen 321
Hyposensibilisierung 224, 257
Hypothalamus 293 f., 321
Hypothyreose 322 f.
Hypotonie 272

i.a. 195
i.c. 195
i.m. 195
i.m.-Injektion nach v. Hochstetter 196

i.v. 195
ICD-10 49
Ichthyosis 396
ICSH 321
ICT 383
Identifikation 48
IE 383
IfSG 81, 93, 103
IgA 256
IgD 256
IgE 256
IGel 425
IgG 256
IgM 256
Ikterus 369
Ileum 361
Ileus 227, 368
Immunglobuline 256
Immunisierungen 88
Immunmangelkrankheiten 255
immunsuppressiv 156
Immunsuppressiva 209
immunsupprimiert 89
Immunsystem 251
Impetigo contagiosa 393
Impfausweis 92
Impfkalender 90
Impfmüdigkeit 92
Impfungen für medizinisches Personal 90
Impingementsyndrom 158
Impotenz 327
Indikation 203
Indikationsimpfungen 89
individuelle Gesundheitsleistungen 425
Infarkt 132
Infektion 79
Infektionen durch Übermittler 79
Infektionsschutzgesetz 81, 93
Infertilität 335
Infiltrat 127
Infiltrationsanästhesie 411 f.
Infrarotstrahler 178
Infrarottherapie 188
Infrarotwellen 182
Infraschall 161
Infusion 221
Inhalation 291
Inhalationshilfe 291
Inhalationstherapie 190

Sachwortverzeichnis

Injektionen 193 ff.
Injektionsarten 195
Injektionsnarkose 410
Inkontinenz 312
Inkubationszeit 79 f.
Inkubator 342
Innenrotation 134
innere Atmung 280
INR 245, 247
Insektenstiche 395
Insertionstendopathie 157
Inspektion 25
Instrumentendesinfektion 99
Insulin 362, 379
Insulin-Analoga 383
Insulinmangel 379
Insulinresistenz 379 f.
Integumente 100
Interessenkonflikte 34
Interferenzstromtherapie 184
Interrollenkonflikt 46
interstitialzellenstimulierendes Hormon 321
Interstitium 111
Intertrigo 391
intraarteriell 195, 207
intraartikulär 195
intraglutäal 207
intrakutan 97, 195
intrakutane Injektion 195
intramuskulär 97, 195, 207
intramuskuläre Injektion 195
Intrarollenkonflikt 46
Intrauterinpessar 334
intravenös 195, 207
intravenöse Injektion 196
Intrazellulärraum 111
Intrinsic factor 359
Intubation 166, 220, 410
Intubationsbesteck 220
Intubationsnarkose 410
In-vitro-Fertilisation 336
Inzision 417
Ionen 179, 239
Iontophorese 183
irritables Kolon 369
IR-Strahler 178
IR-Therapie 188
Ischämie 132, 297
Ischiasnerv 149
Ischiassyndrom 149
isotonisch 111

IUP 334
IVF 336
IZR 111

Jod 356
jodhaltige Kontrastmittel 257
Jodmangel 354
Jodtabletten 323
Jo-Jo-Effekt 377
Jugendliche in der Praxis 44
Jugendzeit 44
Jungfernhäutchen 329

kaffeesatzartig (erbrochenes Blut) 365
Kaiserschnitt 343
Kalium 355
Kalorienreduktion 376
Kalorienverbrauch 376
kalte Wickel 180
Kältebehandlung 179
Kältepackungen 180
Kältesprays 180
Kältetherapie 180
Kältewirkung 179
Kaltsterilisation 101
Kalzitonin 152, 322, 324
Kammerflattern 266
Kammerflimmern 262, 266
Kanüle(n) 194, 404
Kanzerogene 130
kapilläre Blutentnahme 249 f.
Kapillaren 266
Kapsel 205
Kapsid 75
Kapuzenmuskel 144
Karbunkel 393
Kardia 359
kardiales Lungenödem 234
kardiogener Schock 224
Karies 364
Karpaltunnel 158
Karzinom 113, 131
Karzinomzellen 115
Käseschmiere 344
kassenärztliche Vereinigung 17
Katecholaminbestimmung 316
Katecholamine 317
Kathetersysteme 314
Katheterurin 316
Kaumuskulatur 140

kausal 25
Kehldeckel 282, 358
Kehlkopf 282
Keilbeinhöhle 280
Keimbeseitigung 93
Keimverminderung 93
Keloid 414
Keratin 388
Kernspintomographie 171
ketoazidotisches Koma 380
Keton 318 f.
Ketonkörper 380
Keuchhusten 87, 91
Kiefergelenk 139
Kieferhöhle 280
Killerzellen 238, 254
Kilojoule 351
Kilokalorie 351
Kind als Patient 55
Kinderkrankheiten 86 f.
Kinderlähmung 87, 91
Kindheit 43
kindliche Azidose 343
Kitzler 328
Klammerpinzette 406
klassische Temperamentenlehre 38
kleinere chirurgische Eingriffe 417
Kleinkinder in der Praxis 43
Klemmen 406
Klimakterium 45
klinischer Tod 125
Klistier 375
Klitoris 328
Klumpfuß 159
Kneipp 272
Kneipp-Therapie 180, 189
Knickfuß 159
Kniearthrose 153
Kniegelenk 145
Kniescheibe 138, 145 f.
Knieverband 198
Knochen 135
Knochenarten 135
Knochenaufbau 134
Knochenbrüche 148
Knochendichtemessung 152, 170
Knochenerweichung 152
Knochengewebe 106, 116 ff.
Knochenhaften 136
Knochenmetastasen 152
Knochenschwund 151

Knochensubstanz 118
Knochenszintigramm 152
Knochenszintigraphie 170
Knochentumor 152
Knochenverbindungen 136
Knochenzusammensetzung 134
Knopfsonden 409
Knorpel 136
Knorpelgewebe 106, 116, 118
Knorpelhaften 136
Knötchen 391
Knoten 391
Koagulation 189
Koalition 35
Kocher-Klemme 406 f.
Kochsalz 354
kognitivistische Persönlichkeitstheorie 41
Kohlendioxid 236 f.
Kohlenhydrataustauschtabellen 382
Kohlenhydrate 351 f.
Kokken 73
Kolibakterien 361
Koliken 370
Kolitis 367
Kollagenosen 156
Kollaps 247
Kolon 361
Kolon-Kontrasteinlauf 168 f.
Koloskopie 166, 368, 375
Kolposkopie 166
Komedonen 396
Kommunikationsstörungen 29
Kompartment-Syndrom 148
Kompetenz 30
Komplementsystem 252, 254
Kompression 219
Kompressionsstrümpfe 274
Kompressionsverband 201
Kompromissbereitschaft 37
Kondensatorfeldmethode 185 f.
Kondom 334
Konfliktentwicklung 35
Konfliktfähigkeit 37
Konfliktmanagement 34
Konfliktstrategien 36
Konflikttypen 34
konjunktival 207
Konjunktivitis 256

Sachwortverzeichnis

Konkremente 164
konservativ 25
Konstitution 123
Konstitutionstypen nach Kretschmer 39
Kontakt von Mensch zu Mensch 79
Kontaktdermatitis 398 f.
kontaminiert 79
Kontraindikation 203, 414
Kontraktur 153
Kontrastmittel 168
Kontrazeptiva 209
Kontrolle der Atmung 217
Kontusionen 147
Konus 194
Kopfdampfbad 190
Kopfschmerzen 300
Korium 389
Kornährenverband 198
Kornealreflex 295
Kornzange 406 f.
Koronarangiographie 267
Koronararterien 259
Koronararteriographie 169
koronare Herzkrankheit 270
Koronar-Stent 267
Koronartherapeutika 209
Korotkow-Geräusche 276
Körperachsen 133
Körperebenen 133
Körperkreislauf 270
körperlich misshandeltes Kind 56
körperliche Untersuchungen 26
Körperwahrnehmung 53
Korpus uteri 329
Korpus 359
Kortikoide 209 f., 258
Kortisol 325
Kortison 209
Kot 362
Krallenzehe 159
Krankengymnastik 191
Krankenhaus der Grund- und Regelversorgung 18
Krankenpflegeberufe 19
Krankheitsentstehung 124
Krankheitserleben 47
Krankheitsprozesse am Bewegungsapparat 157
Krankheitsverarbeitung 47
Krankheitsverlauf 124

Krankheitszeichen einer Infektion 79
Krätze 347, 395
Kreatinin 240, 308
Kreatininclearance 316 f.
Krebsentstehung 130
Krebsfrüherkennung 368
Krebsfrüherkennungs- untersuchungen 425
Kreisgang 198
Kreislauf 270
Kreislaufstillstand 218
Kreuzbänder 146
Kreuzbein 144
Kreuzbein-Darmbein-Gelenke 145
Kreuzprobe 247
Kropf 323
Krummdarm 361
Kruppsyndrom 285
Kruste 391
Kryochirurgie 180
Kryotherapie 179
Kryptorchismus 327
Kugelgelenk 137
künstliche Befruchtung 336
künstlicher Darmausgang 368
Kunststoffverband 201
Kunststoffverbände 197
kurativ 25
kurative Medizin 18
Kürette 405
Kurvatur 359
kurze Knochen 135
Kurzwellentherapie 186
kutan 207
Kutis 388
Kutschersitz 286
Kyphose(n) 140, 156

LA 411
Laboruntersuchungen in der Schwangerschaft 339
Lactatazidose 383
Lactose 352
Lagebezeichnungen 23
Lagern auf der Unter- suchungsliege 61
Lagerungsarten 220
Laktase 367
Laktose-Intoleranz 367
Langenbeckhaken 408
langer Anzieher 146

Langerhans'sche Inselzellen 362 f.
Langzeit-EKG 266
Langzeit-RR-Messung 277 f.
Lanugo 344
Lanzette 249
Laparoskopie 166
Laryngitis 285
Laryngoskopie 166, 282
Laryngotracheitis 285
Laser 189
Laserstrahlen 189
lateral 134
Latex 257
Laxanzien 209
LDL 354
LDL-Cholesterin 354, 377 f.
Leber 363 f.
Leberarterie 363
Leberenzyme 370, 372
Leberfleck 397
Leberkoma 370
Lebervenen 363
Leberzirrhose 370
Lederhaut 388 f.
Leeraufnahmen 168
Leerdarm 361
Legen eines Blasenkatheters 315
Leiden 124
Leistenbrüche 160
Leitungsanästhesie 411 f.
Lendenlordose 140
Lendenwirbel 141
Leptosom 39
Lernen 41
Leukämie 243
Leukopenie 243
Leukozyten 237 ff.
Leukozytenzahl 245
Leukozytose 243
LH 321
Lichtgeschwindigkeit 181
Lichttherapie 187
Lidocain 210
Lingua 357
linke Herzhälfte 260
Linksappendizitis 368
Linksherzinsuffizienz 261 f.
Lipase 360, 362, 372
Lipide 353
Lipid-Liga 377
Lipom 131
Liposarkom 131

Lipozyt 117
Lippenbremse 233, 286
Liquor 141, 293
lockeres Bindegewebe 116
Logopädie 211
Lokalanästhetika 210, 411
lokale Applikation 206
lokale Wirkung 206
Longitudinalachse 133
Lordose 140
Lösung 205
L-Thyroxin 246
Lues 345
Luftröhre 282, 358
Lumbago 149
lumbal 296
Lumbalanästhesie 411
Lumbalpunktion 301
Lumboischalgie 149
Lunge 283
Lungenarterie 270
Lungenbläschen 269, 282
Lungenembolie 235, 274
Lungenemphysem 287
Lungenfell 283
Lungenfibrosen 289
Lungenhilus 283
Lungenkrebs 288
Lungenkreislauf 269
Lungenödem 234
Lungenvene 270
Lupus erythematodes 156, 257
luteinisierendes Hormon 321
Luxationen 148
LWS 149
Lyme-Borreliose 395
lymphatische Leukämie 243
lymphatische Organe 255
lymphatisches Gewebe des Darms 255
lymphatisches System 254
Lymphdrainage 189
Lymphe 254
Lymphgefäße 255
Lymphknoten 255
Lymphknoten-Schwellung 244
Lymphödem 132
Lymphographie 169
Lymphom 244
Lymphozyten 238 f.
Lysosomen 107 f.
Lysozym 254

M. adductores 147
M. biceps femoris 147
M. biceps 144
M. brachialis 144
M. deltoideus 144
M. gastrocnemius 147
M. gluteus maximus 147
M. latissimus dorsi 144
M. pectoralis major 144
M. rectus femoris 147
M. sartorius 147
M. serratus anterior 144
M. tibialis anterior 147
M. trapecius 144
M. triceps humeri 144
M. vastus lateralis 147
M. vastus medialis 147
Magen 359
Magen-Darm-Passage 168
Magendrüsenzellen 359
Magenkarzinom 366
Magenpförtner 360
Magenschleimhaut 359
Magenspiegelung 374
Magersucht 53
Magnesium 355
Magnetresonanz-
 Tomographie 171
Makrophage(n) 253, 238
Makula 391
Malaria 77 ff.
Malariaerreger 78
malignes Melanom 131,
 397 f.
Maltase 360
Maltose 352
Malzzucker 352
Mamma 331
Mamma-Ca 333
Mammographie 168
Mandrin 404
Manie 52
männliches Becken 145, 326
Manschettenmaße 277
Manteltablette 205
manuelle Therapie 190
Marcumar-Patienten 249
Masern 86, 91
Maskennarkose 410
Maslow, Abraham 40
Massage 190
Massageformen 191
Mastdarm 361 f.
Master 17

Mastitis 333
Mastopathie 333
Mastzellen 256
medial 134
Medianachse 133
Medianebene 133
Mediator 37
Mehrfachimpfung 89
mehrreihiges Epithel 115
mehrschichtiges Epithel 115
Meiose 110
Melancholiker 38
Melanom 398
Melanozyten 388
Melatonin 321
meldepflichtige
 Erkrankungen 81
Menarche 331
Meningiom 131
Meningitis 297, 300
Meningokokken 91
Menopause 331
menschliche Entwicklungs-
 phasen 41
Menstruation 330
Mesoderm 336
Messpunkte für den Puls 275
Messung des Blutdrucks
 275 f.
Messung des Peak flow 290
Messung des Pulses 274
metabolisches Syndrom 271
Metabolismus 271
Metaphase 111
Metastasen 115, 131
Metastasierung 115
MIC 371
Midlife-crisis 45
Migräne 300
Mikroalbumin 320
Mikroalbuminnachweis 320
Mikroangiopathie 342, 384
mikrobiozide Stoffe 79
Mikroorganismen 69
Mikrophagen 237
Mikrovilli 114 f., 360
Mikrowelle(n) 182, 185
Mikrowellentherapie 187
Miktion 310
Milben 395
Milchbrustgang 361
Milchgebiss 358
Milchzucker 352
Milz 255

Mimik 28
mimische Muskulatur 139
Mineralokortikoide 325
Mineralstoffe 354 f.
minimalinvasive Chirurgie
 371
Minipille 335
Mischinsuline 383
Missbildungen 126
Mitochondrien 108
Mitochondrium 107
Mitose 110 f.
Mitralklappe 260
Mittelhirn 294
Mittelstrahlurin 316
mittleres korpuskuläres
 Hämoglobin 244
mittleres korpuskuläres
 Volumen 244
mmHg 260
Mobbing 33
Monatsblutung 330
Monovetten 246 f.
Monozyten 238 f.
Morbus Addison 325
Morbus Bechterew 156
Morbus Crohn 367
Morbus Hodgkin 244
Morbus Scheuermann 150
Morbus 244
Morgenurin 316
Mororeflex 344
Morula 336
Moskitoklemme 407
MRT 171
MS 300
Müll 102
Multiple Sklerose 300
Mumps 86, 91
Mund 357
Mundhöhle 357
Mundspatel 408
Mundspeichelenzym 357
Mund-zu-Mund-Beatmung
 219
Mund-zu-Nase-Beatmung
 219
Muskelfasern 119
Muskelfaszie(n) 120, 137
Muskelgewebe 113
Muskelgewebearten 119
Muskelpumpe 269
Muskelrelaxanzien 210
Muskelstoffwechsel 308

Muskeltätigkeit 138
Muskelzittern 266
Mutterbänder 330
Mutterkuchen 336, 338
Muttermal 397
Muttermund 329
Mutterpass 338
Mutterschaftsvorsorgeunter-
 suchungen 338
Mydriatika 210
myeloische Leukämie 243
Mykosen 70, 392
Myofibrille(n) 119 f.
Myokard 260
Myokarditis 263
Myom 131
Myometrium 329 f.
Myosarkom 131
Myosin 119
Myositis 157
Myozyten 119
Myzel 69

N. trigeminus 295
N. vagus 295
Nabelbrüche 160
Nabelschnur 343
Nachgeburt 343
Nachgeburtsperiode 343
Nachwehen 343
Nadelhalter 409
Nadeln 409
Na-Fluorid 248
Nagel 390
Nagelmatrix 390
Nagelmykosen 71
Nagelpilz 394
Nagelpilzbefall 71
Nährstoffe 351
Nährstoffzusammensetzung
 352
Nahrungsmittelinfektionen
 79
Nahtmaterial 409
Narkosestadien 410
Nase 280
Nasenbluten 222
Nasenhöhle 280
Nasennebenhöhlen 139,
 280 f.
Nasenscheidewand 280
Nasenspekulum 222
Nasentamponade 222
Nativaufnahme(n) 168 f.

Sachwortverzeichnis

Natrium 354 f.
natürliche Methoden 333
Nebenhoden 326
Nebenniere(n) 308, 324
Nebennierenmark 324
Nebennierenrinde 325
Nebenschilddrüsen 323 f.
Nebenwirkungen 202 f.
Nekrose 129
Nephron 309
nephrotisches Syndrom 384
Nerv 121
Nervengewebe 113
Nervensystem 292 ff.
Nervenwasser 293
Nervenzelle(n) 106, 120
Nesselsucht 398
Neuner-Regel (Verbrennung) 399
Neurinom 131
Neurit 120 f.
Neurodermitis 399
Neurohormone 321
Neurohypophyse 321
Neuroleptika 210
Neurosen 52
Neurozyten 120 f.
neutrophile Granulozyten 237
Niazin 355
nichtsteroidale Antirheumatika 155, 210
Nickel 257
Nickelallergie 398
Nidation 337
niedriger Blutdruck 272
Nieren 308 ff.
Nierenarterie 308
Nierenarterienverkalkung 270
Nierenbecken 308
Nierenbeckenentzündung 310
Nierenfunktion im Nephron 310
Nierenkanälchen 309
Nierenkapsel 308
Nierenkarzinome 311
Nierenkelch 308
Nierenkoliken 311
Nierenkörperchen 309
Nierenmark 308
Nierenrinde 308
Nierenschale 409

Nierenszintigraphie 170
Nierentransplantation 313
Nierenvene 308
Niesreflex 295
Nitratpräparat 225
Nitroglyzerin 262
NMR 171
Nomogramm 375
nonverbale Kommunikation 28
Noradrenalin 325
Noroviren 82
Notfall in der Praxis 18
Notfallkoffer 220 f.
Notfallpatienten 216
Notfallsituationen 216
Notruf 217
Noxen 126
Nozizeptor 401
NPP 150
NSAR 155, 210
Nüchternglucose 380 f.
Nucleus pulposus 150
Nukleinsäure 75
Nukleinsäurestoffwechsel 308
Nukleus 107
Null-Linie 266

Obduktion 24
Oberarm 143
Oberbauchorgane 363
obere Atemwege 281
obere Extremität 143
oberes Sprunggelenk 146
Oberflächenanästhesie 411
Oberflächenantigene 240
Oberflächenepithel 113
Oberflächenvergrößerung (Dünndarm) 360
oberflächliche Venen 196, 246
Oberhaut 388
Oberkörperhochlagerung 220
Oberschenkel 144
Oberschenkelmuskel 146 f.
Oberst-LA 411
Obstipation 354
Obstruktion 285
Ödemarten 132
Ödeme 132
offene Lungentuberkulose 85

offene Wundbehandlung 414
öffentlicher Gesundheitsdienst 18
oGTT 380 f.
Ohnmacht 228
Ohrspeicheldrüse 358
Ohrtrompete 281
okkultes Blut 368, 373
Oligurie 312, 317
Onkologie 130
Onkos 130
Onychomykosen 71
Ophthalmika 210
Ophthalmoskopie 166
optimales Konfliktgespräch 37
oral 207
orale Antidiabetika 383
oraler Glucosetoleranztest 380 f.
oral-sensorische Phase 40
Orchis 326
Orchitis 327
Organgewebe 112
Organspendeausweis 125
Organspenden in Deutschland 313
Orthopädie 147
Os sacrum 144
Osmose 111
Ösophagitis 365
Ösophagoskopie 166
Ösophagus 358
Ösophaguskarzinom 365
Ösophagusvarizen 165, 365
Ösophagusvarizenblutung 222
Osteoblasten 118
Osteodensitometrie 170
Osteogenesis imperfecta 152
Osteom 152
Osteomalazie 152
Osteopathie 190
Osteoporose 151 f.
Osteosarkom 152
Osteosynthesen 148
Osteozyt(en) 117 f.
Östrogene 331
Otologika 210
Otoskopie 166
Ovar 330
Ovarial-Ca 332
Ovulation 330, 336

Ovulationshemmer 331, 334
Oxytozin 321, 331

Packungsgröße 203
palliativ 25
Palpation 25, 391
Panikstörung 53
Pankreas 362 f.
Pankreatitis 371
Pannus 154
Pantothensäure 355
Papanicolaou 123
Papillom 131
Papillom-Viren 395
Papula 391
Paracetamol 210
Parasiten 69, 76, 395
Parästhesien 158
Parasympathikus 296
Parathormon 324
paravenös 193
Parenchym 112
parenteral 79
parenterale Gabe 206
Parkinson-Patient 299
Parkinsonsyndrom 51
Parodontose 365
partielle Thromboplastinzeit 245
Partnerschaft 44
passive Immunisierung 88 f.
Paste 205
Patella 145 f.
Patellarsehnenreflex 294 f.
Pathologie 24, 121
pathologisches EKG 266
Patienten anfassen 217
Patienten ansehen 216
Patienten ansprechen 216
PDA 411
PE 123
Peak-Flow-Meter 290
Pean-Klemme 406 f.
Pearl-Index 333
Penicillin 210, 345
Penis 327
Peniskarzinom 327
Pepsinogen 359
Periduralanästhesie 411
Perikard 260
Perikarditis 263
perinatal 346
Periode 330
Periost 135

periphere arterielle Verschlusskrankheit 270 f.
peripheres Nervensystem 292, 295
Peristaltik 310, 354, 358
Peritonealdialyse 313
Peritonitis 366, 368
Perkussion 25
perniziös 366
Personalschutz 102
Persönlichkeit 38
Persönlichkeitsprofil 39
Persönlichkeitstypologien 38
Pertussis 87, 91
PET 171
Peyer-Plaques 361
pfeifende Atemgeräusche 232
Pfeiffer'sches Drüsenfieber 87
pflanzliche Wirkstoffe 211
Pfortader 270, 363
Pförtner 359
Phagozyten 237
phallisch-ödipale Phase 40
Phallus 327
Phäochromozytom 325
Pharmazentralnummer 204
Pharyngitis 285
Pharynx 358
Phenylalanin 378
Phenylketonurie 378
Phimose 327
Phlebographie 169
Phlebothrombose 273
Phlegmatiker 38
Phlegmone 127, 393
phobische Störungen 53
Phosphat 355
Phototherapie 187
physikalische Anwendungen 176
Physiologie 24
physiologisch 32
physiologische Stressreaktionen 32
physiologische X-Beinigkeit 146
Physiotherapie 176, 180
Phytotherapie 211
Pia mater 293
Piercing der Brustwarze 333
Pigmentierung 391
Pigmentnaevus 397

Pille danach 334
Pille 329, 331, 334
Pilze 70
Pilzprophylaxe 71
Pilzsporen 70
Pink puffer 287
Pinzetten 406
Plasma 238
Plasmazellen 238, 252, 254
Plasmodium 78
platte Knochen 135
Plattenepithel 114
Plattenepithelkarzinom 131, 397
Plattfuß 159
Platzwunde 413
Plazenta 336, 338, 343
Plazentaschranke 338
Pleura 283
Pleuralspalt 283
Plexus 296
Plexus-brachialis-Anästhesie 411
Pneumokokken 91
Pneumonie 287 f.
Pneumothorax 288
Poliomyelitis 87, 91
Polkörperchen 108
Pollen 257
Polyarthrose 153
Polydipsie 380
Polyglobulie 242 f.
Polyp 131
Polypen 281
Polyurethan-Schaumwundauflage 416
Polyurie 317, 380
Portio 329
Portiokappe 334
Positronen-Emissions-Tomographie 171
posterior 134
postthrombotisches Syndrom 274
posttraumatische Belastungsstörung(en) 34, 53
Potenz 328
Potenzierung von Substanzen 210
Präkanzerose 130
pränatale Entwicklung 41
präoperative Blutleere 417
Prävention 24
Praxisambiente 15

Praxisgemeinschaft 19
Praxishygiene 93
Praxishypertonie 277
Praxisorganisation 18
Prellungen 147
Presswehen 343
Prick-Test 258
primäre chirurgische Wundversorgung 414
primäre Hypertonie 272
primäre Wundheilung 413
Primäreffloreszenzen 391
Primärharn 309 f.
Primärprävention 422
Prionen 51
Probeexzision 123
PROCAM-Studie 377
Prodromalstadium 80
Progesteron 331
programmierter Zelltod 106
progredient 153
Projektion 48
Proktoskopie 166
Prolaktin (Prolactin) 321, 331
Prolaps 150
Promotion 16
Pronation 143, 146
Pronatoren 144
Prophase 111
Prophylaxe 24
Propionibakterien 396
Prostata 326, 328
Prostataadenom 328
Prostatahyperplasie 328
Prostatakrebs 328
Prostatitis 328
Proteine 239, 353
Proteinurie 311, 319
Prothrombin 364
Protrusion 150
proximal 134
Prurigo 391
Pruritus 391
PSA 328, 425
Pseudokrupp 285
Psoriasis 396
PSR 295
Psychiatrie 49
psychische Störungen 49
psychisches Instanzenmodell 40
Psychoanalyse 54
Psychodynamik 38
Psychohygiene 426

Psychologe 17
psychopathologische Symptome 50
Psychopharmaka 210
psychosexuelle Entwicklung 40
PTBS 34
PTCA 169
PTT 247
Pubertät 44
Pulmonalklappe 260
Pulpa 357
Pulsmessung 274
Pulsnormalwerte 274
Pulsqualitäten 275
Pulver 205
Punktion der Fruchtblase 340
Punktion 97, 196
Pupillenreflex 295
Pupillenveränderungen 218
Purin 378
Purinstoffwechsel 378
Pustula 391
Pyelonephritis 310
Pykniker 39
Pylorus 359
Pyodermien 392
PZN 204

Quaddel 391, 398
quergestreifte Muskelzellen 106
quergestreifte Muskulatur 119
quergestreifte Skelettmuskulatur 137
Querlage 343
Querschnittsyndrom 298
Quetschungen 147
Quetschwunde 413
Quick 247
Quick-Test 245, 372

R.A. 154 f.
Rachen 281, 357 f.
Rachenmandel 255
Rachitis 152
Radgelenk 137
radial 134
Radiowellen 182
Radius 143
Rahmen 408
Rationalisierung 48

Raucherbein 271
Reanimation von Erwachsenen 219
Reanimation 125, 218
Reanimationstechnik 218
Reanimationsvorgang 218
Rebound-Effekt 179
Recall 425
recapping 102
rechte Herzhälfte 260
rechtfertigende Indikation 174
Rechtsherzinsuffizienz 261 f.
Redressement 160
Reflexe bei Neugeborenen 344
Reflexe 294 f.
Reflexzonenmassage 191
Reflux 365
Regelimpfungen 89, 91
Regeneration 129, 413
Regionalanästhesie 411 f.
Regression 48
Rehabilitation 24, 427
Reha-Maßnahme 427
Reifen 41
Reifezeichen 344
Reizkolon 369
Reizleitungssystem 260
Reizstrom 184
Reizstromimpulse 181
Rekonvaleszenz 80
rektal 207
rektale Untersuchung 368
Rektoskopie 166, 375
Rektum 361 f.
Relaxation 177
Releasing-Hormone 321 f.
Remission 396
renales Ödem 132
Renin 308, 310
Renin-Angiotensin-Aldosteron-System 310
Reparation 413
Reposition 148
residente Flora 94
Resistance 290
Resistenz 33
resorbieren 113, 205
Resorption der Nährstoffe 360 f.
Resorption 360
Restriktion 285
Retardtablette 205

retikuläres Bindegewebe 116
Retikulum 107
Rezept 203
Rezidiv 124, 130
Rhagade 391
Rhesus-Antikörper 241
Rhesusfaktor 241
Rhesusunverträglichkeit in der Schwangerschaft 241
Rhesusunverträglichkeit 241
Rheumatismus 154
rheumatoide Arthritis 154 f.
Rheumatologie 147
Rhinitis 285
Rhinoskopie 166
Ribosomen 107 f.
Richtungsbezeichnungen 23, 134
Rigor 299
Rippen 142
Rippenbogen 141
Rippenfell 283
Rippenknorpel 142
Risiken der Injektion 193
Risswunde 413
Riva-Rocci-Prinzip 276
Robert-Koch-Institut 89, 93
Röhrenknochen 135
Rohrzucker 352
Rolle 46
Rollenerwartungen 46
Rollenkonflikte 35
Rollvenen 248
Röntgen-Abdomen 168
Röntgenaufnahme des Thorax 167
Röntgen-Beckenübersicht 168
Röntgenfilm 167
Röntgenkontrastmittel 224
Röntgenpass 175
Röntgenröhre 167
Röntgenstrahlen 165 f., 182
Röntgen-Thorax 167
Röntgenuntersuchung 267
Röntgenverordnung 172, 174 f.
Rotaviren 82
rote Blutzellen 237
Röteln 86, 91, 339
rotes Blutbild 244
Rö-Thorax p.a. 168
Rotlicht 178
Rötung 126

RR-Messung 276
Rübenzucker 352
Rubor 126
Rückenmark 294
Rückenmarksnerven 296
Rückenmuskulatur 143
Rückresorption 309 f.
Rucksackverband 200
Ruhe-EKG 264 f.
Rundrücken 156
Ruptur 148

s.c. 195
Saccharose 352
Sachinhalt 27
Sagittalachse 133
Sagittalebene 133
sakral 296
Sakralkyphose 140
Salbe 205
Salmonellen 82
Salze 239
Salzsäure 359
Samenbläschen 327
Samenflüssigkeit 326
Samenleiter 326
Samenzellen 106, 326
Sammelrohr 309
Sanguiniker 38
Sanitation 94
Sarkom 117, 131
Sattelgelenk 137
Sauerstoff 236 f.
Sauerstoffmangel 281
Saugglocke 343
Säugling 42
Säuglingsphase 41
Saugreflex 344
Sauna 178
Säureschutzmantel 389 f.
schabende Instrumente 405
Schädel 139
Schädelbasis 139
Schädel-Basis-Frakturen 298
Schädeldach 139
Schädel-Hirn-Trauma 298
Schädelknochen 139
Schädelmuskulatur 139
schädliches Verhalten in der Schwangerschaft 341
Schallentstehung 161
Schallwellen 161
Schambein 144
Schambeinfuge 118, 144

Schamlippen 328
Schanker 345
scharfer Löffel 405
Scharlach 87, 155
Scharniergelenk 137
Schaufensterkrankheit 271
Scheide 329
Scheidensenkung 332
Schellong-Test 273
Schenkelbrüche 160
Scheren 405
Schienbein 144
Schienbeinmuskel 146 f.
Schilddrüse 322 f.
Schilddrüsenregelkreis 322
Schilddrüsenszintigraphie 170
Schilddrüsenüberfunktion 323
Schilddrüsenunterfunktion 322
Schildkrötenverband 198
Schimmelpilze 70
Schizophrenie 52
Schläfenmuskel 140
Schlaganfall 297
Schlauchverband 199
Schleim 359
Schleimbeutel 138
Schleimstrukturmethode 334
Schleudertrauma 150
Schließmuskel 362
Schlottergelenke 153
Schlüsselbein 141, 143
Schlüssel-Schloss-Prinzip 252, 379
Schmerz 126
Schmerzarten 402
Schmerzbehandlung 403
Schmerzen 225 ff.
Schmerzentstehung 401
Schmerzerleben 402
Schmerzkrankheit 402
Schmerzleitung 401
Schmerztherapie 402 f.
Schmerzverarbeitung 401
Schmierinfektionen 79
schneidende Instrumente 405
Schneidermuskel 146 f.
Schnittwunde 413
Schock 223 f.
Schockindex 223
Schocklage 220

Schockniere 312
Schraubenbakterien 73
Schraubengang 198
Schreitreflex 344
Schrittmacher-Ausweis 264
Schulalter 43
Schulterblatt 143
Schultergelenk 143
Schultergürtel 143
Schuppenflechte 396
Schürfwunde 413
Schutzverband 201
Schwangerschaftsdiabetes 381
Schwangerschaftserbrechen 341
Schwangerschaftstest 337
Schwangerschaftsvergiftung 340 f.
Schwangerschaftsvorsorge 338
Schwann'sche Zelle(n) 121 f.
schwarzer Hautkrebs 397
Schweißdrüsen 390
Schwellung 126
schwerhöriger Patient 62
Schwerpunktbezeichnung (Ärzte) 16
Schwerpunktkrankenhaus 18
Screening 85
Seborrhoe 395
seborrhoische Warzen 395
Sectio caesarea 343
Sedativa 210
Sedativum 374
Sediment 318 f.
Segelklappen 260
segmentkernige Granulozyten 237
sehbehinderter Patient 63
Sehnen 136 ff.
Sehnenscheiden 138
Seifen 94
Seitenbänder 146
Seitendifferenzen des Blutdrucks 276
Sekretin 359
Sekretion 309 f.
sekundäre Hypertonie 272
sekundäre Wundheilung 414
Sekundärefloreszenzen 391
Sekundärharn 309 f.
Sekundärprävention 422
Selbsthilfegruppen 377

Selbstoffenbarungsinhalt 27
Sender 27
Sepsis 127 f.
septischer Verbandswechsel 415
Septum 259
Septumdefekte 263
Serum 239
Serumdiagnostik 372
Serum-Elektrophorese 239
Sesambeine 138
Sharps 103
SHT 298
Shunt 249, 313
sichere Nadelsysteme 247
sichtbares Licht 182
Siebbeinzellen 280
Sigma 361
Sigma-Kolon 368
Sigmoidoskopie 166
Simultanimpfung 89
Single-Photon-Emissions-Computertomographie 171
sinister 134
Sinnesepithelien 116
Sinnesorgan 389
Sinusitis 281, 285
Sinusknoten 261, 263
Sirup 205
Sitzbein 144
Skabies 347, 395
Skalpell 405
Skelett 134 f.
Skelettmuskel 120
Skelettmuskulatur 119
Skleren-Ikterus 369
Sklerodermie 156, 257
Skoliose 149
Skorbut 117
Skrotum 326
Smegma 327
Sodbrennen 365
Soma 52
somatoforme Störungen 53
somatotropes Hormon 321
Sonden 409
Sonderkrankenhäuser 19
Sonnenlicht 188
Sonographie einer Gallenblase 371
Sonographie 162 f., 373
Soor 394
Sozialanamnese 24
soziale Kompetenz 30

Sozialisation 46
Spacer 291
Spannung 181
Spannungskopfschmerz 300
Spannungspneumothorax 288 f.
Spasmen 177, 227
Spasmolytika 209
spastisches Kolon 369
Spatel 408
Spätfolgen (Diabetes) 384
SPECT 171
Speiche 143
Speichel 357
Speicheldrüsen 358
Speiseröhre 357 f.
Spektrum der Schallwellen 161
Spekulum 408
Sperma 326
Spermien 106
spermienabtötende Mittel 334
Spermienbildung 326
Spermium 326
spezifische Abwehr 251, 254
Spiegel 408
Spiegelung 163
Spina bifida 340
Spinalanästhesie 411
Spinalganglien 294
Spinaliom 397
Spinalnerven 296
Spinnwebenhaut 293
Spirale 334
Spirometrie 289 f.
Spitzfuß 159
Splitterpinzette 406
Spondylarthrose 153
Spondylitis ankylans 156
Spondylosis deformans 149
Spongiosa 135
Spontanurin 316
Sporen 69
Spracherwerb 43
Sprachstörungen 297
Spreizfuß 159
Spritzen 194
Spritzenabszess 193
Sprühdesinfektion 99
Sprunggelenke 146
Spülbecken 95
Spulenfeldmethode 185 f.

Spurenelemente 354, 356
Sputum 85
Stäbchen 116
Stäbchenbakterien 73
Stabdosimeter 172 f.
stabile Seitenlage 217 f., 220
stabkernige Granulozyten 237
Stachelzellkrebs 397
Stammzellen 112, 237
Stangerbad 183
Staphylokokken 73
Stärke 353
stationäre Versorgung 18
Status asthmatikus 233
Status epilepticus 229
Staubinde 246, 248
Stauungsödem 132
STD 345
stechende Instrumente 404
Stechhilfen 249
Stechmücke 78
Steißlage 343
Stenose 263
Stent 267
Stenteinlage 165
sterbenskranker Patient 58
Sterilisation 100, 330
Sterilisationsprozesse 101
Sterilität 327, 332, 335
Sterilverpackungen 101
Sternum 141
Steroidhormone 325
STH 321, 379
ST-Hebung 266
Stichwunde 413
stillende Frauen 344
Stimmbänder 282
Stimmbruch 282
Stimmlage 29
Stirnhöhle 280
Stoffaustausch 111
Stofftransport 111
Stoffwechsel der Zellen 351
Stoffwechsellage bei Diabetikern 382
Stoffwechselorgan 363
Stoffwechselstörung(en) 122, 318
Stoffwechselvorgänge 110
Stoma 368
Stomatitis 364
Störung der Wahrnehmung 50

Störung des Antriebs 50
Störung des Bewusstseins 50
Störung des Denkens 50
Störung des Gefühls 50
Störungen des Gerinnungssystems 244
straffes Bindegewebe 117
straffes Gelenk 137
Strahlenbelastung 171 ff.
Strahlendosismessgeräte 172
Strahlenschäden 171
Strahlenschutz 172, 174
Strahlenschutzbereiche 174
Strahlenschutzplakette 172
Strahlenschutzverordnung 172
Strahlensensibilität von Gewebe 172
Strahlentherapie 192
Strahlenwirkung 192
Strategie 36
Strecker 138
Streckung 134
Streptokokken 73
Stress 32
Stressbewältigungsstrategien 34
Stresshormone 324
Stressinkontinenz 312
Stressoren 32
Stressreiz 32
Streukügelchen 205
Stroke unit 297
Stroma 112
Stromfluss in Körperflüssigkeiten 180
Stromstärke 181
Struma 323
ST-Senkung 266
Stuhldrang 362
Stuhlgang 362
Stuhluntersuchungen auf pathogene Darmkeime 372
Stuhluntersuchungen 371 ff.
Stützgewebe 113, 116
Stützverband 201
Subarachnoidalblutung 300
Subarachnoidalraum 293, 411
subkutan 97, 195, 207
subkutane Injektion 195
Subkutis 388 f.
Sublimierung 48

Sucht 426
Suchterkrankung 427
Suchtmittel 426
Sudeck-Syndrom 148
Suizid 58
suizidal gefährdeter Mensch 58
Superinfektion 414
Supination 143, 146, 159
Supinatoren 144
Suppositorium 205
Suspension 205
Sympathikus 296
Symphyse 118, 144, 329
Symptom 24
symptomatisch 25
symptomatische Therapie 83
symptomatisches Stadium 80
Synapse 121
Syndrom 24
Synergist 138
Synkope 228
Synovialmembran 154
Synoviitis 157
synthetisches Verbandsmaterial 197
Syphilis 345
systemische Therapie 54
systemische Wirkung 206
systemischer Lupus erythematodes 156
Systole 260 f., 268
Szintigramm der Schilddrüse 323
Szintigraphie 170

Tablette 205
Tachykardie 263
Talgdrüsen 390
Talgproduktion 390
Tannenbaumphänomen 151
Tapeverbände 200
Taschenklappen 260
Tätigkeit der MFA 14
technische Regel biologische Arbeitsstoffe 93
TEE 163
Teerstuhl 222
Teilsysteme der Abwehr 254
telemetrisch 264
Telophase 111
Temperamente 38
Temperaturempfindung 177

Temperaturverlauf bei der Heißluft- und Dampfsterilisation 101
Tenderpoints 157
Tendinitis 157
Tendopathie 157
Tendovaginitis 157
Tennisellenbogen 157
TENS 184
Termoindikatoren 101
Tertiärprävention 422
Test auf okkultes Blut 373
Testergebnisse (Urinteststreifen) 319
Testis 326
Testosteron 326
Tetanie 289
Tetanus 91
Tetrajodthyronin 322
T-Gedächtniszellen 253
Thalamus 293 f.
Thalassämie 242 f.
T-Helferzellen 253
therapeutisch rehabilitative Berufe 19
Therapie 24
Therapiedreieck 401
Therapieformen 25
thorakal 296
Thorax 141 f.
Thoraxkompression 219
Thrombin 240
Thrombophlebitis 273
Thromboplastinzeit 245, 372
Thrombose 132, 273
Thrombozyten 238 f.
Thrombozytenzahl 245
Thrombozytopenie 244
Thrombozytose 244
Thymus 255
Thyreoidea stimulierendes Hormon 321
Thyroxin 322, 379
TIA 297
Tibia 144
tiefenpsychologisches Modell 39
Tiefenwärme 185
Tiffeneau-Test 290
Tinea capitis 71
Tinea pedum 394
Tinktur 205
Tinnitus 34
Titer 339

T-Killerzellen 238, 253
T-Lymphozyten 238, 253 f.
Tod 125
Todesursachen in Deutschland 58
Todeszeichen 125
Tokolytika 209
Tonsillen 255, 281
Tonsillitis 281
Totenflecken 125
Totenstarre 125
Toxine 73
toxisches Lungenödem 234
toxisches Megakolon 367
Toxoide 88
Toxoplasmose 76, 338 f.
Trachea 358
Tracheoskopie 166
Tranquilizer 210
transdermal 207
transdermale Pflaster 207
Transfer vom Rollstuhl auf die Untersuchungsliege 60
transiente Flora 94
transitorische ischämische Attacke 297
Transmitter 121
transösophageale Echokardiographie 163
Transplantation 125
transplazentare Infektion 79
transrektale Sonographie 163
transvaginale Sonographie 163
Transversalachse 133
Transversalebene 133
Trapezmuskel 144
Traubenzucker 352
Trauma 34, 122
Traumatologie 147
TRBA-250 93, 247
Tremor 299
TRH 322
Trichomonadeninfektion 346
Trichomoniasis 77
Trigeminusneuralgie 300
Triglyceride 353, 377
Trijodthyronin 322
Trikuspidalklappe 260
Triple-Therapie 366
Tripper 345
Trisomie 21 109

Sachwortverzeichnis

trockene Wärme 178
trockenes Gangrän 129
Trokar 404
Tröpfcheninfektion 79
Trypsin 362
TSH 321 f.
T-Suppressorzellen 253
TTS 207
Tuba 330
Tuberkulinspritzen 194
Tuberkulintest 85
Tuberkulose 85
Tubuli 309
Tuchklemme 406 f.
Tumor 122, 126, 130 f.
Tumorentstehung 130
Tumormarker 131
Turbohaler 291
Typ-1-Diabetiker 379
Typ-2-Diabetiker 379
Typhus 82

U1–U9 423
Übergangsepithel 114
Übergewicht in Deutschland 376
Übergewicht 375
Überlaufinkontinenz 312
Überprüfen von Notfallpatienten 216
Übertragungswege 79
Überwärmungsbäder 178
UHF-Therapie 187
Ulcus cruris venosum 274
Ulcus cruris 414
Ulcus duodeni 366
Ulcus ventrikuli 366
Ulkus 129, 366, 391
Ulna 143
ulnar 134
Ulnardeviation 154
Ultraschall 161
Ultraschallbilder 162
Ultraschalldiagnostik 163 f.
Ultraschalltherapie 191
Ultraschalluntersuchung 267
Ultraschall-Verfahren 162
Ultraviolettherapie 188
Ultraviolettwellen 182
Umgang mit Konflikten 36
Umgang mit Patienten 55
Umklammerungsreflex 344

Unfallverhütungsvorschriften 93
Unfruchtbarkeit 330, 335
Universitätskliniken 19
unregelmäßig geformte Knochen 135
unspezifische Abwehr 251, 254
Unterarm 143
Unterarmgipsverband 200
unteres Sprunggelenk 146
Unterhaut 389
Unterkieferspeicheldrüse 358
Unterschenkel 144
Unterschenkel-Kompressionsverband 198
Unterschenkelverband 198
Unterstützung beim Hinlegen 61
Untersuchungsheft für Kinder 424
Untersuchungsmethoden der Atemwege 289
Untersuchungstisch (Gastroskopie) 374
Unterwasser-Druckstrahlmassage 191
Unterzungenspeicheldrüse 358
Urämie 311 f.
Ureter 310
Urethra 310
Urethritis 311
Urethroskopie 166
Urinkultur 319
Urinsediment 318
Uriniteststreifen 317 f.
Urinuntersuchung 317
Urobilinogen 318 f.
Urodynamik 316
Uroflow-Messplatz 316
Uroflowmetrie 316
Urographie 169
Urolithiasis 311
Urtika 391
Urtikaria 398
Uterus 329
Uterusmyome 332
UV-Strahlenbereiche 188
UV-Therapie 188

Vacutainer 246 f.
Vagina 329
vaginal 207
Vagusnerv 359
Vakuumextraktion 343
Varizellen 91
Varizellen / Zoster 86
Varizen 272 f.
vaskuläre Demenz 51
Vegetarier 242
vegetatives Nervensystem 292, 296
Venen 268 f.
Venengeflecht 362
Venenklappen 269
Venenthrombosen 273
Venen-Verweilkanüle 404
venerische Lymphknotenentzündung 345
Venolen 269
venöse Blutentnahme 246 ff.
Ventilation 289
ventral 134
ventrikuläre Extrasystole 266
ventroglutäal 195
verbale Kommunikation 28
Verband medizinischer Fachberufe 16
Verbandsarten 201
Verbandsmaterialien 197
Verbandsmull 197
Verbandsschere 405
Verbandswatte 197
Verbandswechsel 415 f.
Verbrennung (Haut) 399
Verbrennungen 400
Verbrennungsgrade 399
Verbrennungskrankheit 400
Verdauung 357
Verdauungsdrüse 362
Verdauungsorgane 357
Verdrängung 48
verengte Koronararterien 267
verfallene Arzneimittel 204
Verfallsdatum 204
Verhalten am Telefon 31
Verhaltensregeln für den Umgang mit Patienten 55
Verhaltenstherapie 54, 377
Verhütungsmittel 334
verlängertes Mark 294

Verlauf einer Infektionskrankheit 79 f.
verleugnen 48
Vernebler 291
Verrenkungen 148
verschreibungspflichtig (Arzneimittel) 203
Versorgungszentren 19
Verstauchungen 148
Verstopfung 354
Verteilungskonflikte 35
Verwaltung und Abrechnung 15
Verweilkanüle 404
verzögerte Wundnaht 414
Verzögerungsinsuline 383
Vesikula 391
Videokapsel-Endoskopie 165
Vielfachzucker 352 f.
vier Seiten einer Botschaft 27
virale Erkrankungen der Leber 84
virulent 72
Virulenz 392
Virusaufbau 75
Virusgrippe 83
Virushepatitiden 83 f.
Virusvermehrung 75
Viskose 197
Vitalfunktionen 221
Vitamin-B12-Mangel 242 f.
Vitamine 354 f.
Vlies-Stoffe 197
Vollnarkose 410, 412
Volumenmangelschock 223
Vorbereitung einer Injektion 193
vorderer Sägemuskel 144
Vorgänge beim Schlucken 358
Vorharn 309 f.
Vorhautverengung 327
Vormilch 344
Vorsichtsmaßnahmen (Injektion) 194
Vulva 328 f.
Vulvitis 331

Wachstumshormon 321
Wadenbein 144
Wärme 126
Wärmeempfindung 186

Sachwortverzeichnis

Wärmetherapie 176 f.
Wärmewirkung 177
Wärmflasche 178
Warzen 394 f.
Warzenviren 346
Waschbecken 95
Waschbrettbauch 142
Wasserabgabe 356
wasserlösliche Vitamine 354
Wasserzufuhr 356
Wechselfieber 128
Wechseljahre 330
Wechselstrom 181, 266
Wechselwirkungen 202 f.
wegspreizen 134
Wehen 342
Wehenhormon 321
weibliche Brust 331
weiblicher Zyklus 330
weibliches Becken 145, 329
weiche Hirnhaut 293
weicher Schanker 345
Weichteilrheumatismus 156
weiße Blutzellen 237
weiße Substanz 293
weißes Blutbild 245
Wertekonflikte 35
WHO 47, 93, 271 f.
Wiederbelebung eines Patienten 221
willkürliches Nervensystem 292
Windpocken 86, 91
Wirbel 140
Wirbelfraktur 151

Wirbelsäule 140
Wisch- und Scheuerdesinfektion 98
Wochenbett 344
Wochenfluss 344
Wood-Licht 72
World Health Organisation 47
Wundarten 413
Wundauflagen 415 f.
Wunden 412
Wundhaken 408
Wundheilung 413
Wundheilungsstörungen 414
Wundinfektion 414
Wundrose 393
Wundspreizer 408
Wundstarrkrampf 91
Wundverbandpflaster 416
Wundversorgung 414 f.
Würgereflex 358
Würmer 76
Wurmfortsatz 361
Würzstoffe 356

X-Chromosom 109
X-Strahlen 165

Y-Chromosom 109
Yersinia 82

Zähne 357
Zahnfäule 364
Zangen 406
Zäpfchen 205

Zapfen 116
Zapfengelenk 137
Zehennägel 390
Zeitmanagement 15
Zelle 106 ff.
Zellkern 107 f.
Zellklon 130
Zellmembran 107
Zellorganellen 107 f.
Zellplasma 107
Zellstoff 197
Zellstoffwechsel 110
Zelltod 129
zelluläre Abwehr 251, 254
zelluläre spezifische Abwehr 251
zelluläre unspezifische Abwehr 251
Zellwolle 197
zentrale Steuerung der Atmung 284
zentrales Nervensystem 292 f.
Zentralkrankenhaus 19
Zentrosom(en) 107 f.
Zerebralsklerose 270
Zervix uteri 329
Ziegenpeter 86
Zielkonflikte 34
Zielwerte (Blutfette) 377
Zirbeldrüse 321
Zirkulation 218
Zirkulationsstörung 122
ZNS 292 f.
ZNS-Verletzungen 298

Zöliakie 367
Zoster 86
Zotten 360
Zuckerkrankheit 379
Zunge 357
Zusammensetzung der Atemluft 283
Zusammenspiel der Abwehrzellen 253
Zwangsstörung 53
Zwei-Eimer-Methode 98 f.
zweiköpfiger Oberarmmuskel 144
Zwerchfell 142, 283
Zwillingswadenmuskel 146 f.
Zwischenhirn 293
Zwischenrippenräume 265
Zwischenwirbelscheiben 140
Zwischenzellsubstanz 116 f.
Zwölffingerdarm 360
Zyanose 223
Zygote 110
Zylinder 319
Zylinderepithel 114
Zystitis 310
Zystoskopie 163, 166, 314
Zytologie 123
zytologische Untersuchungen 123
Zytostatika 130, 210
zytotoxische T-Zellen 238
zytotoxische Zellen 253

Bildquellenverzeichnis

S. 14 Bild 1: Klaus Rose / Das Fotoarchiv (fotofinder.com)
S. 25 Bild 10: OKAPIA KG, Germany
S. 35 f. Bilder 19–22: Burkard Pfeifroth, 72764 Reutlingen
S. 43 f. Bild 27 (Novastock / f1online), Bild 28 (Prisma / f1online), Bild 29 (Alexandre / f1online): F1 Online, 60314 Frankfurt
S. 48 Bild 32: Topham Picturepoint / Keystone (fotofinder.com)
S. 53 Bild 34: images.de / Schulten
S. 55 Bild 36: OKAPIA KG, Germany
S. 59 Bild 41: argus / Raupach (fotofinder.com)
S. 149 Bild 58: © Klaus-Peter Adler – fotolia.com
S. 152 Bild 62: NAS / Biophoto Associates / OKAPIA
S. 205: © Digitalpress – fotolia.com
S. 218 Bild 3: Jörn Kruse (Rechte liegen beim Verlag)
S. 236 Bild 6: eye of science / Agentur Focus
S. 258 Bild 29: Caro / Trappe (fotofinder.com)
S. 265 Bild 41: Olaf Heil
S. 319 Bild 17: Angelika Kramer (Rechte liegen beim Verlag)
S. 320 Bild 18: OKAPIA KG, Germany (fotofinder.com)
S. 334 Bild 34: Peter Widmann
S. 342 Bild 42: Dirk Bauer / photoplexus (fotofinder.com)
S. 369 Bild 24: Vincent Zuber / CMSP / OKAPIA

S. 19 Bild 6, S. 58 Bild 40, S. 77 Bild 13, S. 85 Bild 16, S. 89 Bild 24, S. 131 Bild 28, S. 208 Bild 114, S. 256 Bild 25, S. 313 Bild 8, S. 376 Bild 32, S. 426 Bild 3:
Globus Infografik GmbH, 20148 Hamburg

S. 71 Bild 5, S. 127 Bild 23, S. 257 Bild 28, S. 345 Bild 45 und Bild 46, S. 346 Bild 47, S. 347 Bild 48, S. 369 Bild 23, S. 394 Bild 14:
Diepgen TL, Yihune G et al. Dermatology Online Atlas (www.dermis.net)

Weiterhin danken wir folgenden Personen, Kliniken, Hochschulen, Organisationen und Unternehmen für die Beschaffung und Überlassung von Bildmaterial:

Aesculap AG & Co. KG, 78501 Tuttlingen
C. R. Bard GmbH, 76227 Karlsruhe
Beckman Coulter GmbH, 47704 Krefeld (S. 373)
B. Braun Melsungen AG, 34212 Melsungen
B. Braun Melsungen AG, Vascular Systems, 12359 Berlin
BD Diagnostics, 69126 Heidelberg (S. 246 Bild 16)
Bundeszentrale für gesundheitliche Aufklärung (BZgA), 51109 Köln
Klinikum Darmstadt, Institut für diagnost. und interventionelle Radiologie, 64283 Darmstadt
DenkWerkstatt Franz Xaver Denk GmbH, 94557 Niederalteich
Deutsche Gesellschaft für Ernährung, 53175 Bonn
Deutsche Vereinigung Morbus Bechterew e. V., 97421 Schweinfurt (S. 156)
Radiologisches Institut Dr. von Essen, 56068 Koblenz
Dr. med. Christa Feuchte, 74223 Flein
Chirurgische Universitätsklinik, 79106 Freiburg
Georg Frie, 53474 Bad Neuenahr
Universität Graz, Augenklinik Fotolabor, A-8036 Graz
Heine Optotechnik GmbH & Co., 82211 Herrsching
Lohmann & Rauscher GmbH & Co. KG, 56579 Rengsdorf
Klinikum Ludwigsburg, Pathologisches Institut, 71636 Ludwigsburg
Armin Kühn, Herz- und Diabeteszentrum Nordrhein-Westfalen; Universitätsklinik der Ruhr-Universität Bochum, 32545 Bad Oeynhausen (S. 103 Bild 38)
St. Marien-Krankenhaus Siegen gem. GmbH, 57072 Siegen
Gebrüder Martin GmbH & Co. KG, 78501 Tuttlingen
Dr. med. Angelika Mayer, 74321 Bietigheim
Medikro GmbH, 46483 Wesel (S. 290 Bild 83)
Novartis Pharma GmbH, 90429 Nürnberg
Olympus Deutschland GmbH, 20097 Hamburg
Rheumaklinik, Universitätsspital Zürich (S. 153 und S. 155)
Roche Diagnostics GmbH, 68305 Mannheim
Dr. med. Udo Rühl, 71636 Ludwigsburg
Sarstedt AG & Co, 51582 Nümbrecht (S. 246 Bild 15 und S. 247)
Dr. med. Klaus Schaldecker, 70806 Kornwestheim
Schaper & Brümmer GmbH & Co. KG, 38259 Salzgitter
Prof. Harro Seeliger, 71636 Ludwigsburg
Dr. med. Winfried Stollmaier, 71636 Ludwigsburg
Karl Storz GmbH & Co. KG, 78532 Tuttlingen
Vitalograph GmbH, 22525 Hamburg (S. 290 Bild 85)
Dr. med. Christoph Westkott, 76275 Ettlingen
Wolfgang Wagner, 79194 Gundelfingen

Trotz unserer Bemühungen ist es uns nicht in jedem Fall gelungen, den Rechteinhaber um Abdruckerlaubnis zu bitten oder den Rechteinhaber zu ermitteln. Sollten Sie Rechte an einem der abgedruckten Bilder geltend machen können, setzen Sie sich bitte mit dem Verlag in Verbindung.